中医哥德巴赫猜想　破解六经千古哑谜

六经藏象系统揭秘

——从《伤寒论》六经揭示人体生理病理学

许济泽　吴允耀　著

U0307710

中国中医药出版社

·北　京·

图书在版编目（CIP）数据

六经藏象系统揭秘/许济泽，吴允耀著 . —北京：中国中医药出版社，2014.3
（2019.9重印）
ISBN 978 – 7 – 5132 – 1784 – 2

Ⅰ. ①六… Ⅱ. ①许… ②吴… Ⅲ. ①六经辨证 – 研究 Ⅳ. ①R241.5

中国版本图书馆 CIP 数据核字（2013）第 313021 号

中国中医药出版社出版

北京经济技术开发区科创十三街 31 号院二区 8 号楼
邮政编码 100176
传真 010 64405750
三河市同力彩印有限公司印刷
各地新华书店经销

*

开本 710 × 1000 1/16 印张 23 字数 438 千字
2014 年 3 月第 1 版 2019 年 9 月第 5 次印刷
书 号 ISBN 978 – 7 – 5132 – 1784 – 2

*

定价 89.00 元

网址 www.cptcm.com

前　言

　　《黄帝内经》（简称《内经》《内》）、张仲景《伤寒论》（简称《伤寒》）、叶天士《温热论》（简称《温热》），是中医基础理论三次飞跃发展的里程碑，尤以《伤寒论》为中流砥柱。自《内经》到《伤寒》200 年，《伤寒》到《温热》1500 年，其间有秦越人、孙思邈、金元四家及吴有性、张景岳等创新说，自《温热》迄今又 200 年，名流著述汗牛充栋，然理论进展犹历块过都，而统一中医学大业更有待系统化理论体系出现。

　　事物总由量变引起质变。有资料表明，构成一门学科大约要有四五十万个基本概念单位，这对中西医结合、中医现代化而言，滴水成流，有待时日；而就中医学自身发展来看，则数千年历史实具大系统要素，可争朝夕，一新焕然。

　　我少年习医，转益多师，曾列汪济美主任医师（1925—）与许济泽先生（1932—1989）门下。尝读《伤寒发微·秦伯未序》，感其丁师甘仁之道行，而曹师颖甫之道否，每每为之掩卷浩叹。许师亦久委乡间而志在无外者。他因顿悟六经（即藏象系统）不明则中医症结不解，遂历三十载，日以诊务，夜以著述。常倚榻垒籍，持灯执笔，通宵达旦，终不自疲，而竣成《六经藏象系统揭秘》一书。

　　科学史表明，许多新兴科学每从填补缺口得以发展。是书即以三极阴阳与藏象系统的新概念，使五脏与六经、脏腑经络与手足经脉、脏腑经络三极阴阳与八纲证候等理论在多极时空立体结构上得到辩证统一；使历代六经不同论点、伤寒与温病、外感与杂病等学说从藏象规律形成有机体系；使仲景从具象到抽象的六经，深化为从抽象到具象的六经，可谓中医学术思想领域的革命。

　　我参订该书，如读《内经》《伤寒》，初也不无坠入五里雾中，继则如饮上池之水。记得日本大冢敬节先生曾提到，他在昭和五年首次看到希哲以"五经一贯"著《伤寒解惑论》时，寥寥一瞥，知其观点与古方派立场相反，遂加蔑视，付之一笑。其后十年，再次阅读该书，乃深悔当初自己出于无知而对此书采取轻蔑态度，从而确认了希哲的真正价值。固然，许师著文质朴，而他实实在在确立的六经藏象系统理论绝非管窥蠡测者所得同日而语。

　　1984 春，我进修于浙江中医学院，许师携稿来杭，偕访潘澄濂研究员、何任教授及邵宝仁老先生。三老皆以为，倘能按标本中气之理，将脏腑、经络、躯体、五官与自然关系一以贯之，而探明六经实质及有关问题，实在是做前人所未做的事。

我深信学问不朽，许师毕生精力的研究成果也将不朽。光阴易逝，许师辞归倏越二纪。捧览遗著，惟矢志以继绝响于未艾，数年间稿凡四易。值付梓之际，幸蒙浙江中医药大学连建伟教授审阅，福鼎市科技局、卫生局及市中医院李桂心院长鼎力支持，黄文翃女士全文录入，特此谨申谢忱。

吴允耀

2013 年 7 月 30 日于太姥山下

目　录

绪　言

六经藏象系统研究概要 ……………………………………… 2

研究《伤寒论》六经的几个问题 …………………………… 4

上　篇

第一章　三极阴阳八卦的渊源与形成 ……………………… 13

　　第一节　河图之数与伏羲先天八卦的渊源与形成 ……… 13

　　第二节　三极阴阳运动基本规律的结构模式 …………… 14

　　　　一、两极阴阳的三极运动功能 ……………………… 15

　　　　二、三极功能的两极阴阳联系 ……………………… 15

　　　　三、三极阴阳运动基本规律 ………………………… 16

　　第三节　三极阴阳运动基本规律与运动变化 …………… 17

　　　　一、六爻三极阴阳运动基本规律 …………………… 17

　　　　二、五行三极阴阳运动规律 ………………………… 18

　　　　三、三极阴阳立体时空运动规律 …………………… 19

　　第四节　三极阴阳运动基本规律与发展变化 …………… 20

　　　　一、三极阴阳的量变、质变与发展变化 …………… 20

　　　　二、阴阳二性结合与二进位发展 …………………… 20

　　　　三、阴阳二进位发展与八卦三极阴阳运动形式 …… 21

第二章　阴阳三极结构与《伤寒论》六经 ………………… 22

　　第一节　三极阴阳是自然规律的抽象 …………………… 22

　　　　一、三极阴阳的抽象 ………………………………… 22

　　　　二、三极阴阳的实质 ………………………………… 23

　　　　三、三极阴阳与过程现象 …………………………… 24

四、《伤寒论》三阴三阳是藏象的抽象 ················· 25

第二节　阴阳三极结构的基本概念 ················· 26

　　一、阴阳对立互根 ················· 27

　　二、阴阳消长盛衰 ················· 28

　　三、阴阳互相转化 ················· 29

第三节　三极阴阳在《伤寒论》中的运用 ················· 30

　　一、三极阴阳与六经生理 ················· 30

　　二、三极阴阳与六经病证 ················· 31

　　三、三极阴阳与六经辨证 ················· 31

　　四、三极阴阳与六经治法 ················· 32

第三章　六经三极阴阳运动基本规律结构模式 ················· 33

第一节　六经脏腑经络三极阴阳运动基本规律的结构模式 ················· 33

　　一、六经脏腑经络三极阴阳与先天三极阴阳八卦图 ················· 33

　　二、六经脏腑经络标本中见三极阴阳运动基本规律 ················· 34

　　三、六经脏腑经络三极阴阳主次关系与五脏是六经的主体 ················· 35

　　四、六气脏腑经络标本阴阳气化运动与中见的转化 ················· 37

第二节　六经五行三极阴阳整体运动基本规律结构模式 ················· 37

　　一、六经五行三极阴阳整体运动基本规律与后天八卦 ················· 37

　　二、六经五行三极阴阳立体时空整体运动规律 ················· 38

　　三、六经五行三极阴阳整体运动基本规律与五行生克制化 ················· 38

　　四、六经五行三极阴阳生克制化运动与中见的转化 ················· 39

第四章　三极阴阳标本中见与六经脏腑经络 ················· 40

第一节　从标本中见三极阴阳辨证规律对《伤寒论》六经本质的研究
················· 40

　　一、标本中见三极阴阳的含义 ················· 40

　　二、标本中见三极阴阳的基本关系 ················· 42

　　三、六经标本中见三极阴阳的共同规律 ················· 43

　　四、六经标本中见三极阴阳的特定联系 ················· 44

　　五、六经标本中见三极阴阳的主次关系与六经主体 ················· 44

第二节　标本主次关系与六经主导器官 ················· 45

　　一、少阳太阴标本主次关系与少阳经太阴经主导器官 ················· 46

　　二、太阳少阴标本主次关系与太阳经少阴经主导器官 ················· 47

　　三、阳明厥阴标本主次关系与阳明经厥阴经主导器官 ················· 47

第三节　标本辨证关系与六经辨证治则 ················· 49

一、六经辨证是抽象与具体的统一 …………………… 49

二、六经病证标本主次关系 …………………………… 50

三、六经标本治则与八法的关系 ……………………… 50

第五章　六经三极阴阳运动基本规律与人体生命过程运动 …… 53

第一节　六经三极阴阳运动基本规律 ………………… 53

一、六经三极阴阳运动基本规律的调控与生命物质的支持 …… 53

二、六经三极阴阳运动基本规律与督任太少三极阴阳统调枢纽 … 54

第二节　人体生命过程运动 …………………………… 55

一、六经脏腑经络三极阴阳是生命过程运动基本规律 …… 56

二、阴阳互相转化过程的质变运动 …………………… 56

三、立体时空的升降出入是生命过程运动的基本形式 …… 57

四、对称性运动与宇称守恒规律 ……………………… 58

五、螺旋式周期性循环运动 …………………………… 60

六、整体十二经脉立体时空周期性循环运动 ………… 62

七、统一整体的集合运动 ……………………………… 63

第六章　《伤寒论》六经是藏象系统的功能单位 ………… 65

第一节　三阴三阳抽象标志与六经实质 ……………… 65

一、藏象系统的抽象与藏象系统功能的规律 ………… 66

二、脏腑的抽象标志与藏精排泄功能联系 …………… 66

三、经络的抽象标志与十二经脉分布规律 …………… 67

四、脏腑手足经脉联系和气血循环规律 ……………… 68

五、藏象六经的系统功能与联系规律 ………………… 69

第二节　藏象与《伤寒论》六经 ……………………… 71

一、藏象是五脏与六经的统一 ………………………… 71

二、藏象与《伤寒杂病论》 …………………………… 74

三、五脏与六经病证 …………………………………… 75

四、五脏与六经辨病辨证 ……………………………… 77

五、五脏与六经治法 …………………………………… 79

中　篇

第七章　藏象结构规律的二象性 …………………… 82

第一节　中医学存在的疑难和缺口与六经藏象系统的发现 ……… 82

第二节　六经藏象系统结构规律与功能 …………………………………… 83
　　一、藏象的结构和规律的二象性 ……………………………………… 84
　　二、藏象系统功能的结构和规律的二象性 …………………………… 85
第三节　藏象是生命过程阴阳生化的集合机构 …………………………… 87
　　一、五脏结构性器官是藏象阴阳生化的集合机构 …………………… 87
　　二、六经脏腑经络三极阴阳是藏象阴阳生化规律 …………………… 88
　　三、五脏是藏象阴阳生化的主体 ……………………………………… 89
　　四、六经开合枢是藏象阴阳生化的运动调节功能 …………………… 89
　　五、藏象与脏腑、十二经脉、脏腑经络联系规律 …………………… 90
第四节　总系统和支系统 …………………………………………………… 91
　　一、总系统 ……………………………………………………………… 91
　　二、支系统 ……………………………………………………………… 94
第五节　藏象联系规律与控制调节功能 …………………………………… 96
　　一、联系表里上下，控制六经开合枢升降出入，保持运动与平衡的
　　　　统一 ………………………………………………………………… 97
　　二、调控营卫，实现机体与环境的统一 ……………………………… 98
　　三、调和气血，保持形态和功能的统一 ……………………………… 99
　　四、联系脏腑躯体官窍气血阴阳，控制局部与整体、宏观与微观
　　　　的统一 ……………………………………………………………… 100
第六节　人体六气与六经脏腑经络 ………………………………………… 101
　　一、六淫辨证是人体六气客观存在的实践 …………………………… 101
　　二、人体六气是六经脏腑经络阴阳生化物质的属性 ………………… 102
　　三、人体六气的联系规律 ……………………………………………… 104

第八章　太阳经藏象系统 …………………………………………………… 106
第一节　太阳经藏象系统器官结构与功能 ………………………………… 106
　　一、心 …………………………………………………………………… 106
　　二、小肠 ………………………………………………………………… 108
　　三、膀胱 ………………………………………………………………… 108
　　四、舌 …………………………………………………………………… 108
　　五、脉 …………………………………………………………………… 108
　　六、太阳经藏象系统的生理病理与太阳病 …………………………… 111
第二节　太阳经脏腑经络与适应性调节功能 ……………………………… 112
　　一、脏腑经络标本中气三极阴阳与上下表里有序体系 …………… 112

二、脏腑经络标本中气三极阴阳与营卫阴阳双向运动调节功能 ··· 113

三、脏腑经络标本主次关系与太阳开机 ······ 114

四、太阳经脏腑经络营卫阴阳与适应外界气候功能 ······ 115

五、太阳经整体联系调节功能 ······ 116

第三节　太阳经脏腑经络病机 ······ 117

一、脏腑经络标本主次关系失常 ······ 119

二、脏腑经络外感病邪 ······ 119

三、脏腑经络标本胜复 ······ 120

四、四时阴阳节律相对平衡机制破坏 ······ 121

第四节　太阳证 ······ 123

一、主体性病证 ······ 124

二、整体性病证 ······ 129

第五节　太阳经脏腑经络病机与太阳病主方主药 ······ 132

一、太阳经脏腑经络病机与桂枝汤配伍机制 ······ 132

二、太阳经脏腑经络病机与麻黄汤配伍机制 ······ 133

第六节　太阳经辨病辨证论治 ······ 133

一、中风 ······ 134

二、伤寒 ······ 136

三、温病 ······ 140

四、痞证 ······ 142

五、蓄水 ······ 144

六、结胸 ······ 145

七、蓄血 ······ 147

八、烦躁 ······ 148

九、心悸 ······ 150

十、痹证 ······ 151

十一、痉病 ······ 152

第七节　太阳经藏象体系与现代中医的关系 ······ 153

第九章　阳明经藏象系统 ······ 155

第一节　阳明经脏腑经络的形态与功能 ······ 155

一、肺 ······ 155

二、大肠 ······ 156

三、胃（胃家） ······ 157

四、皮毛 ································· 157

五、肌肉 ································· 157

六、鼻、咽喉 ······························ 158

七、阳明经藏象系统的生理病理与阳明病 ········· 158

第二节 阳明经藏象系统的联系规律与适应性调节功能 ···· 159

一、脏腑经络标本中气三极阴阳与表里上下有序体系 ··· 159

二、脏腑经络三极阴阳与阴阳双调功能 ··········· 160

三、脏腑经络标本主次关系与阳明合机 ··········· 161

四、阳明经脏腑经络与适应外界气候功能 ········· 162

五、阳明经整体联系调节功能 ················ 163

第三节 阳明经脏腑经络病机 ··················· 164

一、脏腑经络标本阴阳主次失常 ··············· 164

二、阳明脏腑经络失调与他经转属 ············· 165

三、脏腑经络与外界阴阳平衡机制失调 ··········· 165

四、脏腑经络标本阴阳胜复 ················· 166

第四节 阳明证 ·························· 166

一、主体性病证 ······················ 166

二、整体性病证 ······················ 168

第五节 阳明经脏腑经络病机与阳明病治则方药 ········ 170

一、阳明经脏腑经络标本病机与承气汤配伍机制 ····· 170

二、阳明经脏腑经络标本病机与白虎汤配伍机制 ····· 171

第六节 阳明经辨病辨证论治 ·················· 172

一、腹满痛、不大便（阳结） ··············· 172

二、潮热 ························· 175

三、恶热 ························· 177

第七节 阳明经藏象体系与现代中医的关系 ·········· 179

第十章 少阳经藏象系统 ····················· 181

第一节 少阳经藏象系统器官形态与功能 ··········· 181

一、胆 ························· 181

二、三焦 ························· 182

三、心包 ························· 183

四、腠理 ························· 184

五、咽 ························· 184

　　六、少阳经藏象系统的生理病理与少阳病 ·············· 184

第二节　少阳经脏腑经络与适应性调节功能 ·············· 185

　　一、脏腑经络标本中见三极阴阳与表里上下有序体系 ·· 185

　　二、脏腑经络三极阴阳与少阳经阴阳双相调节功能 ···· 186

　　三、脏腑经络标本主次关系与少阳枢机 ·············· 187

　　四、脏腑经络三极阴阳与适应外界气候功能 ·········· 187

　　五、少阳经整体联系调节功能 ······················ 188

第三节　少阳经脏腑经络病机 ·························· 189

　　一、脏腑经络病机标本主次关系失常 ················ 189

　　二、脏腑经络标本胜复 ···························· 190

　　三、脏腑经络外感病邪 ···························· 190

　　四、脏腑经络病机证候转属 ························ 191

第四节　少阳证 ···································· 192

　　一、偏半表虚证 ·································· 192

　　二、偏半表兼外寒证 ······························ 192

　　三、偏半表兼里热证 ······························ 192

　　四、偏半里实证 ·································· 193

　　五、半表半里水热郁结证 ·························· 193

第五节　少阳经脏腑经络病机与少阳病治则方药 ·········· 193

　　少阳证脏腑经络标本病机与小柴胡汤配伍机制 ········ 194

第六节　少阳经辨病辨证论治 ·························· 194

　　一、胸胁硬满 ···································· 195

　　二、往来寒热 ···································· 196

　　三、呕吐、腹痛 ·································· 198

第七节　少阳经藏象体系与现代中医的关系 ·············· 199

第十一章　太阴经藏象系统 ···························· 201

第一节　太阴经藏象系统器官形态功能 ·················· 201

　　一、脾 ·· 201

　　二、脾家 ·· 202

　　三、肺 ·· 202

　　四、胃 ·· 202

　　五、小肠 ·· 203

　　六、大肠 ·· 203

七、三焦 …………………………………………………………………… 203

八、肌肉、四肢 …………………………………………………………… 203

九、口唇 …………………………………………………………………… 204

十、太阴经藏象系统器官生理病理与太阴病 ………………………… 204

第二节　太阴经脏腑经络与适应性调节功能 …………………………… 205

一、脏腑经络标本中气三极阴阳联系与表里上下有序体系 ……… 205

二、脏腑经络与阴阳双向调节功能 ……………………………………… 206

三、脏腑经络标本主次关系与太阴开机 ……………………………… 206

四、脏腑经络标本中气三极阴阳与适应外界气候功能 …………… 207

五、太阴经整体联系调节功能 ………………………………………… 208

第三节　太阴经脏腑经络病机 …………………………………………… 209

一、脏腑经络病机主次关系 …………………………………………… 209

二、脏腑经络标本病机主次胜复关系 ………………………………… 210

三、脏腑经络外感病机 ………………………………………………… 210

四、脏腑经络转属病机 ………………………………………………… 211

第四节　太阴证 …………………………………………………………… 211

一、主体性病证 ………………………………………………………… 211

二、整体性病证 ………………………………………………………… 213

第五节　太阴经脏腑经络病机与太阴病治则方药 …………………… 214

一、太阴经脏腑经络病机与四逆汤证配伍机制 …………………… 214

二、太阴经脏腑经络病机与理中汤配伍机制 ……………………… 214

第六节　太阴经辨病辨证论治 ………………………………………… 215

一、下利 ………………………………………………………………… 215

二、腹满 ………………………………………………………………… 217

三、呕吐 ………………………………………………………………… 218

第七节　太阴经藏象体系与现代中医的关系 ………………………… 219

第十二章　少阴经藏象系统 …………………………………………… 221

第一节　少阴经藏象系统器官形态功能 ……………………………… 221

一、肾 …………………………………………………………………… 221

二、膀胱 ………………………………………………………………… 222

三、心 …………………………………………………………………… 222

四、骨 …………………………………………………………………… 222

五、耳 …………………………………………………………………… 223

　　六、少阴经藏象系统器官的生理病理与少阴病 ⋯⋯⋯⋯⋯ 223

　第二节　少阴经脏腑经络与适应性调节功能 ⋯⋯⋯⋯⋯⋯ 224

　　一、脏腑经络标本中气三极阴阳与表里上下有序体系 ⋯⋯ 224

　　二、脏腑经络标本中气三极阴阳与阴阳双向调节功能 ⋯⋯ 224

　　三、脏腑经络标本中气三极阴阳主次关系与少阴枢机 ⋯⋯ 225

　　四、脏腑经络标本中气三极阴阳与适应寒热气候功能 ⋯⋯ 225

　　五、少阴经整体联系调节功能 ⋯⋯⋯⋯⋯⋯⋯⋯⋯⋯⋯ 226

　第三节　少阴经脏腑经络病机 ⋯⋯⋯⋯⋯⋯⋯⋯⋯⋯⋯⋯ 227

　　一、脏腑经络标本主次关系失常 ⋯⋯⋯⋯⋯⋯⋯⋯⋯⋯ 227

　　二、脏腑经络标本阴阳胜复 ⋯⋯⋯⋯⋯⋯⋯⋯⋯⋯⋯⋯ 228

　　三、脏腑经络与外环境阴阳平衡失调 ⋯⋯⋯⋯⋯⋯⋯⋯ 228

　　四、脏腑经络标本阴阳盛衰与病机转属 ⋯⋯⋯⋯⋯⋯⋯ 228

　第四节　少阴证 ⋯⋯⋯⋯⋯⋯⋯⋯⋯⋯⋯⋯⋯⋯⋯⋯⋯⋯ 229

　　一、主体性病证 ⋯⋯⋯⋯⋯⋯⋯⋯⋯⋯⋯⋯⋯⋯⋯⋯⋯ 229

　　二、整体性病证 ⋯⋯⋯⋯⋯⋯⋯⋯⋯⋯⋯⋯⋯⋯⋯⋯⋯ 232

　第五节　少阴经脏腑经络标本病机与少阴病治则方药 ⋯⋯ 233

　　一、少阴证经腑经络标本病机与黄连阿胶汤配伍机制 ⋯⋯ 233

　　二、少阴经脏腑经络病机与真武汤配伍机制 ⋯⋯⋯⋯⋯ 233

　　三、少阴经藏象经络病机与白通汤、通脉四逆汤配伍机制 ⋯ 234

　第六节　少阴经辨病辨证论治 ⋯⋯⋯⋯⋯⋯⋯⋯⋯⋯⋯⋯ 234

　　一、烦躁 ⋯⋯⋯⋯⋯⋯⋯⋯⋯⋯⋯⋯⋯⋯⋯⋯⋯⋯⋯⋯ 235

　　二、下利 ⋯⋯⋯⋯⋯⋯⋯⋯⋯⋯⋯⋯⋯⋯⋯⋯⋯⋯⋯⋯ 236

　　三、四逆 ⋯⋯⋯⋯⋯⋯⋯⋯⋯⋯⋯⋯⋯⋯⋯⋯⋯⋯⋯⋯ 237

　第七节　少阴经藏象体系与现代中医的关系 ⋯⋯⋯⋯⋯⋯ 238

第十三章　厥阴经藏象系统 ⋯⋯⋯⋯⋯⋯⋯⋯⋯⋯⋯⋯⋯⋯ 240

　第一节　厥阴经藏象系统器官形态功能 ⋯⋯⋯⋯⋯⋯⋯⋯ 240

　　一、肝 ⋯⋯⋯⋯⋯⋯⋯⋯⋯⋯⋯⋯⋯⋯⋯⋯⋯⋯⋯⋯⋯ 240

　　二、胆 ⋯⋯⋯⋯⋯⋯⋯⋯⋯⋯⋯⋯⋯⋯⋯⋯⋯⋯⋯⋯⋯ 241

　　三、心包（膻中） ⋯⋯⋯⋯⋯⋯⋯⋯⋯⋯⋯⋯⋯⋯⋯⋯ 241

　　四、筋 ⋯⋯⋯⋯⋯⋯⋯⋯⋯⋯⋯⋯⋯⋯⋯⋯⋯⋯⋯⋯⋯ 242

　　五、目 ⋯⋯⋯⋯⋯⋯⋯⋯⋯⋯⋯⋯⋯⋯⋯⋯⋯⋯⋯⋯⋯ 242

　　六、厥阴经器官形态功能失常与厥阴病 ⋯⋯⋯⋯⋯⋯⋯ 242

　第二节　厥阴经脏腑经络适应性调节功能 ⋯⋯⋯⋯⋯⋯⋯ 243

一、脏腑经络标本中气三极阴阳与表里上下有序体系 ·········· 243

二、脏腑经络标本中见三极阴阳与阴阳双向调节功能 244

三、脏腑经络标本中气三极阴阳主次关系与厥阴合机 245

四、脏腑经络标本中气三极阴阳与适应外界气候功能 245

五、厥阴经整体联系调节功能 246

第三节　厥阴经脏腑经络病机 247

一、脏腑经络标本主次关系失常 247

二、脏腑经络标本胜复 248

三、适应外界气候功能失调 249

四、脏腑经络病机的转属 249

第四节　厥阴证 250

一、主体性病证 250

二、整体性病证 251

第五节　厥阴经脏腑经络标本病机与厥阴病治则方药 ·········· 253

一、厥阴经脏腑经络病机与乌梅丸配伍机制 253

二、厥阴经脏腑经络病机与当归四逆汤配伍机制 254

第六节　厥阴经辨病辨证论治 254

一、厥证 255

二、下利 257

三、发热 258

第七节　厥阴经藏象系统的体系与现代中医的关系 ·········· 259

下　篇

第十四章　藏象与历代医家六经主要论点的统一 ·········· 262

第一节　藏象系统三极阴阳的共同规律与经络、脏腑、部位、经界论点

·········· 262

一、藏象与经络论点 ·········· 262

二、藏象与脏腑论点 264

三、藏象与部位论点 266

四、藏象与经界论点 267

第二节　六经脏腑经络与六经主导器官的不同论点 ·········· 269

一、太阳经脏腑经络与太阳病的主要论点 269

二、阳明经脏腑经络基本规律与阳明经主导器官的不同论点 ┈┈┈ 277

三、少阳、少阴、厥阴经脏腑经络标本主次关系与各家不同论点 ┈ 280

四、小结 ┈┈┈┈┈┈┈┈┈┈┈┈┈┈┈┈┈┈┈┈┈┈┈ 283

第三节　脏腑经络病机与六经辨证的不同论点 ┈┈┈┈┈┈┈ 284

一、六经脏腑经络与六经提纲的不同论点 ┈┈┈┈┈┈┈┈┈ 285

二、藏象与气化论点 ┈┈┈┈┈┈┈┈┈┈┈┈┈┈┈┈┈┈ 287

三、藏象与八纲类证论点 ┈┈┈┈┈┈┈┈┈┈┈┈┈┈┈┈ 290

四、藏象与六病论点 ┈┈┈┈┈┈┈┈┈┈┈┈┈┈┈┈┈┈ 291

五、藏象与六经开合枢论点 ┈┈┈┈┈┈┈┈┈┈┈┈┈┈┈ 297

六、藏象与阶段论点 ┈┈┈┈┈┈┈┈┈┈┈┈┈┈┈┈┈┈ 303

七、小结 ┈┈┈┈┈┈┈┈┈┈┈┈┈┈┈┈┈┈┈┈┈┈┈ 305

第十五章　藏象与病证的本质和治法 ┈┈┈┈┈┈┈┈┈┈┈ 306

第一节　藏象与病证的概念 ┈┈┈┈┈┈┈┈┈┈┈┈┈┈┈ 306

一、藏象的独特体系与病证的特征 ┈┈┈┈┈┈┈┈┈┈┈┈ 306

二、藏象的系统功能联系与病证的系统性 ┈┈┈┈┈┈┈┈┈ 306

三、藏象的结构功能联系规律与病证的病理、症状、病机与证候

┈┈┈┈┈┈┈┈┈┈┈┈┈┈┈┈┈┈┈┈┈┈┈┈┈┈┈┈┈ 307

第二节　脏腑经络病机与虚实证 ┈┈┈┈┈┈┈┈┈┈┈┈┈ 308

一、虚证 ┈┈┈┈┈┈┈┈┈┈┈┈┈┈┈┈┈┈┈┈┈┈┈ 308

二、实证 ┈┈┈┈┈┈┈┈┈┈┈┈┈┈┈┈┈┈┈┈┈┈┈ 310

三、虚实错杂证 ┈┈┈┈┈┈┈┈┈┈┈┈┈┈┈┈┈┈┈┈ 312

四、真虚假实与真实假虚证 ┈┈┈┈┈┈┈┈┈┈┈┈┈┈┈ 312

第三节　六经手足经脉阴阳失调与阴虚、阳虚、寒证、热证 ┈ 313

一、阴虚阳虚证 ┈┈┈┈┈┈┈┈┈┈┈┈┈┈┈┈┈┈┈┈ 314

二、寒热证 ┈┈┈┈┈┈┈┈┈┈┈┈┈┈┈┈┈┈┈┈┈┈ 315

三、寒热错杂证 ┈┈┈┈┈┈┈┈┈┈┈┈┈┈┈┈┈┈┈┈ 318

四、真热假寒、真寒假热证 ┈┈┈┈┈┈┈┈┈┈┈┈┈┈┈ 319

第四节　表里证 ┈┈┈┈┈┈┈┈┈┈┈┈┈┈┈┈┈┈┈┈ 320

一、表证 ┈┈┈┈┈┈┈┈┈┈┈┈┈┈┈┈┈┈┈┈┈┈┈ 320

二、里证 ┈┈┈┈┈┈┈┈┈┈┈┈┈┈┈┈┈┈┈┈┈┈┈ 322

第五节　藏象与同病异治和异病同治 ┈┈┈┈┈┈┈┈┈┈┈ 323

一、藏象是同病异治的基础 ┈┈┈┈┈┈┈┈┈┈┈┈┈┈┈ 323

二、藏象是异病同治的基础 ┈┈┈┈┈┈┈┈┈┈┈┈┈┈┈ 325

第十六章 藏象与中医学的统一 ······ 327

第一节 六经藏象与中医理论的统一 ······ 327

一、藏象系统与中医基本理论的统一 ······ 327

二、藏象系统与病证的统一 ······ 328

三、藏象系统辨证规律与辨证论治的统一 ······ 331

第二节 藏象系统与伤寒、温病、杂病的统一 ······ 332

一、藏象系统与伤寒、温病的统一 ······ 332

二、六经与伤寒杂病的统一 ······ 340

第十七章 藏象与中西医结合、中医现代化 ······ 344

第一节 藏象与中西医结合 ······ 344

一、藏象是中西医不同理论体系互相结合的共同基础 ······ 344

二、藏象系统是辨病治疗和辨证治疗互相结合的共同基础 ······· 346

三、藏象是中西医辨病辨证治疗相结合的共同基础 ······ 347

第二节 藏象与中医现代化 ······ 347

一、代谢性集合体系的联系规律 ······ 348

二、代谢性集合体系的系统功能 ······ 348

三、代谢性集合体系的物质基础 ······ 348

四、代谢性集合体系总系统 ······ 349

五、代谢性集合体系支系统 ······ 350

六、综合性代谢系统的控制调节功能与机体的统一性 ······ 351

七、结语 ······ 352

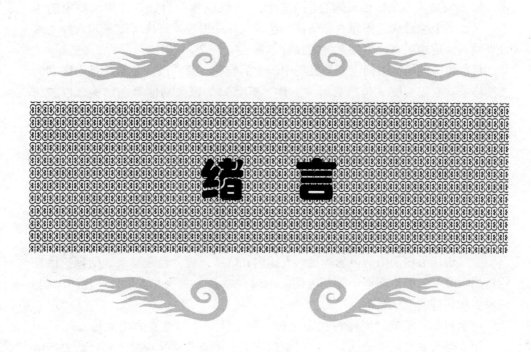

绪 言

六经藏象系统研究概要

中医对藏象的认识目前以五脏的结构性器官为主，对六经的认识以三阴三阳之虚实寒热规律性现象为主。笔者根据《素问·六节藏象论》"心者……为阳中之太阳……"认为藏象是脏腑与阴阳的统一。既以六经辨证规律揭示藏象的本质，又以藏象生理病理解释六经病证。这样既从中医理论解决了藏象和六经的两大难题，又建构了六经藏象系统的独特体系。

目前中医的研究方向主要是发扬中医学的特色，而六经藏象系统是中医学的独特体系。它以五脏（包括五腑－五体－五官）为藏象功能形态结构，以脏腑阴阳经络为藏象联系规律，以阴阳标本中见为藏象内在规律的辩证关系，以六经阴阳开合枢为藏象系统的运动调节功能，以五脏与六经的本经脏腑经络联系规律为藏象主体，以各经脏气互相联系调节为藏象整体。

中医研究正期待着新规律的发现，新规律的出现必期待着新概念的形成，而六经研究的主要成果得出六经就是藏象系统功能单位这一概念。藏象概念的内涵揭示了病证的本质，藏象概念的外延概括了病证所属的范围，藏象体系统一了六经的不同论点，这是中医统一、中西医结合、中医现代化的共同基础。

中医现仍沿用阴阳两极法则说明人体内在联系，而六经藏象系统的理论体系则运用六经脏腑经络标本中见三极阴阳的内在联系，揭示人体生命过程的本质，说明生理病理的变化规律。

中医目前的基础研究停留在心主血、肺主气等结构性器官功能形态的认识上，而六经藏象系统理论认为，五脏结构性器官形态功能是现象，六经藏象经络标本中见三极阴阳是本质。在五脏结构性器官功能基础上，用标本中见三极阴阳概念进一步揭示藏象系统生理病理现象的内在联系，可使中医基础理论得到进一步发展。

中医目前对六经主要论点如脏腑、经络、气化、阶段、症候群等无法统一，而藏象是多极结构和复杂功能组成的综合体系，这些不同论点不过是历代医家从不同侧面和层面对藏象体系的认识。藏象就是六经不同论点的共同基础，在此基础上能将各种不同论点统一起来。

中医对伤寒、温病、杂病研究的动态趋向统一，而藏象系统是伤寒、温病、杂病的共同基础。藏象系统是由五脏结构性器官按六经脏腑经络三极阴阳规律组成，内合脏腑，外应五行六气，六气标本是其共同属性。五脏经气外感六淫，脏腑经络阴阳失调，阴盛阳虚则为伤寒，阳盛阴虚则为温病；五脏经气内伤五志，六淫自生，则为杂病。在藏象系统基础上，能将伤寒、温病、杂病统一起来。

　　目前中西医结合主要是辨病辨证论治。辨病论治为西医之所长，辨证论治为中医之所长，而藏象之五脏结构性的病理和六经脏腑经络失调的病机是辨病辨证论治的共同基础。在五脏结构性器官研究上避中医之所短，在六经脏腑经络阴阳失调病机认识上扬中医之所长，即可加快中西医在基础理论上的有机结合。

　　中医现代化的研究主要是应用现代科学发扬中医特色，藏象系统的六经脏腑经络是中医的特色，在六经藏象脏腑经络基础上应用现代化科学方法进行研究，这是中医现代化的主要途径。

研究《伤寒论》六经的几个问题

《伤寒论》是我国古代杰出医学家张仲景以六经系统总结汉代以前的医学成就和自己的实践经验，写成的我国第一部临床诊疗学，是中医必读的经典著作。该书论证精湛，立法严谨，但是文词古奥、六经命题抽象，曾引起许多医家对条文的注解，对六经实质的探讨。书中的六经－三阴三阳至今仍是历史的悬题。自金·成无己《注解伤寒论》起，中医对该书中六经的猜想已达八百余年，远比数学领域的哥德巴赫猜想为久。为发扬中医药遗产，笔者对此专题研究达25年，认定六经的实质是藏象系统的功能单位，撰成《六经藏象系统揭秘》一书，现将研究中的几个问题写在前面，以求教诸同道。

（一）为什么研究《伤寒论》的著作那么多，而六经还是历史的悬题

其原由不外下列三点：

1. 《伤寒论》是一部临床实用的著作，该书主要内容是"辨××病脉证并治"。其重点是论述疾病的诊疗方法，很少结合基础理论，故单纯望文生义，难以得到圆满的解释。

2. 《伤寒论》的特点是以六经作为辨病辨证论治的体系，而六经是抽象的命题，非指实质器官。六经实质不明，《伤寒论》根本问题便无从解决。

3. 历代医家曾对六经进行努力探索，产生了一些涉及六经实质的论点，如脏腑、经络、气化、症候群、六病、阶段、部位等。但这些论点因受局限，各家所论只见现象、未见本质，注重局部、疏忽整体，详于辨证治疗法则、略于客观辨证规律。也就是说，这些论点带有表面性、片面性，因而至今六经仍是未能道破的哑谜。

（二）怎样才能突破六经的本质

科学史表明，一切重大的科学成就，都有赖于主动想象、沉思、灵感及持之以恒的毅力。《伤寒论》六经既是千古疑难，要揭示它的本质，自然离不开这些因素。

作者曾在1959年，对六经命题无所不想，凡引起生命现象变化的已知因素无不加以考虑，百思不得其解。有一夜独自在野外漫步中，顿悟六经的实质就是

五脏藏象系统，随而立志攻克六经。综观科研经验，任何的幻想、理想和灵感只给人启发灵机，要使之成为现实，则有赖于长期的探索和殷勤的实践。就学术研究方法而言，即在于掌握已知，探索未知，掌握已知是继往，探索未知是开来。《伤寒论》六经已知的部分是什么？读仲景《自序》"观今之医，不念思求经旨，以演其所知"，可知《伤寒论》六经是建立在《内》《难》等经旨的基础上，经旨即基础理论的基本原则。藏象既是六经的实质，又是《内经》基本理论的核心，因此笔者决定先在《内》《难》基础上下苦功，探索藏象的本质，然后用藏象的生理病理学解释六经病证。

（三）怎样才算从根本上解决六经问题

藏象是六经的实质，又是辨病辨证论治的依据，只有创立六经生理学，从六经生理推及病理，才能确切解释六经病证。以藏象的生理病理为基础，结合辨病辨证论治，这就是中医临床学的体系。《伤寒论》是一部六经系统辨病辨证论治的临床著作，笔者试用现代中医临床学的形式来解释《伤寒论》，这样既可提高临床诊疗技术，又能解释六经病证本质。

（四）张仲景为什么不用六经生理病理的基础理论来论述六经病证

《伤寒论·自序》谓："天布五行，以运万类，人禀五常，以有五脏，经络府俞，阴阳会通，玄冥幽微，变化难极，自非才高识妙，岂能探其理致哉！"可见仲景非常重视五脏系统的结构功能和脏腑经络的联系规律。然而《伤寒论》很少用它的生理解释六经病证，不是六经本质与五脏脏腑经络无关，而是因为仲景创用六经作为病证系统，仅是天才的直觉，在当时的历史条件下，要创立六经生理学，用六经脏腑经络的生理病理来解释六经的病证是不可能的。

（五）《伤寒论》被公认是一部辨证论治的书，六经生理学与六经辨证论治存在着什么关系

《伤寒论》的价值在于辨证的法与方。清·喻昌指出："仲景《伤寒论》一书，天苞地符，为众法之宗，群方之祖。"六经辨证出于仲景，仲景六经辨证主要指标本阴阳而言，其理意与现代哲学的对立统一辩证法相类似。宋·刘舒温《运气论奥彦解·标本》明确认为，标本阴阳之意是出于自然界，而非出于人意。近代哲学对辩证法来源问题有深刻的描述，如恩格斯说："辩证法是从自然界和人类历史中抽象出来"，"所谓客观辩证法是支配整个自然界，而所谓主观辩证法，即辩证的思维，不过是自然界到处盛行的对立运动的反映而已"（《马

克思恩格斯选集》）。归根结底，仲景所创立的六经辨证是人体六经客观规律的反映而已。

人体六经辨证的本质是什么呢？笔者的断言是五脏脏腑经络联系规律。刘渡舟教授《伤寒挈要》曾明确指出："六经不能离开脏腑经络，如果离开脏腑经络去辨证，则皮之不顾，毛将安附，岂不是咄咄怪事？""阴与阳、表与里、寒与热、虚与实是互相对立的，但由于脏腑经络的沟通，就有可能使对立的阴阳寒热，变为相通的统一性，这种既对立又统一的辨证思想，以反映六经的阴阳变化，就是中医辨证的依据。"刘老把脏腑经络阴阳会通与八纲辨证结合起来，实为高见，这不仅是《伤寒挈要》的要领，也是中医学的要领。

笔者所创导的人体六经生理学，就是以六经辨证所涵盖的脏腑经络与八纲原理，来阐明六经病证。

（六）构建六经生理学的模式是什么

医学模式是医学科学的抽象，国外有人指出："所谓抽象，就是通过与机体复杂系统相似的，但又比较简单的模型来考虑问题"（《国外医学》）。医学模式的转变是医学科学转变的结果。中医有几千年历史，具有十分丰富的知识和经验，必将发生质变的飞跃，由被视为传统医学或经验医学转变为医学科学。从中医典籍和基本理论来看，五脏脏腑经络阴阳会通是中医理论的核心，也是藏象系统的理论核心。"五脏"是藏象系统主体性器官的功能形态结构，"脏腑经络阴阳会通"是藏象系统的脏腑经络三极阴阳联系规律，六经及其十二经脉是藏象体系抽象的模式。《伤寒论》以"辨××阳（阴）病脉证并治"为标题，将"辨"字列于病脉证治之前，又以阴或阳为辨证前提，表明六经-三阴三阳抽象概念的科学内核是辨证医学模式，较诸生物生理-心理-社会医学模式具有更高的本质概括。要使传统中医向科学医学转变，必须再现六经-三阴三阳科学内核模式，并按此模式构建其科学理论体系。本书先从三极阴阳结构原理阐明六经藏象系统模式，后才论证藏象系统结构规律。其中在论证藏象体系时，先论述五脏结构性器官的形态功能与病证，后阐明脏腑经络联系规律与病证。

（七）什么是衡量《伤寒论》正误的标准

有人认为张仲景是医中圣人，凡他所写都是金科玉律，不能更改，书中条文错乱尽是王叔和所为。也有人认为仲景之书唯叔和能学之。这两种观点把衡量是非的标准建立在名人身上，违背了科学的原则。英国皇家学会的会徽上嵌着这样一句箴言："不要迷信权威，人云亦云。"它告诫我们不能把科学的概念建立在伟人的名言上，因为"科学的使命是对真理的探索"（哥白尼），"除真理以外无所崇拜"（道尔顿）。所以笔者认为，衡量《伤寒论》正误的唯一标准是人体六经结构的客观规律。只有运用抽象的人体六经结构的本质规律去衡量《伤寒论》，才能得出正确的结论。

历代医家对六经争论分两大派：一派认为六经病证是六经所属的脏腑经络阴阳失调的表现；另一派认为六经病证与脏腑经络无关，是仲景根据八纲类证归纳而成的症候群。前者论点建立在人体结构规律基础上，后者没有以人体结构规律为依据。前者与藏象脏腑经络有关的论点虽以人体结构规律为依据，但与六经结构规律的模式又不相符。如经络论点把六经脏腑经络内在联系割离开来，使六经基本过程的生理病理现象得不到全面的解释。后者的错误则在于他们完全撇开了人体六经结构规律的客观实际。

（八）六经生理学对解决《伤寒论》疑难问题到底起什么作用

《伤寒论》疑难问题有枝节和根本两方面：枝节疑难问题主要是指条文的质疑，有关这方面的问题我们可以从注释、考古结合实践去解决。如126条："伤寒，脉浮，表有热，里有寒，白虎汤主之"，这明显是抄写的错误。实践证明表有热里有寒，多属真寒假热，白虎证的特点是表寒已解，里热盛炽，可以肯定这一条文"表有热，里有寒"乃是"里有热，表无寒"之误。

根本疑难问题可分为两部分，一是六经本质不明，二是六经病证本质不明，两者不能截然分开。

1. 六经本质不明

关于六经实质问题，本书已有专门论证。这里强调一点，就是六经实质既然是五脏藏象，仲景为什么不像今天中医基础理论一样用五脏之肝、心而用六经之太阴、阳明……作为命题呢？我们应该知道，藏象是五脏与六经的统一，五脏功能形态是现象，六经抽象概念是本质。《伤寒论》六经主要内容是以病和证为基础的辨病辨证论治，病是证的现象，证是病的本质。病是五脏功能形态失常的表现，证是六经脏腑经络失调的表现。只有用六经抽象概念，才能使病证本质和辨治规律得到全面的表述。

六经三阴三阳原是六气阴阳的标志，为什么用它作为藏象脏腑经络标志能阐明病证本质和辨治规律呢？笔者学习万友生教授所著《伤寒知要》，受益甚多，尤其是对伤寒病因病机的阐发有很大启发。他说："六淫学说不仅具有病因意义，而且具有病机意义，必须综合起来看，才能全面理解它。一般来说，外六淫是外感病因，内六淫是内伤的病因"，"但由于六气（淫）的内外相应，外感容易造成内伤，内伤容易造成外感，因而二者既有区别，又互相影响。"万氏这一来自实践又经过实践检验的内外六淫论点，对拙作是个有力的支持。《素问·天元纪大论》云，"天有五行御五位，以生寒暑燥湿风"，《伤寒论·自序》云，"天布五行以运万类，人禀五常以有五脏，经络府俞，阴阳会通"，清楚表明自然界五行化生六气，人体五脏具有五行的属性，亦能化生六气，故六气不但存在于自然界，也存在于人体。三阴三阳不但是自然界六气属性的抽象标志，也是人体六气属性的抽象标志。在病理上，自然界六气标本阴阳失调，气化太过，则发生外六淫，人体六经脏腑经络阴阳失调，则发生内六淫，外六淫通过内六淫而发病。人体六淫辨证以五脏脏腑经络阴阳失调的内六淫见症为主，也从事实上证明了人体六经六气阴阳的客观存在。

2. 六经病证本质不明

《伤寒论》的主要内容是辨病辨证论治，书中条文交错，难以体现辨病辨证的规律性。藏象的病理病机是病证的基础，藏象系统由五脏结构性器官按六经藏象经络辨证关系组成，病是五脏结构性器官形态功能失常的表现，证是六经脏腑经络阴阳失调的表现。一病影响多经脏腑经络表现为多证，一证影响多个结构性器官表现为多病。因此在辨病辨证方面，既可以病为纲，以证为目，以证释病；又可以证为经，以病为纬，以病释证。试举例如下：

六经藏象各以五脏本经为主体，又以他经互相调节为整体，其一病多证有主体证和整体证之分，六经根本疑难问题也不外乎这两个方面。

（1）主体证疑难问题：主体证指六经基本证候及其属性。如太阳病脉浮、头项强痛、恶寒、发热，及其虚实寒热证候等。对六经基本证过去多采用经络论点解释。如上述太阳病基本证，有人根据头项强痛而恶寒，说是足太阳膀胱经病；有人根据热为火之气，心属火，脉浮、发热发于心，说是心病；有人根据太阳病以表证为主，肺合皮毛主表，说是肺病。由于上述经络论点沿用虽久，但不能从根本上解决六经问题，因而又有人提出太阳病代表外感初期，与脏腑经络无关。论点虽多，却总不能揭示本质。六经系统生理学着重于六经系统器官联系规律，把心－小肠－膀胱和手少阴－手足太阳看成是太阳经脏腑经络的基本关系，认为太阳病基本证是太阳经脏腑经络失调的表现，膀胱寒气外束，心火热气外应，心肺失调，经络营卫不和，即发生头项强痛、恶寒、发热、脉浮的证候。太阳经为具有主表之脏组成，外邪入侵，太阳首当其冲，则表现外感初期表证。太阳经脏腑经络病机不但是太阳基本证候的内在联系，也是太阳证虚实寒热的本质，膀胱足经阴气偏盛表现为寒证，心－小肠手经阳气偏盛表现为热证，心脏阴气藏精不足表现为虚证，小肠－膀胱腑经阳气排泄障碍表现为实证。这样，既解决了太阳病基本证的疑难，又统一了太阳病的不同论点。

（2）整体证疑难问题：从某种角度看，六经主体证比较容易理解，而整体证则疑难纠结。例如少阴三急下证，有人根据《伤寒论·少阴篇》大承气证前面"少阴病"三字，说是少阴病，有人根据大承气汤是阳明病的主方，说是阳明病，使人莫衷一是。实际上，少阴三急下是少阴病的整体性阳明证。少阴经藏象系统的生理功能恒定在以肾为主的统一整体基础上，少阴证除了少阴经脏腑经络失调的主体证外，还有各经脏气失调的整体证。在整体证中，阳明土实克水引起少阴阴精枯竭是急证，故用大承气汤急下存阴治疗。

又如厥阴篇白虎、承气证，究竟是厥阴病，还是阳明病呢？后世争论纷繁。其实，这是厥阴病的整体性阳明证。因为厥阴病以厥证为主，厥有寒厥和热厥，热厥之证，多由阳明传经热邪伤及厥阴心包，引起经络气血阴阳不能顺接于四末，故用白虎汤清阳明邪热之证，以治厥阴厥逆之病。

（九）六经生理学理论体系与各家论点有什么关系

有人把科学的进步比喻为大盒子套小盒子，即如牛顿的经典力学容纳在爱因斯坦相对论力学里一样，这个比喻用来说明中医对六经认识的发展也很适宜。历代医家对六经研究各有见地，如脏腑、经络、气化、部位、阶段、症候群等不同论点，内容丰富多彩，正等待着一门新的系统化理论出现，以贯穿、联结，使其发生内部联系，成为系统理论体系。笔者通过长期研究，反复求证，发现《伤寒论》六经是藏象系统的功能单位，其庞大复杂的有序体系，能容纳中医诸子百家的各种不同论点。"脏腑"是藏象阴阳生化的主导器官，"经络"是藏象阴阳生化的联系规律，"气化"是脏腑经络阴阳生化六经经气（开合枢）的功能，"部位"、"阶段"体现藏象时空结构生理病理变化规律性，"症候群"是藏象病理的综合性证候。六经藏象系统生理学体系不但不排斥过去的观点，反能使各种不同观点发生有机联系。正如爱因斯坦所说："建立一种新理论不是毁掉一座旧仓库，在那里建立一座摩天大楼，它倒是像爬山，愈往上爬，愈能获得新的视野，并且愈能显现出我们出发点与其周围广大地域之间出乎意外的联系。但是我们出发点还是在那里，还可以看得到，不过显为更小了，只成为我们……爬上山巅所获得的广阔视野中的一部分而已。"

（十）六经问题解决后将对医学起什么作用

现代科学表明，系统论是一种极其重要的方法论。现代中医正处在质变的飞跃阶段，各种观点和学派的统一、中医现代化、中西医结合等，都需要一门具有高度概括性的系统理论。爱因斯坦曾在《自述》中写道："一切理论前提简单性愈大，它可涉及的事物种类愈多，它的应用范围愈广，它给人的印象就愈深。"辩证唯物主义者断言，科学洞察事物的隐蔽越深刻，其成果的形式就越抽象，而关于自然界的认识就越具体、越有内容。伤寒论六经是高度的抽象，其简单性之大，涉及范围之广，是医学上所未见的。六经的实质是藏象系统，它不但包括中医的脏腑、经络、卫气营血、三焦等，而且涉及现代医学科学的内核。因此，我们在致力研究六经本质的同时，对中医存在的问题，如证的本质、辨证论治、中医的统一、中医现代化、中西医结合等也作了尝试性探讨，以期待中医学产生飞跃。

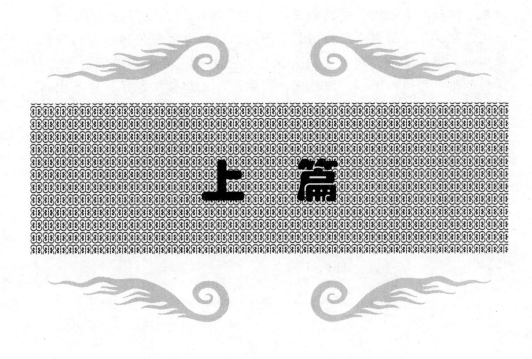

上篇

阴阳三极结构与六经本质

阴阳三极结构，就是三阴三阳三极单位及其标、本、中气（又称中见）三极阴阳辩证关系。阴阳对立、互根，阴中有阳、阳中有阴。阳中之阳、阳中之阴和阴中之阳，是阳的三个基本单位；阴中之阴、阴中之阳和阳中之阴，是阴的三个基本单位。阳生于阴，阴中生阳为阳生，即少阳；阳中之阳为阳长，即太阳；阳中之阴为阳极向阴转化，即阳明。阴生于阳，阳中生阴为阴生，即太阴；阴中之阴为阴长，即少阴；阴中之阳为阴尽向阳转化，即厥阴。太阳标阳本寒，中见少阴，从标、从本，以标太阳为主；阳明标阳本燥，中见太阴，以中见太阴为化；少阳本火标阳，中见厥阴，化生于本。太阴本湿标阴，中见阳明，化生于本；少阴标阴本热，中见太阳，从标、从本，以标少阴为主；厥阴标阴本风，中见少阳，以中见少阳为化。《伤寒论》三阴三阳和六经脏腑经络是人体阴阳基本单位及其基本规律的抽象概括。

第一章　三极阴阳八卦的渊源与形成

第一节　河图之数与伏羲先天八卦的渊源与形成

八卦源于古人对自然界和人体的观察，其结构或起源于异象的启示。《周易·系辞》谓："仰则观象于天，俯则观法于地，观鸟兽之文，与地之宜，近取诸身，远取诸物，于是始作八卦。"又据传说："伏羲氏王天下，龙马负图之河。其数一六居下，二七居上；三八居右，四九居左；五十居中。伏羲则之以画八卦。"伏羲怎样取河图之数画成八卦，河图之数与八卦存在什么关系呢？

河图方位数字有现象、有本质。图中一六居下属水，二七居上属火，三八居左属木，四九居右属金，五十居中属土，这些五行特异性方位数字属于规律性现象。然而，五行不是静止孤立的，而是不断运动互相联系的。方位图中五行阴阳互相联系所形成的共同位数是事物的本质。伏羲撇开外部五行现象非本质的特异位数，取其五行阴阳本质联系的共同位数，作成先天八卦，以阐明物质固有运动规律。

发现八卦规律，必须先从八卦图中寻找五行阴阳互相联系的共同位数。根据"上为阳、下为阴，外为阳、内为阴"的原则，将上外层阳位火成数之七，加下内层阴位水生数之一等于八；将下外层阳位水成数之六，加上内层阳位火生数之二也等于八，表明"八"是天地水火阴阳生成的共同位数。八卦的八个方位就是由此而来，也就是古所谓"天地阴阳定位"之意。《内经》谓："天地者，万物之上下也……水火者，阴阳之征兆也。"表明水火阴阳运行于天地八方，成为天地八方阴阳生化的共同本质，使万物生化体现为阴阳的征象。

根据左为阳、右为阴，外为阳、内为阴的原则，将左内层阳位木生数的三，加右外层阴位金成数的九等于十二；将右内层阴位金生数之四，加左外层木成数之八也等于十二，表明"十二"是金木阴阳物象生化运动规律之数。《内经》谓："金木者，万物之始终也。"从木至金为阴尽阳生至阳极阴生，从金至木为阳极阴生至阴尽阳生，十二是阴阳互相生、长、转化运动规律之数。

八卦之中，乾坤二卦代表天地阴阳的总数，其余六卦是三阴三阳的结构。先天八卦从一至四与从五至八，为阴与阳生长、转化过程的次序，八卦南与北、东与西、东南与西北、东北与西南，是三极阴阳过程发生两极阴阳的联系。

河图中央是五与十，古人以五为运动物质的数字，把万物的运动统称为五行，《内经》有谓"天有五行御五位"。五为一加四，或二加三组成。一加四是物质运动方位之数，五位是中央加四旁。一为太极，乃数之始，居中央，四为四旁，居四方。八卦是四的相对之数，二代表两极阴阳的互根对立，三代表两极阴阳的三极结构。二二叠加相合，阴中有阳，阳中有阴，便成两极阴阳的三极结构与三极结构的两极阴阳的辩证统一。这样，五方既代表运动的方位，又代表运动的本质联系。五与一同居中央，寄寓四旁，四是四方的和，八卦从四象一分为二而来，因此五行中两极阴阳之三极结构与三极结构之两极阴阳相互逆从，是八卦的共同本质。八卦每一方位都有一奇一偶，是五行二加三的化裁。

十是二加八，或五加五组成。《大日经义释演密钞》谓："十数表圆，以彰无尽。"从物象方位来说，二是太极分两仪居中，八是八卦的八方，表明十是物象运动的完整方位。从运动规律来说，五加五为十，是天地完整运动的常数。系辞谓："天数五，地数五，天地相得而各有合。"《尚书》谓："天一生水，地六成之，地二生火，天七成之，天三生金，地八成之，地四生金，天九成之，天五生土，地十成之。"五行生数表示五行资生，五行成数表示五行克制，五行生成就是五行阴阳相生相克，以保持动态平衡。《素问》："五行阴阳者，天地之道也。"说明五行阴阳运动受天地阴阳规律的控制。"天数五，地数五"，可见五是天地阴阳的象数，十是天地阴阳运动的全数，五行整体运动满十才自得其位，也就是实现天地五行阴阳生成的调节过程。八卦每一方位有阴阳二爻三层结构，都是天地五行阴阳的一个侧面，都是不平衡的运动，不是二阳一阴，便是二阴一阳，如将对称性方位看成对立面统一体，则又是相对平衡的。

第二节　三极阴阳运动基本规律的结构模式

关于三极阴阳运动的基本定义，语出《易经》："一阴一阳之谓道"，"六爻之动，三极之道也。"《说文》谓："爻者，交也，盖交错即变动矣。""极"有最、顶端之意，"道"即规律，也就是本质联系。"一阴一阳"就是两极阴阳，之所以称为规律，是因为两极阴阳是最根本联系，失去任何一极都不能成为规律。六爻交错所形成的三极阴阳，称为运动基本规律，也是运动的最根本联系。

《易经》八卦图是三极阴阳运动规律的结构模式，由伏羲八卦与文王八卦互相联结组成。伏羲八卦为先天，文王八卦为后天，先天八卦讲对峙，后天八卦讲流行。先天八卦主要是揭示物体运动的固有规律，后天八卦主要是说明物体固有规律所表现的规律性现象的联系，二者相互关联。邵子谓，"先天为易之体，后天为易之用"，"易"指阴阳变化规律，"体"指物质的立体结构，"用"是指事物的功能变化。伏羲八卦和文王八卦体用相联，是三极阴阳运动基本规律的两方面。先天八卦为后天八卦之体，是物体固有的对立统一联系规律，后天八卦的五行相生次序，是先天八卦固有规律所表现的规律性现象，二者互相渗透，融合一体。

一、两极阴阳的三极运动功能

八卦的两极阴阳是指物象性质，如太极分两仪，两仪生四象，动为阳，静为阴，乾为天属阳，坤为地属阴，离为火属阳，坎为水属阴等。八卦以六爻的三极运动功能为结构，爻分阴爻（－－）、阳爻（—），没有第三种符号，表明六爻之性非阴即阳，非阳即阴，没有中间性质。《易经》六爻三极阴阳与八卦两极阴阳的差异，是在中介，中介的性质是亦阴亦阳。亦阴亦阳是两极阴阳的中间状态，也是两极阴阳间的必然联系。一切两极对立都是通过中介，互相依存，互相转化，表现为统一体。《易经》卦中的六爻由阴爻阳爻互相交错组成，表明两极阴阳是六爻的性质。

太极阴阳分为八卦，八卦是两极阴阳的三极结构，以数字表示：$8 = 2^3$。《易经》谓"太极生两仪，两仪生四象，四象生八卦"，就是明确指出八卦是从一分为二两极阴阳的三次方衍化而来。同时表明，八卦图是立体阴阳结构模式，具有三维立体空间的特点。以阴阳生化法则推演，两极阴阳互根，阴中有阳，阳中有阴，形成四象；四象阴阳互根，阴中有阳，阳中有阳，形成八卦。八卦以乾与坤、坎与离……为对子，每一对子都用六爻阴阳交错而成，表明八卦的两极阴阳都具有三极结构的共同规律。《易经》以爻示物之"动"、"交"、"变"、"用"，表明六爻是两极阴阳运动变化功能。两极阴阳通过三极功能联系，发生三维立体空间结构运动规律，八卦的每一卦又都寓有三维立体结构的八卦方位，形成 $8 \times 8 = 64$ 卦。如乾卦有乾乾、兑乾、离乾、震乾、巽乾、坎乾、艮乾、坤乾等。

八卦的方位指南、北、东、西、东南、西北、西南、东北平面八方而言。平面八方不能确切解释物质立体现象，然而，八卦的平面八方寓有立体空间的结构模式。图中乾☰坤☷指天地，其方位，天为阳居上，地为阴居下，天属金居外，地属土居中，乾坤两卦不但指南北，也包括上下、中外，体现了三极阴阳立体空间消长转化的运动规律。

二、三极功能的两极阴阳联系

六爻三极运动功能反映两极阴阳的质量。从认识过程来说，从质到量是认识发展的必然过程，从两极阴阳到三极阴阳就是从质到量的认识过程，《内经》三阴三阳是《易经》三极阴阳的延伸。《素问·天元纪大论》云，"阴阳之气各有多少，故曰三阴三阳也"，说明一阴一阳分为三阴三阳是因为阴阳二气数量各有多少的差异。八卦每一阴阳都有三极阴阳的矢量，如乾☰、坤☷、坎☵、离☲等。为什么八卦两极阴阳都以三极数字为结构呢？《易经》谓"卦以一象三"，说明三与一有共同意义，三可用一来形象说明。一称为太极，一阴一阳称为两极，三阴三阳称为三极。从质来说，一阴一阳就是矛盾，从量来说，"差异就是矛盾"。《庄子·齐物论》谓："二与一为三。""二与一"就是差异，三极阴阳就是"二与一"矛盾的统一。三阴三阳以两极阴阳来分，不是二阴一阳，便是二阳一阴，两者对立统一，就是三极运动功能的两极阴阳联系。《老子道德经》谓："一生二，二生三，三生万物，万物负阴而抱阳，冲气以和。"说明三由一和二衍化而来，三是阴阳的基本结构，阴阳有三的基本结构，才能化生万物，万物才能阴阳互根，阴阳对立的成分才能调和、统一。

在三极阴阳的二阳与一阴、二阴与一阳的矛盾关系中，两极阴阳的一阴一阳代表物质的性质，二阴与二阳是中介转化引起阴阳量的增加，中介或向阴或向阳是随着两极阴阳的转化而改变。中介向阳转化，则阳多阴少，为二阳一阴；中介向阴转化，则阴多阳少，为二阴一阳。三极阴阳与两极阴阳在性质上是统一的，三极阴阳中二阳一阴与二阴一阳仅是阳多（2/3）阴少（1/3）与阴多（2/3）阳少（1/3）的关系。三极阴阳中二阳一阴与二阴一阳的对立统一联系，是物质世界不同层面的共同规律。《易经》八卦阴阳以三极阴阳的数字为结构模式，表明运动变化不仅由阴阳对立的性质互相吸引、互相排斥引起，更是由阴阳数量或多或少的逆从而发生。

三、三极阴阳运动基本规律

三极阴阳运动基本规律是两极阴阳三极功能与三极功能两极联系的统一。

两极阴阳三极运动功能是规律性现象，三极功能两极阴阳联系是规律，两者是辩证的统一。伏羲八卦两极阴阳以天与地、水与火、风与雷、山与泽的实物为名，以六爻的二阳一阴与二阴一阳为功能联系，表明先天八卦是两极阴阳物质与三极运动功能的统一，也就是三极运动功能的两极阴阳联系。文王八卦以乾父、坤母为纲，以六卦为子为目，是两极阴阳联系的三极运动功能。先后天八卦体用相联，前者以三极阴阳多少与平衡的对立统一规律定规了后者的规律性现象。

两极阴阳属性指阳气和阴质而言，"阳化气，阴成形"是阴阳气化对立统一两方面。阴阳对立互根，阳气中存在着阴质，阴质中存在阳气，形成四象阴阳。少阳、太阳、太阴、少阴是四象阴阳的抽象标志，四象阴阳是阳气阴质两种不同质量，少阳、太阳是阳气少和多的质量标志，太阴、少阴是阴气少和多的质量标志。阳明为阳气转化为阴质的中介，厥阴为阴质转化为阳气的中介。三极阴阳的质量，是指四象加上阳阴、厥阴而言。三极阴阳质量通过两极阴阳性质的联系，形成三极阴阳的二阳一阴与二阴一阳质和量的变化规律，发生三极运动功能。三极功能遵循两极阴阳联系规律运动，至阳阴、厥阴发生性质的改变，向新的两极阴阳属性飞跃。阳气量变过程，二阳一阴，阳多阴少，阳逆阴从，阳长阴消，发生少阳、太阳生长过程运动；阳气质变过程，阴逆阳从，阳气向阴质转化，发生阳明极尽收降运动。阴气量变过程，二阴一阳，阴多阳少，阴逆阳从，阴长阳消，发生太阴、少阴收藏过程运动；阴气质变过程，阳逆阴从，阴质向阳气转化，发生厥阴升发过程运动。天之六气以"六节"运动，表现为春夏秋冬四象，人体六节藏象以开合枢六经气化，表现为升降出入四象，都是三极阴阳运动功能按两极阴阳联系规律运动的体现。

第三节 三极阴阳运动基本规律与运动变化

一、六爻三极阴阳运动基本规律

先天八卦的次序、方位与运动变化。

先天八卦次序是一乾☰天，二兑☱泽，三离☲火，四震☳雷，五巽☴风，六坎☵水，七艮☶山，八坤☷地，其对称性方位是乾南、坤北、离东、坎西、兑东南、艮西北、巽西南、震东北，发生"天地定位、山泽通气、雷风相薄、水火相射"的两极阴阳对立统一运动。八卦图中━为奇数属阳爻，--为偶数属阴爻，乾☰为三阳，坤☷为三阴；离☲为二阳一阴，坎☵为二阴一阳；巽☴为二阳一阴，震☳为二阴一阳；兑☱为二阳一阴，艮☶为二阴一阳。除了乾☰坤☷代表天地总体阴阳量平衡外，其余六卦的三对阴阳都是二阳一阴或二阴一阳的对立统一，以两极阴阳质的属性与三极阴阳量的功能辩证关系揭示运动本质，提示阴阳量多少的差异及其平衡的矛盾统一是运动的原动力。"六爻之动"即由三极阴阳的二阴一阳与二阳一阴矛盾统一的互相作用引起。《易经》称"六爻之动"为"三极之道"，表明三极阴阳是运动的基本规律，否则，两极阴阳作为平衡机制不能揭示运动的本质。

阴阳对立互根，阴中有阳，阳中有阴，阴中之阳为阳生，阳中之阳为阳长，阳中之阴为阳极，阳极则阴生；阳中之阴为阴生，阴中之阴为阴长，阴中之阳为阴极，阴极则阳生。先天八卦六爻排列次序方位，是三极阴阳生、长、极尽消长转化运动规律的体现。太极图☯中央的 S 为太极分阴阳，左东为阳，右西为阴。乾☰为三阳，坤☷为三阴，既代表总体阴阳量的平衡，也是阴阳极始的标志。巽☴为阳中之阴，厥阴主阴极转阳，坎☵为阴中之阴，少阴主阴长阳消，艮☶为阳中之阴，太阴主阳尽阴生；震☳为阴中之阳，少阳主阴尽阳生，离☲为阳中之阳，太阳主阳长阴消，兑☱为阴中之阳，阳明主阳极转阴。故先天八卦从 1 到 8 的次序方位，是三极阴阳消长转化运动形式的体现。阴长必伴阳消，阴尽即是阳始；阳长必伴阴消，阳尽即是阴始。阳长阴消表现为阳象，阴长阳消表现为阴象。阴从 1~4 为阴长，则 5~8 为阳消；阳从 1~4 为阳长，则 5~8 为阴消；阳 8 极尽，阴 1 始生，是阳极转阴；阴 8 极尽，阳 1 始生，是阴极转阳。

二、五行三极阴阳运动规律

后天八卦的次序、方位与运动变化

后天八卦的主旨在于揭示五行规律性现象的运动变化规律，按五行方位流行的次序是震☳（阳木）→巽☴（阴木）→离☲（火）→坤☷（阴土）→兑☱（阴金）→乾☰（阳金）→坎☵（水）→艮☶（阳土），按阴阳数量变化的次序是乾☰→震☳→坎☵→艮☶→巽☴→离☲→兑☱→坤☷。其中，乾坤代表天地总体阴阳，为六卦之纲。乾包括震、坎、艮三卦，称阳卦，阳卦阴体得乾阳之用，则阳渐浮于表（上），阴渐沉于里（下），表现为震☳→坎☵→艮☶的有序卦象。坤包括巽、离、兑三卦，称阴卦，阴卦阳体得坤阴之用，则阴渐浮于外（上），阳渐沉于内（下），表现为巽☴→离☲→兑☱的卦象。

文王后天八卦的阴阳数量与五行方位除艮外（艮属土居中），其共同点为两者都按五行相生规律排列，所不同的是，阴阳数量从震木到坎水，五行方位从坎水到震木。由于水木乙癸同源，震木为坎水之阳，坎水为震木之阴，阴阳互根，阴尽阳气未动为坎水，阴尽阳气已动为震木，因此从五行方位的次序来说，是先坎水后震木（水生木），从阴阳数量的次序来说，先震木后坎水，震为初爻，坎为中爻。可见后天八卦先震后坎的次序与先坎后震的方位，两者是辩证的统一。

坤☷艮☶两卦属土居中，坤☷为阴土，寄于西南，主长夏，处于离☲火之后，兑☱金之前，阳极阴始之间，为阳极转阴之本。艮☶为阳土，寄位西北，处于坎☵水之后，震☳木之前，阴尽阳始之间，为阴尽转阳之本。《易经》《内经》以离☲火居南属太阳，坎☵水居北属少阴，兑☱金居西属太阴，震☳木居东属少阳，即所谓四象阴阳。土居中主"化"，不属四象而为四象生化之本。在四象阴阳中，坎☵水离☲火各有一卦，而金有兑☱阴乾☰阳，木有巽☴阴震☳阳，各占两卦。以水无阴阳之分，火无阴阳之别，只能水火阴阳互根，火为水之阳，水为火之阴。金有兑☱阴乾☰阳之分，以金主阳极阴始，为阳极转阴的中介，其性亦阳亦阴；木有巽☴阴震☳阳之别，以木主阴尽阳始，为阴尽转阳的中介，其性亦阴亦阳。从中可以发现五行三极阴阳整体运动规律，少阳属木主阳生，太阳属火主阳长，阳明中土得燥金清肃收降而主阳极转阴，这是三阳的二阳一阴；太阴湿土主阴生，少阴寒水主阴长，厥阴风木得相火温煦而主阴尽转阳，这是三阴的二阴一阳。

三、三极阴阳立体时空运动规律

先、后天八卦次序、方位与运动变化。

三维立体时空结构是物质运动存在形式，先天八卦居里为本，后天八卦居表为标，表里两卦互相作用，共同表现为三维立体时空的阴阳消长转化运动。

南北是天地上下阴阳始终运动的方位，是阴阳从非平衡走向平衡的运动起点，主子午、冬夏二至，为阴阳两极的转折点，是乾坤坎离标本阴阳运动的两极。先天乾☰坤☷居里为本，后天坎☵离☲居表为标，乾天坤地阴阳相交，化生水火，交通上下，达极南北。离火居南极于午，主夏至阳极一阴生，坎水居北尽于子，主冬至阴尽一阳生。先天八卦阴阳以乾坤天地气数为最多，后天八卦五行以坎离水火为最盛。南北水火寒热阴阳两极相反相成，热极生寒，寒极生热，由不平衡趋向平衡。

东西为阴阳平分运动方位，也是阴阳从平衡走向非平衡运动的起点，主卯西、春夏二分，是坎☵、离☲、震☳、兑☱标本阴阳运动的表现。先天坎☵离☲居里为本，后天震☳兑☱居表为标，离火震木居东，主春分，阴与阳分离之处，震☳离☲木火相生，阳进阴退，互相排斥，从阴阳平衡走向阴尽阳生的非平衡。坎水兑金居西，主秋分，阴与阳分离之处，兑☱坎☵金水相生，阴进阳退，互相排斥，从阴阳平衡走向阳极阴始的非平衡。

东南、西北为阳尽转阴、阴尽转阳方位，是兑艮乾巽表里标本的表现。先天兑艮居里为本，后天乾巽居表为标。艮居西北属阴，兑居东南属阳，天地阴阳互根，"天不足西北"，"地不满东南"。先天艮☶阴（坤）多而阳（乾）尽，处西北为"天门"，"天门无上"，主阳尽转阴，后天乾☰居西北属金，其气收降，也主阳极转阴运动。先天兑☱阳（乾）多而阴（坤）尽，主阴尽转阳，后天巽☴居东南属木，其气升发，也主阴尽转阳运动。

东北、西南分别为阳极转阴、阴极转阳的运动方位，是震巽艮坤标本阴阳运动的表现。先天震☳巽☴居里为本，后天坤☷艮☶居表为标。震为雷居东北寒冷之地，雷动寒散，是阴寒转阳；艮为阳土处东北，土实克水，也是阴极转阳运动。巽为风，居西南炎岭，风吹热散，是阳极转阴；坤为土，处西南溽夏，厚土酿湿，也是阳极转阴运动。

先天八卦两极阴阳的六爻交错既体现为三维立体空间不同方位的运动形式，又揭示三极阴阳中二阳一阴与二阴一阳的共同规律。南北为天地阴阳终始运动方位，阴阳从非平衡走向平衡运动，乾☰居南，坤☷居北，表示天地阴阳互相吸引趋向平衡。东西为阴阳分离运动方位，是阴阳从平衡走向非平衡运动，离☲东二阳一阴，阴内阳外，坎☵西二阴一阳，阳内阴外，表示个体互相排斥破坏平衡。东南兑☱阴尽转阳，西南巽☴阳极转阴，二者均为二阳一阴，所异者是位置的转变，东南兑☱阳里阴表，西南巽☴阴里阳表。西北艮☶阳尽转阴，阴里阳表，东北震☳阴极转阳，阳里阴表，两者均属二阴一阳，所异者也在阴阳位置的转变。

后天文王八卦三极阴阳在运动过程中，也体现了三极阴阳运动规律。正南属离火为太阳，正北属坎水为少阴，正东属震木为少阳，正西属兑金为太阴，此为四象。东南风巽阴尽转阳为厥阴，西北天乾阳尽转阴为阳明，东北、西南艮山坤地均属土居中。少阳、太阳、阳明为二阳一阴，太阴、少阴、厥阴为二阴一阳，三极阴阳运动基本规律就是二阳一阴与二阴一阳的对立统一。

第四节　三极阴阳运动基本规律与发展变化

一、三极阴阳的量变、质变与发展变化

八卦以两极阴阳为联系，表明物象性质的变化是由阴阳互相转化引起，两极阴阳以六爻三极为结构，提示物象性质的变化是由数量变化引起。三极阴阳中二阳一阴与二阴一阳的统一，表明物象过程是质量互变的结果。物象发生发展变化的基本过程是生（发生）、长（发展）、极尽（转变），生和长为量变，极尽为质变。三极阴阳中二阳一阴与二阴一阳的对立统一是量变、质变运动发展的根本规律，三阴三阳是其运动变化的抽象标志。少阳、太阳、太阴、少阴为阴阳二气生、长的量变过程，阳明、厥阴为阴阳二气极尽的质变过程。质变和量变互相依存，三阳中二阳一阴的少阳属木主生，太阳属火主长，两者是阳气从少至多为量变，阳明属金（土）主阳极转阴为质变；三阴中二阴一阳的太阴属土（金）主收，少阴属水主藏，两者是阴气从少至多为量变，厥阴属木主阴尽转阳为质变。在运动发展变化过程中三极阴阳的量由少至多，由多到极，能产生新的两极阴阳性质，新的两极阴阳性质在运动变化过程互相联结，又形成新的三极阴阳数量。在量变过程中阳动阴静，保持运动与静止的统一，在质变过程阳极阴杀，阴尽阳生，生杀互相调节，保持发展平衡的统一。三极阴阳质量互变是世界万物发生运动发展变化的根本规律，也是《易经》八卦图能演绎万物发展变化的根本依据。

二、阴阳二性结合与二进位发展

八卦两极阴阳运动过程是六爻三极阴阳生、长、极的物象过程，两极阴阳能发生一分为二的二进位运动变化，八卦图两极阴阳离合结构是阴阳二进位的发展

变化模式，也是辩证法合二为一与一分为二的数学模式。八卦图中两个黑白互回像鱼眼样的称为太极图，太极有两仪，两仪各有一个小圆圈，提示阴中有阳，阳中有阴，而为四象；四象阴阳互根，阴阳中又有阴阳，是为八卦。八卦中每一卦都由阴爻阳爻组成，阴卦中有阴爻也有阳爻，阳卦中有阳爻也有阴爻，此皆阴阳之合，即合二为一。《周易》谓"易有太极，是分两仪，两仪生四象，四象生八卦"，邵子谓"一分为二，二分为四，四分为八也"。无合则分化无由，无分则结合无缘，分之则"数之可十，推之可百，数之可千，推之可万"，合之则"一阴一阳之谓道"。八卦图中阴阳二性结合与二进位发展，寓有现代数学"二进位"制的科学内核。

三、阴阳二进位发展与八卦三极阴阳运动形式

阴阳二进位发展是由三极阴阳生、长、转变，引起旧质转化为新质的过程。八卦的乾与坤、坎与离、巽与震、艮与兑的每对物质的两极阴阳对立互根，都具有六爻三极阴阳的结构，包括生、长、极的全部发展过程。它们又在运动过程中互相联结，形成了八卦空间。八卦图从内至外分层，代表八卦每一物质三维立体空间的排列形式，代表运动过程新质的生、长、极运动发展过程。太极图中央☯形，表示物质立体运动互相消长转化的运动形式，图中白色示阳，黑色示阴，从1～4☷→☶→☴→☰，为阳进阴退，从5～8☰→☲→☵→☷，为阴进阳退，从1～8为阴阳循环一周期，物质从阴到阳环周而起，又由旧质转化为新质。八卦周期循环，历经八八六十四卦，每一八卦都是由一阴一阳互相结合而产生，也是八卦内寓阴阳二进位制的体现。

第二章 阴阳三极结构与《伤寒论》六经

阴阳是从自然界物象变化规律中抽象出来的对立统一法则，作为认识客观世界的辩证方法和说理工具，我国古代医家用以解释人体生理、病理现象，指导辩证论治。三阴三阳是阴阳学说的发展，它根据阴阳消长和气数多少，将一阴一阳分为三阴三阳，说明阴阳的离合关系。阴阳三极单位就是三阴三阳的太阳、阳明、少阳、太阴、少阴、厥阴六个基本单位。中医学从藏象、脏腑、经络到自然界的五行六气，都用三阴三阳作为抽象标志，以说明藏象与藏象、五脏与六腑、脏腑与躯体、人体与自然界五行六气之间的有机联系，形成中医独特的理论体系。《伤寒论》六经就是藏象的抽象标志，是人体三阴三阳多种抽象概念的综合。

第一节 三极阴阳是自然规律的抽象

三极阴阳是六气六经的抽象。

中医学把自然界物质运动看成是"在天为风，在地为木，在体为筋，在脏为肝"等包罗时空万象的集合体系。在这集合体系中，六气属于本质方面。自然界无穷无尽的错综复杂的物质其所以表现为"生、长、化、收、藏"的共同规律性现象，都是受六气的控制，三极阴阳是六气变化规律的抽象概括。

一、三极阴阳的抽象

现代自然科学把规律的概念归结为"不以人们的意志为转移的客观过程的反映"；"现象内部的联系……这种联系决定现象合乎规律的进展"；"本质的现象"；"现象中的同一的东西，表示人们对现象对世界的认识的同一概念"。在我国古代，称规律为"道"。《黄帝内经》说："阴阳者，天地之道也，万物之纲纪，变化之父母，生杀之本始，神明之府也。"明确指出，阴阳是普遍规律，影响着万物生、长、消、亡的规律性进展。目前中医虽然认识到阴阳是一条规律，但都没有触及阴阳规律的实质，只把阴阳看成是寒与热、明与暗、刚与柔、表与里、上与下等个别的特殊的现象，而没有涉及"普遍"、"同一类"、"本质"的东西。对阴阳概念的描述，只停留在对立、互根、消长、转化的规律性现象上，没有用阴阳的实质解释现象的变化规律。阴阳之所以是规律，是因为它的实质是

"天地之道"（与地球绕太阳公转有关）。天地阴阳运动所形成的六气，是一切现象中"同一"的东西。六气变化表现为温、热、热极变凉；凉、寒、寒极转温等三极阴阳的规律性，因此古人把阴阳分为三阴三阳。阳气少的称少阳，阳气多的称太阳，阴气少的称少阴，阴气多的称太阴，阳气从阳向阴转化称阳明，阴气从阴向阳转化称厥阴，从而概括了六气的变化规律，以解释物象变化的原理。阴阳三极结构就是阴阳－三阴三阳的总称。

三极阴阳是从五行归类的物象中抽象出来的六气规律。目前中医的五行生克制化由取象比类归纳而成，它只说明物象之间互相作用的联系，也没有从中抽象出"同一类""本质"的东西，加以概括成为综合性的抽象概念，不能说明自然界复杂的物象中为什么存在五行的共同属性和生克制化的共同规律。五行共性物象有现象、有本质。从现象来看，六气是五行的一部分，属于五行的范畴（如风、木、筋、肝、目等都是木行）。从本质来看，六气阴阳是五行现象的共同规律，规定五行合乎规律的进展。三极阴阳就是透过五行现象，抽提出六气规律的综合性抽象概念，作为五行的标志，归纳五行的内容，说明自然界复杂的物象中存在着五行的共同属性和生克制化的共同规律，五行受六气规律控制。任应秋教授说："天地阴阳上下移位，地阴之气由左而升，天阳之气由右而降，左右升降即阴阳上下交通之所由，亦即五行六气变化所从出。如地阴之气从左而升，而为春季风木之气。升已而极，而为夏季热火之气。升已而降，天阳从右而降，而为秋季燥金之气。降已而极，而为冬季寒水之气。"明确指出，天地阴阳以升降运动规律化生五行之气，三极阴阳是天地阴阳升降运动规律的抽象概括。

二、三极阴阳的实质

三极阴阳是抽象概念的综合，其实质是天地阴阳运动所形成的六气变化规律（包括五行运动规律）。天地阴阳运动以六气变化规律来控制五行变化，主要体现在三阴三阳的性能与五行属性相一致。程本《医道》指出："夫天降一气，五行随之成形，阳中之阳火也，阴中之阴水也。阴中之阳木也，阳中之阴金也。土居二气之间。"意寓阴阳消、长、盛、衰的变化控制五行之气。三阴三阳作为阴阳消、长、盛、衰的标志，阳中之阳火也，是太阳属火，阴中之阴水也，是少阴属水，阴中之阳木也，是少阳（厥阴）属木，阳中之阴金也，是太阴（阳明）属金。

五行相生之木生火、火生土、土生金、金生水、水生木，与《素问·四时调神论》少阳主生、太阳主长、太阴主收、少阴主藏，都是同性相生的关系。五行相克乘侮之火与金、土与水、水与火和三阴三阳开合枢之升与降、出与入，都是相互调节控制。如太阳以标热为主属火，阳明从中见燥化属金，火性宣发，金性收敛，火金克侮相制；太阳为开主出，阳明为合主入，开合出入阴阳互调。阳明从中见燥化属金，厥阴从中见风化属木，金性沉降，木性升发，金木克侮相制；阳明阳合主降（阳极转阴），厥阴阴合主升（阴尽转阳），阴合阳合升降互调。

五行生克制化有量变和质变之分，三阴三阳标本中气的变化是五行量变、质变过程的抽象。五行从肝木至心火为阳气生长，属少阳、太阳；从燥金至寒水为阴气生长，属太阴、少阴。此二者为阴阳相互消长过程，是阳气或阴气从少至多的变化过程，只有数量的变化，没有性质的改变，为量变或从化。五行相生始于木，为阴尽转阳，厥阴从少阳为化；五行相克始于金，为阳极转阴，阳明从太阴为化，两者均为阴阳互相转化，属于性质的改变，为质变或从变。

三阴三阳开合枢是五行性能的运动趋势，五行以生克制化的规律发生量变、质变的整体周期性运动。在阴阳消长的量变过程中，五行同性生我之气属于主要方面。如风木与热火都是属阳，燥金与寒水都是属阴，风木对火热、燥金对寒水都是起促动作用。少阳主升，太阳主出，太阴主收，少阴主藏，少阳之升对太阳之出、太阴之收对少阴之入也起促动作用。在阴阳转化的质变过程中，五行异性克我之气是主要方面。如阳明为阳之极，从太阴为化，太阴属燥金，能抑制亢阳，使阳极转阴；厥阴为阴之尽，以少阳为化，少阳属相火，能温化幽阴，使阴尽转阳。由此可见，阴阳与五行的规律有其同一性，五行是阴阳的实质，阴阳是五行的抽象。三极阴阳标本中气是从五行中抽象出来的六气规律，六气以三极阴阳标本中见的辨证规律控制五行运动变化，使五行发生生克制化的规律性运动，体现阴阳与五行的统一。

三、三极阴阳与过程现象

《素问》"天有六六之节"一语，大多数医家都以为是指六个甲子，即六个六十天，这种认识显然很表浅。实际上，"六六之节"就是六气变化规律——三阴三阳消长转化的六个阶段过程。这一论点可从近年学者的研究中得到支持，中国中医科学院方药中教授说："六六之节一词直译之，也就是说一年中的风、热、火、湿、燥、寒等自然界气候变化情况，可以根据阴阳气数多少，而用三阴三阳区分六个节令或六个阶段。"节令或节段均属过程范围，古人有一个基本思想，就是把自然界一切物象看成是三阴三阳的矛盾运动过程。《素问》谓："六节分而万物化生"，"非出入，则无以生、长、壮、老、已，非升降，则无以生、长、化、收、藏"，"物之生，从于化，物之极，由乎变，变化之相薄，成败之所由也……成败倚伏生乎动，动而不已则变作矣。"可见"六节"就是三阴三阳消长、转化的六步运动过程，"生化"是生长收藏的生理变化，"升降出入"是生命过程不同方向的运动形式，"生长化收藏"和"生长壮老已"都是生命过程的规律性现象。如果没有升降出入，生命运动方向单一，就没有过程的区别，生命现象就没有生长化收藏和生长壮老已的变化。必须明确的是，三阴三阳相互逆从所引起的消长、转化，是升降出入的内在联系，使万物按规定的方向进展。阳逆阴从，引起阳长阴消，阳气由少至多，表现为少阳、太阳的生长过程现象；阴逆阳从，引起阴长阳消，阴气由少至多，表现为太阴、少阴的收藏过程现象。自然界一切物象都显示三阴三阳气数多少。如春三月，阴尽阳始，阳气少，为少阳厥阴，气候由寒转温，自然界呈现生发现象。夏三月，阳气多，为太阳，气候由温转热，自然界呈现盛长现象。秋三月，阳极转阴，为太阴阳明，气候由热变凉，自然界呈现肃杀现象。冬三月，阴气多，为少阴，气候由凉变寒，自然界呈现闭藏现象（《素问·四时调神论》）。

　　人体在六气规律影响下，也与万物一同发生"生长收藏"各过程的变化。如春夏阳气多，气血活动趋向于表，表现为多汗少尿；秋冬阴气多，气血活动趋向于里，表现为少汗多尿（《灵枢·五癃津液》）。表现在脉象方面也是如此，"春日浮，如鱼之游在波；夏日在肤，泛泛乎万物有余；秋日下肤，蛰虫将去；冬日在骨，蛰虫周密"（《素问·脉要精微论》）。若一日分四时，则朝为春，日中为夏，日入为秋，夜半为冬，也是阴阳－三阴三阳消长盛衰的表现。一日四时周期性变化对人体生命活动和病证也有密切的影响（详见《素问·生气通天论》《灵枢·顺气一日分为四时》）。《伤寒论》少阳病、厥阴病欲愈之时，从丑至卯，是朝为春；太阳病欲愈之时从巳至未，是日中为夏；阳明病欲愈时从申至戌，是日入为秋；太阴病、少阴病欲解时从亥至寅，是夜半为冬。

四、《伤寒论》三阴三阳是藏象的抽象

　　《素问》以"六节藏象"为论题，用六节三阴三阳作为人体生命过程和藏象单位的名称，称心为阳中之太阳，肺为阳中之太阴，肝为阴中之少阳，肾为阴中之少阴。六气变化规律所形成的客观过程，是包罗万象的五行集合体系。人体生命过程的藏象，是五行集合体系中的一部分（在天为风，在地为木，在体为筋，在脏为肝，在窍为目）。在五行集合体系中，六气三阴三阳规定人体藏象与万物共同经历"生长化收藏"各过程的变化。用六气的抽象标志——三阴三阳作为藏象单位的标志，不但用以说明人体生命过程的生理病理变化规律，还可以反映人和自然界的密切关系。人体藏象三阴三阳根据经旨古训，又称为六经。

　　天地以六气变化规律控制五行六气的运动，人体以六经变化规律控制五脏六腑的变化。中医五脏是指以肝、心、脾、肺、肾为主的脏腑、经络、躯体、五官等五大系统。其中脏腑、躯体、五官的功能形态是现象，而经络的三阴三阳联系规律是本质，经络对五脏系统器官的功能形态起控制调节作用。作为五脏系统十

二经脉抽象概念的综合，六经也是五脏脏腑经络（包括脏经与腑经、手经与足经的三极阴阳）互相作用的综合性功能的概括。《伤寒论》用六经作为藏象病证系统，概括五脏系统器官的病证，指导辨病辨证的治疗法则，藏象生理病理就是六经病证辨病辨证治疗法则的基础，因此《伤寒论》六经病证具有高度的综合性。唐容川说："盖《伤寒》以六气立论，而《自序》则以五行开宗，五行为体，六气为用。人禀五常，而有五脏，然后有六腑；有脏有腑，遂有经络俞穴，而成为三阴三阳。""是书虽论伤寒，而百病皆在其中，内而脏腑，外而身形，以及气血之生始，经俞之会通，神机之出入，阴阳之变化，六气之循环，五行之生制，上下之交合，水火之相济，寒热温补清泻，无不具备，且疾病千端，治法万变，莫不统于六经之中。"唐氏所云，扼要阐明了《伤寒论》六经病证是以五脏为主的系统病变的综合体系。

由于《伤寒论》六经是藏象系统十二经络的抽象概括，五脏系统器官是在经络控制调节下表现为统一，六经病证是脏腑经络失调引起的五脏系统器官形态功能失常的表现，因此六经开合枢、五脏的五行性能和《伤寒论》六经病证三者相一致。太阳为阳气之盛长，为阳开，主出表；太阳属心，心属火主夏，夏气盛长时心气宣发，也主出；太阳病，心火外发受遏，也以表证为主。阳明为阳极转阴，其气为阳合，主收降主里；阳明属肺，肺属燥金主秋，为阳中之初阴，也主收降主里；阳明病，即燥金病变，以里燥实证为主。少阳为阴尽所生之稚阳，其气为阳枢，主半表半里；少阳属胆，胆属风木，内寓相火，处于表里阴阳之正中，其性升发，也主半表半里；少阳病，即相火为病，枢机失调，以半表半里证为主。太阴为阴气始生之初阴，处于上下阴阳之正中；太阴属脾胃，脾胃居中土主升降；太阴病，以脾胃升降失常病证为主。少阴为阴气之盛长，其气为阴枢，主调控升降；少阴属肾，肾主冬，蛰藏真水真火，也主调控升降；少阴病，以水火升降失常病变为主。厥阴为阴尽转阳，为阴合主升；厥阴属肝，肝属风木主春，其气也主升；厥阴病，以肝木升发失常病变为主。

第二节　阴阳三极结构的基本概念

三极阴阳与六气六经变化规律。

目前中医的一般观念把阴阳概念归结为对立、互根、消长、转化，以说明事物的规律性现象，三极阴阳进一步以标本中气三极阴阳阐明阴阳对立互根、消长、转化的内在联系，以揭示阴阳的本质。阴阳的属性是运动的本质，升降出入是运动的形式，三阴三阳是阴阳升降出入的物质属性运动的功能标志。出入运动有三：太阳为阳开，主出，属阳；阳明为合，主入，阳极转阴；少阳为枢，主出入，亦阳亦阴。升降的运动也有三：厥阴为合，主升，阴极转阳；太阴为阴开，主降，属阴；少阴为枢，主升降，亦阴亦阳。

阴阳的运动取决于它的结构，三极阴阳是阴阳变化过程的基本结构。太阴、少阳标本中见分别为阴阳二气初生过程的结构，太阳、少阴标本中见为阴阳二气盛长过程的结构，厥阴、阳明标本中见为阴阳二气极尽过程的结构。标本中见除标与本具有阴阳二性外，其中见介于标本之间，对标本阴阳起联系调节作用。又因阴阳逆从、盛衰不一，其三阴三阳的标本主次地位也不一致。太阴少阳阴阳初生过程，标生于本，以本为主；太阳、少阴阴阳盛长过程，标气昌盛，从标从本之化，以标为主；阳明、厥阴阴阳极尽过程，向中见转化，以中见为主。由于标本主次不一，主者为逆，次者奉从，互相作用，构成过程的本质，从而不断发生消长、转化的规律性运动和变化。

《素问·至真要大论》称三阴三阳、标本中见分别为"六气阴阳"、"六气标本"，表明三阴三阳标、本、中见为六气规律的反映。古人通过长期观察认为，天地万物万象的生长衰亡都受大气控制，大气变化有风、寒、暑、湿、燥、火六种不同性质，它的变化有一定的规律性，如寒暑往来，燥湿共存，风火相生，标本中见三极阴阳就是天地阴阳运动过程、六气变化规律的模式。标代表不同过程运动功能的现象，本指与标相对的本质联系，中见即标本之间的中介，六气标本通过中见的联系，发生对立、互根、消长、转化的规律性运动和变化。

一、阴阳对立互根

对立是指一个统一体中存在着互相排斥的两方面，互根是指互相排斥的对立面中存在着互相吸引的联系。太阳与少阴合，太阳标阳属热，本寒，中见少阴；少阴标阴属寒，本热，中见太阳。太阳与少阴是寒热标本阴阳的属性，寒胜热，热胜寒——对立；寒中寓热，热中寓寒，寒热相临——互根。阳明与太阴合，阳明标阳属湿，本燥，中见太阴；太阴标阴属燥，本湿，中见阳明。太阴与阳明是燥湿标本阴阳的属性，燥化湿，湿润燥——对立；燥中寓湿，湿中寓燥，燥湿相遘——互根。少阳与厥阴合，少阳标阳属火，本风，中见厥阴。厥阴标阴属风，本火，中见少阳。厥阴与少阳是风火标本阴阳的属性，风灭火，火燃风——对立；风中寓火，火中存风，风火相值——互根。

人体六经按六气标本规律组成，也存在对立、互根的关系。太阳标阳属热属心，本寒水为肾，中见少阴；少阴标阴属寒属肾，本热火为心，中见太阳，太阳与少阴是心肾标本的属性。肾水制约心火，心火温化肾水——对立；心火赖肾水吸引而出，肾水赖心火蒸化而入，出入互动——互根。阳明标阳属湿属胃，本燥金为肺，中见太阴；太阴标阴属燥属肺，本湿土为脾，中见阳明。脾主化湿，肺主润燥——对立；脾气上升，肺气下降，升降相因——互根。厥阴标阴属火属心包，本风木为肝，中见少阳；少阳标阳属风属肝，本相火为胆（心包），中见厥阴。相火燃风木，风木制相火——对立；风木中寓有相火，相火中存在风木——互根。

《伤寒论》三阴经与三阳经病证也存在标本对立互根的关系。太阳病脉浮与头项强痛、恶寒与发热、烦渴和小便不利，是心火与膀胱寒水对立互根失调；少阴病烦躁与下利四逆，是肾水与心火对立互根阴阳失调。阳明身黄、小便不利与腹满不大便，是肺（大肠）燥与脾湿对立互根阴阳失调；太阴病腹满时痛是脾湿与胃燥对立互根阴阳失调；少阳病心烦喜呕与胸胁苦满、往来寒热，是胆相火三焦水气对立互根阴阳失调；厥阴病气上撞心与心中疼热，是肝风与心包相火对立互根阴阳失调。

二、阴阳消长盛衰

《素问·天元纪大论》："阴阳之气各有多少，故曰三阴三阳也。"明确指出，三阴三阳是指阴阳气数多少而言。太阳阳气多，阳明阳气次之，少阳阳气少；太阴阴气多，少阴阴气次之，厥阴阴气少。《伤寒论》继承《内经》旨意，六经 - 三阴三阳从太阳至厥阴的程序也根据阴阳气数多少次序排列。

其中，阳明为两阳合明，称老阳，而气数列为二阳，是因为阳明从太阴为化，其阳气受到太阴肺气的制约，阳极转阴；厥阴为两阴交尽，称老阴，而气数列为一阴，是因为厥阴从少阳为化，其阴气受到少阳相火的温化，阴极转阳。

三阴三阳气数多少，是阴阳逆从引起盛衰消长、转化的表现。以四时为例：冬至至夏至，气候由寒变热，是阳逆为主，阴从为次，引起阳长阴消的过程，少阳（一阳）、阳明（二阳）、太阳（三阳），为阳长阴消的气数顺序。夏至至冬至，气候由热变寒，是阴逆为主，阳从为次，引起阴长阳消的过程，厥阴（一阴）、少阴（二阴）、太阴（三阴），为阴长阳消的气数顺序。

人体三阴三阳气数多少主要表现在六经气血方面。六经除阳明多气多血外，其余五经都是不平衡的，不是多血少气，便是多气少血。但从三对阴阳对立统一或者整体上看，除太阴与阳明外，其气血常数都是平衡的。《灵枢·九针论》：太阳多血少气，少阴少气多血；少阳多气少血，厥阴多血少气，六经气血常数构成生命过程运动和平衡的统一。在生命运动阴阳气化过程中，三阳经以化气排泄为主，化气排泄需消耗一定的阴精，就是阳长阴消，具体说是太阳长少阴消，阳明长太阴消，少阳长厥阴消。三阴经以藏精成形为主，藏精成形要消耗一定的阳气，就是阴长阳消，具体说就是少阴长太阳消，太阴长阳明消，厥阴长少阳消。

在《伤寒论》中，三阳经病证以排泄化气障碍、化物积聚、功能亢进为主，多表现为表证、热证、实证；三阴经病证以藏精成形障碍、精气内夺、功能减退为主，多表现为里证、虚证、寒证。虚实寒热表里的转变是三阴三阳盛衰消长、转化的表现，由于六经气血常数不同，阴阳消长转化过程不一，所以六经病脉证虚实寒热的程度也不一致。太阳为三阳，其病脉浮大，其症发热恶寒，其证较实；少阳为一阳，其病脉弦小，其症往来寒热，其证相对太阳而言较虚；阳明为阳极转阴，其病两阳合明，则亢阳失制，脉洪大，其症不恶寒反恶热，其证最实。太阴为三阴，其病脉微弱，其症腹满吐利，其证较虚；少阴为二阴，其病脉微细，其症但欲寐、下利厥逆，其证虚甚；厥阴为阴极转阳，其病则邪正相争，阴阳胜复，脉微细欲绝、滑疾不一，其症厥热往来，其证寒热错杂。

三、阴阳互相转化

《素问·至真要大论》："愿闻阴阳之三也，何谓？岐伯曰：气有多少异用也……阳明何谓也？岐伯曰：两阳合明也……厥阴何也？岐伯曰：两阴交尽。"张志聪《黄帝内经素问集注》谓："阴阳之中有太阳、少阳、太阴、少阴，即气之多少异用也"；"两阴交尽，阴之极也，两阳合明，阳之极也……阴极则阳生，阳极则阴生。"明确指出三阴三阳因气数多少而表现为不同的作用。其中厥阴与阳明是阴极生阳、阳极生阴——阴阳互相转化的过程。阳明是阳气从少阳、太阳发展到极盛的阶段，厥阴是阴气从太阴、少阴发展至极尽的阶段，"重阴必阳，重阳必阴"。阳明阳气发展到极端阶段，必向自己对方太阴的阴气转化；厥阴阴气发展到极尽阶段，必向自己对方少阳的阳气转化。阳明向太阴转化，是因为阳中之太阴在阳气盛极过程中倚伏着肃杀之气；厥阴向少阳转化，是因为阴中之少阳在阴气极尽过程中潜藏着升发之机。因此，阴气和阳气发展到阳明和厥阴阶段，就发生性质的改变。阳气原主升发，然而发展到阳明阶段，由于太阴坚敛之气的制约，便由升发变为收降。阴气原主收降，然而发展到厥阴阶段，由于少阳相火的温化，便由收降变为升发。

四时阴阳之太阴主秋，秋气肃杀，能制亢阳，使阳气变升发为收降，从阳向阴转化，万物的生机因而平定。人体阴阳之太阴属肺，为阴脏居阳位，故称阳中之太阴，朝会百脉，其气肃降，主治节，为阳气从阳向阴转化之本，有制约亢阳的作用。手足阳明虽为多血多气之经，阳气盛极，但在肺气的制约下，则从阳向阴转化，由升发变为收降。

四时阴阳之少阳主春，春气生布，能化幽阴，使阴气变收降为升发，从阴向阳转化，万物的生机因而发生。人体阴阳之少阳属肝，为阳脏居阴位，故称阴中之少阳，内藏相火，其气升发，主疏泄，为阴气从阴向阳转化之本，有温化幽阴的作用。阴气虽主沉降，但在肝气的作用下，则逆向阴气沉降趋势，从阴向阳转化，输送气血上升外出。

在《伤寒论》中，阳明病是阳气偏亢，不受阴气制约，引起阳极而不生阴，常见于外感病热证极期阶段所表现的证候。阳明证主方承气汤、白虎汤，治在宣清肺气，通泻胃肠，使邪去而正复，阳制而阴生，恢复阳极转阴程序。厥阴病为阴寒内盛，相火不藏，引起阴阳不相顺接，多见于外感病寒证极期阶段所表现的证候。厥阴证主方乌梅丸、当归四逆汤，治在敛阴降火，温阳化阴，使阴阳互相顺接，恢复阴尽转阳程序。

第三节　三极阴阳在《伤寒论》中的运用

三极阴阳与六经生理病理辨证治法。

六经标本中见三极阴阳主要体现在藏象脏腑经络的三阴三阳有序联系。六经实质是藏象，藏象的生理病理是六经辨病辨证论治的基础，三极阴阳贯穿于六经藏象的生理、病理、辨证、治则等各方面。

一、三极阴阳与六经生理

《伤寒论》以六经为病证系统，六经是藏象抽象标志，藏象的结构和规律就是人体六经生理。藏象由脏腑、躯体、经络三极要素组成，脏腑居里属阴，躯体居表属阳，经络内属脏腑、外络躯体属中见。脏腑经络是藏象的基本规律，六经脏腑经络按标本中见三极阴阳规律组成，每经都有脏经腑经、手经足经三极阴阳的联系。脏腑经络以脏腑为中心，脏腑有脏、腑和奇恒之腑，五脏之肝、心、脾、肺、肾属阴；六腑之胃、小肠、大肠、三焦、膀胱属阳；奇恒之腑脑、骨、髓、脉、女子胞寄寓于脏腑，对调节脏腑阴阳平衡，保持机体稳定具有特殊作用。脏腑通过经络而调控躯体、五官。经络有阴脉、阳脉和奇经八脉，奇经八脉寄寓于阴脉、阳脉之间，对阴脉阳脉起协调作用。经络的联系调节功能以形态结构为基础，经络的功能形态有行血、行气和行水之分，行血属阴，行气属阳，行水主调节控制阴阳。

藏象功能主要是发生生命过程运动，升降出入是生命过程运动的基本形式。升降出入以阴阳三极结构为基础，六经开合枢是升降出入的功能联系。太阳为开，主出；阳明为合，主入；少阳为枢，主调控出入。太阴为开，主降；厥阴为合，主升；少阴为枢，主调控升降。六经开合枢的过程运动是身体空间部位和时间阶段的共同本质。从身体部位来说，有表、里、上、下分部，表里、上下是六经开合枢三极阴阳运动的部位。太阳为开主出，其部在表，阳明为合主入，其部在里，少阳为枢主调控出入，其部在半表半里；太阴为开主升降，其部在中，厥阴为合主升，其气向上，少阴为枢主调控升降，其气交会于阴。从生命阶段来说，生命过程运动有生、长、老三个阶段，生长老三阶段为三极阴阳所调控。少阳、太阴为阴阳初生阶段，主生，太阳、少阴为阴阳盛长阶段，主长，阳明、厥阴为阴阳衰老阶段，主老。也就是说，少阳主阳气初生阶段，太阳主阳气盛长阶段，阳明主阳极转阴阶段；太阴主阴气初生阶段，少阴主阴气盛长阶段，厥阴主阴尽转阳阶段。可见，三极阴阳是生命过程运动的本质联系，分布于身体空间的各部，贯穿于时间阶段的始终。

二、三极阴阳与六经病证

六经病证包括人体脏腑经络所有病证，是六经脏腑经络失调、开合枢运动障碍，引起邪正相争、阴阳失调的表现。阴阳偏衰为正虚，寒热偏盛为邪实。《伤寒论》中，三阳经病证以邪实为主，太阳病以寒证为主，阳明病以热证为主，少阳病以寒热不和证为主，太阴病以阳虚为主，厥阴病以阴虚为主，少阴病以阴阳两虚为主。

这里顺便指出，厥阴属肝为大多数医家所公认，肝病以阴虚为主也是不争事实。《伤寒论》六经提纲厥阴之为病以阴虚的消渴为纲目，厥阴病以当归四逆、吴茱萸汤虚寒证为主，这是因为厥阴病提纲中的病证是提示人体厥阴经脏腑经络一般的证候，其病证性质是脏腑经络标本阴阳主要方面的属性与表现；而厥阴病各方证则虚实寒热不拘，其病证性质缘于作者张仲景临诊资料所记录的对象大都是"伤寒"的缘故。因此，我们并不因厥阴篇各方证以阳虚居多，而否认人体肝病以大量阴虚见证为主的临床事实。

三、三极阴阳与六经辨证

辨证主要在于分辨病性、病位、病期三方面。

用三极阴阳辨病性，主要是分辨阴阳失调、邪正相争的虚实寒热的性质。《伤寒论》六经辨证，三阳经以辨邪为主，三阴经以辨正为主，而三极阴阳是辨邪辨正的共同法则。辨邪以寒热偏胜为主，寒热除寒证、热证外，还有半寒半热证普遍存在。半寒半热证既非寒证，也非热证，更非寒热错杂证，它的性质处于寒热之间，是少阳枢机失调引起寒热失和的表现。《伤寒论》三阳经关键在于分辨寒热之邪实，太阳病辨证以脉浮、头项强痛而恶寒的寒证为主，阳明病辨证以不恶寒、反恶热的热证为主，少阳病辨证以往来寒热的半寒半热证为主。辨正以阴阳偏虚为主，虚证除阴虚、阳虚外，还有半虚半实证。半虚半实证既非虚证，也非实证，更非虚实错杂证，它的性质处于虚实之间，是少阴枢机失调引起虚实不和证。《伤寒论》三阴经关键在于分辨阴阳之正虚，太阴病辨证以腹满、吐利的阳虚证为主，厥阴病辨证以消渴、气上冲胸、心中热疼的阴虚证为主，少阴病辨证以脉微细、但欲寐或下利、四逆、烦躁的虚实不和证为主。

用三极阴阳辨病位，是分辨三极阴阳的病证部位。就表里而言，表证属阳，里证属阴，半表半里处于表里之间，属于膜原部位所表现的证候。《伤寒论》三阳病辨证以三极阴阳失调，表里出入不和为主。太阳病辨证以脉浮、发热、恶寒的表证为主，阳明病辨证以胃家实腹满痛、不大便的里实热证为主，少阳病辨证以口苦、咽干、目眩的半表半里证为主。从上下来说，除上部病属阳证，下部病属阴证外，还有中部阴阳失调之证。《伤寒论》三阴经辨证以上下、阴阳升降失常证为主，太阴病辨证以腹满、吐利之中部证为主，厥阴病辨证以消渴、气冲上胸、心中热疼之上部证为主，少阴病辨证以脉微细、但欲寐或下利、烦躁、四逆的阴阳不交证为主。

用三极阴阳辨病期，是用三极阴阳辨证法则分辨病证阶段。病证阶段是三极阴阳失调、邪正相争引起消长盛衰的不同过程。太阳阶段邪气初盛，阳明阶段邪气盛极，少阳阶段邪气衰微；太阴阶段正气初衰，少阴阶段正气衰竭，厥阴阶段正气恢复。这是邪正相争在六经脏腑经络三极阴阳控制下所表现消长盛衰的一般规律。六经病证是人体脏腑经络失调引起机体与环境三阴三阳失和的表现，因此运用三极阴阳时间规律对分辨病期的性质有着重要的意义。如疾病发于白昼多属阳证，发于黑夜多属阴证，发于平旦多属半阴半阳证。

四、三极阴阳与六经治法

扶正祛邪是中医治病的根本法则，其具体方法可概括为温、清、补、泻。温法治寒证，清法治热证，补法治虚证，泻法治实证。补法为扶正，泻法为祛邪，温法扶正以祛邪，清法祛邪以扶正。此外，和法治寒热虚实阴阳之不和，也有普遍的运用意义，即如程钟龄所谓"和之法，变化无穷也"。

六经治法，三阳经病证以祛邪为主，三阴经病证以扶正为主，而三极阴阳是扶正祛邪的共同法则。太阳病以发汗为主，阳明病以攻下为主，少阳病以和解为主。就中药性能而言，一般概括为温热寒凉。中药方剂也常根据三极阴阳规律组成，如桂枝汤既有桂枝、生姜之阳药，又有白芍、大枣之阴药，还有甘草调和阴阳药。就方剂功能而言，《伤寒论》三阳病中以桂枝汤、麻黄汤治表寒证，白虎汤、承气汤治里实热证，柴胡汤治表里、寒热、阴阳不和证（柴胡方的药物加减变化无穷，唯柴胡甘草不动，一为舒转枢机，二为和中守轴，以使表里阴阳出入和调）。三阴病中，厥阴乌梅丸重在清上，太阴四逆汤重在温下，少阴通脉四逆汤关键在调和上下阴阳（通脉四逆汤中除附子、甘草、干姜三药温肾回阳外，其余加减变化也皆使上下阴阳升降和调）。

第三章 六经三极阴阳运动基本规律结构模式

《易经》三极阴阳八卦图是天地运动基本规律的结构模式，也是人体生命运动规律的结构模式。《内经》三阴三阳及标本中见三极阴阳是《易经》三极阴阳的延伸。《内经》把自然界看成是"在天为风，在地为木，在脏为肝，在体为筋，在窍为目，在志为怒"等包罗万象的集合体系。在这集合体系中，五行的功能形态是现象，五行的规律性现象、五行的物质属性、六气标本中见三极阴阳是多极的本质。天地以六气三极阴阳运动基本规律，通过五行的物质属性控制五行现象的变化，使五行表现为规律性现象。在人体，五脏结构性器官按六经辨证规律组成集合体系，六经藏象系统是生命过程的结构和规律二象性集合体系的功能单位，其五脏结构性器官的功能形态是现象，五脏的五行规律性现象、五脏的五行物质属性、六经标本中见三极阴阳是多极本质。人体就是以六经三极阴阳运动基本规律，通过五脏的五行物质属性控制五脏现象的变化，使五脏表现为五行规律性现象。

阴阳八卦图有先天、后天的不同，先天八卦揭示物质对立统一联系规律，后天八卦演绎物质运动的规律性现象。人体六经三极阴阳也有先天、后天的差异，六经脏腑经络三极阴阳运动基本规律与先天八卦三极阴阳结构模式相符，六经五行三极阴阳运动基本规律与后天八卦三极阴阳结构模式相合。

第一节 六经脏腑经络三极阴阳运动基本规律的结构模式

一、六经脏腑经络三极阴阳与先天三极阴阳八卦图

人与自然存在共同规律，伏羲八卦的六爻三极阴阳是天地运动规律的结构模式。《内经》认为，天道以六六为节，人体十二经脉就是五脏六腑应天之道。六经脏腑经络三极阴阳由十二经脉标本阴阳互相联结组成，与《易经》六爻三极阴阳运动基本规律的结构模式相一致。十二经脉有脏经与腑经、手经与足经这一阴一阳的共同规律，与八卦六爻有阴爻阳爻为共同规律相一致。十二经脉以气数多少的三阴三阳为标志，与八卦以六爻的三极阴阳为结构相一致。十二经脉少阳、太阳、太阴、少阴的脏腑手足经脉与八卦的四象相一致，十二经脉以阳明阳

极转阴、厥阴阴尽转阳为两极阴阳之间的中介，与八卦的两极阴阳和六爻的三极结构相统一。六爻的三极阴阳由八卦的两极阴阳（如坎水与离火）对立互根，通过中介的转化形成，六经脏腑经络三极阴阳从三阴经与三阳经标本两极阴阳互根，通过中见的转化组成。六经脏腑经络三极阴阳量的实质与六经气血常数有关，六经气血常数除阳明经外，不是多血少气，便是多气少血，而三阴经与三阳经的气血常数又相对平衡，这与《易经》三极阴阳的二阳一阴与二阴一阳对立统一联系等都是不谋而合。

二、六经脏腑经络标本中见三极阴阳运动基本规律

标、本、中见三极阴阳，旨出《天元纪大论》《六微旨大论》《至真要大论》，论中把六气过程概括为三阴三阳及其标、本、中见。标指六气规律性现象，以三阴三阳为标志。本是与标对立统一的物质属性，以六气为代表。中见系标本之间互相转化的中介，与标相对，以三阴三阳为名，三阳为标，三阴便为中见，三阴为标，三阳便为中见。六气标本阴阳对立互根、消长转化便产生中见，形成三极阴阳。少阳标阳属风，本火，中见厥阴，厥阴标阴属火，本风，中见少阳。少阴标阳属热，本寒，中见少阴，少阴标阴属寒，本热，中见太阳。阳明标阳属湿，本燥，中见太阴；太阴标阴属燥，本湿，中见阳阴。六气三阴与三阳标本互相转化，火、热、燥三阳之气表现为标，风、寒、湿三阴之气便为本，反之亦然。六气标本是风与火、寒与热、燥与湿标象与本质的对立统一联系。六气过程各有标、本、中见三极阴阳的共同规律，是因为产生了一个中见在内。这一中见是由标气转化而来，三阴之标为三阳的中见，三阳之标为三阴的中见，六气标本通过中见的过渡而相互转化表现为统一。

人体脏腑经络禀六气之性，心、小肠属热，肾、膀胱属寒，肝、胆属风，心包、三焦属火，肺、大肠属燥，脾、胃属湿，脏腑六气标本阴阳相联，阴中有阳，阳中有阴，产生六经脏腑经络三极关系。假如六经脏腑经络只有风与火、寒与热、燥与湿的标本两极阴阳的对立属性，没有标、本、中见的阴阳三极位数，就不能发生阴阳逆从，以推动生命过程的运动和平衡。六经脏腑经络标本阴阳相联，便产生了中见亦阴亦阳的转化。脏腑六气的三阴与三阳标本阴阳互根，阴中有阳，阳中有阴，阳中之阴阳和阴中之阳为三阳经脏腑经络标本中见三极阴阳，阴中之阴阳和阳中之阴为三阴经脏腑经络标本中见三极阴阳。六经脏腑经络三极阴阳立体时空运动的基本规律就是六经脏腑经络二阳一阴与二阴一阳对立统一联系，三阳经的二阳一阴为二腑一脏、二手一足，三阴经的二阴一阳为二脏一腑、二足一手。

六经脏腑经络标本中见三极阴阳基本规律，由脏腑经络表里联系和手足经脉

上下联系建构而成。脏腑经络表里阴阳为标与中见对立统一联系，二者性同量异，属于数量的矛盾关系，如心与小肠同是属火等，其共同物质基础是气血，所异者脏经以藏精成形为主，手少阴气血常数多血少气，腑经以化气排泄为主，手太阳气血常数多气少血。手足经脉上下阴阳为标与本对立统一联系，二者属于性质对立、互根的物质矛盾，如心小肠手少阴太阳属热火，肾膀胱足少阴太阳属寒水等。

六气标本阴阳相生。阳生于阴，足腑经居下居表，为阴中之阳，是阳生，为阳气之根，称为本。又因其阴极转阳，其性亦阴亦阳，既属阴，与其脏经相互作用，表现为阴经的标象，又属阳，在阳气主令控制下发生质的改变，从阴向阳转化，称为中见。手腑经居上居表，为阳中之阳，阳气盛长，其象表现于外，称为标，其阳气从生至长，为阳气从少到多的量变。阴生于阳，手脏经居上居里，为阴中之阳，是阴生，为阴气之根，称为本。又因其阳极转阴，其性亦阳亦阴，既属阳，与其腑经相互作用，表现为阳经标象，又属阴，在阴气主令控制下发生质的改变，从阳向阴转化，称为中见。足脏经居下居里，为阳中之阴，阴气盛长，其象表现于外，称为标，其阴气从生至长，为阴气从少至多的量变。三阳经脏腑经络阳生为本、阳长为标、阳极为中见，是三阳的二阳一阴，三阴经脏腑经络阴生为本、阴长为标、阴极为中见，是三阴的二阴一阳。六经脏腑经络三极阴阳运动的基本规律，就是三阳的二阳一阴与三阴的二阴一阳对立统一。

三、六经脏腑经络三极阴阳主次关系与五脏是六经的主体

《内经》谓："器者，生化之宇，器散即分之，生化息矣，故无不出入，无不升降"；"非出入，则无以生长壮老已，非升降即无以生长化收藏"；"六气标本所从不同……少阳太阴从本，少阴太阳从标从本，阳明厥阴不从标本，从乎中也。故从本者，化生于本，从标本者，有标本之化，从中见者，以中见为化也。"人体五脏是生命过程生化的主体，六经是五脏气化运动的调节功能。"器"是生命物质气化的立体结构，具有长、宽、高的三维空间，升降出入是生命立体运动形式，包括升、降、亦升亦降和出、入、亦出亦入三极阴阳运动调节功能。五脏五行三极阴阳运动调节功能标志为六经开合枢，五脏五行三极阴阳立体时空的气化运动过程是生长壮老已和生长化收藏。三阴三阳气化有从本、从标本、从中见的差异，是因为六经脏腑经络三极阴阳存在着二阳与一阴和二阴与一阳的矛盾主次关系，这一标本矛盾主次关系随着三阴三阳生、长、极各阶段而转变，六经脏腑经络标本阴阳多与少、主与次联动形成了六经开合枢气化运动调节功能。

少阳经脏腑经络三极阴阳立体时空运动基本规律，由本胆足少阳、标三焦手少阳、中见心包手厥阴，按少阳经过程气化规律标本主次地位的规定互相联结组

成。少阳为阴中之阳，阳气初生过程，其气化从本，化生于本。少阳本为相火，相火守位，寄于胆。其经足少阳居下居表，处阴尽转阳枢要之地，足少阳经主体处膈下前侧，位于脏腑上下表里中枢，为十一脏升降出入运动所取决。少阳为枢亦出亦入、亦升亦降的气化运动调节功能，就是少阳经脏腑经络三极阴阳以相火升出为主、水津降入为次，互相逆从，周流枢转的表现。

太阳经脏腑经络三极阴阳立体时空运动基本规律，由本膀胱足太阳、标小肠手太阳、中见心手少阴，按太阳经过程气化规律标本主次的规定互相联结组成。太阳为阳中之阳，阳气盛长过程，其气化从标从本，以标热为用，本寒为体，气化运动趋势以标为主。小肠手太阳为标，居上居表，主出，为心之府，其发散阳气受心脏经阴精的控制，心为太阳经藏象系统的主体，太阳为开、主出的气化运动调节功能，是太阳经脏腑经络三极阴阳标逆本从，心小肠热火推动膀胱寒水外出的表现。

阳明经脏腑经络三极阴阳立体时空运动基本规律，由本胃足阳明、标大肠手阳明、中见肺手太阴，按阳明经过程气化规律标本主次地位的规定互相联结组成。阳明为阳中之阴，阳极转阴过程，其标本阴阳倒置，标胃足阳明处本位居下，肺、大肠本气处标位居上，其气化从乎中，以中气为化。肺手太阴为阳明中见，主阳极转阴，为阳明经藏象系统的主体，阳明为合的气化运动调节功能就是阳明经脏腑经络三极阴阳中见主逆、标本次从、湿随燥降的运动过程。

太阴经脏腑经络三极阴阳立体时空运动基本规律，由本肺手太阴、标脾足太阴、中见胃足阳明，按太阴经过程气化规律标本主次地位的规定互相联结组成。太阴为阳中之阴，阳极阴生过程，标本阴阳倒置，标肺阴脏居阳位为本主降，本脾阴脏居阴位为标主升，其气化从本，化生于本。太阴之本为湿，属脾，脾脏居中，其经居下、里之标位，为太阴经藏象系统的主体，太阴为开升清降浊主出的运动调节功能，就是太阴经脏腑经络三极阴阳从本、以湿为主、燥湿互相逆从的表现。

少阴经脏腑经络三极阴阳立体时空运动基本规律，由本心手少阴、标肾足少阴、中见膀胱足太阳，按少阴经过程气化规律标本主次地位的规定互相联结组成。少阴为阴中之阴，阴气的盛长过程，其气化从标从本，有标本之化，以标为主。肾属寒为标，是少阴经藏象系统的主体，少阴为枢主升降的运动调节功能，就是少阴经脏腑经络三极阴阳以标寒为主、蛰藏相火、鼓励肾水上升、吸引心火下降，水火阴阳互相逆从的表现。

厥阴经脏腑经络三极阴阳立体时空运动基本规律，由本心包手厥阴、标肝足厥阴、中见胆足少阳，按厥阴经过程气化规律标本主次地位的规定互相联结组成。厥阴为阴尽转阳过程，标本阴阳倒置，本肝为生火藏火之阳脏居标阴之位，标阴心包居本位,其气化从乎中,以中气为化。厥阴经中见少阳属胆,胆为肝府,化生相火,升发阳气,受脏经肝足厥阴阴精的控制。肝为厥阴经藏象系统的主体,厥阴为合主升发的气化运动调节功能,就是厥阴经脏腑经络三极阴阳标本中见以相火鼓动气血上升外出的表现。

四、六气脏腑经络标本阴阳气化运动与中见的转化

六经脏腑经络三极阴阳互根对立、消长转化、标本逆从,关键在于中见的从变从化。三阳经中见是阳中之阴手脏经,既属阳,与三阳经标本互相作用表现为三阳经标象,又属阴,在三阴经主令之时向三阴转化,使三阴经标象阳量减少,由主变次,转化为三阳经的本与三阴经的标。三阴经中见是阴中之阳足腑经,既属阴,与三阴经标本互相作用表现为三阴经标象,又属阳,在三阳经主气之时向三阳转化,使三阴经标象阴量减少,由主变次,转化为三阳经的本与三阴经的标。六经脏腑经络的中见没有固定属于某经,如心和膀胱既属太阳经,又属少阴经,心包和胆既属少阳经,又属厥阴经,肺和胃既属阳明经,又属太阴经,因为六经脏腑经络的中见互相转化过程是亦阴亦阳、亦此亦彼、亦过去亦现在亦未来的表现。

第二节 六经五行三极阴阳整体运动基本规律结构模式

五脏的五行性能是六经脏腑经络三极阴阳的表现,五行性能及其属性按三极阴阳的规定组成六经五行三极阴阳整体运动规律,发生整体有序运动,保持整体相对平衡。

一、六经五行三极阴阳整体运动基本规律与后天八卦

人体与天地存在着五行共同规律。文王后天八卦图是天地五行运动规律的结构模式,图中艮、坤居中属土,寄寓东北西南,离火居南,坎水居北,震木居东,兑金居西。《素问·六节藏象论》以心属离火,为阳中之太阳,通乎夏气居南方,肺属兑金,为阳中之太阴,通乎秋气居西方,肾属坎水,为阴中之少阴,通乎冬气居北方,肝属震木,为阴中之少阳,通乎春气居东方,脾属坤土,为阴中之至阴,通乎土气居中央,就是人体五脏四象六节的方位图。《六节藏象论》以三阴三阳"六节藏象"为论题,内容只提及五脏四象,没有提及阳明和厥阴,是因为阳明为阳极转阴,从中见太阴为化,其象寓于太阴,厥阴为阴尽转阳,从中见少阳为化,其象寓于少阳。因此,六经实质上包括了五行三极阴阳的内容,也是《易经》五行三极阴阳的发展。

二、六经五行三极阴阳立体时空整体运动规律

天地阴阳更用，天以阳生阴长，地以阳杀阴藏，阴阳对立互根，阴中有阳，阳中有阴。木生、火长属阳，金收、水藏属阴，金收又属阳中之阴，木生又属阴中之阳。三阴三阳是天地三极阴阳生长转化运动规律的抽象标志，少阳属相火寄风木主生，太阳属热火主长，阳明属燥金主收，为三阳的二阳一阴。太阴属湿土寓燥金属收，少阴属寒水主藏，厥阴属风木主生，为三阴的二阴一阳。三阳的二阳一阴，阳多阴少，阳逆阴从，主生长，三阴的二阴一阳，阴多阳少，阴逆阳从，主收藏。天地阴阳通过三极阴阳二阳一阴与二阴一阳对立统一联系，发生生、长、收、藏规律性运动，保持相对平衡状态。

人体六经藏象系统是生命过程五脏与六经结构规律二象性的集合体系，三极阴阳的二阳一阴与二阴一阳对立统一联系是人体五脏藏象与自然界五行现象的共同规律。少阳为阴中之阳，属胆木寓相火，其气为枢兼升，主半表半里，主春生；太阳为阳中之阳，属心火，其气为开主表，主夏长；阳明为阳极转阴的中介属肺金，其气为合，主里，主秋收，此为三阳经之二阳一阴。从少阳至太阳，为阳气由少增多属量变，至阳明阳极过程在中见太阴控制下，发生性质改变，从阳向阴转化。太阴为阳中之阴，属脾土，其气为开，亦升亦降以升为主，其部在中，主长夏属秋收；少阴为阴中之阴，属肾水，其气为枢，主升降以降为主，其部在下，主冬藏；厥阴为阴尽阳生，属肝木，其气为合主升，其部在上，主春生，此为三阴之二阴一阳。从太阴至少阴为阴气从少增多属量变，至厥阴阴尽过程在中见少阳控制下，发生性质改变，从阴向阳转化。人体六经藏象系统通过六经五行三极阴阳二阳一阴与二阴一阳对立统一联系，发生整体立体时空的升降出入运动，与自然界五行一同经历生长化收藏各过程运动，保持相对平衡。

三、六经五行三极阴阳整体运动基本规律与五行生克制化

五行生克制化是五行三极阴阳运动的调节功能，五行三极阴阳整体运动基本规律是五行生克制化的功能联系。张景岳谓："造化之机，不可无生，亦不可无制，无生则发育无由，无制则亢而为害。"中医五行生克制化以生我、我生、克我、我克为主，其中寓有生我、我、我生，克我、我、我克的三极阴阳内在联系，也就是二生一克与二克一生的共同规律。六经五行三极阴阳的二阳一阴与二阴一阳，和二生一克与二克一生对立统一联系，就是五行生克制化规律。五行变化以阳与阳、阴与阴的相互资生促进为相生，以阴与阳互相克制调节为相克，生为促进物质运动变化，克为控制调节平衡状态。在三阳经，二阳一阴的二生一克以少阳胆木、太阳心火的阳与阳相互资生，促进生长运动为主，以阳明（太阴）肺金对少

阳胆木、太阳心火的阴对阳相互克制，调节平衡为次。在三阴经，二阴一阳的二生一克以太阴湿土、少阴肾水的阴与阴相互资生，促进收藏运动为主，以厥阴（少阳）肝木对太阴湿土、少阴肾水的阳对阴相互克制，调节平衡为次。在三阴经与三阳经的整体三极阴阳，其二阴一阳与二阳一阴以相克为主，相生为次。六经五行三极阴阳通过二阳一阴与二阴一阳对立统一联系，发生二生一克之生中寓克，二克一生之克中寓生，不全生不全克，无太过无不及，既促进物质运动变化，又调节相对平衡状态。

四、六经五行三极阴阳生克制化运动与中见的转化

阴阳两仪有太阳、少阳、太阴、少阴四象，六经是四象加上阳明、厥阴。阳明、厥阴"从中者以中气为化"，恰是阳与阴、阴与阳互相转化的中介。从藏象论，厥阴属肝木，阳明属肺金。肝为阳脏居阴位，体阴用阳，与肾"乙癸同源"，蛰藏相火，使少阴表现为卦藏之象，又化生相火，疏泄阳气，表现为升发之气，使阴尽向阳转化。肺为阴脏居阳位，体阳用阴，既与心同居膈上，随心火发散上焦阳气，又与脾手足经脉相联，敛降阳气，通达至阴。六气阴阳之所以有四象气化，是因为厥阴、阳明从中见，厥阴中见为少阳属胆，阳明中见为太阴属肺。少阳、太阴"从本者，化生于本"，"生之本，本乎阴阳"。少阳之本为相火，寄藏于胆，胆处表里上下之正中，其气为枢，能出能入。厥阴为阴尽转阳的中介，亦潜降亦升发，是本乎少阳枢机能出能入的调控。少阳枢机内入，相火守位，则厥阴合机潜降；少阳枢机外出，相火游行，则厥阴合机升发。太阴之本属脾，位处上下阴阳之正中，其气为开，能升能降。阳明为阳极转阴的中介，亦肃降亦宣发，是本乎太阴脾胃能升能降的调控。脾之清阳上升，则肺阳宣发卫气，随心火向外开布，表现为阳经现象；胃之浊阴下降，则肺阴收敛津液，阳气通达二阴，表现为阴经现象。此为中见亦阴亦阳之气，是本乎阴阳而生之意。

人体生命过程的五脏五行四时关系，肝木主春与心火主夏，为阳与阳的关系，肺金主秋与肾水主冬，为阴与阴的关系，二者为阴阳量变过程。心火主夏与肺金主秋，为阳与阴的关系，肾水主冬与肝木主春，为阴与阳的关系，阴阳之间互相转化，其中见之气必有所本。心火生脾土，脾土生肺金，脾土为中见肺金从阳向阴转化之本。肾水生肝木，肝木生心火，包络相火寄于肾命，其相火为肝木从阴向阳转化之本。从三极阴阳论，心火生脾土，脾土生肺金，为阳极转阴过程二生一克，脾土生肺金，肺金反克心火，导致中见肺金阳极转阴。肾水生肝木，肝木生相火，为阴尽转阳过程二生一克，肝木生相火，相火反克肾水，引起中见肝木阴尽转阳。

第四章 三极阴阳标本中见与六经脏腑经络

标本中见是中医阴阳学说的核心部分。物质的属性是运动的本质，六气标本是万物运动和变化的根本规律。《运气论奥谚解》谓："意从何而来呢？岂不知是出于自然，而非人意所能名邪？"这里的"意"指标本之义，表明标本是从自然界六气中抽象出来的客观规律。

第一节 从标本中见三极阴阳辨证规律对《伤寒论》六经本质的研究

人在天地气交之中，对外界气候变化必然产生适应性功能。《伤寒论》六经就是人体为适应六气变化，按照六气标本规律构建的功能系统。许多古医家认为，"天有此六气，人亦有此六气"，六经六气标本不明，不可谈《伤寒论》，《伤寒论》千古不解，关键在于六经标本不明。六经六气以标本中见三极阴阳作为内在逻辑，对阐明六经-三阴三阳实质，揭示生命奥秘有着重大的意义。

一、标本中见三极阴阳的含义

1. 标的含义有三

（1）气数：《素问·六微旨大论》谓："上下有位，左右有纪。故少阳之右，阳明主之；阳明之右，太阳主之；太阳之右，厥阴主之；厥阴之右，少阴主之；少阴之右，太阴主之……此所谓气之标。"上述六步过程是按阴阳消长盛衰气数多少的次序排列，冬至四五日初生之阳气为少阳（一阳）1～2月，阳明（二阳）3～4月，太阳（三阳）5～6月；夏至四五日初生之阴气为厥阴（一阴）7～8月，少阴（二阴）9～10月，太阴（三阴）11～12月。

（2）标象：三阴或三阳为标，指生长化收藏过程主位六气气象（藏象）的标志。如少阳（厥阴）是春生过程风木气象（肝胆藏象）的标志；太阳是夏长过程热火气象（心藏象）的标志等。生长化收藏的规律性现象是六气标本阴阳逆从消长转化的表现，有以标为主，有以本为主，有以中见为主，作为标象的三阴三阳，是六气标本矛盾主要方面的标志，与作为气数标志有不同涵义。如按六气标象来说，太阴主长夏7~8月，阳极转阴之初阴，其气从湿而生；而按六气气数来说，厥阴为一阴主7~8月，夏至四五日一阴初生，阴气微上，阳气微下。

（3）标气：指标象过程的主气，也就是过程运动主要矛盾方面的功能标志。如在三阴三阳开合枢中，太阳为开，就是夏长过程火热性能的标志等。标气与标象不同之处，在于标气是六气六经过程的主气，对六气六经过程现象起控制或推动作用。如心太阳夏长过程的热气、心气，肾少阴冬藏过程的寒气、肾气。标气也包括以本气或以中见为主的主气，如脾原属太阴经本气，在太阴经主气过程，也属于标气范畴。

2. 本的意义有三种

（1）与标对立统一的本质属性：标指主位六气的标气及其所表现的标象，本指与标相对的本质属性。如六气的风寒湿三阴为标，火热燥三阳便为本，反之，火热燥三阳为标，风寒湿三阴便为本。相较而言，本的属性隐蔽于标象内部不易识别。一般情况下，本与标对立统一，标表本里，标长本消，本逆标从，互相作用表现为标象。当标本阴阳失调或标本主次颠倒时，表现对立现象而露出本质。如太阳标阳属热，本为寒，本寒潜藏于标热之中为标热所消耗，表现为热的标象，当太阳经标本阴阳失调或标本主次颠倒时，则表现为发热恶寒的标本阴阳不和与无热恶寒的本证等。

（2）六气过程矛盾的主要方面：标象是人体生命过程的本质现象，是标本主次逆从，标本矛盾主方推动、次方奉从，两者相互作用的表现。在标本逆从引起六气标本主次地位转化过程，其标本属性与原来六气标本阴阳属性不一致。《素问》谓："所谓本也，是谓六元"，"本之下，中之见，见之下，气之标也。"本就在于标与中见之上，说明在总的运动过程中，本方处在于主导地位，作为标气决定标象进展。

（3）阴阳：《素问》谓"生之本，本乎阴阳"，指出本就是阴阳。三阴三阳唯独少阳与太阴从本，少阳、太阴处于阴尽阳生、阳极阴生之枢纽，其开合枢升降出入运动形式为阴阳双向，少阳为枢，能出能入，太阴为开，能升能降。

3. 中见

（1）反作用功能现象：中见又称中气，是指标气标象的内在反作用功能现象。根据阴阳规律，任何一个过程既有一个作用力，必有另一个相反相成的作用力，才能发生运动、保持平衡。标是代表每一过程主气的功能，中气则代表过程主气反作用的功能，标气属三阳，中气便属三阴，标气属三阴，中气便属三阳。

（2）标本之间的中介：标本双方共处同一体中，通过中见这一中间环节进行联系。三阴三阳标本之间的中见是从六气的三阴与三阳互相联结产生的。三阴与三阳标本阴阳互根，三阴中包含三阳，三阳中包含三阴，三阳中的三阴、三阳和三阴中的三阳为三阳经的共同规律，其中见在三阳中的三阴。三阴中的三阴、三阳和三阳中的三阴为三阴经的基本规律，其中见在三阴中的三阳。

中见具有亦阴亦阳双相性能，三阳经的中见为阳中之阴，既属阴又属阳，与阳中之阳只有属阳一性不同；三阴经的中见为阴中之阳，既属阴又属阳，与阴中之阴只有属阴一性不同。可见中见是介于阴阳两极之中，对两极阴阳互相依存、互相转化有控制调节作用。如太阳经中见心手少阴既与小肠同属火属阳，将所贮藏的精气向腑经转化为阳气，表现为太阳标象；又与肾足少阴手足经脉相联，属藏属阴，以脏经藏精成形的反作用功能与腑经小肠手太阳互相调节，保持太阳藏象生理功能的平衡；并在少阴经藏象主位之时，以脏经的性能向少阴转化，表现为少阴经的标象。在病理过程中，心手少阴是太阳病虚实寒热之间的中介，对太阳病的变化起控制调节作用。

二、标本中见三极阴阳的基本关系

《素问·六微旨大论》谓："少阳之上，火气治之，中见厥阴；阳明之上，燥气治之，中见太阴；太阳之上，寒气治之，中见少阴。厥阴之上，风气治之，中见少阳；少阴之上，热气治之，中见太阳；太阴之上，湿气治之，中见阳明。"历代医家对这段经文多随文敷衍，认为三阴三阳为标，六气为本。实际上我们将六气的三阴与三阳联系起来，看成是对立面的统一体，若读作"少阳之上，火气治之，中见厥阴；厥阴之上，风气治之，中见少阳。阳明之上，燥气治之，中见太阴；太阴之上，湿气治之，中见阳明。太阳之上，寒气治之，中见少阴；少阴之上，寒气治之，中见太阳"，就会发现少阳的本火是厥阴的标，厥阴的本风是少阳的标；阳明的本燥是太阴的标，太阴的本湿是阳明的标；太阳的本寒是少阴的标，少阴的本热是太阳的标。这样就可以得出结论：少阳标风阳、本火，厥阴标阴火、本风；阳明标阳湿热、本燥，太阴标阴凉燥、本湿；太阳标热、本寒，少阴标寒、本热。其标本主从，不是六气为主，三阴三阳为从，而是六气标本三阴与三阳互相主位，三阳之气（燥、火、热）为本、为主，则三阴之气（风、寒、湿）为标、为从，反之亦然。

在病理上，六经病证是六经脏腑经络六气标本阴阳失调的表现。如太阳病是心火与膀胱寒水标本阴阳失调的表现，阳明病是肺燥与胃湿标本阴阳失调的表现等。这与后人认为六经病就是六气之为病，太阳病就是寒水之为病，阳明病就是燥气之为病等相比较，既全面又深刻，既能概括太阳病主体证的全貌，又能揭示太阳病基本证的本质。

从上述《内经》原文看来，标本的本的属性是比较清楚的，如太阳的本是寒气，阳明的本是燥气，少阳的本是火气，三阴则反之。至于标却没有指出具体的属性，后世医家对标的解释非常含混，有的把三阳释为标阳，三阴释为标阴，有的认为三阴三阳为标，只是六气的本气的标志或名称。若真如此，《内经》为什么说三阴三阳有从本、从标、从中见不同的生化？假如没有标的具体属性，怎么会与本、中见发生气化关系呢？笔者认为根据中医阴阳互根，"孤阴不长，独阳不生"的原理，阴阳双方必须互相依存，失去一方就都不可存在，更不会发生生化。假如没有标就没有本，有标就必有本，太阳有本寒，就必有标热，六经都是如此。可见仅把三阴三阳看成是六气本气的标志，而没有标气的实质，这是不符合客观实际的。

三、六经标本中见三极阴阳的共同规律

人体六经具有六气的属性，六经脏腑经络是按六气标本的规律组成。人身天地阴阳六气标本联系，就是上下表里的心小肠与肾膀胱，肺大肠与脾胃，心包三焦与肝胆之间脏腑手足经脉的联系。这一标本联系，与上下表里阴阳分配规律相符，如上为阳（手经），下为阴（足经），表为阳（腑经），里为阴（脏经）。六经标本阴阳通过脏腑手足经脉中气的联系，阳中有阴（手脏经），阴中有阳（足腑经）。标本阴阳互相依存，互相转化，三阳经主气，三阴经各以其足腑经向三阳经标方转化，阳中之阴阳和阴中之阳都属阳。三阴经主位，三阳经各以其手脏经向三阴经标方转化，阴中之阴阳和阳中之阴都属阴。由此形成六经脏腑经络各有标本中见三极阴阳的共同规律，三阳经既有阳脏阳腑，又有阴腑，三阴经既有阴脏阴腑，又有阳脏，三阳经的中见在阳中之阴脏，三阴经的中见在阴中之阳腑。

在病理上，六经脏腑经络标本中见三极阴阳失调是六经病证的共同规律。人体六经病证的病机，除标本阴阳失调外，还有亦阴亦阳的中见寓于标本阴阳之间，对病证标本阴阳互相转化起调控作用。例如太阳病基本证是太阳经脏腑经络标本中见三极阴阳失调的表现，其证除手足太阳经脉标本阴阳失调的寒证热证之外，还有中见手少阴心经络失调、营卫不和的亦寒亦热证客观存在，同时手少阴心营卫不和的病机对太阳病寒证热证的转化起调控作用。心阳不振，经脉收引，卫阳向营阴转化，则发生寒证；心阳振奋，经脉弛张，营阴向卫阳转化，则发生热证。

标本中见三极阴阳是六经六气过程基本规律的必然联系，贯穿于一切过程的始终。在生理上，六气六经运动过程中，有从标、从本、从中见不同过程的生化

规律。在病理方面，百病之生，有生于标，有生于本，有生于中见。在治疗方面，有取标而得，有取本而得，有取中见而得，这些都是古人由实践上升到理论的总结。后世有些医家无视标本中见三极阴阳的结构过程及内部规律，仅根据《内经》"厥阴风化"、"少阴热化"、"厥阴司天"、"风气下临"等言，片面认为厥阴是风、肝之标志等，把六经病视为六气本气为病，在基本过程中割弃了标与中见，置六经生理病理辨证治则等理论于渺茫。

四、六经标本中见三极阴阳的特定联系

标本中见三极阴阳的特定联系，指少阳标阳属风，与本火及中见厥阴联系，厥阴标阴属火，与本风及中见少阳联系等。六经六气的阴阳特定联系表明，人体各器官之所以能互相联结组成六经脏腑经络，是因为它存在着六气阴阳的本质属性，六经脏腑经络通过六气标本中见三极阴阳特定联系，表现为生长化收藏生命过程的特殊本质。如太阳经是由心－小肠－膀胱按太阳经脏腑经络标本中见三极阴阳辨证规律组成以心为主的藏象系统。心藏神，主诸脉，与肺同居膈上，统一身之营卫。心－小肠脏腑经络相联，小肠主泌别清浊，吸取营卫精微，充实经脉，小肠－膀胱手足经脉相联系，膀胱水府得心－小肠火的温煦，化生太阳为开的经气，输布卫气于体表，构成营卫水火功能联系，组成以心为主的总系统，为通体之太阳，主表统里，保持机体运动平衡的统一。

五、六经标本中见三极阴阳的主次关系与六经主体

标本主次关系是指标本双方统属地位，标本为阴阳逆从之道，主与次是阴阳逆与从过程的必然联系，主者上治以逆，次者下属以从，一逆一从，推动物象过程的发展。

三阴三阳是阴阳逆从、消长盛衰的六个不同过程，由于三阴三阳气数多少、盛衰不一，盛者为主，处于主导地位，衰者为次，处于奉从地位，因而产生标本主次关系。

《素问·天元纪大论》："厥阴之上，风气主之……""寒暑燥湿风火天之阴阳也，三阴三阳上奉之"，"厥阴之上"的"上"字，即尊位所在，属于主导。六气本方对三阴三阳的作用为"主"、"治"，三阴三阳标方对六气本方的作用为"奉"、"从"。《素问》把标本主次关系称为"临御之化"，一主一从，推动六气的运动变化。在总的运动过程中，六气标气属于主导地位，控制六气标象的运动变化，但标本主次地位又有互相转化。《素问·六微旨大论》谓："物之生从于化，物之极由乎变。"物象变化有从化、有从变，生与长的过程是从化，极尽的过程是从变。《素问·至真要大论》谓："少阳太阴从本，少阴太阳从标从本，

阳明厥阴……从乎中也"，"从本者化生于本，从标本者有标本之化，从中者以中气为化也。"进一步指明六经脏腑经络标本主次地位的规定是根据阴阳二气生、长、极变不同阶段而异。

少阳太阴为阴阳二气初生过程的藏象，少阳太阴从本，化生于本，少阳的本为相火，胆相火为少阳经藏象主体，太阴的本为湿，脾湿为太阴经藏象主体。太阳少阴为阴阳二气盛长过程的藏象，标本之化以标为主，太阳的标为热，心热为太阳经藏象主体，少阴的标为寒，肾寒为少阴经藏象主体。厥阴阳明从中见，以中见为化，阳明的中见为太阴，肺手太阴燥金为阳明经藏象主体，厥阴的中见为少阳，"阴中之少阳肝也"，在天为风，在地为木，在脏为肝，通于春气，为厥阴经藏象主体。

人体生命生长化收藏过程的五脏主体规律性现象，是由六经脏腑经络标本阴阳主次逆从引起质量消长转化的表现。少阳、太阳、太阴、少阴为阴阳二气生与长的过程，属于量变，阳明、厥阴为阴阳的极尽过程，属于质变。少阳太阳为阳气生长过程，以腑经为主，脏经为次，脏经以贮藏的阴精向腑经转化，表现为少阳经（胆）太阳经（心）的标象。太阴少阴为阴气生长过程，以脏经为主，腑经为次，腑经以化生的阳气向脏经转化，表现为太阴经（脾）少阴经（肾）的标象。阳明、厥阴质变过程则相反，阳明为阳极转阴过程，其脏腑经络以脏经为主，腑经为次，阳明腑经在脏经太阴肺气的控制下从阳向阴转化，表现为阳明经（肺）的标象；厥阴为阴尽转阳过程，其脏腑经络以腑经为主，脏经为次，脏经厥阴以贮藏的阴精向腑经少阳转化，表现为厥阴经（肝）的标象。

在病理上，六经脏腑经络标本病机也存在着三极阴阳主次逆从关系，五脏主体阴阳偏倾是人体六经脏腑经络病机矛盾的主要方面，在辨治过程中抓住六经脏腑经络病机主要的矛盾方面——五脏主体，六经病机主要矛盾解决了，次要矛盾也就容易得到解决。如心是太阳的主体，辨治太阳病关键在于抓住心。仲景对心阳失主、肾气冲逆的奔豚证用桂枝加桂汤，其桂枝用量倍于众药，还有小柴胡汤重用柴胡、大小承气汤重用厚朴，都是运用六经标本主次关系指导辨治的典范。

第二节　标本主次关系与六经主导器官

人体六经按六气标本中气三极阴阳规律组成，由于标本中气矛盾主次不同，六经系统器官的地位也不一致。在人体生命过程运动中，六经功能活动的主要表现是开－合－枢。开合枢运动趋势取决于六经系统器官标本主次地位的阴阳逆从运动，六经系统器官的标本主次阴阳逆从运动又取决于六经气血常数多少的矛盾。太阳为开，主出，是由于心的统主和膀胱的奉从。心主营血，膀胱主气化，太阳经的气血常数是"多血少气"。阳明为合，主入，是由于肺的主治和胃家的奉从。肺主一身之气，胃为五脏六腑之海，阳明经的气血常数是"多血多气"。少阳为枢，主出入，是由于胆的主治和三焦的奉从。胆与肝合，内藏相火，为人体生气的本源，少阳经的气数是"多气少血"。太阴为开，主升降而行气于四旁，是由于脾的主治和肺的奉从。脾主运化，以气统血，太阴经的气数是"多气少血"。少阴枢机主调控升降，是由于肾的主治和心的奉从。肾主水藏精，为元气之本，少阴经的气血常数是"多气少血"。厥阴为合，主升，是由于肝的主治和心包的奉从。肝藏血，厥阴经的气血常数是"多血少气"。

六经器官标本主次地位可以发生互相转化而交换地位，如心在太阳经是主导器官，但在少阴经便是从属器官等。六经系统器官主次地位互相交换，引起生命过程现象的不断运动和变化，六经主导器官是在标方、在本方，还是在中气方，是因生命不同阶段而异的。因此，《灵枢·卫气》指出："能别阴阳十二经者，知病之所生……能知六经标本者，可以无惑于天下。"

一、少阳太阴标本主次关系与少阳经太阴经主导器官

"少阳、太阴从本……化生于本"。少阳为阳气初生，其标阳其本火，少阳为春生之气，其标虽然属阳，而未离乎阴，稚阳需得本方相火温煦，才能条畅升发。太阴为阴气初生，其标阴其本湿，太阴主长夏，湿气蒸腾，与燥气标本相联，亢阳得制，乃化为初阴。此为太阴、少阳从本，化生于本之理。

少阳经的主导器官属胆，不属于三焦。少阳乃冬末春初由阴转阳，得相火温煦才现益然生机。少阳相火化生于胆，胆居肝中，其经脉分布一身之两侧，称中正之官，为十一脏所取决。相火游行三焦，温煦水道，发生气化，主持诸气，司转枢机，表现为枢象。因此，胆为少阳经的主导器官。在病理方面，少阳枢机失调系胆与三焦同病，其病机主要矛盾在胆不在三焦，少阳病主证多属肝胆不舒之象。

太阴经主导器官属脾，不属于肺。太阴主夏末秋初阳极阴生过程，其气未离乎阳。太阴之本脾湿属地气，为阴中之阴脏，太阴之标肺燥属天气，为阳中之阴脏，太阴阳极阴始之际，得地湿之阴气乃蕴涵化机，故太阴经主导器官在脾不在肺。在病理方面，太阴病主证也是脾胃运化失常，而非肺不宣肃。

少阳、太阴的标气和中气以三阴三阳为标志，代表升降出入的运动功能，少阳、太阴的本气介于标气和中气升降出入的枢纽，具有能阴能阳双向运动形式。在三阴三阳标本关系中，只有少阳、太阴从本，而非从标、从中气，因为少阳为阴尽所生之阳、太阴为阳极所生之阴，两者都处于阴阳的枢纽，能出能入（少阳），能升能降（太阴）。这与标气、中气仅有或升或降、或出或入的单向运动形式不同。

二、太阳少阴标本主次关系与太阳经少阴经主导器官

"少阴、太阳从本从标……有标本之化"。太阳标阳本寒，少阴标阴本热，此为阴阳二气盛长过程，在此阶段标本兼从，寒热兼化，既从标按其标气动向进展，又从本跟对方互根互制，从而发生运动变化，保持相对平衡。

太阳经其标属心－小肠，其本为膀胱，其主导器官在标方心，不在本方膀胱。心为太阳主夏，为阳气盛长过程，太阳阳气仍按自身标象进展，不向对方中气少阴转化，只以本方膀胱作为互为依存的条件，互相生制，发生太阳开机变化，调控阴阳平衡，表现为太阳经的正常藏象。在病理方面，"太阳之为病，脉浮，头项强痛，而恶寒"，是营卫标本同病，主要病机发生在标方心营血方面。太阳病蓄水虽表现于膀胱，而主要病机也因心阳不振，引起下焦膀胱气化不宣。因此，太阳经虽由心－小肠－膀胱标本之脏腑组成，但主导器官在标方心。

少阴经其标肾－膀胱，其本心，主导器官在肾，不在心。肾少阴主冬，其时阴气盛长，少阴阴气仍按自身标象进展，不向对方中气太阳转化，只与本方太阳互相依存、互相生制，发生少阴枢机变化，表现为少阴经的正常藏象。少阴病为心肾阴阳失调引起，主要病机在肾不在心。"少阴之为病，脉微细，但欲寐"，是肾气不能上济，引起心阳不振，阳衰阴盛，心气不能下交所致。因此，少阴经虽由心－肾－膀胱标本之脏腑组成，但主导器官在标方肾。

三、阳明厥阴标本主次关系与阳明经厥阴经主导器官

"阳明、厥阴……从乎中也……以中气为化"。厥阴、阳明为阴阳二气极尽阶段，厥阴为两阴交尽，标阴而本风，阳明为两阳合明，标阳而本燥，生命过程到了极尽阶段，就向对方转化。厥阴、阳明从中气，以中气为化，是物象从量变到质变的过程，改变了自身的标象动向，向对方中气转化。阴气性本沉降，厥阴以中气少阳为化，变沉降为升发；阳气性本升发，阳明从中气太阴为化，变升发为收降，这就是厥阴、阳明从乎中气，以中气为化的道理。

阳明经主导器官属肺，不属胃。阳明标阳为湿土，属胃，本燥属肺，为阳中之太阴。太阴为阳明之中气，阳明从中气，以中气为化，阳明胃气向太阴肺气转化。肺主治节，其气收降，胃气在肺气的控制下，发生阳明为合的功能变化。在病理方面，"阳明之为病，胃家实"，也是肺气收合失令，肃降失职，津液耗损，阳明亢阳失制，胃肠通降受阻的表现。因此，阳明经虽由肺－大肠－胃标本中气之脏腑组成，但主导器官在本方（中气）肺，不在标方胃家。

厥阴经主导器官属肝，不属心包。"肝为阴中之少阳"，"厥阴从中气，以中气为化"。心包厥阴向肝少阳转化，以肝升发的动向作为厥阴的动向，发生厥阴

为合的功能变化，故厥阴为合主升。厥阴之标心包虽能输运气血从阴向阳转化，供应体表四末，但气血化生于肝，肝为阳脏居阴位，主藏血，寓相火，为心包输运气血从阴向阳转化之本。在病理方面，厥阴之为病是肝与心包同病，病机主要矛盾为肝火上冲，引起上热下热。因此，厥阴经虽由肝－心包－胆标本之脏组成，但是主导器官在本方（中气）肝，不在标方心包。（见图1）

		阳					
时令		秋		夏		春	
六气		燥		热		风（火）	
过程		阳极转阴		阳气盛长		阳气初生	
藏象		（阳明）太阴		太阳		少阳（厥阴）	
		肺		心		心包	
中气	手经	肺手太阴	大肠手阳明	心手少阴	小肠手阳明	心包手厥阴	三焦手少阳
	阴阳转化	↓	↑	↓	↑	↓	↑
	足经	脾足太阴	胃足阳明	肾足少阴	膀胱足太阳	肝足厥阴	胆足少阳
藏象		脾		肾		肝（胆）	
		太阴（阳明）		少阴		（厥阴）少阳	
过程		阴气初生		阴气盛长		阴尽转阳	
六气		湿		寒		风（火）	
时令		秋		冬		春	
		阴					

左侧：上者右行而降（从阳向阴转化）　　右侧：↑ 下者左行而升（从阴向阳转化）

图1　阴阳——三阴三阳标本主次转化图

按：古人认为"四时阴阳"是万物的根本，万象都随"四时阴阳"而变化，论五行则土寄于四季，论六气则厥阴阳明从乎中气。因此，宗《素问·六节藏象论》，以四时为主，将阳明列在太阴秋季，将厥阴列在少阳春季。从五运六气理论来看，阳明燥金在秋，太阴湿土在长夏，也属秋（长夏的大暑、立秋、处暑、白露，除大暑外，其余三个节气都属秋）。厥阴风木属春，少阳也主冬至四五日以后的春季。少阳（厥阴）主春，太阴（阳明）主秋，为阴极转阳，阳极转阴，阴阳互相顺接的主要环节。

根据《内经》的标本原则，标本的主要关系是指：①少阳与厥阴（风与火）；②太阳与少阴（寒与热）；③阳明和太阴（燥与湿）。图中箭头所向为六气过程标本中气的主要方面，表明所从之气向所逆之气转化。标本阴阳互根，阴中有阳，阳中有阴，三阳经藏象主气过程，三阴经即各以其腑向三阳经转化而排泄化物；三阴经藏象主气过程，三阳经即各以其脏向三阴经转化以贮藏精气，少阳相火守位之经例外。

人体生命标本主次的逆从关系，取决于阴阳之气生、长、极的不同过程，三阴三阳通过标本中气相互转化交换地位，其过程气化随之而变。厥阴之标原为夏至四五日、阴气微上初生之一阴，但因厥阴从中气少阳为化，少阳主冬至四五日、阴尽初生之一阳，故厥阴为两阴交尽，一阳初生过程。阳明之标原主 3～4 月阳气升发之时，但因阳明从中气太阴为化，太阴主阳极转阴之时，故阳明为两阳合明，阳极转阴过程。太阴之标原主 11～12 月阴气最盛之时，其气数原比少阴多，但因太阴从本，太阴本湿主长夏，故太阴为阴气初生过程，其气数反比少阴少。太阳少阴标本兼从、以标为主，故太阳主阳气盛长过程，其气数为阳气多，少阴主冬为阴气盛长，其气数为阴气多。这样就形成了少阳主阳气初生（阳气少），太阳主阳气盛长（阳气多），阳明主阳极转阴（阳气盛极）；太阴主阴气初生（阴气少），少阴主阴气盛长（阴气多），厥阴主阴极转阳（阴气盛极）的程序。

第三节　标本辨证关系与六经辨证治则

标本辨证关系是阴阳互相消长、互相转化过程中的对立统一关系，中医辨证主要是分析疾病过程中生理病理的阴阳偏颇状态，仲景以六经统括辨证治则，是因为六经是抽象的三阴三阳标本（中气）的概括。《素问》谓"治病必求于本"，病证的本质主要是六经标本（中气）阴阳失调，邪正相争的表现，所以又说"百病之起，有生于本者，有生于标者，有生于中气者"。探求疾病的本质，主要是为了分辨病证过程阴阳失调的具体情况，得出取标而得、取本而得、取中气而得的病机治则概念，从而制订各种治法以愈病。正治法和反治法就是根据疾病过程标本逆从的病机而确立的治则，所谓"知标本者，万举万当，不知标本，是谓妄行"。

一、六经辨证是抽象与具体的统一

六经脏腑经络标本阴阳在互相消长过程中阴阳失调，表现为虚证、实证、寒证、热证、表证、里证、阴证、阳证。六经脏腑经络标本阴阳在互相转化过程中阴阳失调，表现为真虚假实、真实假虚、真热假寒、真寒假热。六经标本是八纲辨证的实质，六经所属的藏象、脏腑经络、卫气营血的标本辨证关系，可用以说明八纲的虚实、寒热、表里、阴阳的病理变化规律。运用八纲辨证必须结合六经标本法则，运用六经标本辨证也须结合八纲方法，两者相辅相成。

1. 标证

标证是疾病现象与疾病性质相同的病证，即阳经所表现的阳证，阴经所表现的阴证。如三阳经排泄障碍，化物积聚，热量增多，功能亢进，表现为热证、实证、表证；三阴经藏精不足，化源空虚，热量减少，功能减退，表现为虚证、寒证、里证。

标证多见于急病、新病。因为急病、新病正气未衰，其抗病力是标方经气气化过程的表现，无需本方气化代偿，其所表现的疾病现象与本质相一致。

2. 本证

本证是疾病的现象与疾病性质相反的病证，即疾病发展到一定的阶段，表现其本质外露的证候，如三阳经排泄障碍，化物积聚，热量增多，是三阴经藏精不足，功能减退的表现；三阴经藏精不足，热量减少，是三阳经排泄障碍，功能亢进的结果。中医称这些病证为假实真虚、假虚真实、假热真寒、假寒真热等，多见于久病正虚，标方经气不足，依赖本方气化过程以代偿的慢性病或危急重症。

二、六经病证标本主次关系

在病证过程，标中有本，本中有标，其主次不一。有以标为主，有以本为主，辨证关键在区分病机标本主次关系，找出标本的主要方面。例如，太阳病和少阴病都是由寒热标本阴阳失调引起，太阳病有心火为病的证候，也有肾水为病的证候；少阴病有肾水为病的证候，也有心火为病的证候，两者不同之处取决于标本主次关系。如烦躁是太阳病和少阴病的共同证候，太阳病的烦躁是寒邪外闭，心火内郁，侧重于心火内郁；少阴病的烦躁是肾水不足，心火上亢，侧重于肾水不足。标本主次在一定的条件下也互相转化。如太阳病表证一般以标热为主，本寒为次，但发汗太过，耗伤阳气，或过用寒药，戕伤阳气，则引起标本主次地位的交换，由发热恶寒、热多寒少、脉浮等标热为主的证候，转变为无热恶寒，或寒多热少、脉微细等本寒为主的证候。

三、六经标本治则与八法的关系

标本治则是根据六经脏腑经络标本阴阳失调的病机证候所制订的基本治疗法则。八法是调治病证虚实寒热的具体方法。汗、吐、下、和、温、清、补、消，归纳起来，只有补、泻、温、清四法（汗、吐、下、消都隶属泻法范围，和法为调整补、泻、温、清四法而设）。补法治虚证，泻法治实证，温法治寒证，清法治热证。在疾病过程中，由于六经的脏腑经络标本主次地位交换，引起虚实寒热现象本质的相互转化，虚证的本质可以表现为实证的现象，实证的本质可表现为虚证的现象等，因此治法也有正治和反治的不同。补法能治虚证，也能治实证（真虚假实）；泻法治实证，也能治虚证（真实假虚）；温法治寒证，也能治热证

（真寒假热）；清法治热证，也能治寒证（真热假寒）。因此运用标本治则必须结合八法，而运用八法亦须掌握标本治则，这样既遵循一定的原则，又可以灵活运用，无犯虚虚实实、寒寒热热之弊。

1. 正治

正治又称逆治，是药性与病性相逆的治法，也是使用与疾病性质相反的药物以逆除病邪，调和阴阳。如补法治虚证，泻法治实证，温法治寒证，清法治热证。《素问·至真要大论》谓"微者逆之，逆者正治"，说明正治法适用于病势不重，虚实寒热阴阳偏倾不甚的病证。运用正治法治病的根本意义，就是运用与病证性质相反的药物来调整六经标本阴阳的失调，促进生命过程运动，排除病邪，以达到愈病的目的。《素问·至真要大论》"寒者热之，热者寒之，温者清之，清者温之"，就是根据六经标本逆从运动阴阳失调的具体情况所制订的正治法，并因势利导，以恢复阴阳相对平衡。

2. 反治

反治又称从治，是药性与病性相从的治法，也是使用与病证表象（假象）性质相同的药物以正本清源的治法。如补法治实证（假实真虚），泻法治虚证（假实真虚），温法治热证（假热真寒），清法治寒证（假寒真热）。《素问·至真要大论》谓"甚者从之……从者反治"，说明反治法适用于病势严重，虚实寒热阴阳偏倾太过，标方经气不能胜邪，引起本方向标方转化以代偿，而出现疾病现象与疾病本质相反的病证。《素问·至真要大论》"必伏其所主，而先其所因，其始则同，其终则异"，就是说明运用从治法治病，能使外露的本质返回本位，恢复标外本内的正常位次。治疗开始时，药性与病性相一致，通过治疗使标本还原后，病性与药性就不一致了。可见反治法是病证发展到标本倒置、阴阳格拒阶段所采用的同性相从的治法。

3. 标本兼治

标与本是病理过程互相关联的两方面，标证和本证往往交错出现。如"太阳病，发汗，遂漏不止，其人恶风，小便难，四肢微急，难以屈伸者"，既表现心经络营卫不和"恶风"的标证，又表现肾气不纳"汗漏不止……小便难"的本证，这时采用桂枝加附子汤，就是标本兼治的方法，即一面用桂枝汤温通心脉，调和营卫以治标，一面用附子温肾扶阳以治本。

4. 标本主次治则

病证过程标本病机主次不一，治病关键在于调整主要矛盾，化解次要矛盾。太阳病温心发汗，阳明病宣肺攻下，少阳病舒胆和解，太阴病温脾化湿，少阴病温肾祛寒，厥阴病温肝升阳，都是以主带次的治法。这种治法必须随着病证过程标本主次的转化而改变。如太阳病表证病机一般以标热为主，本寒为次，治疗只要采用正治法——温心发汗，就可收到疗效；如果太阳病的性质由心气标热为主改变为肾气本寒为主，则治法也应由从标变为从本，用温肾祛寒调治。

5. 标本先后治则

标证和本证共同出现，必须区分标本缓急主次关系，而采用标本先后治法。《素问》谓"急则治其标，缓则治其本"，说明急与缓的病证共同出现，要先急治标证，而后缓治本证。如《伤寒论》："伤寒，医下之，续得下利清谷不止，身疼痛者，急当救里；后身疼痛，清便自调者，急当救表。救里宜四逆汤，救表宜桂枝汤。"

第五章　六经三极阴阳运动基本规律与人体生命过程运动

六经三极阴阳是生命过程运动非平衡与平衡的统一，以二阳与一阴和二阴与一阳的非平衡阴阳对立原理揭示生命运动变化的本质，以阴阳互根平衡原理阐明机体的相对稳态。六经三极阴阳运动基本规律对揭示生命本质有极其重要的意义。

第一节　六经三极阴阳运动基本规律

一、六经三极阴阳运动基本规律的调控与生命物质的支持

六经三极阴阳运动基本规律包括六经脏腑经络三极阴阳运动基本规律和六经五行三极阴阳运动基本规律两方面。六经脏腑经络三极阴阳源于六气标本中见三极阴阳。六经开合枢是六经脏腑经络的控制调节功能，人体生命过程是在六经脏腑经络开合枢控调下发生升降出入运动，保持相对平衡。少阳为枢主出入兼升，是少阳经脏腑经络的胆－心包相火的控制和三焦水津的调节。太阳为开主出，是太阳脏腑经络的心－小肠热火的控制和膀胱寒水的调节。阳明为合主敛降，是阳明经脏腑经络的肺－大肠燥气的控制和胃湿气的调节。太阴为开主升降，是脾－胃湿土的控制和肺燥金的调节。少阴枢机主控调升降，是肾－膀胱寒水的控制和心热火的调节。厥阴为合主升发，由胆－心包相火的控制和肝风木的调节。

六经开合枢又按整体内部联系组成六经五行三极阴阳运动基本规律，通过三阳经的二阳一阴与三阴经的二阴一阳的对立统一，调控生命过程运动。少阳为枢，太阳为开，阳明为合，是三阳经的二阳一阴。少阳属肝胆风木寓相火为枢主出入兼升，太阳属心火为开主出，二者属阳，对生和长过程的升和出之运动起控制作用，阳明属肺燥金寓胃湿土为合主收降，属阳极转阴，对生、长过程的升、出运动起调节作用。太阴为开，少阴为枢，厥阴为合，是三阴经的二阴一阳。太阴脾属湿土为开主升降，主长夏而为秋收肺燥金敛降之本，少阴肾属寒水为枢主控调升降以降为主，二者属阴，对收和藏过程的入和降运动起控制作用，厥阴肝属风木寓相火为合主升发，属阴极转阳，对收、藏过程的入、降运动起调节作

用。六经开合枢通过二阳一阴与二阴一阳的联系，控制生命物质运动保持稳态平衡。

二、六经三极阴阳运动基本规律与督任太少三极阴阳统调枢纽

人体是复杂矛盾的统一体，具有多极调控机制，六经三极阴阳是人体生命过程运动的基本规律。人体经络功能联系又有督任太少三极阴阳作为统调枢纽，背部督脉及其两旁足太阳经、腹部任脉及其两旁足少阴经，六脉互相联系，形成督任太少经络功能联系三极阴阳。督脉为阳脉之纲，任脉为阴脉之海，足太阳称巨阳，为诸阳主气，足少阴主肾间动气，为十二经脉根本，督任太少三极统调枢纽对六经三极阴阳起调控作用。

1. 表里三极阴阳联系与生命物质出入运动

《素问》谓："非出入，则无以生长壮老已。"说明出入是生长壮老已的普遍运动形式。人体生命的生长壮老已是新陈代谢的出入过程。六经脏腑表里相联是生命物质出入的根本联系。太阳属心，其性属火，其气为开，主诸脉，与肺同居膈上，统营卫出入，以出为主。少阴属肾，其性属水，其气闭藏，以入为主。督脉通脑，脑属心，是太阳经的主体，也是全身的主宰，有调控全身的作用。督脉的"督"有"监"之意，其主要功能是控制。膀胱足太阳经从督脉分布而出，内属脏腑，外络肢节，形成人体对内调控、对外开放的总系统，与外界进行物质能量交换。全身各器官的俞穴都集中排列在膀胱足太阳经，俞穴命名意义与同节段督脉穴位相同（如心俞、神堂与神道都以心的功能为名，其治疗作用也相一致），受督脉控调，十二官都在经络的神经－体液－免疫内环境中受心主统调整合，保持稳定。任脉的"任"有"妊"之意，其脉出于胞宫，以任为名，表明它有调控生命遗传信息的作用。任脉属少阴，少阴属肾，肾藏精，其主要功能也控制着生命遗传信息。

督任太少三极阴阳从生命物质遗传变异与新陈代谢统摄整合来调控人体生命运动。阳气主令，人体在外界温热气候影响下，任－少阴向督－太阳转化，形成督－太阳阳多阴少，阳逆阴从，阳控阴调，内在脏腑的阴血化为阳气，随太阳经气开布，输注于躯体、肢节、肤表。阴气主令，人体在外界寒冷气候影响下，督－太阳向任－少阴转化，形成任－少阴阴多阳少，阴逆阳从，阴控阳调，躯体、肢节、肌表的阳气转化为阴血，随少阴经气闭藏，内注脏腑。六经脏腑经络血气在督任太少三极阴阳调控下，表里相贯，阴阳互调，保持动态平衡。

2. 上下三极阴阳联系与生命物升降运动

《素问》谓："非升降，即无以生长化收藏。"说明升降是生长化收藏的运动形式，生长化收藏是升降运动的过程。生长化收藏运动过程是手足经脉六气标本

中见三极阴阳生、长、转化的表现，督脉和任脉是手足经脉上下升降运动的枢轴，太阳少阴手足经脉是各经手足经脉上下升降的根本。肝胆主阳生，心主阳长，肺主阴收，肾主阴藏，脾胃居中主阴阳转化。任督太少三极阴阳通过三焦上中下三极阴阳的气化，调控手足经脉升降运动。春夏主令，天地阳气升发，督 – 太阳阳多阴少，阳逆阴从，阳气升发，脾胃精气向上焦转化，三焦火逆水从，相火通会元真，以升发为主控制生命物质运动，以入降为次调节平衡。"上焦如雾"是三焦火蒸水腾，阳控阴调的表现。秋冬主令，天地阴气收藏，任 – 少阴阴多阳少，阴逆阳从，阴气收降，脾胃精气向下焦转化，三焦水逆火从，水精濡养经气，以收降为主控制生命物质运动，以升发为次调节平衡。"下焦如渎"是三焦水吸火纳，阴控阳调的表现。脾胃主上下阴阳升降转化，"中焦如沤"是水火阴阳互相逆从，引起升降出入周旋运动的表现。

此外，少阴属肾，肾处腰脊两旁，肾 – 膀胱 – 心脏腑手足经脉是少阴枢机的联系规律；少阳属胆，胆处横膈之下，胆 – 三焦 – 心包脏腑手足经脉是少阳枢机的联系规律。少阳三焦水道与少阴肾相联，《内经》所谓"少阳属肾"，形成少阳阳枢与少阴阴枢对立统一的功能联系。脾胃居中央，为脏腑中心枢纽，少阴阴枢、少阳阳枢与脾胃中枢互相联结，形成人体枢机系统的三极阴阳联系，调控生命物质升降出入以维持动态平衡。

少阴 – 少阳阴阳枢机禀水火阴阳之性，对督 – 任 – 六经脏腑经络阴阳运动起调控作用。少阳枢机由阴转阳、由入降向升出转化，疏泄肝肾相火血气进入督脉阳脉，促使督脉统阳脉升出，阴脉营阴转化为阳脉卫阳，控制生长过程升出运动，并使降入运动得到调节。少阴枢机由阳向阴、由升出向降入转化，将肝肾相火血气摄入任脉，促使任脉统阴脉降入，阳脉卫阳转化为阴脉营阴，控制收藏过程降入运动，并使升出运动得到调节，从而保持人体生命生长收藏过程的升降出入表现为有序的运动和平衡。

第二节 人体生命过程运动

恩格斯曾经盛赞黑格尔第一次把世界描写成运动过程的集合体系，表明集合体系的过程运动是近代哲学的新创举。令人惊奇的是远在两千年前，《内经》就把自然界看成是六气变化规律所形成的"六节"过程，把人体生命归结为"六节藏象"的集合体系过程运动，指出"六节分而万物生化"，"非出入，则无以生长壮老已，非升降，则无以生长化收藏"，把生命过程运动归结为生长化收藏物质阴阳生化与生长壮老已生命遗传变化的辩证统一。从现代生命科学来看，所谓的生长化收藏物质阴阳生化与新陈代谢有关，阴阳互相转化的藏精成形和化气排泄就类似于同化异化互相作用。

一、六经脏腑经络三极阴阳是生命过程运动基本规律

《素问》云："物之生，从于化，物之极，由乎变，变化之相薄，成败之所由也。"说明物象运动变化过程有从化、从变的不同。生长过程从化，极尽过程从变，阴阳是"变化之父母"，六经标本中见三极阴阳是阴阳运动变化规律的模式。人体生命过程虽有生、长、极变三个不同阶段，阴阳性质的运动变化只有量变和质变两种，少阳－太阳、太阴－少阴为阴阳生长过程互相消长的量变，阳明、厥阴为阴阳极变过程互相转化的质变。

阴阳互相消长过程的量变运动

阴阳互相消长有阳长阴消与阴长阳消之异。

（1）阳长阴消过程运动：阳气生－长过程，胆、心藏象主气，少阳、太阳脏腑经络三极阴阳为二阳一阴，阳多阴少，阳逆阴从，阳长阴消。腑经逆、脏经从，手经逆、足经从，营随卫出，中见手脏经营阴向手腑经卫阳转化，水随火升，中见足腑经水津随手腑经阳气转化，化生卫气，行于阳脉，发生少阳为枢、太阳为开的生－长生命过程运动。其经络气血从腹走胸、从脏腑走四肢，其阴阳气化以化气排泄为主、藏精成形为次。这是阳长阴消量变过程的阴阳生化运动。

（2）阴长阳消过程运动：阴气生－长过程，脾、肾藏象主令，太阴、少阴脏腑经络三极阴阳为二阴一阳，阴逆阳从，阴多阳少，阴长阳消。脏经逆、腑经从，足经逆、手经从，卫随营入，中见足腑经卫阳向足脏经营阴转化，火随水降，中见手脏经热气向足脏经寒气转化，化生营血，行于阴脉，发生太阴为开、少阴为枢的生－长生命过程运动。其经络气血从胸走腹、由肌肤腠里走向脏腑，其阴阳生化以藏精成形为主、化气排泄为次。这是阴长阳消量变过程的阴阳生化运动。

二、阴阳互相转化过程的质变运动

阴阳从生长到极尽过程后，发生互相转化的质变运动有阳极转阴、阴尽转阳两方面。

1. 阳极转阴过程运动

阳明主阳极转阴，其经脏腑经络三极阴阳以中见肺手太阴脏经为主，大肠－胃手足阳明腑经为次。腑经胃－大肠阳明为阳极过程，从脏经肺太阴经为化。肺为阴脏居阳位，为人身之天气，性燥属金，从本脾湿土为化，统人体一身之阴气，以阳极过程潜伏的收降之气抑制亢阳，大肠－胃手足阳明两腑阳气在肺脏手太阴控制下，发生阳明为合的气化运动，从阳向阴转化，以通降浊阴。这是阳极

转阴质变过程的阴阳生化运动。

2. 阴尽转阳过程运动

厥阴主阴尽转阳，其经脏腑经络三极阴阳以中见胆足少阳腑经为主，心包－肝手足厥阴脏经为次。脏经肝－心包厥阴为阴尽过程，从腑经胆少阳为化。胆足少阳从本相火而生，倚伏于厥阴阴尽过程之中，心包－肝手足厥阴脏经在胆少阴相火控制下，发生厥阴为合的气化运动，从阴向阳转化，以升发清阳。这是阴尽转阳质变过程的阴阳生化运动。

三、立体时空的升降出入是生命过程运动的基本形式

《素问·六微旨大论》谓："故器者，生化之宇……无不出入，无不升降，化有大小，期有远近，四者之有，而贵常守，反常则灾害至矣。"器是立体结构，升降出入是立体结构的运动形式。"化"即"生化"或"气化"，与新陈代谢有关。"大小"是空间的体积，"远近"是时间的度量，表明古人已经认识到生命运动是立体时空的新陈代谢运动。目前，中医对生理病理现象的认识还停留在"一维空间"和"二维空间"的抽象逻辑上。有从"一维空间"认为人体生理病理是某一脏腑某一经络的表现，如把太阳病看成是足太阳膀胱经脉为病等。有从"二维空间"沿用两极阴阳理论，从脏腑经络表里联系说明营卫出入的常与变，或从手足经脉上下联系解释水火升降。无论是"一维空间"，还是"二维空间"，都不能全面解释立体时空的生命现象。六经脏腑经络三极阴阳统一了脏腑手足经脉的表里上下六合，将"一维空间"和"二维空间"的平面运动，上升为立体时空运动，全方位揭示了生命立体时空升降出入运动和证候虚实寒热的本质。

三极阴阳立体时空运动基本形式分下列两种：

1. 六经脏腑经络三极阴阳立体时空运动基本形式

六经脏腑经络标本阴阳互相逆从，脏经脏精成形主入，腑经化气排泄主出，手经属火主降，足经属水主升。三阳经脏腑经络三极阴阳的二阳一阴（二腑一脏、二手一足），以出入为主、升降为次；三阴经脏腑经络三极阴阳的二阴一阳（二脏一腑、二足一手），以升降为主、出入为次。三阳经脏腑经络的中见手脏经除了升出之外，还有入降，三阴经脏腑经络的中见足腑经除了入降之外，还有升出。六经脏腑经络标本阴阳通过中见亦阴亦阳的转化，发生生命物质的升降与亦升亦降、出入与亦出亦入的三极阴阳运动。

2. 六经五行三极阴阳立体时空运动基本形式

空间和时间都是物质运动存在的形式。

中医把人体空间部位分为表－半表半里－里和上－中－下六部三极阴阳对立面统一体。人体六部三极阴阳受六经五行三极阴阳控调。太阳属心火、热气，为

开，主出主表；阳明属肺金、燥气，为合，主入主里；少阳属胆木、相火，为枢，调出入主半表半里。太阴属脾土、湿气，为开，主升降居中；厥阴属肝木、风气，为合，主升向上；少阴属肾水、寒气，为枢，主蛰藏调控升降向下。

中医把生命时间阶段分为生－长－极三个阶段，并受六经五行三极阴阳的调控。具体地说，少阳为阳生，太阳为阳长，阳明是阳极转阴，太阴为阴生，少阴为阴长，厥阴为阴尽转阳。六经五行三极阴阳通过中见转化，发生生长化收藏的规律性变化，少阳（厥阴）、太阳主生长，太阴（阳明）、少阴主收藏。

四、对称性运动与宇称守恒规律

自然界的一切生命体都在新陈代谢中不断发生运动变化，保持静止守恒。自然科学告诉我们，物理现象每有一种对称，必存在一种守恒规律。人体既有运动变化与静止守恒现象，就必有对称性运动与宇称守恒规律。人体表与里、上与下、左与右对称性方位的消长转化互回运动，受六经脏腑经络三极阴阳运动基本规律的调控。

《易经》八卦图是三极阴阳运动基本规律的模式。图中除了乾☰天、坤☷地代表总体阴阳的平衡守恒外，其余坎☵水、离☲火、巽☴风、震☳雷、艮☶山、兑☱泽都是由两个阳爻与一个阴爻，或两个阴爻与一个阳爻互相联结组成。这表明宇宙每一方位物质的内部矛盾都是非平衡的，但是把对称性方位物质结合起来看成对立面统一体，又是平衡的。如乾☰居上属三阳，坤☷居下属三阴，坎☵为二阴一阳，阴外阳内，离☲为二阳一阴，阳外阴内等。这些同一物质内部阴阳非平衡与相对性物质阴阳平衡的统一，是世界万物发生运动变化保持静止守恒的根本规律。六经三极阴阳运动基本规律与《易经》三极阴阳八卦模式相一致。六经脏腑经络三极阴阳的二腑一脏与二手一足、二脏一腑与二足一手，都是非平衡的，如果把三阳经与三阴经的脏腑经络三极阴阳结合起来看成对立面统一体，其阴阳的量便是平衡的。

六经脏腑经络三极阴阳的脏－腑经络和手－足经脉是生命物质运动过程的本质联系。脏－腑经络是六经同一物质内部矛盾联系，脏－腑经络同一属性的器官物质用三阴与三阳对立的标志作为名称，如心与小肠同是属火，而心属手少阴，小肠属手太阳，表明脏－腑经络标本逆从是表里阴阳运动的联系。手－足经脉是六经相对性器官物质之间的矛盾联系，手－足经脉相对性器官物质用三阴三阳同一标志作为名称，如心属火、肾属水，都是少阴经，表明手－足经脉标本中见是上下阴阳平衡的联系。六经脏－腑经络与手－足经脉互相联结，构成六经脏腑经络三极阴阳非平衡与平衡的统一，这是人体发生不断运动变化保持静止守恒的必然联系。脏－腑经络阴阳非平衡借着手－足经脉阴阳平衡的机制化生血气，推动生命过程运动，表现为平衡中的运动变化；手－足经脉阴阳平衡在脏－腑经络阴阳非平衡的气血推动下，发生水火阴阳升降运动，表现为运动中的静止守恒，两者是辩证的统一。脏－腑经络非平衡的运动变化是绝对的，手－足经脉平衡的静止守恒是相对的。

脏－腑经络表里联系控制同一物质内部矛盾的运动变化，手－足经脉上下联系控制相对性物质的运动变化，对称性方位的物质在六经三极阴阳运动基本规律控制下发生表里上下消长转化互回运动。太极图是古老的阴阳消长转化互回运动模式，提示阳长必伴阴消，阴长必伴阳消，阳极则阴始，阴尽则阳生。人体生命物质通过六经脏腑经络三极阴阳的表里、上下、左右联系，则产生对称性的阴阳互相消长转化的互回运动，保持相对静止守恒。兹分述如下：

1. 脏－腑经络与表里阴阳消长转化互回运动

阴主藏精成形，由表入里，阳主化气排泄，由里出表，表里运动由六经脏－腑经络三极阴阳所调控。六经脏－腑经络三极阴阳由二脏一腑与二腑一脏互相联结组成，同一物质的藏精成形与化气排泄，其表里出入新陈代谢运动变化是由六经脏－腑经络内部阴阳量的多与少非平衡矛盾运动而产生。同一物质内部阴阳量的多与少矛盾，是物质内部质量和能量的矛盾，属于量变范畴。

阳经三极阴阳的二腑一脏是阳多阴少，阳逆阴从，阳长阴消，阴精由里出表转化为阳气，是质量转化为能量的运动。阴经三极阴阳的二脏一腑是阴多阳少，阴逆阳从，阴长阳消，阳气由表入里转化为阴精，是能量转化为质量的过程。脏－腑经络三极阴阳互相逆从不但是推动阳气阴精表里出入运动的动力，更是阳气长阴精消与阴精长阳气消，阳气转化为阴精与阴精转化为阳气的互相调济，以保持阴气与阳气－质量与能量的守恒。

2. 手－足经脉与上下阴阳消长转化互回运动

《素问·阴阳离合论》谓："圣人南面而立，前曰广明，后曰太冲。太冲之地，名曰少阴，少阴之上，名曰太阳。"太阳属心火，应南方，通于天气，少阴属肾水，应北方，通于地气，人体上下手－足经脉就是人身前后的南北联系。《易经》八卦图三极阴阳的两个阳爻一个阴爻与两个阴爻一个阳爻互相交错，是指相对性方位事物的联系规律。如离☲属火为两个阳爻一个阴爻，坎☵属水为两个阴爻一个阳爻，表明六爻三极阴阳是相对性物质阴阳消长转化互回的运动规律，属于质变范畴。人体上下联系主要是指手－足经脉，手－足经脉主要是指心、小肠（火）－肾、膀胱（水），肺、大肠（燥）－脾、胃（湿），心包、三焦（火）－肝、胆（风）等相对性器官阴质阳气的对立统一联系，是物质之间质量与能量的矛盾，属于质变范畴。

六经手－足经脉的上下消长转化互回运动，由三阳经的二手经一足经与三阴经的二足经一手经标本阴阳互相逆从而产生。三阳经二手经一足经阳多阴少，阳逆阴从，阳长阴消，阳吸阴升。三阴经二足经一手经阴多阳少，阴逆阳从，阴长阳消，阴吸阳降。六经手－足经脉上下三极阴阳互相逆从，不但推动寒－热、风－火、燥－湿发生上下升降互回运动，使生命过程发生质变，表现为各种不同的生命现象，更重要的是阳气长阴精消与阴精长阳气消，阴精阳气互相消长转化互相调济，保持阴精与阳气－质量与能量的守恒。

3. 六经脏腑经络三极阴阳与左右消长转化互回运动

六经六气标本阴阳互根，阳中有阴，阴中有阳，每一脏腑至少都有两条经脉，分布于人体左右两侧。左右阴阳消长转化运动指同一脏腑左右不同方位两条经脉的对立统一运动。同一脏腑能发生升降出入相对性运动与内外环境相应，主要是通过左右两条阴阳相对性经脉的联系。因此，中医认为人体有左阳右阴，左血右气，左升右降，左出右入的相对性区别。人体每一脏腑左右两条经脉升降出入，受六经脏腑经络三极阴阳调控。在生长过程，阳经脏腑经络三极阴阳为二阳一阴，阳逆阴从，以左升出为主、右入降为次；在收藏过程，阴经脏腑经络三极阴阳为二阴一阳，阴逆阳从，以左降入为主、左升出为次。六经脏腑经络三极阴阳通过二阳一阴与二阴一阳的联系，控调左右两条经脉的气血阴阳，发生升降出入的消长转化互回运动，使左右的升与降、出与入互相调节，保持相对平衡，并通过左右的升降出入使人体阳长阴消与阴长阳消互相调济，保持阴量与阳量的守恒。

4. 六经脏腑经络三极阴阳与对称性整体有序运动

六经脏腑经络三极阴阳的表里、上下、左右互相联系，构成六经五行三极阴阳升降出入的联系规律，发生整体有序运动。六经脏－腑经络的量变和手－足经脉的质变在一定条件下通过中见而互相转化：三阳经主令，三阴经各以中见足腑经向对方三阳经转化，发生质的改变，阴质转化为阳能，由寒变热，由湿变燥，由风变火，由足向手经上升，同时随着阴质转化为阳能，引起阳量变化，发生化气排泄，由里出表。三阴经主令，三阳经各以中见手脏经向对方三阴经转化，发生质的改变，阳能转化为阴质，由热变寒，由燥变湿，由火变风，由手经向足经下降，同时随着阳能转化为阴质，引起阴量变化，发生藏精成形，由表入里。

六经脏腑经络三极阴阳通过中见的联系，形成表里上下的升降出入运动，体现为六经五行三极阴阳整体有序运动。足腑经主左、下、表，为升，阴尽阳生之少阳（厥阴）属木主春；手腑经主右、上、表，为出，阳长之太阳属热主夏。手脏经主右、上、里，为降，阳尽阴生之太阴（阳明）属燥主秋；足脏经主左、下、里，为入，阴长之少阴属寒主冬。这是六经脏腑经络三极阴阳对称性方位的升降出入整体有序运动与外界四时阴阳的关系。

五、螺旋式周期性循环运动

《素问·六节藏象论》谓："五运相袭，而皆治之，终期之日，周而复始，时立气布，如环无端，候亦同法。"说明五行程序是一种周期性运动，这一周期性运动呈无休止的螺旋式前进，人体生命过程就表现为立体时空螺旋式周期性循环运动，六经三极阴阳是螺旋式周期性运动的规律。

1. 生命过程立体时空螺旋式周期性循环

（1）六经脏腑经络三极阴阳与立体时空干支符号：人体生命过程是五脏五行物质属性的矛盾运动过程。生命物质怎样在空间中流注，也怎样在时间中延续。十天干的甲、乙、丙、丁、戊、己、庚、申、壬、癸，是五行阴阳运动过程的时间符号，十二地支的子、丑、寅、卯、辰、巳、午、未、申、酉、戌、亥，是六气阴阳运动过程的时间符号。《素问·脏气法时论》指出，肝主春、其日甲乙，心主夏、其日丙丁，脾主长夏、其日戊己，肺主秋、其日庚辛，肾主冬、其日壬癸。心主、三焦属相火，"君火以明，相火以位"，相火之体源于肾、藏于肝、寄于胆，相火之用附属于心、守位于心包、游行于三焦，于是形成五脏五行阴阳值日轮流循环的符号。这里的十二地支是指一日十二时辰的符号，四时阴阳是时间根本规律，《素问·四时调神论》谓"逆之，则灾害生，从之，则苛疾不起"。一日分四时，朝为春，日中为夏，日入为秋，夜半为冬。一日十二时辰分四季，每季各占三时辰。以十二时辰分阴阳，奇数为阳（子、寅、辰、午、申、戌），偶数为阴（丑、卯、巳、未、酉、亥）。四时三极阴阳以一日分，寅、卯、辰为朝之春，巳、午、未为日中之夏，申、酉、戌为日入之秋，亥、子、丑为夜半之冬。人体六经脏腑经络三极阴阳以脏、腑、手、足四条经脉，以应一日春、夏、秋、冬四时之气，足腑经主日春之寅、卯、辰，手腑经主日夏之巳、午、未，手脏经主日秋之申、酉、戌，足脏经主日冬之亥、子、丑。

（2）五脏是生命过程运动主体与六经脏腑经络气血定时定点流注：人体生命过程以五脏物质属性化生之气与外界气候相应，以贮藏阴精的共同性能控制各器官的结构功能，保持内外环境的统一性。《内经》把人体生命过程归结为肝、心、脾、肺、肾的生、长、化、收、藏，代表生命过程的主体，六经脏腑经络三极阴阳是围绕五脏主体进行立体时空的周期性循环运动。五脏主体又以这种运动适应外界气候变化，与天地五行阴阳一同经历生、长、化、收、藏的过程运动。五脏气血定时定点在身体空间流注，足腑经居下、表，为少阳阳生之地，日朝（寅卯辰）为少阳阳生之时，主春生。手腑经居上、表，为太阳阳长之地，日中（巳午未）为太阳阳长之时，主夏长。手脏经居上、里，为太阴阴生之地，日入（申酉戌）为太阴阴生之时，主秋收。足脏经居下、里，为少阴阴长之地，夜半（亥子丑）为少阴阴长之时，主冬藏。这一脏腑经络气血定时定点运动，是六经三极阴阳立体时空运动基本规律周期性循环的体现。

2. 六经三极阴阳螺旋式周期性循环运动规律

六经三极阴阳是少阳与厥阴、太阳与少阴、阳明与太阴的对立统一联系，六经通过三极阴阳对立统一联系，既是少阳又是厥阴，既是太阳又是少阴，既是阳明又是太阴。每一过程都存在着既是本经又是他经，既是现在又是将来，既肯定自身过程存在，又否定自身向对立面或更高层次发展。由于六经标本阴阳相联，每一过程都存在着自身和否定自身的成分，自身过程被否定的同时，旧过程转化为新过程，形成螺旋式循环周期。阳气由少阳至太阳是阳量增加引起过程发展，没有性质的改变；阳气发展至阳明，中见太阴，阳气便在肃杀之气制约下被否定，阳明向对立方也就是向中见太阴转化，由升发变为收降，阳气变为阴气，然后又发生从少向多的量变发展。阴气从太阴至少阴是阴量增加引起过程发展，没有性质的改变；阴气发展至厥阴，中见少阳，阴气便在升发之气作用下被否定，厥阴向对立方也就是向中见少阳转化，由收降变为升发，阴气转变为阳气，然后又开始从少向多的量变发展。如此阴阳质、量互相转化，发生少阳（厥阴）生、太阳长、太阴（阳明）收、少阴藏的生长化收藏的螺旋式周期性运动过程。

六、整体十二经脉立体时空周期性循环运动

1. 整体周期性循环十二经脉地支符号

子午流注学根据《灵枢·经脉》营气周期性循环规律，认为肺主寅，大肠主卯，胃主辰，脾主巳，心主午，小肠主未，膀胱主申，肾主酉，心包主戌，三焦主亥，胆主子，肝主丑。

2. 十二经脉整体周期性循环

《素问·金匮真言论》的昼夜节律，以鸡鸣至平旦为阴中之阳属春生，平旦至日中为阳中之阳属夏长，日入至黄昏为阳中之阴属秋收，合夜至鸡鸣为阴中之阴。在这一日四时中，日之冬（合夜至鸡鸣）其时最长，有六个时辰，日之春、日之夏、日之秋各占两个时辰。肾属水主冬，为阴中之阴，与肝木"乙癸同源"，内寓相火，包括膀胱（申）、肾（酉）、心包（戌）、三焦（亥）、胆（子）、肝（丑）六个脏腑所控制的阴精阳气是人体生命运动存在的根本。

天地五行阴阳生成气数，以水火为万物之征兆。水为万物之先，十二地支始于子，子、丑为阴尽阳生之时，胆主子，肝主丑，二者均属木，阴尽阳生之脏腑蕴藏于主冬主水、阴中之阴的肾藏。寅、卯为平旦，处阴尽转阳的中介，肺主气，朝百脉，为人体营卫交会中心，与大肠脏腑经络相联，其经处上、前，即两手内外侧前线，肺主寅，大肠主卯，营气之道从肝上注肺，其支别者入缺盆下注肺中，从阴向阳转化为卫气，随天地阳气行于白昼。辰、巳在寅卯之后，其时阳气上升，肺、大肠与脾、胃脏腑手足经脉相联，脾胃为营卫化源，其经处下、

前，即两足内外侧前线，胃主辰、脾主巳，肺气宣发之后，脾胃营卫随辰、巳阳气上升。午为阳气盛长，未为阳极转阴，心与小肠脏腑经络相联，处上、后即两手内外侧后线，脾胃营卫随午阳上升于心，心火随未之阳极转阴下降小肠，小肠又属脾家，故心主午，小肠主未。申、酉为日入至合夜，处阳极转阴的中介，膀胱、肾经脉处下、后，即两足内外侧后线，主寒水，摄纳阳气，膀胱主申，肾主酉。戌、亥为阴气盛长之时，万象闭藏，阳蛰阴中，心包、三焦属相火，相火禀命守位，蛰藏于肾之少阴，故心包主戌，三焦主亥。此为一日四时整体十二经脉气血周期性循环运动。

《素问·脉要精微论》云："万物之外，六合之内，天地之变，阴阳之应，彼春之暖，为夏之暑，彼秋之忿，为冬之怒。"说明自然界万物是随着阴阳消长转化规律，发生四时阴阳生长收藏的规律性现象。上述十二经脉的整体周期性循环也是阴阳消长转化的表现，在一日十二时辰中，子、午、卯、酉四个时辰是阴阳转化的枢机，子、午是阴阳两极的非平衡走向平衡的转折点，卯、酉是从阴阳平衡走向非平衡的转折点。胆主子，肝主丑，肺主寅，大肠主卯，是从阴极阳始至阴阳平衡，由肝胆所化生的气血经肺的气化作用从阴向阳转化，即从合夜至鸡鸣，为阴中之阳–少阳，属肝木。大肠主卯，胃主辰，脾主巳，心主午，是从阴阳平衡到阳极阴始，即从平旦至日中为阳中之阳–太阳，属心火。心主午，小肠主未，膀胱主申，肾主酉，从午到酉，是从阳极阴始到阴阳平衡，即从日中至黄昏为阳中之阴–太阴，属肺金。肾主酉，心包主戌，三焦主亥，胆主子，是从阴阳平衡到阴极阳始，即从合夜至鸡鸣为阴中之阴–少阴，属肾水。

七、统一整体的集合运动

整体与局部有共同规律的联系。整体是局部的整体，整体由局部按三极阴阳运动基本规律组成，局部是整体的局部，整体把三极阴阳运动规律通过经络联系输送到每一局部，使每一局部都有整体三极阴阳的全息。这样，整体有十二经脉联系，局部也有十二经脉联系。整体十二经脉三极阴阳有序运动能调控局部结构功能运动，局部十二经脉三极阴阳有序运动也能反馈调控整体结构功能运动。

十二经脉的整体三极阴阳分布规律，手足太阴、阳明分布于四肢内外侧前线，手足太阳、少阴分布于四肢内外侧后线，手足厥阴、少阳分布于四肢中线。五行主要是用来说明南北东西中五个方位和生长化收藏五个时间阶段，子午流注用它来代表肘膝以下井、荥、俞、经、合五个穴位的次序。阳经井、荥、俞、经、合的次序是木→火→土→金→水，从阳向阴流注，阴经井、荥、俞、经、合的次序是金→水→木→火→土，从阴向阳流注。阴阳相贯，环周不息。经络虽是线状的"一维空间"，但它由行血、行气、行水三极阴阳的功能形态组成，经络卫气营血"阴阳相随，内外相贯，如环无端"的运动，受经络行气、行血、行水三极阴阳功能形态调控。阳经的木、火为阳生、阳长，土寄寓于金为阳极转阴，阴经的金、水为阴生、阴长，相火寄寓于木水之中为阴尽转阳。虽然井、荥、俞、经、合是一个局部，也寓有整体三极阴阳运动基本规律。整体十二经脉气血运动能控调井、荥、俞、经、合的局部运动，井、荥、俞、经、合局部经脉气血运动也能调控整体运动，刺激井、荥、俞、经、合相关穴位以治疗整体病证。

脏腑经络与营卫气血互相调控。脏腑经络调控营卫气血的运动变化是宏观对微观所起的作用，营卫气血反馈调控脏腑经络运动变化是微观对宏观所起的作用。中医调"气"以治愈疾病的案例不胜枚举。近年研究资料表明，经络感传所显示的微观的"气"与电磁场作用有关，人体电磁场运动规律支配着内脏、思维等有序运动。针灸和气功治病就是运用电磁波对人体受干扰失常的电磁运动进行调控，以恢复原有的宏观微观集合运动。

总之，人体生命过程不断与自然界进行物质、能量、信息交换，六经脏腑经络三极阴阳以立体时空联系调控生命物质发生螺旋式的周期性运动，使生命物质定时定位地在身体空间移位、在生命时间延续。在人与自然矛盾统一运动过程中，自然界四时阴阳是根本规律，调控万物发生生长化收藏的规律性运动和变化。人体通过六经脏腑经络三极阴阳普遍联系，使整体与局部、宏观与微观发生统一整体的集合运动，以适应四时阴阳的变化，保持机体生命运动的统一性。六经脏腑经络标本阴阳主次关系互相逆从的集合运动，使藏精成形与化气排浊互相调济，保持阴质阳气平衡守恒，并在督任、太少三极阴阳控调下，发生升降出入的有序运动，以呈现更高层次的生长化收藏的规律性现象。

第六章　《伤寒论》六经是藏象系统的功能单位

《伤寒论》六经是历代医家猜想的悬题，古今研究论著论点虽多，都未能从根本上解决这个难题。根据《内经》三阴三阳多种抽象概念，和张仲景"天布五行以运万类，人禀五常以有五脏，经络府俞阴阳会通"的中心思想，结合《伤寒论》六经辨病辨证论治精神，笔者认为五脏就是六经的实质，它包括五脏－五腑－五体－五官等由经络联系组成的五大系统器官。六经是五脏系统器官的功能单位，藏象是五脏与六经的统一。后世医家将五脏藏象与六经阴阳分割为二，各成体系，致五脏失其六经辨证规律的联系，成为无系统的器官组织，六经失其五脏实质器官，成为空洞无物的抽象。其结果是理论上既不能用六经辨证规律说明五脏生理病理，又不能用五脏生理病理解释六经病证规律，遂致藏象本质隐晦不明，六经疑难千古不解。因此，要真正解决六经问题，就必须按照藏象的本来面目，将五脏藏象和六经标本连成一体，构建六经藏象系统新体系，才能阐明藏象本质，才能破解六经哑谜。

第一节　三阴三阳抽象标志与六经实质

对六经的认识历来存在两种不同的观点，有认为六经是张仲景临床经验体会，没有实质的东西，是属于抽象建构的模型；有认为六经是实体，就是脏腑经络等。实质上，六经是实质和抽象的辩证统一。从形式上说，六经是主观的抽象；从内容来说，六经是客观的实质。古人用六气六经三阴三阳作为藏象、脏腑经络的标志，藏象六经是人体三阴三阳抽象概念的综合，包括脏腑、经络多种三阴三阳抽象概念的内容。脏腑经络标本中气是六经抽象规律的辨证关系，这些辨证关系的各方面按其内部联系综合起来，成为完善的六经体系。因此必须明确，抽象的六经是六经实质运动变化规律的反映，六经实质只有通过三阴三阳标本的抽象，才能得到深刻的表述。只有以科学抽象作为逻辑方法，运用六经抽象规律对六经实质进行深入的研究，从六经抽象规定上升为实践思维具象，才能使六经成为抽象与具象、思维辩证法则与自然客观实质的统一。

一、藏象系统的抽象与藏象系统功能的规律

《内经》藏象论点是建立在五脏实质器官和三阴三阳功能联系的基础上。《素问·六节藏象论》："心者，生之本，神之变也，其华在面，其充在血脉，为阳中之太阳，通于夏气……"显然，这是一方面说明心主血脉的结构性功能，另一方面又说明心太阳适应夏气的联系调节功能。也表明了藏象的"藏"与"象"的双重性，既包括实质器官，又包含本质的功能联系。藏象是以五脏为主的五大功能系统，五脏的肝、心、脾、肺、肾是五大系统的主导器官的名称，而不是藏象系统功能单位的名称。用五脏指代藏象，能说明藏象系统器官功能形态的变化，却不能说明藏象系统器官生理病理变化的规律。古人认为人体藏象即如自然现象那样，以阴阳气数多少盛衰的调节功能与周围环境相应，维持内外环境矛盾的统一。因此三阴三阳的太阳、阳明、少阳、太阴、少阴、厥阴作为功能单位的名称，可以全面说明藏象器官生理病理变化的规律。

中医藏象以三阴三阳作为功能单位的标志，这是把藏象的论点建立在人与自然统一整体的基础上，表明三阴三阳是人体适应性功能系统。张令韶说："三阴三阳上奉天之六气，下应地之五行，中合人之脏腑，所赅者广。"说明三阴三阳普遍存在于天地五行六气和人体五脏六腑之中，包括的范围非常广泛。人体就是以三阴三阳的适应性调节功能与天地五行六气相应，保持内外环境矛盾的统一。

六经藏象系统适用性调节功能的主要表现是开合枢，开合枢运动调节功能与五脏藏象的阴阳气数多少密切相关。心属太阳，阳气最多（三阳），阳气多则发散，故太阳为开主出。阳明为阳气盛极（阳极转阴），从太阴中气为化，太阴阴气多主收降，故阳明为合。少阳属胆，为阴尽阳生，阳气最少（一阳），处阴阳之正中，主调控出入，故少阳为枢。太阴属脾，脾为至阴之脏，阴气最多（三阴），阴气多则下降，故太阴为开主收降。厥阴属肝，内藏相火，阴气少（一阴），以中气少阳为化，其性升发，故厥阴为合主升。少阴属肾，蛰藏真水真火，其气数列太阴厥阴之间（二阴），所以少阴为枢，主调节水火升降。

二、脏腑的抽象标志与藏精排泄功能联系

脏腑与藏象的含义不同。《素问》云："五脏者，藏精气而不泻……六腑者，传化物而不藏。"说明脏与腑是藏精与排泄对立统一的两方面，是内藏相对应的器官功能的联系。三阴三阳的太阳与少阴、阳明与太阴、少阳与厥阴对立统一的联系，作为脏腑功能联系的标志，把心－小肠、肺－大肠、心包－三焦、脾－胃、肝－胆、肾－膀胱的一脏一腑，看成是藏象系统同时存在的两方面。如肝主春，由足厥阴－少阳脏腑经络相联与风气相应；心主夏，由手少阴－太阳脏腑经络相

联与热气相应；脾主长夏，由足太阴－阳明脏腑经络相联与湿气相应；肺主秋，由手太阴－阳明脏腑经络相联与燥气相应；肾主冬，由足少阴－太阳脏腑经络相联与寒气相应。

脏腑经络三阴三阳与藏象三阴三阳的含义不同，但两者存在着密切关系。脏腑经络三阴三阳（十二经脉三阴三阳）是藏象三阴三阳的功能联系，藏象三阴三阳反映脏腑经络三阴三阳的综合性功能。按脏腑的五行属性来说，脏－腑是五脏藏象同一属性的器官，肝－胆同是属木，心－小肠同是属火，脾－胃同是属土，肺－大肠同是属金，肾－膀胱同是属水。同一属性的藏象器官，一属三阴，一属三阳，表明脏－腑是藏象生命过程新陈代谢对立统一的两方面。在藏象的集合体系下，并不因为两相对应的脏－腑其阴阳属性不同，就认为六脏属三阴经，六腑属三阴经，就把脏－腑分开，而应当看到一脏一腑是藏象内部对立统一的联系。

三、经络的抽象标志与十二经脉分布规律

人体除了藏象、脏腑、躯体、五官外，还有经络现象的客观存在。《灵枢》谓："十二经脉者，此五脏六腑之所以应天道。"表明十二经脉三阴三阳是五脏六腑三阴三阳适应外界气候变化的联系规律。十二经脉和脏腑密切相联，故《内经》常将两者合称，如肺手太阴、大肠手阳明等，后世医家又统称脏腑经络，如脏经、腑经等。十二经脉的分布规律与三阴三阳的气数有关。

1. 四肢部位十二经脉分布规律与三阴三阳的气数多少

阳气最多的手足阳明经脉分布在上下肢外侧的前线。《内经》称阳明为二阳，是因为阳明阳极转阴，受太阴的制化；实际上阳明多血多气，气数比太阳还要多，故分布在上下肢外侧的前线。阴气最多的手足太阴经脉（三阴）分布在上下肢内侧的前线，阴气次多的手足少阴经脉（二阴）和阳气次多的手足太阳经脉都分布在上下肢内外侧的后线，阴气最少的厥阴经脉（一阴）与阳气最少的少阳（一阳）都分布在上下肢阴阳之间的侧线。不仅如此，分布于全身的十二经脉也都呈现前后侧的规律性。

2. 脏腑经络联系与六经气数多少

脏腑经络联系就是脏经与腑经表里经络的联系。脏与腑的经脉分布部位互相对应，如两上肢内侧后线属于手少阴经，外侧后线属于手太阳小肠经等。脏腑经络联系的具体表现是发生阴阳生化，脏经藏精生血为主，腑经化气排泄为主，因而六经气血常数不平衡，不是多血少气，便是多气少血。

3. 手足经脉联系与气血阴阳平衡

手足经脉联系就是脏经与脏经、腑经与腑经上下经脉的联系。同名手经与足经的分布部位也相互对应，如手太阳经脉分布在两上肢外侧后线，足太阳经脉则

分布在两下肢外侧后线等。脏腑经络通过手足经脉的联系，以维持气血阴阳平衡，因而手经与足经的气数也相一致，如手足太阳经脉的气数都是属三阳等。

四、脏腑手足经脉联系和气血循环规律

十二经脉脏腑、手足阴阳联系，主要是控制气血循环，其循环规律分两点论述：

1. 脏腑经络标本阴阳规律性循环

六经脏腑经络按三阴三阳规律组成，十二经脉气血循环的走向就是脏腑经络标本阴阳的循环规律。手三阴从胸走手，手三阳从手走头，表明手经脏腑经络（三阳藏象的脏腑经络）气血循行由脏出腑，从阴出阳，以化气排泄为主。足三阳从头走足，足三阴从足走胸，表明足经脏腑经络（三阴藏象的脏腑经络）气血循行由腑入脏，从阳入阴，以藏精成形为主。六经脏腑经络气血循行，就是由脏经与腑经互相联结，构成脏经与腑经气血多与少的矛盾，以推动十二经脉气血环周流动。脏经与腑经气血多与少的互相消长、互相转化，保持动态平衡，如太阳多血少气、少阴多气少血，太阳多血向少阴少血渗透，少阴多气向太阳少气弥散，保持气血阴阳动态平衡。十二经脉的气血常数，脏经与腑经不平衡，而手经与足经平衡。

2. 整体周期性气血循环

整体周期性气血循环是指从肺手太阴至肝足厥阴经，再至肺手太阴，周而复始的周期性循环。其循环过程分三个阶段，除上述"手三阴从胸走手"等共同规律外，还有从多向少的程序，就是先从第一段气数最多的太阴、阳明，向第二阶段气数次多的太阳、少阴；再从气数次多的太阳、少阴，向第三阶段气数最少的厥阴、少阳流注。

在整体气血循环过程中，三焦少阳为气府，肝厥阴为血库，此二者能贮藏各经多余的气血，又能将贮藏的气血转输给各经，构成从多向少的周期性循环规律。从肺手太阴至肝足厥阴的从多向少流注，是气少于血，从肝足厥阴至肺手太阴的从多向少流注，是血多于气。如此从多向少环流不休，使各经气血得到调节，保持相对平衡。

《伤寒论》六经病证与六经脏腑经络气血运行障碍密切相关。手经脏腑经络由脏出腑，从阴出阳，其运行障碍主要表现为热证、实证，足经脏腑经络由腑入脏，从阳入阴，其运行障碍主要表现为寒证、虚证。《伤寒论》六经病证也是如此，三阳经以实证、热证为主，三阴经以虚证、寒证为主。

由于脏腑经络气血循行的气数有多、次多、少三种，《伤寒论》三阳经和三阴经病证的虚寒和实热的程度也有重、中、轻的差异。阳明经的手阳明、太阴气

数多（3＋），太阳经的手太阳、少阴气数次多（2＋），少阳经的手少阳、厥阴气数少（1＋），三阳经病证实热的程度也是如此。如发热是三阳经的共同证，而热的程度各有差别：阳明病恶热而不恶寒为重，太阳病发热恶寒为中，少阳病往来寒热为轻。太阴经的足太阴、阳明气数多（3＋），少阴经的足少阴、太阳气数次多（2＋），厥阴经的足厥阴、少阳气数少（1＋），三阴经虚寒的程度也是如此。《伤寒论》以四肢温凉候虚寒微甚：太阴病手足自温为轻，少阴病四逆为中，厥阴病手足厥逆为重。

五、藏象六经的系统功能与联系规律

藏象系统是多功能的集合体系，按其性质可分为五脏系统器官的结构性功能（如心主血、小肠主分别清浊的脏腑功能），和脏腑经络联系规律的五脏性能（如心手少阴、小肠手太阳脏腑经络表现为心属火的性能）。六经系统功能是五脏性能的抽象，具有高度的概括。六经系统功能恒定在五脏为主的统一整体的基础上，其联系规律有主体性和整体性之分。

1. 主体性联系规律

主体性联系规律是指藏象六经与脏腑经络十二经脉。藏象三阴三阳的六经，就是藏象系统功能，其气数多少表现为开合枢；脏腑经络三阴三阳的十二经脉，其气数多少表现为十二经脉分布规律。六经是十二经脉综合功能的抽象概括，十二经脉是六经的内在联系，十二经脉的脏腑经络按六气标本中气三极阴阳规律组成。六经脏腑经络三极阴阳存在脏经或腑经、手经或足经的特异性，它们又互相作用，表现为综合性的开合枢运动调节功能。六经脏腑经络三极阴阳对立器官（如心火与肾水），之所以发生同一的开合枢运动调节功能，是由六经主导器官也就是五脏的标本阴阳属性（如心手少阴与肾足少阴）所规定的，六经主体性联系规律恒定在以五脏为主的六经自身运动与平衡的机制上。六经主导器官标本阴阳逆乱，六经脏腑经络基本规律受到破坏，六经开合枢运动调节功能失调，则产生六经主体性病证。如太阳经脏腑经络是心－小肠－膀胱标本中气三极阴阳组成，心是太阳经主导器官，其性属火，主发散阳气、津液，标方心（小肠）阳火主位，本方膀胱阴津向心火转化，随心火开布而向体表输布，发生太阳为开的运动调节功能。假如太阳经脏腑经络失调，则发生太阳病主体证。只有认识到脏－腑经络三阴三阳对立统一的双方是六经生理病理的变化规律，才能够应用六经脏腑经络病机解释六经病证。

《伤寒论》六经病证与脏腑经络气血常数密切相关。太阳经多血少气，太阳病多见血分的病。如桂枝证的营气虚，麻黄证的营气实，小建中证、炙甘草证的营血不足，桃仁承气证、抵当证的蓄血、小柴胡证的血结。阳明多气多血，阳明病也以气血实证为主，三承气证为气实，抵当证为血实。少阳、太阴、少阴三经皆多气少血，少阳病、太阴病、少阴病都以气分病证为主。厥阴为多血少气之经，厥阴病多见血分之证，如当归四逆证证血虚寒凝，乌梅丸证气厥血逆，白头翁证热滞血分，热厥为血热有余，寒厥为血热不足，都以血病为主。

2. 整体性联系规律

中医强调系统观念、整体观念，藏象系统建立在以五脏为主的统一整体基础上，其整体统一性关键在于六经开合枢的共济互调。《素问·阴阳离合论》："太阳为开，阳明为阖，少阳为枢，三经者不得相失也，搏而勿浮，命曰一阳……太阴为开，厥阴为阖，少阴为枢，三经者不得相失也，搏而勿沉，名曰一阴。阴阳毂毂，积传为一周，气里形表而为相成也。"表明六经开合枢不是互不干涉，而是互相作用、相互协调的。如太阳阳开主出，阳明阳合主入，少阳阳枢主调控出入；太阴阴开主降主出，厥阴阴合主升主入，少阴阴枢主调控出入升降。如此构成整体升降出入运动的功能联系，三阳经以出入为主，关键在出，三阴经以升降为主，关键在入，升降互调，出入相济，保持动态平衡。

现代中医对整体运动平衡的机理，多用五行生克制化规律来解释。其实，六经开合枢之升降出入互相调控是五行生克制化的抽象概括，两者是辨证的统一。从藏象系统整体观来看，六经藏象系统的功能都是恒定在整体各经脏气互相调节的基础上，每经脏气都能调控各经，同时又受各经脏气的调节。六经开合枢的五行生克制化是藏象系统整体自动调节功能的高度概括，任何一经的系统功能都必须按六经开合枢的升降出入相互调控，才能保持整体的统一性。如太阳属心属火为开主出，太阳开机心火不足，则依赖太阴脾土、少阳肝木升发功能同性相生的资助；太阳开机心火太过，则依赖阳明肺金、少阴肾水收藏功能异性相克的制约。六经藏象系统的生理功能，在整体各经脏气升降出入互相调节下保持动态平衡。

《伤寒论》六经有主体性病证，有整体性病变。如太阳经主体性病证有心经络失调、营卫不和的桂枝证、麻黄证、葛根证、炙甘草证，五郁的柴胡证，肺胃实热的白虎、承气证，肾虚的四逆、真武证。太阳经整体性病证有各经开合枢升降出入互调失常引起的各种证候，太阴脾土、少阳肝木升发不足，或少阴肾水、阳明肺金收藏太过，引起太阳心火开发功能不足，则表现为太阳病整体性寒证、阳虚证。其中，以太阴脾土、少阳肝木升发不足为主的，发生脾虚证、肝郁证。以阳明肺金、少阴肾水收藏之气偏盛为主，发生肺寒证、肾虚证。反之太阳、少阳升发太过，阳明、少阴收藏不足，则引起太阳病整体性热证、实证、阴虚证。如以少阳、太阴升发太过为主，发生肝实证、胃实证，以阳明、少阴收藏不足为主，发生肺、肾阳虚证。

第二节　藏象与《伤寒论》六经

前已述及，《伤寒论》六经本乎《内经》三阴三阳，在《内经》中，人体三阴三阳是指藏象，藏象就是六经实质。张仲景《伤寒论·自序》："夫天布五行以运万类，人禀五常以有五脏，经络府俞，阴阳会通"，"观今之医，不念思求经旨。"不难看出，《伤寒论》六经是《内经》五脏藏象、脏腑经络的继承和发展，其所谓"经旨"主要是指《内经》的基本理论原则。后世的中医理论都是在《内经》基础上发展起来的，藏象也是现代中医的基本理论。中国中医科学院方药中教授曾指出："藏象学说也是中医一门最基础的学科。"我们认为，仲景既把《内经》《难经》看成是"古训""经旨"等不可违背的原则，那么他所创用的六经决不会在藏象等经旨之外另立异端。

一、藏象是五脏与六经的统一

《素问·六节藏象论》以论题突出表明人体六节的三阴三阳是指藏象，并以问答形式说明藏象是五脏为主的功能系统，既有五脏、五体、五官结构性器官的功能形态，又有六经对外界四时六气的适应性运动调节功能。

1. 六经经气与五脏藏气的统一

由于《伤寒论》太阳、阳明等后面没有"经"字，又因经络论点不能圆满解释六经病证，故此有医家认为《伤寒论》三阴三阳与经络无关，不能称为六经。毋庸讳言的是，藏象是五脏与六经的统一，五脏代表六经，一脏代表一经，脏气与经气的一致性早已成为《内经》《难经》（简称《难》）和《伤寒论》的主旨，从而贯穿于整个中医理论体系。如《素问·调经论》以经络为命题，其内容则论述五脏的虚实；《素问·经络论》以经络为论题，其内容则论述五脏五色的外应；《素问·四气调神论》以少阳、太阳、太阴、少阴分别对应肝、心、脾、肾四脏。近贤唐容川说："《伤寒论》以六经立论，而《自序》即以五脏为开宗。"恽铁樵说："古人言某脏，皆经气之说也。"凡皆表明，古今医家对脏气就是经气业已达成共识。

藏象是五脏和六经的统一，主要体现在五脏性能与六经开合枢运动调节功能的统一。如心为太阳，心属火主夏，夏气盛长，其性宣发主出，太阳是阳气盛长阶段，为阳开，也主出，太阳病以表证为主。六经是五脏的系统功能，是因为经络是五脏系统器官的共同本质；五脏是六经的主导器官，是因为五脏有共同属阴的性质。

（1）经络是五脏系统器官的共同本质联系：《伤寒论》三阴三阳代表藏

象，而非仅代表经络，为何藏象和经络俱称为经呢？

十二经脉内联脏腑、外络躯体五官，是藏象系统的共同联系规律。藏象系统通过经络、十二经脉上下表里的联系调节，表现为升降出入的藏象性能－六经的开合枢。藏象以五脏为主体，五脏通过相属的经脉，主导藏象的生命过程。《灵枢·经脉》将五脏经脉与十二经脉同列，在阐述十二经脉各自分布、连接、交会规律及其病变后，又将五脏经脉分列出来，借以显明五脏经气在藏象中所处的重要地位。如"手太阴气绝，则皮毛焦。太阴者，行气温于皮毛者也。故气不荣，则皮毛焦……足太阴气绝，则脉不营肌肉。唇舌者，肌肉之本也。脉不荣，则肌肉软"等，表明五脏对藏象的形态功能起决定性的作用。简言之，《伤寒论》三阴三阳既代表藏象，又和经络密切关联，所以古人称之为六经。

（2）五脏有共同属阴的性质：脏腑的阴阳属性为贮藏精气和排泄化物的形态功能所规定。五脏属阴是因为五脏的生理功能主要是贮藏阴精，阴精是生命运动的主要物质基础，五脏阴精是六腑阳气的根本。《素问·五脏别论》："所谓五脏者，藏精气而不泻也。"《灵枢·本脏》："五脏者，所以藏精神、气血、魂魄者也。"《素问·阴阳应象大论》："阴者，藏精而起亟也。"五脏以藏精功能通过经络联系控制生命过程运动，人体各器官都从五脏禀受阴质，组成形体，化生阳气。因此《灵枢·本神》指出："五脏主藏精者也，不可伤，伤则失守而阴虚，阴虚则无气。"《素问·脉要精微论》也指出："五脏者，中之守也……得守者生，失守者死。"

可见五脏有"阴"的共同属性，"阴成形"，其主要功能是组成形体，中医常用以代表藏象器官的形态，与六经经气存在着对立统一关系。六经以五脏为体，五脏以六经为用，相互依存，构成藏象的体系。仲景用六经作为辨病辨证系统的意义，是在于经气代表脏气、正气，是脏腑经络病机的主要方面，对邪正相争、虚实寒热的病机转化起决定作用。《难经》称五脏病为"正经自病"，其意义也是在此。

2. 六经与四象、五脏的统一

（1）六经与四象的统一：《素问》藏象以六节（三阴三阳）为命题，而内容仅提到太阳（心）、太阴（肺）、少阳（肝）、少阴（肾）四象，而且四象所属经气与《伤寒论》六经所属脏气不尽相同，这作何解释呢？

《素问》藏象以太阴属肺、少阳属肝，论中没有提及阳明、厥阴；而《伤寒论》太阴属脾、少阳属胆、厥阴属肝，六经俱备。这是因为阴阳变化各有生、长、极变三阶段，合之有六步运动过程，称为六节。在六节运动过程中，少阳、太阳、太阴、少阴四象就是春、夏、秋、冬四时阴阳：少阳主春，太阳主夏，太阴主秋，少阴主冬。四时阴阳是自然界的根本规律，规定万物生、长、收、藏的规律性变化。在四象阴阳中，少阳主阳气初生过程，孕育着生发之机，能使极尽的阴气从阴向阳转化；太阴主阴气初生过程，倚伏着肃杀之气，能使盛极的阳气从阳向阴转化，因此六气三阴三阳中厥阴与阳明从中气为化。人体六经按六气标本规律组成，六经藏象变化虽有六阶段，而所表现的标象只有四。阳经有三，向阳运动的经气只有二，以阳明虽属阳，而其经气收降却转化为阴；阴经有三，向阴运动的经气也只有二，以厥阴虽属阴，而其经气升发却转化为阳。这样，六经与四象的矛盾其实是辨证的统一，《素问·六节藏象论》与《伤寒论》六经藏象的内涵完全一致。

（2）六经与五脏的统一：《内经》藏象以五脏为主体，而《伤寒论》以六经为单位，五脏与六经的矛盾如何认识呢？

五脏六经一脏一经，其差别的关键在于君火、相火的同一性。《素问》谓："君火以明，相火以位。"藏象学说建立在五脏与五行六气统一整体的基础上，五脏应时令，肝属风木主春，心属君火主夏，脾属湿土主长夏，肺属燥金主秋，肾属寒水主冬，相火也为暑属夏。人身相火属心包，附丽于心，相火潜伏守位属胆，君火显明主气属心，相火辅助君火用事。六经所属脏腑，胆为少阳，心为太阳，心为君主之官，胆助心统调整体，"凡此十一脏，皆取决于胆也"，可见少阳经是隶属于太阳经的附属机构。《伤寒论》少阳病主方小柴胡汤主证大部分都列在《伤寒论·太阳篇》，在《少阳篇》的小柴胡证不列在少阳中风、伤寒条文之下，而列在"本太阳病不解，转入少阳者"的条文下，这都旁证少阳病属于太阳病的范围。显然，《伤寒论》以六经为单位，仍不失五脏为主体的藏象学说法则。

3. 六经与五脏主时的统一

中医把藏象学说建立在五脏五行六气统一整体基础上，常以"在天为风，在地为木，在脏为肝，在体为筋……"包罗万象的形式，说明人体藏象集合体系的活动规律，认为藏象体现了自然界五行六气的规律性现象。四时阴阳是客观规律，万物万象都在它的控制下发生生长收藏各过程变化。《灵枢·本脏》谓："五脏者，所以参天地，副阴阳，而运四时，化五节者也。"《素问·脏气法时论》谓"肝主春"，"心主夏"，"脾主长夏"，"肺主秋"，"肾主冬"；《灵枢·顺气一日分为四时》谓"朝则为春"，"日中为夏"，"日入为秋"，"夜半为冬"。《伤寒论》六经病证欲解时与六经所属脏气主时相一致，如肝主春，朝主春，肝病者，平旦慧；厥阴属肝，少阳属胆，厥阴病欲解时从丑至卯，少阳病欲解时从寅至辰，都在平旦之时。心主夏，日中为夏，心病者，日中慧；太阳属心，太阳病欲解时从巳至未上，即日中之时。肺主秋，日入为秋，肺病者，下晡（日入）慧；阳明属肺，阳明欲解时从申至戌，即日入之时。肾主冬，夜半为冬，肾病者，夜半慧；少阴属肾，少阴欲解时从子至寅上，即夜半之时。这是六经病"欲解时"为五脏主气自得其位，经气得天气之助，气旺而解的缘故。

二、藏象与《伤寒杂病论》

《伤寒论·自序》谓："为《伤寒杂病论》合十六卷，虽不能尽愈诸病，庶可以见病知源。"表明张仲景著书的目的是将伤寒和杂病同归一统，使诸病在六经藏象的共同基础上得到统一论证。原著既名《伤寒杂病论》，而以六经作为辨病辨证治疗系统，可证伤寒和杂病同属一宗，六经就是伤寒和杂病的共同体系。因战乱散失残缺，王叔和重编，后世遂分为《伤寒论》《金匮要略》两书。大部分医家把《伤寒论》看成是外感病专书，认为该书六经是外感病辨证论治纲领；《金匮要略》是杂病专著，以五脏为纲，与《伤寒论》不同。然而，清代伤寒名家柯琴说："自王叔和编次，伤寒、杂病分为两书，于本论削去杂病。然论中杂病留而不去者尚多，是叔和有《伤寒论》之专名，终不失伤寒、杂病合论之根蒂也。名不符实，是非混淆，古人精义弗彰，是以读之者鲜。而旁门歧路莫知其从，岂知叔和编次之谬以祸之欤？"事实也是这样，《伤寒论》确是一部广治诸疾、伤寒杂病兼收并蓄的书。刘渡舟教授指出："张仲景在原序中很自负地说，'虽未能尽愈诸病，庶可以见病知源'，从这两句话，可以体会张仲景著书目的在广治诸病，并不是只治外感病。明代方有执能体会书中的精神，他在《伤寒论》条辨第7条写道，'论也者，仲景自道也，盖谓愤伤寒之不明，戚宗族之非命，论病以辨明伤寒，非谓伤寒之一病也'。方氏把'论病'高于伤寒之上，则与自序的精神互相契合，认识了《伤寒论》是辨证论治的书，不落于专治外感病的偏见，无疑是正确的。"

六经藏象的生理病理是伤寒和杂病的共同基础，藏象是由五脏系统器官按六经脏腑经络辨证规律组成，病证是由六经脏腑经络失调，引起阴阳寒热虚实偏颇和五脏系统器官形态功能失常的表现。外邪侵袭人体六经脏腑经络，阴阳失调，表现以阴阳虚实寒热偏倾为主的病证为伤寒；内伤损害人体六经脏腑经络，阴阳失调，表现以五脏系统器官形态功能失常为主的病证为杂病。仲景以伤寒论述六经病证，是因为伤寒是所有外感病的总称，人体各种外感病在发生演变过程中存在着共同的规律，这一共同规律是受六经标本脏腑经络调控的。伤寒的病证特点是病程短、变化大，在短时期内即可显示出六经脏腑经络调节和失调状态。伤寒证治以六经系统综合论证为主，而杂病病证证治以分别论证为主。即如后贤所谓"仲景约法能合百病，兼赅于六经而不能逃六经之外，只有在六经上求根本，不在诸病名目上寻枝叶"之意。

仲景既立六经作为辨病辨证的纲领，就没有另立脏腑经络作为杂病辨病辨证纲领之理。《伤寒论》和《金匮要略》分为两书既是后人所为，"脏腑经络先后"列在《金匮要略》之首则未必是仲景原意。"脏腑经络先后"以五行相克关系说明传变规律，而六经三阴三阳是脏腑经络五行规律的抽象概括。何况仲景非但以六经论伤寒，更是以伤寒论六经，以伤寒揭示六经病证变化规律，使六经成为辨病辨证论治的系统，作为伤寒和杂病辨病辨证的共同基础，这才是张仲景"为《伤寒杂病论》合十六卷"的本旨。

三、五脏与六经病证

藏象的生理病理是《伤寒论》六经病证的基础，五脏结构性器官功能形态失常为六经病，脏腑经络阴阳属性偏倾为六经证。五脏的脏腑、躯体、五官为个体器官，六经脏腑经络以阴阳为共同规律。病和证的关系就是以此为基础，整体共性的证寓于个体器官之中，通过个体器官功能形态失常的病表现出来；个体的病包含着整体共性的证，通过阴阳属性表现一系列临床证候。病的实质为病理，证的本质为病机。证的阴阳虚实寒热燥湿风火为病性，证的表里上下气血阴阳为病位。

《伤寒论》以六经为纲，方证为目，以经概病，以病类证，一经多病，一病可见多证，一证又见于多病。仲景将六经脏腑经络主体性病证区分为虚实寒热表里阴阳等基本证，又将各经脏气失调整体性病证列于六经脏腑经络基本证之下，构成以五脏为主的统一整体集合性病证体系。六经病证的主体性病证和整体性病证，在《伤寒论》中，凡属本经主病就是主体性病证，都以本经所属的脏腑经络为中心，其证具，其法备，其理详；凡属某经影响其他各经或其他各经影响某经病，就是整体性病证，也以某经所属的脏腑经络病变为中心，其证少，其法略，其理约。分述如下：

1. 六经主体性病证

六经主体性病证是指六经藏象系统的五脏主体性器官结构功能失常，脏腑经络阴阳失调，所表现的虚实、寒热、表里、阴阳基本证。如太阳经藏象主体由心（小肠、膀胱）、脉、舌，按心－小肠－膀胱脏腑经络标本中气三极阴阳规律组成。太阳病主体证就是太阳经脏腑经络阴阳失调，所表现的虚实、寒热、表里、阴阳基本证。脏经心手少阴营血虚弱、外感风寒，表现为发热、恶寒、汗出、恶风、脉浮弱的表虚证（桂枝证），或心悸动、脉结代的里虚证（如小建中、桂枝甘草、炙甘草证）。腑经膀胱－小肠排泄障碍，化物积聚，表现为发热、恶寒、头痛、脉浮紧的表实证（麻黄证），或心下痞硬、胸胁硬满的里实证（泻心、陷胸、十枣证）。心－小肠阳气偏衰，膀胱阴气偏盛，表现为寒证（麻黄、桂枝、五苓证），心－小肠阳气偏盛，膀胱阴气不足，表现为热证（栀豉、泻心证）。

在太阳经脏腑经络基本证中，心病属于主要方面。心主经络统营卫，与外界气候相应，其气为开，其病以外感为主。论中凡属心太阳外感病者，其证虚实寒热具备。经约略统计，《伤寒论·太阳篇》183 条，属于外感表证者 83 条，属心神病证的烦躁、虚烦、心悸、惊狂、谵语者 54 条（属外感病证的烦躁 12 条，在外感表证中统计），外感表证与心神的太阳经主体性病证计有 120 条，占全篇 65.5%。属阳明承气证 7 条，属少阳、厥阴柴胡证 12 条（包括在外感表证统计），属太阴四逆、理中证 6 条，属少阴真武、四逆证 6 条。关系五经的太阳经整体性病证计有 19 条，占全篇 10.3%。其余 44 条与心病误治变证密切相关。

六经藏象系统的五脏主体性病证包括腑、体、窍的病变在内，多为五脏脏腑经络阴阳失调引起。太阳属心，心主血脉，太阳病表证的发热、恶寒为经脉失调，营卫不和；阳明属肺，肺主皮毛，阳明病表证的脉浮无汗而喘为风寒外束，肺气失宣；少阳属胆、三焦，外合腠理，少阳病表证的往来寒热为腠理启闭失常，营卫不和；太阴属脾，脾主肌肉四肢，太阴病表证的四肢烦热为脾气失调，风邪内侵；少阴属肾，肾主骨，少阴病表证的骨节痛为肾气衰微，风寒凝闭；厥阴属肝，肝主筋，厥阴病表证的内拘急，四肢疼为肝阳虚，筋脉失养。

2. 六经整体性病证

六经整体性病证主要是指各经脏气失调引起某经脏腑经络形态功能失常的临床表现。

太阳经整体性病证主要是由各经脏气失调，引起心神为病，经络失调，营卫不和的表现。太阳病承气证头痛有热，为阳明胃家浊邪上攻脑府。白虎加人参证时时恶风、背微恶寒，为热伤肺胃气阴，导致营卫不得输布于太阳经输体表。柴胡证心烦喜呕、往来寒热、颈项强、时时恶风，为少阳枢机失和，导致经络营卫不调。小建中证心中悸而烦，为太阴脾胃虚弱，导致太阳心脉失养。桂枝去桂加苓术汤证头项强痛、心下满微痛、小便不利，为脾失健运，水饮停蓄，引起膀胱气化失常，营卫不和于表。真武证心下悸、头眩、身瞤动欲擗地，为汗后肾阳衰微，引起太阳心经络调控失常，筋脉失其扶持。

阳明经整体性病证主要是由各经脏气失调，引起阳明肺胃功能失常的表现。阳明病桂枝证脉浮、汗出多、微恶寒，为心阳不振，经络失调，卫阳虚，引起肺气收敛失职。麻黄证脉浮、无汗而喘，为心阳不振，卫外不固，风寒外闭，引起肺气不宣。柴胡证潮热、胁下硬满、不大便而呕、舌上苔，为少阳枢机郁抑，引起上焦不通，肺气不降，津液不下，胃气不和。四逆汤证脉浮而迟、表热里寒、下利清谷，为肾阳衰微，命门真火不能生土，胃肠虚弱。吴茱萸证食谷欲呕，为肝阴逆乱，胃中虚冷。

少阴经整体性病证主要是由各经脏气失调，引起肾脏腑经络形态功能失常的表现。少阴病甘草桔梗证咽痛，为阳明肺系外感，引起少阴经脉病变。大承气三急下证，为阳明土实，引起肾阴真水竭夺。四逆散证四逆，或咳，或小便不利，为少阳枢机郁抑，三焦水道壅阻，肾中真火不能斡运周身，温养四末。

厥阴经整体性病证主要是由各经脏气失调，引起厥阴经脏腑经络功能形态失常的表现。厥阴病桂枝证腹胀满、身体疼痛，为心经脉失调，营卫不和于表，肝脾阳虚于里。瓜蒂散证手足厥冷、脉乍紧者，为邪结胸膈，胸阳不布，引起肝气升发失常，气血不能充养。小柴胡证呕而发热，为胆少阳枢机郁抑，引起肝逆侮胃。白虎证脉滑、肢厥、里有热者，为肺胃实热内伏，而致肝气升发障碍，阳失布达。承气证下利、谵语，为阳明燥屎内结肠胃，浊邪上乘心包。茯苓甘草汤证伤寒厥而心下悸，为水渍入里，水邪上乘心包，气血不能外充四末。四逆汤证下利、腹满，为脾阳不运，引起肝气升发失职。通脉四逆证下利清谷、里寒外热、汗出而厥，为心肾阳虚，真阳外越，引起肝气升发障碍，阴阳不相顺接于四末。

少阳属相火，辅助心君火太阳经统调整体，为十一脏所取决，故少阳证列于《伤寒论·太阳篇》。太阴脾为阴中之至阴，通于土气，旺于四季，太阴病也列于各经。

总之，六经病证是包括五脏五腑主体性病证和整体性病证的综合体系。可是古今不少医家认为，仲景将非本经病证列入本经，仅作鉴别之用，实不属本经病证范围，乃至有舍病从证的千古大谬。这种观点将六经体系割离，实在是背离了仲景的原意，果如所谓，仲景为什么在《伤寒论·阳明篇》桂枝证、麻黄证、柴胡证上面冠以"阳明病"三字，在《伤寒论·少阴篇》三急下证、四逆证上面冠以"少阴病"三字呢？可见以上这种观点是没有分清《伤寒论》六经病与证的概念，不了解仲景以经概病，以病概证，一病多证的意义。实质上，对于六经整体性病证，仲景在《伤寒论·太阳篇》29 条"无少阴证者"五字中已作了原则性的启示，说明六经中整体性病证属于本经之病、他经之证。如《伤寒论·阳明篇》的麻黄证、桂枝证、柴胡证、四逆证，是阳明病的太阳证、少阳证、少阴证；《伤寒论·少阴篇》的四逆散证、三急下证，是少阴病的少阳证、阳明证；《伤寒论·厥阴篇》的白虎证、承气证，是厥阴病的阳明证。

四、五脏与六经辨病辨证

从《伤寒论》"辨××病脉证并治"的标题来看，六经体系是以辨病为主。至于如何辨六经病，至今仍未弄清。但我们必须承认，辨六经病是以六经的病证为基础。《伤寒论》中关于病的概念，一以病邪为名，如伤寒、中风、温病等；

一以六经命名，如太阳病、阳明病等；一以症状命名，如痞、下利、厥等；一以体征命名，如结胸、蓄血、厥等。仲景尤其注重辨"××病"，以经病为根本。《伤寒论》共398条，以经名病约有260条，把病邪、症状、体征诸病统一在六经结构性器官功能形态失常的基础上。如太阳属心，心主经脉统营卫，与小肠、膀胱脏腑经络相联，太阳经各种病证都是心藏象系统器官的病变，中风、伤寒、温病、中暍为经络营卫病，痞、结胸为小肠病，蓄水为膀胱病、经络气血病，烦躁、心悸为心神病，痉为脑、膀胱经脉病。

辨六经病，是以分辨六经系统器官病变的特殊性为主。如太阳病经络、营卫病主要表现为表证，其辨病关键即在分析太阳表病的发热、恶寒、无汗、自汗、脉浮等症状的特殊性。太阳病发热、汗出、恶风、脉浮缓，为中风；太阳病或已发热或未发热、必恶寒、体痛、呕逆、脉阴阳俱紧，为伤寒。太阳中风、伤寒是经络营卫不和的不同病证。小肠的病证主要是泌别清浊障碍，引起气机郁抑，清浊互结于肠胃胸腹的表现。《伤寒论》谓"若心下满而硬痛者，此为结胸也……但满而不痛者，此为痞"，说明辨结胸与痞是以胃肠病变的症状体征依据。其余五经辨病也都以所属的藏象系统器官形态功能失常所表现的症状体征为标准。

辨六经证，主要是分辨六经病症的病性、病位和病势，给六经病症做定位定性诊断，它以六经脏腑经络阴阳属性偏倾为基础。由于六经病证有主体性和整体性之分，因此六经辨证也有基本辨证和整体辨证之别。

1. 六经基本辨证

六经基本辨证适用于六经主体性病证，就是以六经主要病证为中心，根据六经脏腑经络病机，分析每一病证基本过程的阴阳虚实寒热不同性质和表里上下不同部位。如太阳经的主要病证有中风、伤寒、温病、蓄水、痞、结胸等，每一病证又因脏腑经络阴阳偏倾表现为若干证。如太阳中风辨证，就是根据太阳经脏腑经络阴阳失调的病机，对太阳中风的病证病位进行分辨：头痛、发热、汗出、恶风、脉浮缓，为营气偏虚证（桂枝证）；脉浮紧、不汗出、躁烦，为表实挟热证（大青龙证）；发热、渴欲饮水、水入则吐，为表风里水证（五苓散证）；往来寒热、胸胁苦满，为气血虚弱，邪羁营卫证（小柴胡证）。

2. 六经整体辨证

六经整体辨证适用于六经整体性病证，就是从各经脏气失调的病机，分辨六经所属的脏腑经络的病性和病位。如太阳属心，心藏神，烦躁是太阳经主要病证，而烦躁的整体性辨证则从整体各经脏气失调去分辨，胃实烦躁多见但热不寒、不大便、舌苔黄燥；胆郁烦躁多见口苦、咽干、目眩、胸胁苦满；脾滞烦躁多见腹满、下利；肾虚烦躁多见脉微、肢厥、不眠；肝郁烦躁多见默默不欲饮食、呕、厥、胸胁烦满。

五、五脏与六经治法

六经治法有六经基本治法和六经整体治法。

1. 六经基本治法

六经基本治法以调整本经脏气为主，适应于六经主体性病证的治疗方法。太阳病标本兼化，以心标热为主，膀胱本寒为次，心属火，其性宣发，太阳病正治以温心发汗为主。阳明从中气，以肺燥金为主，其性清肃收降，阳明病正治以清肺通下为主。少阳从本，以胆相火为主，胆少阳处阴阳交界，为中正之官，其性舒畅，主决断，少阳病治法以舒胆解郁，调和阴阳为主。太阴从本，以脾湿土为主，脾处中焦，主升清降浊，太阴病治法以温脾升清降浊为主。少阴标本兼化，以肾标寒为主，心火次之，肾属水寓火，为人身阴阳之根本，其性闭藏，少阴病治法以温补肾阳，滋养肾阴为主。厥阴从中气，以肝风木为主，肝厥阴为阴极转阳，其性升发，厥阴病治法以温肝升清为主。六经病证以五脏病变为中心，六经治法也以调整五脏本经性能为主，五脏的主要矛盾解决了，次要矛盾便迎刃而解。

2. 六经整体治法

从调整他经脏气以治疗本经所属脏腑经络病证的方法，适用于六经整体性病证。伤寒六经各有主方主治：太阳心病桂枝、麻黄汤主治；阳明肺病白虎、承气汤主治；少阳胆病柴胡汤主治；太阴脾病理中、四逆汤主治；少阴肾病真武、黄连阿胶汤主治；厥阴肝病乌梅丸、当归四逆汤主治。

六经主方通用于各经整体性病证，如桂枝汤在《伤寒论·太阳篇》主治心经脉营卫不和的头痛、发热、恶风、自汗、脉浮缓（13）；在《伤寒论·阳明篇》主治肺气收敛失常的脉浮、汗出多（230）；在《伤寒论·厥阴篇》主治肝阳衰微，里寒外热，阴阳不相顺接的下利、腹满、身体疼痛（371）。麻黄汤在《伤寒论·太阳篇》主治心阳不振，寒闭经脉，气血循行不利的头痛、发热、身疼腰痛、骨节疼痛、恶风、无汗而喘（35）；在《伤寒论·阳明篇》主治风寒闭肺的脉浮、无汗而喘（236）。

承气汤在《伤寒论·阳明篇》主治肺气肃降失常，胃家实的腹满绕脐痛、潮热（213）；在《伤寒论·太阳篇》主治胃浊上攻脑府的头痛（56）；与痉病的胸满、口噤、卧不着席（《金匮要略·痉湿暍病》）。白虎汤在《伤寒论·阳明篇》主治肺气清肃失令，胃热外蒸的腹满身重、难以转侧、口不仁、面垢、谵语、遗尿、自汗出（224）；在《伤寒论·太阳篇》主治心经络失调，营卫不和，太阳开机散热障碍的伤寒脉浮滑、表无寒、里有热（据《桂林古本》）；在《伤寒论·厥阴篇》主治邪热内伏，肝气升发障碍的脉滑而厥、里有热（349）。

小柴胡汤在《伤寒论·少阳篇》主治胆少阳经脉为病的口苦、咽干、目眩

（266）；在《伤寒论·太阳篇》主治心经脉营卫不和的往来寒热、胸胁苦满、默默不欲饮食、心烦喜呕（98）；在《伤寒论·阳明篇》主治肺气不宣，上焦不通，津液不下，胃气不和的胁下硬满、不大便而呕、舌上白苔（233）；在《伤寒论·厥阴篇》主治肝气上逆的呕而发热（278）；在《伤寒论·少阴篇》小柴胡汤变方四逆散主治肝阳郁抑，引起肾阳不能外充的四逆等证（318）。

四逆汤在《伤寒论·太阴篇》主治脾胃虚寒的自利、不渴（277）；在《伤寒论·厥阴篇》主治亡阳津脱，肝血不能养筋的大汗出、热不去、内拘急、四肢痛、又下利厥逆而恶寒者（352）；在《伤寒论·少阴篇》主治肾阳衰微的腹痛、小便不利、四肢沉重疼痛（316）；在《伤寒论·太阳篇》主治心经脉失调，卫阳衰微，筋肉失主的身瞤动，振振欲擗地（24）。

吴茱萸汤在《伤寒论·厥阴篇》主治肝气上逆的干呕、吐涎沫、头痛（377）；在《伤寒论·少阴篇》主治心肾不交的吐利、手足厥冷、烦躁欲死（309）；在《伤寒论·阳明篇》主治胃中虚冷的食即欲吐（245）。

总之，六经所论之病以五脏为主体，而六经所治之证又关系到整体各经，故六经整体治法也是六经治法的重要组成部分。

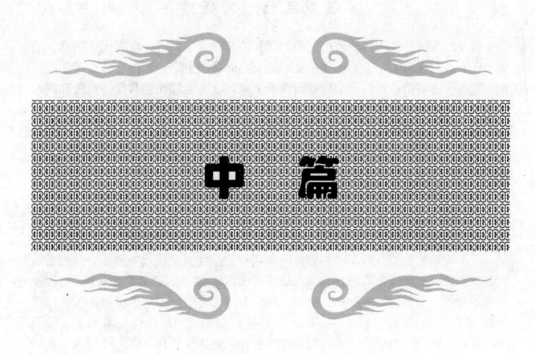

中篇

第七章 藏象结构规律的二象性

第一节 中医学存在的疑难和缺口与六经
藏象系统的发现

科学的发展，往往是从解决疑难和填补缺口形成起来的。在近代中医学发展史上，曾经出现两大争论，一是中医理论核心问题的争论，二是症和证问题的争论。此外，还有辨证论治和辨病施治两者的缺口，未能寻找到共同的基础和内在的联系。《内经》的藏象和《伤寒论》的六经也是中医两大课题。藏象自《内经》成书至今已两千年，仍然是有待于突破的难题。《伤寒论》六经自金代医学家成无己开始注解，迄今也已八百多年，远比数学领域的哥德巴赫巴猜想为久，研究者虽达数百家，却依然是历史的悬案。

对中医理论核心问题的争论，一以藏象为主，一以阴阳五行为主，也即藏象与六经问题的延伸，前者以器官功能为主，后者以抽象规律为主。对症和证问题的争论，看起来只有两字，其实也是上述两种观点争论的继续。症，是疾病的症状，是五脏结构性器官形态功能失常的表现；证是证候，其阴阳寒热虚实表里是六经脏腑经络的规律性病理现象。在近年的临床研究中，辨病施治和辨证论治相结合取得了显著成就。病和症，是以结构性器官形态功能失常为主，如循环器官疾病、呼吸器官病症等；证，是以六经脏腑经络失调的规律性现象为主，如阴虚、阳虚、寒证、热证等。五脏结构性器官和六经规律性现象是古今中医存在的重大疑难和缺口，有赖于我们解决和填补。

实践证明，症候群大都是结构性器官失常的病症与阴阳寒热虚实规律性失常的证候共同出现，如腹满、泄泻、纳少、肌瘦、肢乏、舌淡、脉细的脾虚证，往往是脾胃器官形态功能失常的病症，同时又是里虚、阳虚的证候。这一病症和证候的二象性，就是《内经》中"心者……阳中之太阳"、"脾足太阴"等六经藏象在疾病过程的体现，表明人体结构性器官和三阴三阳联系规律是统一的集合体系。在人体疾病过程的症候群中，普遍存在阴阳、寒热、虚实、表里等不可分割的系统规律，这一系统规律性现象正是六经脏腑经络阴阳失调的表现。如脏经藏精不足，精气被夺，表现为虚证；腑经排泄障碍，化物积聚，表现为实证。手经阳气偏虚、偏盛，表现为阳虚、热证；足经阴气偏虚、偏盛，表现为阴虚、寒证。病症和证候的关系是个性与共性的关系，人体疾病过程每一结构性器官失常的病症，都可以表现为阴阳、寒热、虚实、表里不同性状的证候。表明共性的证候包含在个性的症状之中，个性症状是现象，共性证候是本质，症状与性状就是现象与本质的关系，人体脏腑经络三极阴阳是其共同规律。

藏象是以五脏为主体的生命现象与本质的统一，也就是五脏结构性器官内部所隐含的六经脏腑经络三极阴阳辨证规律，五脏结构性器官是现象，六经脏腑经络是本质。在病理上，既有五脏结构性器官功能形态失常的病症，又有六经脏腑经络失调的证候。通过整合，填补两者的缺口，就解决了藏象和六经的两大疑难，形成了六经藏象系统的集合体系。

第二节　六经藏象系统结构规律与功能

目前中医多把藏象看成是脏腑、经络、气血、津液、精神的总称，而未触及藏象的实质，有的还轻率地删去藏象，以脏腑取而代之，认识很不一致。但是古往今来，以藏象为五脏系统的观点依然不断涌现。《中国医籍考》的"藏象"论题中，有《神农五脏论》（《崇文总目》一卷）、《黄帝五脏论》（《崇文总目》一卷）、《岐伯精藏论》（《艺文略》一卷）、《岐伯五脏论》（未见）、《张仲景五脏论》（崇文总目一卷）。前苏联华格拉立克教授早就指出："在中医概念中，认为脏器不仅是形态的一个单位，而且是一个功能单位。"《福建中医基础学》载文："藏象的精神是建立在整体的观点上……它不仅代表各个器官的活动，也泛指某系统器官活动和作用，虽然有脏和腑区分，但并不等于脏腑功能孤立看待。它以五脏活动为主体，说明人体生命活动，内之消化、循环、排泄，外之言行、视听，莫不统于五脏。"中国中医科学院方药中先生在《辨证论治七讲》中指出："中医学认为五脏就是组成整个人体的五个系统，人体的所有器官都包括在五个系统之中。"孙孝洪认为："藏象应当是多种器官系统互相作用的某个功能单位。"凡皆表明，历代医家对藏象系统持肯定态度的不乏其人，只是藏象究竟是怎样的系统、它的本质是什么，还是令人眩惑的奥秘。

《内经》中有关藏象系统的论证主要有下列三段：

《素问·六节藏象论》云："帝曰：藏象何如？岐伯曰：心者，生之本，神之变也；其华在面，其充在血脉，为阳中之太阳，通于夏气。肺者，气之本，魄之处也；其华在毛，其充在皮，为阳中之太阴，通于秋气。肾者，主蛰，封藏之本，精之处也；其华在发，其充在骨，为阴中之少阴，通于冬气。肝者，罢极之本，魂之处也；其华在爪，其充在筋，以生血气，其味酸，其色苍，此为阴中之少阳，通于春气。脾、胃、大肠、小肠、三焦、膀胱者，仓廪之本，营之居也，名曰器，能化糟粕，转味而入出者也；其华在唇四白，其充在肌，其味甘，其色黄，此至阴至类，通于土气。凡十一脏，皆取决于胆。"

《素问·阴阳应象大论》云："……在天为风，在地为木，在体为筋，在脏为肝……在窍为目，在味为酸，在志为怒；怒伤肝，悲胜怒；风伤筋，燥胜风；酸伤筋，辛胜酸……在天为热，在地为火，在体为脉，在脏为心……在窍为舌，在味为苦，在志为喜；喜伤心，恐胜喜；热伤气，寒胜热；苦伤气，咸胜苦……在天为湿，在地为土，在体为肉，在脏为脾……在窍为口，在味为甘，在志为思；思伤脾，怒胜思；湿伤肉，风胜湿；甘伤肉，酸胜甘……在天为燥，在地为金，在体为皮毛，在脏为肺……在窍为鼻，在味为辛，在志为忧；忧伤肺，喜胜忧，热伤皮毛，寒胜热，辛伤皮毛，苦胜辛……在天为寒，在地为水，在体为骨，在脏为肾……在窍为目，在味为咸，在志为恐；恐伤肾，思胜恐；寒伤血，燥胜寒；咸伤血，甘胜咸。"

《素问·脏气法时论》云："肝主春，足厥阴少阳主治，其日甲乙……心主夏，手少阴太阳主治，其日丙丁……脾主长夏，足太阴阳明主治，其日戊己……肺主秋，手太阴阳明主治，其日庚辛……肾主冬，足少阴太阳主治，其日壬癸。"

再详述于后。

一、藏象的结构和规律的二象性

从上述《内经》原文看，藏象具有结构和规律二象性的内容。藏象的结构性，是指五脏结构器官及其所表现的功能现象。如心主血，其华在面，其充在脉；肺主气，其华在毛，其充在皮；肾主水，藏精，其华在发，其充在骨；肝主化生血气，其华在爪，其充在筋；脾主运化水谷，其华在唇，其充在肌等。藏象结构性器官既有在里之脏，又有在表之象，这还仅仅是藏象的一面。藏象的规律性，是指五脏结构性器官的内在联系规律及其所表现的规律性现象。如心为阳中之太阳，手少阴太阳主治，通应夏气；肺为阳中之太阴，手太阴阳明主治，通应秋气；肾为阴中之少阴，足少阴太阳主治，通应冬气；肝为阴中之少阳，足厥阴少阳主治，通应春气；脾为阴中之至阴，足太阴阳明主治，通应长夏湿气。藏象规律性现象及其内在规律无形可观，只能以思维的抽象概念去把握。《素问·经脉别论》云："帝曰：少阳脏何象？岐伯曰：象一阳也，一阳脏者，滑而不实也。"说明人体藏象规律性现象所表现的是阴阳消长盛衰，不是肉眼所能观察到的功能形态。藏象结构性和规律性是辩证的统一，结构性是现象，规律性是本质。藏象规律性包含在结构性之中，通过结构性器官的形态功能表现出来；藏象结构性器官存在于六经辨证规律的有序体系中，按六经三极阴阳辨证规律的规定表现为规律性现象。

《内经》曾从不同层面对藏象结构和规律二象性体系进行论证。《素问·六节藏象论》说明藏象是五脏、五体的结构性器官与六经抽象规律的统一，重点论述五脏对五体的控制作用和六经对外界四时气候的适应性功能。《素问·阴阳应象大论》说明藏象的五脏、五体、五官是发生生命过程的系统，与外界五行六气一同经历生、长、化、收、藏各过程的变化，并以五行生克制化规律阐明五脏系统器官之间与五行生命物质之间互相资生制化，保持动态平衡。《素问·脏气法时论》说明五脏是生命过程藏象的主体，脏腑经络是藏象系统适应外界四时气候变化的内在联系规律。

兹将上述三段经文按其内部联系综合起来，便可以得出如下结论：藏象是脏腑、躯体、五官由经络按三阴三阳辨证规律组成的综合性功能系统，六经是藏象系统功能单位的高度抽象概括，五脏（五腑－五体－五官）的功能形态结构各不相同，之所以共处一体组成藏象系统，是因为它们之间存在着三阴三阳的共同本质。六经藏象系统是按六经脏腑经络三阴三阳辨证规律组成，脏经藏精成形属三阴，腑经排泄化气属三阳，奇恒之府、奇经八脉包括在脏腑经络之中，协助调控阴阳。

《素问》以"六节藏象"为命题，把人体生命过程的藏象看成是五脏与六经的统一运动过程，表明藏象是发生生命过程的功能系统，胆少阳主春（生）为阳生，心太阳主夏（长）为阳长，脾太阴主长夏（化）为阴生，肺阳明主秋（收）为阳极转阴，肾少阴主冬（藏）为阴长，肝厥阴主春（生）为阴尽转阳。五脏与六经是生命过程藏象系统不可分割的统一体，后世医家由于对藏象的认识只停留在脏腑、躯体、五官的结构性器官功能形态的表面现象上，撇弃了它最本质的规律性联系，以致藏象与六经分为两家，从而使中医学最精华的部分遭受屏蔽。辩证唯物论认为，如果不考察现象的客观联系及其互相依赖性，自然界在我们的观念中就会成为许多毫无规律、无法给以合理解释的杂乱堆积。不难看出，藏象离开了六经，就失其辨证规律的联系，成为无系统的器官，六经离开藏象，就失其实质器官，成为空洞的抽象规律。因此，按藏象的原貌将五脏的结构性器官和六经辨证规律结合起来，使之成为有机的理论体系，这是研究藏象至为根本的核心。

二、藏象系统功能的结构和规律的二象性

1. 五脏结构性功能与六经规律性功能的辩证统一

藏象系统功能是藏象系统结构和规律二象性的表现。藏象是多功能系统，按其性质有五脏结构性功能和六经规律性运动调节功能之分。《素问·天元纪大论》谓："阴阳之气，各有多少，故曰三阴三阳也；形有盛衰，谓五行之治，各

有太过不及也。"说明三阴三阳所指是无形之气，五行所指是有形之体。五脏结构性功能以五脏器官形态结构为基础，如心主血脉的功能是以心脏形态结构为基础。五脏结构性功能又称为"脏气"，如心气、肺气。六经规律性运动调节功能，是以六经脏腑经络联系规律为基础，如太阳为开，是太阳经藏象系统的心－小肠－膀胱及其脏腑经络的标本阴阳主次逆从运动的表现。六经规律性运动调节功能又称为"经气"，如太阳、阳明、少阳。脏气和经气虽有不同的概念，但两者互相联系，互相生制，不能分开。《素问·天元纪大论》谓："天有五行御五位，以生寒暑燥湿风，人有五脏化五气，以生喜怒思忧恐。"说明自然界无形的六气化生于有形的五行，人体无形的六经功能化生于有形的五脏器官。"气形相感"是六经气化的本源，六经无形之气生于五脏实质器官，又对五脏器官形态功能起控制调节作用。没有藏象系统器官的形态功能，就没有六经运动调节功能；没有六经运动调节功能，也不能集合五脏形态功能。五脏与六经并非两物，而是藏象系统"气"、"形"对立统一的两方面，五脏形态功能就是在六经运动调节功能的控制下表现的过程运动。

2. 六经是藏象系统功能单位的名称

五脏能代表六经，脏气能代表经气；六经能概括五脏，经气能概括脏气。唐容川说："脏腑，有形者；三阴三阳，无形者也。有形不可赅无形，无形可赅有形。"有形的五脏是个体器官，仅是六经功能系统的一部分。张仲景深得《内经》经旨，了解五脏与六经的辩证关系，用六经概括藏象系统病证，为中医学的藏象系统辨病辨证论治奠定了基础。

藏象作为多个器官组成的功能系统，必须有统一的标志作为功能单位的名称。根据上述脏腑为形，六经为气，气能赅形，形不能赅气的原则，除了用藏象系统功能－六经三阴三阳作为功能单位名称外，任何个体器官均不能取而代之。现代医学也是用概括出来的共同功能作为系统器官统一名称，如胃肠肝胆都有消化功能而称消化系统，心血管都有血液循环功能而称为循环系统等。中医用藏象的抽象功能三阴三阳作为藏象系统的名称，与现代医学器官系统分类是殊途同归的。不过，藏象是综合性多功能系统，其内容有六经开合枢的升降出入运动调节功能（如心太阳为开主出），有脏腑形态结构的功能（如心主血脉，小肠主泌别清浊），有躯体、五官运动调节功能（如骨主运动，耳主分辨五音），有经络联系调节功能（如卫气营血）等。三阴三阳开合枢是五脏性能的抽象，是生命过程五脏系统器官在经络气血调节下所表现的综合性功能，唯有六经作为藏象系统功能的标志，才能使五脏系统的器官与功能得到全面的概括。

五脏在藏象功能系统中的意义：其一，藏象功能系统的有形器官有脏、腑、躯体、官窍等，五脏处于主导地位，对其他各器官起决定性作用。古人有用它代表藏象，以说明藏象实质器官形态功能的变化。其二，五脏器官互相作用，产生六经开合枢运动调节功能，藏象系统综合性功能并非个体器官所能体现。因此，作为主导器官的五脏只能代表藏象，却不能囊括藏象系统功能单位而作为系统的名称。

第三节 藏象是生命过程阴阳生化的集合机构

藏象系统是五脏结构性器官按六经脏腑经络三极阴阳规律组成的集合体系，有五脏结构性器官阴阳生化的集合机构，有六经脏腑经络阴阳生化的联系规律，有五脏调控阴阳生化的主体，有六经开合枢运动调节功能。其中，阴阳生化是藏象系统的共同本质，因此，藏象系统就是生命过程阴阳生化的集合体系。

一、五脏结构性器官是藏象阴阳生化的集合机构

五脏系统结构性器官是指五脏－五腑－五体－五官的五行同一性器官而言。《内经》谓"心合小肠"，"皮者，肺之合也"，"口唇者，脾之官也"，"肝与胆合"，"肾之合骨也"，"耳者，肾之官"等。五脏系统器官形态功能各不相同，而阴阳属性是其共同本质。脏－腑居里属阴，躯体－五官居表属阳，阳中有阴，阴中有阳，互相联结组成阴阳生化的集合体系。脏－腑居里属阴，将外界摄入的食物进行消化，分别为精华和糟粕，其六腑为阴中之阳，主生化阳气，排泄化物，五脏属阴中之阴，主贮藏精气，化生阴血。脏－腑阴阳气血输注于五体－五官，作为五体－五官的物质基础。五体－五官居表属阳，其形态结构属阳中之阴，主贮藏阴质，其运动功能属阳中之阳，主化生阳气。五体阴阳转输出入于脏腑，成为脏腑与外界阴阳生化的动力，五官反映五脏、五腑、五体阴阳气化的信息。五脏－五腑－五体－五官互相作用，发生人体生命过程运动，保持阴阳生化相对平衡。

心－小肠与脉－舌组合，心为脏属阴，主血脉神志，藏精成形，小肠为腑属阳，主泌别清浊，化气排泄。心推运营卫气血充实于脉，化生脉的形质。脉有阴脉阳脉之分，阴脉行营血，阳脉行卫气。脉受营卫气血充养，又转输阴阳清浊温养心－小肠。舌主分辨五味，反映心－小肠－脉的气血水火阴阳生化。

肺－大肠与皮肤－鼻组合，肺为脏属阴，主藏精成形，大肠为腑属阳，主化气排泄。肺输精于皮肤毛孔，充实皮肤毛孔的形质。皮肤毛孔组织结构属阴，主藏精成形，皮肤毛孔运动功能属阳，主化气排泄。皮肤毛孔输精于肺－大肠，成为肺－大肠阴阳生化的动力。鼻主嗅五气，反映肺－大肠－皮毛的气血水火阴阳生化。

脾－胃与肌肉－口唇组合，脾为脏属阴，主藏精升清，胃为腑属阳，主化气降浊。脾输精于肌肉，充实肌肉的形质。肌肉形态结构属阴，主藏精成形，肌肉运动功能属阳，主化生阳气；肌肉输精于脾－胃，成为脾－胃与外界进行阴阳生化的动力。口唇主分辨五味，反映脾－胃－肌肉的气血水火阴阳生化。

肾－膀胱与骨－耳组合，肾为脏属阴，主藏精成形，膀胱为腑属阳，主化气排泄。肾输精于骨，充实骨的形质。骨的形态结构属阴，主藏精成形，骨的运动功能属阳，主化生精血。骨的阴精转输于肾，成为肾化生精血、蛰藏阳气的动能。耳主分辨五音，反映肾－膀胱－骨气血水火的阴阳生化。

肝－胆与筋－目组合，肝为脏属阴，主藏血，化生血气，胆为腑属阳，主化生相火。肝输精于筋，充实筋的形质。筋的形态结构属阴，主贮藏精气，筋的运动功能属阳，主化生阳气。筋的精气转输于肝－胆，成为肝－胆化生血气的动能。目主分辨五色，反映肝－胆－筋的气血水火阴阳生化。

二、六经脏腑经络三极阴阳是藏象阴阳生化规律

藏象系统进行有序的组合，保持自身稳定，有赖于经络的联系调节。经络有形态功能和联系规律两方面，经络的功能形态有行血、行气、行水三极阴阳之分，经络联系规律主要是十二经脉三阴三阳对立统一关系。

经络的形态功能，主要是指其行血、行气、行水，以濡养脏腑器官组织。《灵枢·经水》："经脉十二者，外合于十二经水，而内属于五脏六腑……夫经水者，受水而行之……经脉者，受血而营之"；《灵枢·本脏》："经脉者，所以行血气而营阴阳。"《难经》又谓："阴脉营于五脏，阳脉营于六腑，如环无端，莫知其纪。"《灵枢·阴阳清浊》："清者注阴，浊者注阳……浊者有清，清者有浊。"可见，阴脉属五脏，阳脉属六腑，阴脉所注为营阴，阳脉所注为卫阳，阴脉阳脉互相联系，作为气血环流的通道，适应周围环境的变化。

经络的联系规律，是指六经脏腑经络标本中见三极阴阳基本运动规律，由脏腑经络和手足经脉两对阴阳互相联结组成，控制五脏结构性器官生命物质的阴阳生化和过程运动。脏腑经络以藏精和化气阴阳逆从，发生互根、消长、转化的阴阳生化。阳逆阴从引起阳长阴消，则从阳化生卫气；阴逆阳从引起阴长阳消，则从阴化生营血。营阴为脏经所贮藏的清气，卫阳为腑经所化生的浊气，两者互相维系，营养人体脏腑阴阳。手足经脉以水火升降阴阳逆从，发生互根、消长、转化的阴阳生化。阳逆阴从引起阳长阴消，则水随火升，血随气行，助卫阳开布，发生五脏器官运动；阴逆阳从引起阴长阳消，则火随水降，气随血行，济营阴贮藏，维持五脏器官平衡。

三、五脏是藏象阴阳生化的主体

五脏作为藏象的主体代表藏象系统，既是五脏－五腑－五体－五官的主要矛盾方面，代表五脏结构性器官的功能形态，又是六经脏腑经络标本中见三极阴阳的主要矛盾方面，代表六经脏腑经络的联系规律。在六经藏象系统的脏－腑经络和手－足经脉两对阴阳矛盾关系中，脏－腑经络标本阴阳逆从生化气血，推动生命过程运动，是矛盾的主要方面；规定了手－足经脉水火阴阳升降的动向，使其作为矛盾的次要方面，控制调节动态的平衡。在脏腑经络关系中，脏经属于主要方面，五脏贮藏的阴精是六腑阳气的根本。中医阴阳学说将阴置于阳之前，以阴为第一性，阳为第二性，是因为阴质决定阳气。五脏有属阴的共同本质，五脏功能主要是贮藏阴精，阴精是生命运动的主要物质基础。五脏以藏精功能通过经络联系控制生命过程运动，人体各器官都从五脏禀受阴质，组成形体，以化生阳气。因此《灵枢·本神》指出："五脏主藏精者也，不可伤，伤则失守而阴虚，阴虚则无气，无气则死也。"《素问·脉要精微论》也指出："五脏者，中之守也……得守者生，失守者死。"

四、六经开合枢是藏象阴阳生化的运动调节功能

藏象是多功能的系统，藏象系统功能不同于五脏器官功能，也不是五脏器官功能的叠加，而是具有更高层次的综合性系统功能。人体以六经开合枢的升降出入运动调节功能发生生命过程，适应周围环境变化，保持机体相对的内稳态。因此《素问》指出："根于中者，命曰神机……根于外者，命曰气立"；"出入废，则神机化灭，升降息，则气立孤危。故非出入，则无以生、长、壮、老、已，非升降，则无以生、长、化、收、藏……故器者，生化之宇，器散则分之，生化息矣。故无不出入，无不升降。化有大小，期有近远。四者之有，而贵常守，反常则灾害生矣。"

三阴三阳的经气化生于六经脏腑经络标本中见三极阴阳的主次逆从过程运动，六经开合枢的升降出入是六经脏腑经络标本阴阳主次逆从过程运动的规律性现象。三阳经藏象过程以腑经排泄为主，阳逆而阴从，脏经阴质向腑经转化为阳气，寒水随热气蒸发，表现以出入动态为主的三阳经开合枢运动调节功能；三阴经藏象过程以脏经藏精成形为主，阴逆而阳从，腑经阳气向藏精转化为阴质，火热随寒水蛰藏，表现以升降静态为主的三阴经开合枢运动调节功能。人体通过六经开合枢升降出入的互相调节，保持运动与平衡的统一。

少阳本火为心包－三焦，标风为胆，少阳相火禀命守位，寄寓于风木之脏，少阳阴尽阳生过程，以胆为主，胆居膈下，处于表里上下之正中，少阳枢机是胆

相火控制三焦水津转阴出阳，阳逆阴从的表现。

太阳标热为心－小肠，本寒为膀胱，太阳阳气盛长过程以标热心为主，本寒膀胱为次，心为阳中之阳，色赤位南，其性属火，其气为热，太阳开机是心火热气蒸化寒水外出，阳逆阴从的表现。

阳明标湿属胃，本燥为肺－大肠，中见太阴属肺，阳明阳极转阴过程以中气手太阴肺燥气为主，胃湿气为次，阳明为合是肺燥推动胃湿下降，阴逆阳从的表现。

太阴标燥为肺，本湿为脾－胃，太阴阳极阴生过程，以脾湿为主，肺燥为次，脾胃共处中焦，为燥湿升降的中枢，以湿升为主，燥降为次，太阴为开主升降主出，是脾湿上升溉汲肺燥，推动胃气下降，阴逆阳从的表现。

少阴标寒为肾－膀胱，本热为心，少阴阴气盛长过程以标阴为主，肾居下焦，主水寓火，少阴为枢机主控调升降，是肾水吸引心火潜藏阴中，以升阴降阳，阴逆阳从的表现。

厥阴标火为心包，本风为肝－胆，中见少阳属胆，内寓相火，厥阴阴尽转阳过程，以中见少阳相火为主，厥阴合机主升发，是少阳相火推动肝中血气上升外出，阳逆阴从的表现。

五、藏象与脏腑、十二经脉、脏腑经络联系规律

目前中医界对藏象、脏腑、十二经脉、脏腑经络的认识尚未统一，概念相互混淆，为进一步揭示藏象的本质，兹将它们的不同含义及相互关系论证如下。

1. 藏象与脏腑

目前中医对藏象仅从字面理解，认为藏象就是脏腑功能反映的征象，将藏象功能等同于脏腑功能，又有不少中医书籍错误地把"藏象"二字删去，用脏腑来代替。实际上，脏腑个体器官不是功能单位，只因沿袭讹传，勉强形成所谓生理病理的"特定"概念。

脏腑不能取代藏象的理由有下列两点：

一是脏腑论点概念的内涵不能揭示藏象的本质。藏象系统虽以脏腑为中心，但脏腑的功能形态是现象，而从藏象系统中抽象出来的六经脏腑经络三极阴阳才是本质。在病理过程中，脏腑结构功能失常的病症只能说明疾病的现象，六经脏腑经络标本阴阳失调所表现的寒热虚实证候才能揭示疾病的本质。

二是脏腑论点概念的外延不能统括藏象的内容。脏腑或五脏是个体器官，其概念的外延不能统括藏象集合机构。近年有人根据系统论提出心系统、肝系统等五脏系统的观点，以五脏个体器官作为藏象功能单位的名称，就是没有分清个体和集合概念的结果。

必须反复强调的是，五脏结构性器官功能形态是现象，六经脏腑经络三极阴阳是本质。现代哲学已经明确指出"现象是事物各个片面"，"本质是事物的全体"，用五脏结构性器官功能形态作为系统功能单位的名称，就是以偏概全。既然藏象是系统，只有用六经系统功能作为藏象系统的名称，才能得到全面的概括。

2. 藏象与十二经脉、脏腑经络联系规律

藏象、十二经脉、脏腑经络都以三阴三阳为标志，三者既彼此区别，又互相联系。藏象三阴三阳以六经为单位，经脉三阴三阳以十二经脉为单位。藏象是由十二经脉联系组成，十二经脉是藏象内在联系的基本单位，脏腑经络的表里上下联系是藏象内部的规律。

3. 脏腑经络联系规律

十二经脉的重要意义，不在于它的循行部位，而是着重在脏腑表里经络－脏腑手足经脉互相联结的联系规律。脏腑经络联系规律可分为总系统共同规律和六经脏腑经络基本运动规律。十二经脉的脏经与腑经、手经与足经互相联结，就是人体总系统内在联系的共同规律。在总系统调控下，按六气标本中见三极阴阳关系，由脏腑经络和手足经脉互相联结组成，具有表里上下左右的时空立体结构，发生生命过程升降出入－开合枢运动调节功能，就是六经脏腑经络基本运动规律。

第四节　总系统和支系统

一、总系统

人体处在自身运动平衡和内外环境动态平衡之中，六经藏象系统具有控制内环境和适应外环境的整体统调功能。在六经藏象系统中，太阳经为总系统，其他五经为支系统，太阳经作为独立的功能系统，具有五经的共同规律。太阳属心，为君主之官，主经络，统营卫，行血气，既以营卫双调功能适应外环境的变化，又以水火阴阳相对平衡统调整体各器官系统，从而保持内外环境的统一性。临床上可以从太阳经规律着手，对复杂的人体进行调控。《伤寒论·太阳篇》就是以心经络总系统的辨病辨证论治为基础，在六经中所占篇幅最大，而其他五经主证主方也都列在该篇。

1. 总系统的联系规律

太阳属心，与膀胱－小肠经络标本相联。《素问》谓：心者，阳中之太阳，君主之官，神明出焉，主明即下安。说明心既是太阳经的主导器官，又是全身的主宰，十二官都在心统调下进行整合，保持恒动。足太阳膀胱经脉挟脊入脑，经脉最大，阳气最盛，称巨阳，总统诸经，为诸阳主气，人体各器官的俞穴都排列在此经，诸脉皆从膀胱经分布而出，又与督脉等奇经八脉组成一系，正面侧面相并联，内属脏腑、外络躯体肢节。同时，心主一身之血，血脉以十二经脉为主干，十二经脉以脏腑为中心，十二官以心为君主，脏－腑经络表里相联，手－足经脉上下相贯，构成纵横交错的有序体系，形成统一整体的总系统。

人体脏腑、躯体、五官等结构各不相同，之所以能组成太阳经总系统，主要是因为十二经脉存在着脏经与腑经、手经与足经、脏腑与躯体互相联系的共同规律。太阳经主要以十二经脉共同规律发生阴阳互相依存、互相转化的自动调节功能，调控人体生命过程运动，保持内外环境阴阳相对平衡。

十二经脉是由脏腑经络阴阳（简称脏腑阴阳）和手足经脉阴阳（简称手足阴阳）纵横两线互相联结组成。脏腑阴阳是六经藏象同一属性器官之间的关系，如手少阴心脏经－手太阳小肠腑经同是属火；手足阴阳是六经藏象对立属性器官之间的联系，如手少阴太阳－心小肠属火，足少阴太阳－肾膀胱属水。脏腑同一属性器官，古人用三阴三阳相对的标志作为名称，将脏腑分为两经，一属三阴，一属三阳，表明同一属性器官中存在着对立成分，本经中存在着对方的经气。手足经脉将阴脏和阳脏、阴腑和阴腑的不同属性器官联成一经，表明对立器官中存在着同一成分。十二经脉通过脏腑手足经脉共同规律的联系，控制调节气血水火，阴阳互相依存、互相转化，发生生命过程的生、长、收、藏规律性运动变化。

2. 总系统的自动调节功能

太阳经总系统通过十二经脉共同规律的联系，发生脏腑阴阳－手足阴阳互相依存、互相转化的自动调节功能，适应周围环境的变化，保持自身系统的稳定。

（1）脏腑阴阳的联系：脏经与腑经对立统一的联系，以脏腑阴阳互根、脏腑阴阳互相转化两种运动形式进行调节。

脏腑阴阳互根：脏腑阴阳是生命过程对立统一的两方面。《素问·脏气法时论》："肝主春，足厥阴少阳主治……心主夏，手少阴太阳主治……脾主长夏，足太阴阳明主治……肺主秋，手太阴阳明主治……肾主冬，足少阴太阳主治。"就是表明脏经和腑经是生命过程互相依存的必然联系。五脏贮藏精气依赖六腑排泄化物的推陈致新，六腑排泄化物依赖五脏贮藏精气的纳新吐故，这是脏腑气化阴阳互根的普遍性。

脏腑阴阳互根以经络气血互相作用为基础，脏腑经络对气血的生成、变化起控制调节作用。脏经将营养物质化生为自身成分的阴血，以合成形体物质；腑经将脏经的阴血和形体物质化为阳气，以产生功能活动。六经通过脏腑经络、气血阴阳互相联系，在太阳经的统调下，产生营卫适应性功能，与周围环境相互保持人体形态与功能的统一。

脏腑阴阳互相转化：脏－腑经络一属三阴，一属三阳，是藏精、化气互为依存的根据，也在一定的条件下发生脏腑标本阴阳互相转化。三阳经主气，脏经以阴血向腑转化，表现为化生阳气，排泄化物；三阴经主气，腑经以阳气向脏经转化，表现为化生阴质，贮藏精气。由于三阳经各以其脏随三阴经的收藏而贮藏精气，三阴经各以其腑随三阳经的开布而排泄化物，人体生命现象才会发生生长收藏的规律性运动变化。

脏腑阴阳相互转化是在太阳经总系统的调控下，通过气血的交换来实现的。阴血从脏经向腑经转化，主要是由于腑经阳气不足，不能提供机体活动的需要，必须从脏经所贮藏的阴血和形体物质化生阳气以代偿；阳气从腑经向脏经转化，是因为脏经阴血不足，不能供应机体合成形体物质的需要，必须依赖腑经所产生的阳气化生阴血以代偿。这一阴血阳气互相转化主要依赖太阳经总系统脏腑经络的控制调节，其中，又以太阳经的脏腑阴阳标本互相转化作为手足阴阳标本互相转化的根本。太阳经手足阴阳通过脏腑阴阳互相转化，引起三阳经藏象各以其阴腑随三阴经的收藏而贮藏精气，三阴经藏象各以其阳脏随三阴经经气的开布而排泄化物。

（2）手足阴阳的联系：手足阴阳是人体上下经脉的联系，六经藏象以三阳居上，三阴居下，手足阴阳经脉联系，使上下对立脏气彼此联系，交换主次地位。手足阴阳的调节功能可分为维持阴阳平衡和作为标本阴阳的中介。

维持阴阳平衡：手－足经脉上下对立的器官同属一经，与脏－腑经络一属三阴一属三阳不同。手足经脉有调节阴阳平衡的作用，脏腑经络气血生化运动必须依赖手足经脉的调节，手足经脉通过心－肾、脾－肺、肝－心包的联系，才能保持寒热、燥湿、风火的相对平衡。六经脏腑经络只有在这样的阴阳平衡机制下，才能进行各种不同的运动和变化。

作为标本阴阳的中介：手足经脉作为六经标本阴阳互相转化的中介，使三阴经－三阳经标本互相转化。在生命运动过程中，将三阴经的阴腑组入三阳经，将三阳经的阳脏组入三阴经。手足经脉标本阴阳互相转化，在生理上主要体现为脏气主次地位互相交换，心肺胆（胆为奇恒之府，藏而不泻）在三阳经属于主导器官，在三阳经又属次从器官。这种标本阴阳主次地位的交换转化是以手足经脉联系为中介。

二、支系统

除了太阳经总系统包含有十二经脉共同规律之外，由于各经所属脏腑－躯体－官窍各不一致，各经脏腑经络都有特定联系，因而组成阳明经、少阳经、太阴经、少阴经、厥阴经五个支系统。

构成支系统的条件，就是每个支系统都有脏腑－躯体－官窍三极结构，和脏腑经络－手足经脉三维联系。人身局部与整体相联系，支系统既有心经络气血总系统的共同本质，又有各系统的特殊属性和特殊规律；既受太阳经总系统心经络气血的统调，又有各个支系统相对独立支配的形态功能，从而分担生命各过程运动的不同职能。如心太阳主血脉，主夏；肺阳明主气，主秋；脾太阴主运化，主长夏；肾少阴主水藏精，主冬；肝厥阴化生血气，主春；胆少阳主持诸气，主春等。

1. 生命过程的必然联系与支系统的组合

人体组成太阳经总系统，使脏腑经络发生阴阳对立互根－消长转化的生命过程运动，六经支系统就是阴阳对立互根－消长转化过程的必然联系。六经脏腑经络的三维结构中，三阳经中有阳脏、阳腑和阴腑，三阴经中有阴脏、阴腑和阳脏，每经都有脏经与腑经、手经与足经的阴阳联系，这是生命过程运动必然联系的本质。脏经藏精成形必然伴着腑经排泄化气，腑经排泄化气过程所产生的阳气是脏经藏精成形的动能；腑经排泄化气必然联系脏经藏精成形，脏经所贮藏精气是腑经排泄化气的物质基础。手经生火化气必然联系足经脏腑所贮藏的水精，足经生水藏精是手经脏腑生化阳气所依赖的阴质；足经贮藏水精组合形体必然联系手经脏腑生火化气，手经所化生的阳气是足经脏腑藏精成形的动力。脏－腑化生血气必然以躯体－官窍之阳气为用，躯体－官窍化生阳气又以脏－腑之阴精为体。

六经脏腑经络三阴三阳的特定联系，也是生命过程与过程间的必然联系。少阳经含有手厥阴，是少阳为阳始伴着阴尽；太阳经含有手少阴，是太阳为阳长伴着阴消；阳明经含有手太阴，是阳明为阳极伴着阴始；太阴经含有足太阴，是太阴为阴始伴着阳极；少阴经含有足太阳，是少阴为阴长伴着阳消；厥阴经含有足少阳，是厥阴为阴尽伴着阳生。

人体生命基本过程除脏腑经络三极阴阳外，还包括某些较为密切的脏气联系。如太阳经除心－小肠－膀胱外，还包括肺。因为太阳属心，主经络，统营卫，营气出于中焦为心所主，卫气出于上焦为肺所主，心营肺卫关系密切。阳明经之胃家，大多数医家都认为包括胃、小肠、大肠；其中小肠在经脉属太阳经，却又包括在阳明经过程。太阴经之脾胃，除脾－胃脏腑经络外，也包括大肠、小肠、三焦、膀胱等。

2. 六经藏象系统的组合与控制调节

五脏系统器官既存在着复杂的个性（如阳明经，肺是呼吸器官，大肠是消化器官，皮肤、鼻等是感觉器官），又存在着阴阳本质的共性（如阳明属老阳，性燥，为合主入，阳极转阴等）。脏－腑居里属阴，躯体－官窍居表属阳，阴中有阳，阳中有阴。脏腑结构和贮存精气属阴中之阴，脏腑功能排泄化物为阴中之阳；躯体官窍组织结构藏精成形为阳中之阴，躯体官窍运动功能排泄化物属阳中之阳。阴阳是脏腑躯体官窍的共同本质，因此通过经络联系，组成六经藏象系统。

经络能将脏腑－躯体－官窍组成藏象系统，是因为经络的阴脉阳脉是五脏器官共同的本质联系。阳脉主气，从躯体内属脏－腑；阴脉主血，从脏腑外络躯体－官窍。阴中有阳，阳中有阴，主次有序，外在躯体－五官以阳脉为主，阴脉为次；内在脏－腑以阴脉为主，阳脉为次。躯体－官窍运动化气属阳，为阳脉所主；躯体－官窍组织结构藏精成形属阳中之阴，为阴脉所主。脏－腑组织结构贮藏精气属阴中之阴，为阴脉所主；脏－腑运动功能排泄化物属阴中之阳，为阳脉所主。这样，经络就将内在脏腑和外在体窍联络起来，组成藏象系统，使之互相配合协调。

从现代控制论观点来看，藏象的阴阳互调功能与控制反馈调节有关。中医脏腑功能的"心主血"、"肺主气"的"主"就有控制的含义，脏腑经络阴阳和调的"调"包括控制调节，有反馈调节等含义。控制论黑箱的输入和输出的信息关系，以输入决定输出为控制调节，就是控制部位向被控制对象发出指令而言；以输出决定输入为反馈调节，输出促进输入为正反馈，输出抑制输入为负反馈。藏象系统就是以标本阴阳气化输入、输出的控制调节、反馈调节来保持机体的稳定。脏腑与躯体的输入输出和控制反馈调节是通过经络联系来实现的。

中医对脏腑功能的认识重视物质代谢，如"心主血、藏神"、"肺主气"、"脾主运化水谷"、"肝主化生血气"、"胆主化生相火"、"肾主水、藏精"，所谓精、神、气、血、水、火就是物质基础。脏腑与外界进行物质交换，化生精、神、气、血、水、火以输入机体，控制调节躯体、官窍形态结构与功能；躯体、官窍对脏腑进行反馈调节，躯体、官窍的功能化生阳气，其阳气促进脏腑化生气血为正反馈，其阳气抑制气血的偏倾为负反馈，负反馈调节对保持人体阴阳动态平衡有重要意义。

3. 六经脏腑经络与升降出入

在六经脏腑经络开合枢、精神气血水火、上下左右表里的关系中，六经脏腑经络三极阴阳是精神气血水火物质运动规律，六经开合枢升降出入运动是精神气血水火物质运动形式，精神气血水火是升降出入运动属性的物质基础，表里上下左右是精神气血水火升降出入运动的空间部位。六经脏腑经络开合枢、精神气血水火是按三极阴阳规律组成，表里上下左右空间轨道也是按三极阴阳规律组成。以上下分阴阳，上焦为阳，下焦为阴，中焦是上下阴阳升降的枢纽；从表里分阴阳，表为阳，里为阴，半表半里是表里阴阳出入的枢纽；以左右分阴阳，左为阳，右为阴，中间为左右阴阳升降的枢纽。只有六经脏腑经络表里上下左右三极阴阳的联系，才能使精神气血水火生命物质发生六经开合枢升降出入运动。人体的运动与平衡、形态与功能、机体与环境、局部与整体、宏观与微观，虽各悬殊，但通过六经脏腑经络联系，则发生阴阳升降出入双向调节运动，实现辩证的整体统一。

六经脏腑经络阴阳失调，开合枢运动障碍，是六经病理的基础。三阳经以营卫气血出入运动失常为主，三阴经以精神水火升降紊乱为主。在《伤寒论》三阳经病证中，太阳病发热恶寒，阳明病但热不寒，少阳病寒热往来，都是营卫开合出入失常的表现；在三阴经病证中，太阴病腹满吐利，少阴病脉微细、但欲寐、下利四逆、口渴烦躁，厥阴病消渴、气上冲心、心中疼热、下利四逆，都是水火升降失调的表现。

假如对六经生理病理现象只从心－小肠、肺－大肠、肝－胆、肾－膀胱脏腑经络表里联系给以解释，结果只能说明卫气营血出入现象，而不能说明精神水火升降现象；假如只从十二经脉上下联系进行解释，结果只能说明精神水火升降现象，而不能说明营卫气血出入现象。六经脏腑经络概括脏腑经络表里联系和手足经脉上下联系两方面，使营卫气血、精神水火的升降出入运动得到全面解释。六经脏腑经络互相作用，三阳经出入中寓有升降，出中寓升，入中兼降，以出入为主，升降为次；三阴经升降中寓有出入，升中寓出，降中兼入，以升降为主，出入为次。因此只有从六经脏腑经络表里上下三极阴阳联系着眼，才能使升降出入基本生理病理现象得到合理阐释。

第五节　藏象联系规律与控制调节功能

中医辨病辨证论治主要是把握六经藏象联系规律，控制调整脏腑经络功能，使机体已经遭受破坏的机制，如运动与平衡、机体与环境、形态与功能、局部与整体、宏观与微观等恢复正常的合乎规律的运动。

一、联系表里上下，控制六经开合枢升降出入，保持运动与平衡的统一

中医学生命观是运动与平衡的统一，物质现象的成败倚伏都由运动所产生，运动是物质的存在形式，升降出入是一切物质的运动形式。同时，生命运动必须保持"阴平阳秘"的动态平衡，如果阴阳平衡机制破坏，或者阴阳离决，则发生疾病，甚至死亡。

1. 六经开合枢功能联系与阴阳运动平衡的统一

《内经》谓："夫自古通天者，生之本，本乎阴阳。"说明人体与外界联系是生命的根本，其本质在于阴阳标本联系规律。《素问·阴阳离合论》是论述开合枢的专篇，它首先重点阐述经络之上下表里离合根结关系，然后揭示六经开合枢运动调节功能，表明脏腑经络表里上下联系是六经开合枢升降出入的内在规律，六经开合枢是脏腑经络的表现形式。藏象系统通过脏腑经络标本中气三极阴阳的联系，每一经都有脏经－腑经和手经－足经的表里上下阴阳二重性，构成生命运动基本过程的本质联系。脏腑阴阳表里互相联系，太阳为开，阳明为合，少阳为枢，构成表里运动与平衡的统一；手足阴阳上下联系，太阴为开，厥阴为合，少阴为枢，构成上下升降运动与平衡的统一。六经脏腑经络开合枢三极阴阳互相联系，发生阴阳双向运动调节功能，上下相召，内外相因，升中有降，降中有升，出中有入，入中有出，使藏象每一过程都具有阴阳二重性联系。

六经病证是六经脏腑经络阴阳双相失调，引起六经开合枢升降出入运动平衡障碍的表现。因此六经病证都有寒与热、湿与燥、风与火、虚与实等阴阳双调失常的特征。如太阳病发热与恶寒，阳明病腹胀满与下利，少阳病往来寒热；太阴病腹满与呕吐，少阴病烦躁与下利四逆，厥阴病厥热往来、消渴与下利等。六经经方按六经脏腑经络联系规律和开合枢运动形式组成，也具有阴阳双向调节作用。如桂枝汤能治发热，也能治恶寒；承气汤能治腹满便秘，也能治下利；柴胡汤能治往来寒热；理中汤能治下利，也能治呕吐；四逆汤能治下利四逆，也能治烦躁不得眠；乌梅丸能治消渴，气上冲心，也能治厥逆下利。

六经开合枢的阴阳二重性是人体生命过程运动平衡的内在本质，从六经脏腑经络基本规律来看，脏腑阴阳的不平衡是绝对的、普遍的、常态的，手足阴阳的平衡是相对的、特殊的、动态的。在病理上，六经脏腑阴阳失调所表现的虚实证是各种疾病的共同本质，普遍存在于各科临床病症中，而手足阴阳失调所表现的寒热证、湿燥证、风火证，则是在水火阴阳平衡机制破坏的条件下所发生。就各经而言，六经的气血常数多是不平衡的，而从整体上说，六经的气血常数又是平

衡的。在病理上，脏腑经络的虚实寒热是各经的基本证，既普遍出现于各经，又存在相对的特殊性。如三阳经多表现热实证，三阴经都表现虚寒证，就三阳经相较而言，太阳病表证是相对的阳虚寒证，阳明病里证是相对的阳盛燥热实证，少阳病之半表半里证则处于太阳阳明之间。就三阴经相较而言，太阴病是相对的寒湿证（脾为至阴湿土之脏），厥阴病是相对的火热证（肝胆内藏风木相火），少阴病寒热程度处于太阴厥阴之间（肾为水火之脏）。

2. 六经开合枢共济运动和统调整合

《素问·阴阳离合论》："阳予之正，阴为之主。故生因春，长因夏，收因秋，藏因冬。""阴阳之变，其在人者，亦数之可数……三阴三阳之离合也……少阴之上，名曰太阳……太阴之前，名曰阳明……厥阴之表，名曰少阳。""太阳为开，阳明为合，少阳为枢，三经者不得相失也，搏而忽浮，命曰一阳……太阴为开，厥阴为合，少阴为枢，三经者不得相失也，搏而勿沉，名曰一阴。阴阳霭霭，积传为一周，气里形表，而为相成也。"表明六经开合枢不是各自为政，而是整合有序的运动，互相作用，统调共济。《内经》明确指出，六经开合枢受十二经脉互相控制调节和经络中枢统合。《灵枢·根结》："太阳根起于至阴，结于命门……阳明根起于厉兑，结于颡大……少阳根于窍阴，结于窗笼……太阳为开，阳明为合，少阳为枢。"表明六经开合枢与经络根结密切相关。根穴即十二经脉的井穴，《内经》"所出为井"，即指根穴是经气活动的起始。结是聚集之意，《灵枢·根结》六经经脉都有结穴，而《素问·阴阳离合论》仅点明太阳结穴，因为太阳是五脏的中心，六经最终由太阳经结穴集中向心（脑）汇合。心是太阳经主导器官，又是全身主宰，有统一控制调节六经开合枢的作用。足太阳膀胱经有六十七穴，结穴命门（睛明穴）在目内眦，除肝气直接注于目外，人体十二经脉、奇经八脉都集结面部与目联系，除手足太阳、少阳、阳明等经脉交会外，还有手足少阴经脉上挟咽和目系，目系是与脑相联的经络，人体五脏六腑十二经脉汇聚在睛明穴，由睛明穴内通于脑，由脑统调。

二、调控营卫，实现机体与环境的统一

中医认为机体与环境是保持在五脏经气与五行六气对立统一的机制上，如在天为风，在地为木，在脏为肝等，这是通过十二经脉脏腑经络联系，控制营卫循行来实现的。《灵枢·营气》："营气之道……常营无已，终而复始，是谓天地之纪。"《灵枢·胀论》："卫气之在身也，常然并脉，循分肉，行有逆顺，阴阳相随，乃得天和。"《素问·生气通天论》："阴者，藏精而起亟也；阳者，卫外而为固也。"这都充分说明脏腑经络是以营卫双调功能，保持机体与环境的统一。

《素问·痹论》又说："营者，水谷之精气也……卫者，水谷之悍气也。"水谷运化过程在中焦生成营气，到上焦经肺气化作用又生成卫气。营卫与周围环境相应功能，就是以"精"与"悍"两种不同性质的物质相互逆从、相互依存、相互转化的周期性循环来实现的。同时，营卫周期性循环也遵循经络分布规律，其运动变化受经络控制调节。营气归于脏经阴脉，卫气统于腑经阳脉，一主藏精起亟，一主化气卫外，这种功能也包含在脏腑经络里面。六经各有脏腑经络营卫，太阳经为人体总系统，统调五经脏腑经络营卫与外界气候相应。外界气候变化多端，阴阳是"变化之父母"，不是从阳变热，就是从阴变寒，太阳经由水火阴阳两种不同属性的器官组成，具有从标从本、能寒能热、双向调节的适应性功能。

六经营卫阴阳失调的表现主要是人体五脏经气与外界五行六气的统一性遭受破坏，发生恶寒发热的表证等。太阳属心，心主经络营卫、分部于表，与外界气候相应，太阳病以表证为主。又因经络营卫是六经共同本质，故《伤寒论》六经都有表证。太阳病有"头痛、发热、汗出、恶风"等桂枝证，阳明病有"脉浮无汗而喘"的麻黄证，少阳病有"往来寒热"的柴胡证，太阴病有"四肢烦痛"的桂枝证，少阴病有"反发热、脉浮"的麻黄附子细辛证，厥阴病有"呕而发热"的小柴胡证等。由于表证是脏腑经络营卫阴阳失调的表现，因此它的基本证有虚实寒热不同的性质。同一太阳病表证，桂枝证属表虚，麻黄证属表实，麻、桂、葛根诸证偏表寒，麻杏石甘证偏表热。每种表证又都具有阴阳双相失调的特征，如桂枝证发热与汗出，麻黄证发热与恶寒、无汗，柴胡证寒热往来，麻杏石甘证喘而汗出、发热。其解表剂也都具有阴阳双调的作用，如桂枝汤能发汗也能止汗，麻黄汤能治疗发热也能治疗恶寒，柴胡汤能使寒热两解，能治疗往来发热，也能治疗往来恶寒。

三、调和气血，保持形态和功能的统一

功能与形态属于中医"形气"的一对阴阳范围。气包括功能和精微物质，有卫气、营气、脏气、经气等；形指形质，如精血津液、脏腑经脉、四肢百骸等。

"气血"也是一对阴阳，它与"形气"的概念有所不同，气指真气。《内经》谓"真气者，所受于天，与谷气并而充身也"；《难经》又谓"气主煦之"；说明真气是谷气与天气相结合，而具有温煦作用的物质。后世医家指出"气为血之帅"，这气是指生命活动的动力。血为阴液，《灵枢·营卫生会》"中焦……受气（取汁变化而赤）……上注于肺脉，乃化而为血，以奉生身，莫贵于此"；《灵枢·寿夭刚柔》"血气经络胜形则寿，不胜形则夭"；《景岳全书》"人有此形，

惟赖此血，故血衰则形萎"；说明血的功能是调节形态，血的变化决定了形体的变化。形态与功能的统一是机体正常生命现象的重要标志。《内经》所谓"血为阴，气为阳"，"阳化气，阴成形"，就是表明形气的物质基础是气血，气血有调节形气的作用。形气互相依赖、互相制约，两者互相作用变化为气血所决定。"气为血之帅，血为气之母"，血随气行，气从血生，气血互相作用，控制调节形气正常变化。

人体形气的统一以气血双调为基础，气血的生成、运动、变化，又受脏腑经络控制调节。脾为气血之本源，肝主化生血气，心主运行气血，肺主气朝百脉，肾藏精、为元阴元阳气之根。脏腑经络相联，脏之精气归于腑，腑之精气归于脏，是气血互相对立、互相依存、互相转化的内在依据。气血的形态化生于脏腑，气血的功能受经络控制。经络不仅是气血循行的通道，推动气血运行，更重要的是调节气血动态平衡，使六经气血有一定的常数，有效地调节形态与功能的统一。

在病理方面，形态改变和功能失常的病机有脏腑气血之分，功能失衡的功能性疾病多属腑经气分失调的表现，形态改变的器质性病变多为脏经血分失调的疾病。

四、联系脏腑躯体官窍气血阴阳，控制局部与整体、宏观与微观的统一

藏象系统由经络联系组成，以藏精成形、排泄化气功能调控各器官系统，实现局部与整体、宏观与微观的统一。

1. 局部与整体的统一

藏象系统局部与整体的统一性，不仅体现在整体由局部组成，表现为心与脉合、肾与骨合等局部与局部之间的特定联系，同时，局部也反映着整体。如目为肝窍，十二经脉都会聚于目，反映五脏的病变，白睛属肺，黑睛属肝，眼眦属心，瞳孔属肾，眼胞属脾。耳为肾窍，肾为十二官的根本，耳通过肾与五脏六腑相通，全身功能状态通过经络会聚至耳，耳穴分布规律像腹中倒置胎儿，以痛觉形式、颜色、皮肤电阻等变化，反映各器官部位的病变。

2. 宏观和微观的统一

中医整体观念认为，阴阳是宏观的共同基础。《素问·五运行大论》云："夫数之可数者，人中之阴阳也。然所合，数之可得者也……天地阴阳者，不以数推，以象之谓也。"《素问·阴阳离合论》云："阴阳者，数之可十，推之可百，数之可千，推之可万，万之大不可胜数，然要其一也……阴阳之变，其在人者，亦数之可数。"说明阴阳从宏观至微观的分化是无穷尽的，但又是统一的，人体的阴阳变化是具象的、可定量的，这与自然界的阴阳变化是抽象的、不可定

量的有所不同。阴阳的具体内容是三阴三阳，人体的三阴三阳就是六经藏象 - 脏腑经络气数的标志。

人体局部和整体、宏观与微观之所以表现为统一，是因为六经脏腑经络基本规律是它们的共同本质。局部与整体的统一，主要体现在五脏 - 五腑 - 五体 - 五官的整合上，而脏腑经络阴阳表里虚实寒热是五脏五腑的共同证，五脏五腑的病变也反映于五体五官。心虚经络失和、面色不华、舌质淡白；肺虚皮毛不泽、多汗；脾虚肌肉消瘦、四肢乏力、口疮；肝病筋弛乏力、爪甲无华、目糊干涩、色盲；肾虚骨痛、耳鸣耳聋、遗尿或癃闭。五体的病变也会影响脏腑发生病变，如经络气血瘀滞引起心脑病变，四肢劳倦引起脾胃运化失常，筋肉过度疲乏引起肝化生血气不足，皮肤受寒引起肺失宣肃，久立骨损劳伤肾精等。在病理上，脏腑体窍的宏观与微观也是辩证统一的。如诊断气血瘀滞证是以疼痛、肿块、面色舌质紫暗、脉象迟涩为依据，其主要病机为气血阻滞，经络闭塞。实验室资料表明，瘀血而见脉迟涩、肢厥患者，可见微血管缩窄或闭塞，微血管中血细胞流动速度明显减慢，严重者血流瘀滞停积，外围循环常有明显的血细胞凝聚等一系列血液流变学异常的现象。

脏腑经络以阴阳双调功能控制调节各系统器官局部与整体、宏观与微观的统一。脏经除了贮藏精气、保持满而不实外，还能促进腑经排泄化物、使其实而不满；腑经除了排泄化物、保持实而不满外，还能促进脏经藏精成形、使其满而不实。手足经脉以心 - 肾少阴为主，心 - 肾水火相联，水中有火，火中有水，水火互相调节。肾水滋养全身组织，又涵养阳气，使阴平阳秘；心火温煦全身阳气，又输布阴液，使阴阳会通。此外，脏腑经络失调的虚实寒热也具有阴阳双相的特点。脾虚发生泄泻，也发生便秘（标虚标实），胃实引起便秘，也引起泄泻（真实假虚）；热证表现发热，也表现恶寒（真热假寒）；寒证常见恶寒，也可见发热（真寒假热）。在治疗上，补法能正治虚证，也能反治实证（本虚标实）；泻法能正治实证，也能反治虚证（真实假虚）；清法能正治热证，也能反治寒证（真热假寒）；温法能正治寒证，也能反治热证（真寒假热）。总之，脏腑经络失调，虚实寒热阴阳双相证候和温清补泻阴阳双相治法，是局部与整体、宏观与微观的共同基础。

第六节 人体六气与六经脏腑经络

一、六淫辨证是人体六气客观存在的实践

一般认为，风寒暑湿燥火是自然界不同性质的气候，简称六气。在病因学范

畴，六气失节而太过、不及，就引发为六淫或六邪。三因学说认为，致病因素有内因，有外因，内因是指五志或七情，外因是指六淫，还有其他的不内外因。实践证明，这种观点不完全符合客观规律。辩证唯物主义认为，外因是变化的条件，内因是变化的依据，疾病发生的根本原因在于人体内部，虽然可由外感六淫所引发，但是六淫证候的内在依据是人体六经脏腑经络的六气异变。如《伤寒论》把外感病的发热恶风或发热恶寒看成是"营卫不和"，营卫就是太阳经脏腑经络的物质基础，可包括太阳经标本寒热二气，而不包括外界寒热二气。并且，我们看到无外感的杂病出现六淫证候者也不在少数，此外，药物治疗偏激引起六经脏腑经络偏倾，也复制出六淫证候，都证明六气的客观存在。

二、人体六气是六经脏腑经络阴阳生化物质的属性

中医学的一个最大特点就是每一藏象脏腑经络都可用三阴三阳的太阳、阳明、少阳、太阴、少阴、厥阴作为标志。如心为阳中之太阳、心手少阴、小肠手太阳等。张仲景将三阴三阳的运用范围扩大，进一步用它作为归纳病证的系统标志，如太阳病、阳明病、少阳病等。一般认为，《内经》的三阴三阳原是自然界六气阴阳的抽象标志，古人用它作为人体藏象脏腑经络的标志，是因为天有六气，人体也有六气。应该强调的是，人体藏象脏腑经络有现象，有本质，现象是指脏腑经络的功能形态结构，本质是指藏象脏腑经络的内部联系及其属性。三阴三阳作为六经藏象脏腑经络的抽象标志，主要是指藏象脏腑经络的内部联系及其属性，而不是指六脏腑经络的功能形态结构。中医辨病辨证论治主要是通过分辨和调整六经六气脏腑经络的内部联系及其属性，而达到愈病的目的。

人体六气是怎样产生的呢？《内经》谓："天有五行御五位，以生寒暑燥湿风。"《伤寒论·自序》谓："夫天布五行以运万类，人禀五常以有五脏。"说明自然界的六气是化生于五行，人体五脏禀受五行物质普遍属性，自然也能化生六气，并且人体六气也属于五脏的五行属性范畴。以五脏配五行六气，则肝属风木，心属君火，心包属相火，脾属湿土，肺属燥金，肾属寒水。人体六气由六经脏腑经络所化生。

1. 风

人体的风是肝－胆脏腑经络阴阳生化的物质属性。《素问·六节藏象论》谓肝主化生血气，其性阳和，能在人体周旋活动，这种血气就是风的本质。风是肝的属性，肝属风，由厥阴－少阳脏腑经络所主。肝厥阴主风气的化生贮藏，胆少阳主风气的疏泄，肝－胆脏腑经络互相逆从，互相调节，保持相对的平衡。肝属风与肝主风是肝属性对立统一的两方面。肝属风是肝存在着风气温和条畅升发旋

动的性质，肝主风是肝有控制风气的作用，如肝气疏泄能促进风气升发通畅，肝气敛藏能抑制风气的通畅升发。肝属风中存在着肝主风的功能，肝主风中包含有肝属风的性质，二者是辩证的统一。

肝所化生的风气推动生命的活动，也是五气的共同本质。《素问·金匮真言论》的"经有五风"就是指人体正常的风气而言。人体肝胆之风也能像自然界的风化为六气，是因为五脏脏腑经络气化的作用。从现代医学角度来看，肝主化生血气属风，与肝脏控制物质能量代谢有关，肝属风是古人对肝脏控制物质能量代谢的猜想。

2. 火

人体的火是心包－三焦脏腑经络阴阳生化的物质属性。心包是心的外卫，心为君火，心包为相火，《素问·天元纪大论》谓"君火以明，相火以位"。三焦的"焦"字以"熟物为义"，其实质与肠系膜的膜性脂质有关。心包－三焦相火守位，受肝－胆控制，心包为脏属厥阴，与肝手足经脉相联，其火多从肝生，三焦为腑属少阳，其火多从胆生。临床上其相火证候多从肝胆辨治。

3. 寒

人体的寒是肾－膀胱脏腑经络阴阳生化的物质属性。肾主水，水性趋下寒凉，故肾有属寒的性质。肾－膀胱脏腑经络相联，肾为脏，主水，藏精，主闭藏，膀胱为腑，藏津液，主水的宣发排泄，二者互相调节，保持平衡。肾属寒与肾主寒是肾属性对立统一的两方面，肾主冬，位北，性寒，通于水气，此为肾属寒；肾主寒是肾有控制调节寒水闭藏的功能，如肾阳能温化水气，肾阴能滋生津液等。

4. 热

人体的热为心－小肠脏腑经络阴阳生化的物质属性。心主血脉，血色赤性热，故热为心的属性。心为脏属阴，主热气化生贮藏，小肠为腑属阳，主热气发散排泄，心－小肠互相逆从，调节化生热的运动，保持阴阳平衡。心属热与心主热是心属性对立统一的两方面。心属热表明心有温热的性质，对人体有温煦作用；心主热是心对热气有控制调节作用，心阳振奋，经脉舒张，发散热能，反之，则热蕴藏于血气心神。

5. 燥

人体的燥是肺－大肠脏腑经络阴阳生化的物质属性。肺主气，气中寓火，能消灼津液，其性干燥，故气是燥的本质，燥是肺的属性。人体的燥为肺－大肠脏腑经络所主，肺为脏属阴，主收降敛津，大肠为腑属阳，主宣发排泄，互相调节，保持平衡。肺属燥与肺主燥为肺属性的辩证统一，肺属燥，主治节，气的宣发、气道通畅均宜清肃而忌湿浊；肺主燥，是肺有输布津液、滋润燥涩的作用。

6. 湿

人体的湿为脾 – 胃脏腑经络阴阳化生的物质属性。脾主运化水谷，其性滋润黏腻，故湿为脾胃的属性。人体的湿为脾 – 胃脏腑经络所主，脾为脏属阴，主湿的运化吸收，胃为腑属阳，主湿的宣发排泄，脾 – 胃脏腑经络阴阳互相逆从推动湿气的运动，保持相对平衡。脾属湿与脾主湿为脾属性对立统一的两方面，脾属湿是脾有湿气润泽濡养的性质，脾主湿指脾有运化水湿的功能。

三、人体六气的联系规律

古人不但认识到人体六气的客观存在，更重要的是认识到人体六气阴阳的联系规律。《素问·天元纪大论》："寒暑燥湿风火，天之阴阳也，三阴三阳上奉之"，表明古人对六气的属性有明确的区分。寒 – 暑、燥 – 湿、风 – 火相对排列，经络图谱也按此规律分配，心 – 小肠属热为手少阴太阳，肾 – 膀胱属寒为足少阴太阳，肺 – 大肠属燥为手太阴阳明，脾 – 胃属湿为足太阴阳明，心包 – 三焦属火（暑）为手厥阴少阳，肝 – 胆属风为足厥阴少阳。脏腑手足阴阳经脉相联，显示十二经脉分布规律，为人身气血循行的通道。其理论长期指导中医临床实践，后世医家不念思求经旨，以演其所知，随意区分六气属性，认为风热火属阳，燥湿寒属阴，致六经六气阴阳微旨千古不明。

六气阴阳寒与热的寒属阴、热属阳，燥与湿的燥属阳、湿属阴，历来少有异议，唯独风性属阴属阳无定论，后世医家多宗"风为阳邪"之说。实际上风为阳邪是风的变性，不是风的本质。区分六气阴阳属性应以六气主气为依据。在六气主气中，厥阴风木为初之气，主大寒至春分季节，其时气候属阴中之阳，阴为主，阳为次，阴为常，阳为变。张仲景《伤寒论》以桂枝汤"救风邪"等即是从风为阴邪立论。任应秋教授在论吴瑭"风论"中指出："从风的本质而言，风木生于寒水元气，其性多带寒凉，风生火，故其变化有转热现象。"笔者认为，风与火阴阳相对，风属阴、火属阳，和寒与热、燥与湿构成了六经六气的三阴三阳联系规律，这是毫无疑义的。

人体在六经脏腑经络控调下，六气阴阳的寒 – 热、燥 – 湿、风 – 火阴阳互相调节，保持动态平衡，因此，正常人体的六气属性较难考察。但是平衡是相对的，不平衡是绝对的，倘能精细察验，人体六经六气偏风偏火、偏寒偏热、偏燥偏湿还是普遍存在的，这就是中医体质学说的个体特异性。近年国内中医体质学说很盛行，遗憾的是还没有触及六经脏腑经络的本质规律。（表1）

表1 人体六脏的六气属性表

燥		热		火	
肺		心		心包	
肺 手 太 阴	大肠 手 阳 明	心 手 少 阴	小肠 手 太 阳	心 包 手 厥阴	三焦 手 少 阳
脾 足 太 阴	胃 足 阳 明	肾 足 少 阴	膀胱 足 太 阳	肝 足 厥 阴	胆 足 少 阳
脾		肾		肝	
湿		寒		风	

六经脏腑经络失调，人体六气标本阴阳偏倾，是发生疾病的根本原因。在病理过程中，人体六气太过、不及是外感内伤的共同本质。内伤之病是人体六经脏腑经络失调，六气阴阳偏倾，六淫自内而生；外感之病，六气伤人，六经脏腑经络失调，外来六淫随人体六气阴阳偏倾而变化。肾阴盛心阳虚多表现寒证，心阳盛肾阴虚多表现热证；脾阳虚肺阴盛多表现湿证，肺阴虚脾阳盛多表现燥证；肝阳虚心包火衰多表现风证，肝阴虚心包阳盛多表现火证。在治疗上，温心利水可以祛寒，泻火滋水可以清热，清脾肃肺可以化湿，清肺养脾可以润燥，宁心疏肝可以祛风，滋肝泻心可以清火。

第八章　太阳经藏象系统

太阳经是心－小肠－膀胱－脉－舌通过经络按着太阳经藏象过程标本中气三极阴阳特定规律联系组成的人体总系统。心太阳藏象在阳气盛长过程发生太阳为开的运动调节功能，推动人身气血运动，统调整体，使各经器官系统互相协调，发生适应性功能变化，直接与外界气候相应，以保持机体内部稳定。在六经标本中气关系中，心是太阳经的主导器官，也是人体生命活动的主宰，无论是维系内外环境的统一，还是控制生理病理的变化，以及反映在辨病辨证论治等方面，都处在主导的地位。

第一节　太阳经藏象系统器官结构与功能

古人称太阳为巨阳，为诸阳主气，为六经之藩篱，太阳经主导器官心（脑）是全身主宰，以经络联系统领整体。心－小肠脏腑经络相联，心主血，其营血出于中焦；小肠居中焦，为受盛之官，受气取汁随脾转输，上注肺心之脉化赤为血，随经脉营运周身。膀胱水府－小肠火府手足经脉相联，膀胱为州都之官，主贮藏津液，发生气化，其经挟脊络脑；脑－心通过足太阳经脉内属脏腑，外络肢节，将人体表里上下组成有序体系。此外，肺与心同居膈上，对心经络气血循行、适应外环境和维持全身气化起重要作用。

一、心

心藏神，主血脉，其结构功能包括心和脑两部分。

1. 心

心的部位在膈上胸中。赵献可谓："肺之下为心，其象尖长而圆，其色赤……心之下有心包络，即膻中也，象如仰盂，心即居于其中。"可见中医学对心解剖位置和形态结构，认识与现代医学大体相同。

心的功能主要是主持血脉循行。《素问·痿论》云"心主身之血脉"，《素问·平人气象论》云"心藏血脉之气"，表明血脉循行是由心所主，心主血脉循行由宗气推动。《素问·平人气象论》"虚里，贯膈络肺，出于左乳下，其动应衣，脉宗气也"，指出脉管输运血液是本乎心的推动，心通过脉管将营卫气血输运周身，供给五脏六腑躯体官窍。

2. 脑

脑居颅骨腔内。《素问·脉要精微论》"头者，精明之府"；《灵枢·海论》"脑为髓之海，其腧上在于其盖，下在风府""诸髓者，皆属于脑"。这都表明中医对脑形态结构的认识与现代医学大致相同。

对于脑功能的认识，有包括心者，也有单独阐述者。

（1）主意识：《素问·灵兰秘典》："心藏神"，"心者，君主之官，神明出焉"；《灵枢·五色》："积神于心，以知往今"；《金匮玉函经》谓："头者，身之元首，人神所注"；《本草纲目》："脑为元神之府。"这里所谓"心"、"人神"、"元神"，相当于大脑皮层的意识功能。

（2）主意志：脑为髓之海，骨髓为肾所主。脑虽属心，心肾标本阴阳相联，心藏神，肾藏志，脑髓与神志的生成与肾密切相关，所谓心肾所藏神志都属于脑主意志的功能。清·王清任谓："灵机记性在脑不在心。"汪昂引金正希语说："人之记性皆在脑中，小儿善忘者，脑未满也，老人健忘者，脑渐空也，凡人外见一物，必有一形留于脑中。"此谓神识意志皆属于脑。

（3）主情感：《三因方》："头者，诸阳之会，上丹产于泥丸宫，百神所聚。"《奇效良方》："脑喜静谧，而恶动扰。"这里的"百神"即包括各种精神活动。"脑喜静谧"，表明脑功能必须维持相对的稳态。此外，肝在志为怒，主疏泄，喜条达，也与脑主情志的功能有关。

（4）主运动：《灵枢·大惑论》："肌肉之精为约束，裹撷筋、骨、血、气之精而与脉并为系，上属于脑，后出于项中。"《内镜》："脑散动觉之气，厥用在筋，第脑距身远，不及引筋以达百肢，复得颈节脊髓，连脑为一，因遍及也。"这里明确指出，脑脊髓有产生并控制骨骼肌运动的功能。

（5）主感觉：《灵枢·海论》："脑为髓之海……髓海有余，则轻劲多力，自过其度；髓海不足，则脑转耳鸣，胫酸眩冒，目无所见，懈怠安卧。"《医林改错》："两耳通脑，所听之事归于脑……两目即脑汁所生……所见之物归于脑……鼻通于脑，所闻香臭归于脑。"

（6）主联属诸脉：《灵枢·邪气脏腑病形》："十二经脉，三百六十五络，其血气皆上于面而走空窍。"《灵枢·大惑论》："五脏六腑之精气，皆上注于目而为精……上属于脑。"

（7）统调整体：《素问·灵兰秘典论》："心者，君主之官，神明出焉……主明则下安……主不明则十二官危。"《灵枢·师传》："五脏六腑，心为之主。"皆表明心（脑）有统调全身的功能。

二、小肠

小肠为心之府，古又称"赤府"，位于腹中，呈回环叠积状，上接于胃，下联大肠。其主要生理功能是接受胃中消化的食物，继续进行消化，泌别清浊，吸收其精微的部分，由脾转输，上注心肺之脉，化为营血，由经脉输运周身，并将糟粕部分下移大肠。《内经》谓"小肠者，受盛之官，化物出焉""营气出于中焦"，张隐庵《素问集注》谓"小肠主液"，即指小肠有泌别清浊的功能，心血脉中的营血有赖小肠吸收转化。

三、膀胱

膀胱原为肾之府，属少阴经，太阳少阴标本相联，阴阳互根，膀胱－小肠手足太阳经脉相联，心藏象主位，少阴经即以其腑通过足太阳经脉的联系组入太阳经，随心太阳经气的开布排泄化物，表现为太阳经藏象。膀胱的生理功能有经、腑之分，膀胱腑的功能主要是盛贮津液，发生气化，排泄化物。膀胱经脉与心的关系更为密切，心藏神包括脑在内，膀胱足太阳经脉挟脊入项络脑，脊属督脉，对十二经起调控作用；心为君主之官，也通过督脉和足太阳膀胱经脉的联系而主宰全身。因此，足太阳膀胱经脉称巨阳，为诸阳主气，对十二官起控制调节作用。

四、舌

心开窍于舌。《素问·阴阳应象大论》谓："心主舌……在窍为舌。"心之别络上行于舌，心脉气血营于舌体，维持舌的正常功能。《灵枢·脉度》谓："心气通于舌，心和则舌能知五味。"说明舌的功能有赖心气的调节。心的病变也反映于舌，如心血不足则舌质淡白，心火上炎则舌尖红赤或糜蚀，心血瘀滞则舌质紫暗或瘀斑，痰迷心窍则舌强语謇等。

五、脉

太阳属心，心主诸脉。《素问·阴阳应象大论》谓"在体为脉，在脏为心"，《素问·五脏生成》谓"心之合脉也"，都指出脉和心属于同一系统。在这个系统中，心属于主导器官，脉的功能运动受心的调控。《伤寒论翼》谓："心为阳中之太阳，故更称巨阳以尊之。又中身以上名曰广明……广明亦君主之尊称……六经之分，首太阳，次阳明……仲景以心为太阳，外统一身之气血，内行五脏六腑之经隧。"清·张隐庵《伤寒论集注》谓："太阳者，巨阳也，为诸阳主气，言阳气咸归于太阳也……故五脏六腑之俞穴咸归于太阳……论中有通体之太阳，有分部之太阳，通体之太阳犹天，分部之太阳犹日，所谓阳气者，若天与日之义。"说明心太阳经藏象系统主经脉，行气血，内贯脏腑，外络肢节，使全身各部分（腧穴）都归于心（脑）的统调，就像自然界之于太阳一样。

1. 经脉的形态功能

《内经》谓"经脉者，所以行血气而营阴阳"，"水精四布，五经并行"，可见经脉的功能有行血、行气、行水的不同，其不同的功能以不同的形态结构为基础。

（1）行血的功能形态：《灵枢·经水》谓："经脉者，受血而营之。"《难经》谓："十二经皆有动脉……寸口者，脉之大会，手太阴之脉动也。""经脉十二者，伏行分肉之间而不见，其常见足太阴过于内踝之上，无所隐故也。""诸脉之浮而常见者，皆络脉也。"这部分经脉相当于现代医学的周围血管系统。

（2）行气的功能形态：《灵枢》谓："经脉者，所以行血气而营阴阳。""营在脉中，卫在脉外，营周不休，五十而复大会。"表明经脉不仅能行血，而且能行气。古人把气汇聚经过的脉道称为"气街"。《灵枢·卫气》谓"胸气有街，腹气有街，头气有街，胫气有街"；《灵枢·动输》谓"四街者，气之径路也"。经脉这种气街的分布形式与现代医学神经节的分布形式有相似之处，经络行气的功能形态可能与神经－内分泌－免疫网络有关。

（3）行水的功能形态：《内经》对经脉功能的描述通常是以行血气为主，而其《素问·经脉别论》又别有见解。它以经络为主题，论述水液在人体代谢过程："饮入于胃，游溢精气，上输于脾，脾气散精，上归于肺，通调水道，下输膀胱，水精四布，五经并行。合于四时、五脏阴阳，揆度以为常也。"说明脾、肺、三焦、肾、膀胱的水液代谢之所以合乎四时五脏阴阳规律，是由于经脉的调控。《灵枢·经水》谓："经脉十二者，外合于十二经水，而内属于五脏六腑……夫经水者，受水而行之。"明确指出经脉有行水功能，其功能形态除与动静脉循环有关外，还与淋巴系统等脉状结构有关。

2. 经络的功能联系

（1）督脉是经络的中枢：督脉是具有统督作用的经脉。《难经本义》谓："督之为言都也，为阳脉之海，所以都纲乎阳脉也。"张静斋谓："督脉能统行诸脉，复能收拾诸脉。"提示督脉是经络中枢，有统制诸脉的作用。

《难经·二十八难》谓："督脉者，起于下极之俞（会阴），并于脊里，上至风府，入属于脑。"太阳经是人体总系统，足太阳经脉络脑，下项挟脊；督脉与足太阳经脉并行在脊里，入属于脑；脑属太阳经中枢，主宰全身，全身各器官的俞穴都排列于足太阳膀胱经脉。十二经脉都呈直线分布，超越脊髓节段，督脉所行经的脊髓是低级中枢，足太阳经脉横线分布的俞穴都从督脉而出，每一经横线俞穴的命名意义与督脉同行俞穴基本相配，如督脉的神道与太阳经脉的心俞、神堂（心藏神）；督脉的至阳与太阳经脉的膈俞、阳关（至阳即经气从阴达阳，膈为阴阳之关）；督脉之筋缩与太阳经脉之肝俞、魂门（肝主筋而藏魂）；督脉的中枢与太阳经脉之胆俞、阳纲（胆少阳为枢、为十一脏取决之纲）；督脉之命门与太阳之肾俞、志室（命门属肾，肾藏志）等。有研究表明，许多俞穴与同名的内脏神经传入水平相似，督脉俞穴与并列俞穴及相同节段的穴位所主治的疾病也相一致。

督脉和足太阳膀胱经脉的背俞，是全身各器官经气流注的部位，其病变关系到整体十二官。太阳病是以心为主的全身性病证，除了本经虚实寒热表里阴阳诸证外，还有少阳厥阴的诸柴胡证、太阴的理中四逆证、少阴的真武四逆证，六经主要方证都列在太阳篇。

（2）十二经脉脏腑经络上下表里联系：如上所述，督脉相类于太阳经的枢辅。督脉循行部位有脑和脊髓两部分，脑是经络高级中枢，其神经下行多成直线分布，脊髓是低级中枢，其分支旁行成横线，经络也由直线的经脉和横线的络脉互相联结组成。人体五脏六腑、皮肉筋骨、五官九窍各种不同器官，通过经络互相联系，构成以十二经脉为主的脏腑经络表里上下有序体系。其中，由于督脉的共同作用，使太阳经成为人体的总系统。人体脏腑、躯体、官窍的形态功能虽然各自不同，而能组成太阳经总系统，是因为十二经脉中存在着脏经－腑经和手经－足经的脏腑经络共同规律，脑和脊髓、督脉通过太阳经脏腑经络表里上下联系，进而控制全身，实现整体统一性。

（3）皮部联系：《素问·刺禁论》谓"心部于表"，主要是指心脑与皮部经脉的联系。《灵枢·经别》指出，十二经脉是"五脏六腑之所以应天道"，皮部是人体直接和天气通应的部位，必须有适应性的功能联系才能与之相应，因此《素问·皮部论》又指出："欲知皮部以经脉为纪者，诸经皆然……凡十二经脉络者，皮之部也。"皮部经络分布规律是太阳主表，为六经藩篱的人体防御功能联系。

《伤寒论》太阳病表证的病机以营卫不和为主，说明太阳主表主要是以营卫调节功能与外界气候相应，而营卫的生成变化运动受到皮部十二经脉的调控。脏经属阴，腑经属阳，阴者藏精起亟，阳者卫外为固，互相协调，保持相对平衡。太阳属心，以十二经脉的脏腑经络联系规律控制营卫主表统里，为诸阳主气，控调五经脏气与外界气候相应，保持内外环境的统一。

《内经》对皮肤与内脏关系有"心部于表"、"肺与皮毛合"、"三焦膀胱者，腠理毫毛其应"等语。而对皮肤的专论是《素问·皮部论》。该文重点是以十二经脉分布规律阐明皮部的生理功能，认为皮部经络失调则外邪入侵而为病，提示人体皮部适应外界功能是由十二经脉分布规律所决定。虽然肺、膀胱、三焦也外合皮毛，但是十二经脉分布规律处在支配地位，心太阳藏象对诸脏主表起统调作用，即所谓"心部于表"，"皮者，脉之部也"。

六、太阳经藏象系统的生理病理与太阳病

太阳病就是太阳经藏象系统器官形态功能失常的表现。《伤寒论·太阳篇》的中风、伤寒、温病、结胸、蓄血、蓄水、痞证、痉、痹，就是太阳经藏象系统器官形态功能失常所表现的病症。

1. 心病

包括心和脑两部分的病变。

（1）心病：太阳属心，心合脉，其部在表，太阳病以表病为主，《伤寒论·太阳篇》心脉病变多于它经。太阳病提纲以脉浮为主；太阳病传变以"脉若静者，为不传……脉数急者，为传也"（4）；"太阳病，下之后，脉促"（21），"发汗后……脉沉迟"（62），"发汗过多，其人叉手自冒心，心下悸，欲得按"（64），"伤寒，脉结代，心动悸"（177）等，都是心脉形态功能失常的病症。

（2）脑病：脑为精明之府，主神明，其病变的主要表现是神志失常。《伤寒论》太阳病多见神志异常的症状，如"太阳中风……不汗出而烦躁"（38），"太阳病……反烦不解"（24），"发汗吐下后，虚烦不得眠"（76），"太阳病不解，热结膀胱，其人如狂"（106），"伤寒……必惊狂，卧起不安"（112）等，都是脑功能失常的表现。

2. 小肠病

小肠主泌别清浊，其病变主要为气机痞结，泌别清浊功能障碍。《伤寒论·太阳篇》"伤寒……心下痞硬，干噫食臭，胁下有水气，腹中雷鸣，下利"（157），就是伤寒误治，邪入小肠，泌别清浊失常，太阳经水火之气不能上下，因虚化邪，阴邪阳邪痞结肠胃之间所致。

3. 膀胱病

膀胱病有经病和腑病之分。经病主要是足太阳经输不利，气血阻滞，头项脊背强痛，四肢拘紧，骨节疼痛，恶寒。腑病主要是气化不宣，津液积聚，小便不利，烦渴呕逆。《伤寒论》太阳病"头项强痛而恶寒"，"项背强几几"，"必拘急"，"独头摇动，卒口噤，背反张"，是膀胱足太阳经脉病；"小便不利"，"烦渴"，"水入即吐"，是膀胱州都之腑病。

4. 经络病

太阳经络病主要表现为营卫不和，气血郁滞，水饮停蓄，其病变范围广泛，多表现为全身性病症。《伤寒论》太阳病与经络病密切相关，太阳病表证的共同

病机是营卫不和，而营卫不和多由于经络失调，"卫气不共营气谐和故尔，以营行脉中，卫行脉外"。太阳病瘀血为血脉不通，瘀血结聚。太阳病蓄水为经络失调，水饮蓄聚。太阳病复杂而广泛，包括各经病证，是因为心经络失调是六经病证的共同本质。

太阳病以表证为主，皮部经络是太阳主表与外界相适应的功能联系，皮部经络失调，卫外不固，则外邪入侵，发生疾病。《素问·皮部论》："皮者，脉之部也。邪客于皮，则腠理开，开则邪入客于络脉，络脉满，则注于经脉，经脉满，则入舍于腑脏也。"

太阳病的本质是太阳证，太阳证的阴阳表里虚实寒热是太阳病病性病位的不同类别。《伤寒论·太阳篇》所有太阳证都属太阳病范围，太阳经各器官病变不是孤立出现，而是彼此关联，表现为一系列的证候群。如太阳病表证之脉浮、头项强痛、恶寒、发热，不是局限于太阳经某个器官的病态，而是属于太阳经系统器官的病态。脉浮、发热、恶寒为心经络失调，营卫不和。头项强痛为膀胱经脉拘紧，营卫循行不利。由于营卫出于中焦，其病又关系到小肠。可见，太阳病主证（基本证）只有从太阳系统器官的病理病机才能得到全面确切的解释。

太阳经生理功能恒定在以心为主的统一整体机制上，太阳病不仅仅是太阳经系统器官互相作用的表现，同时关系到整体各经脏气失和。如烦躁属太阳心病，而烦躁病症除太阳经系统器官阴阳失调之外，还有整体各经脏气失调影响太阳心经经气：阴寒外闭，心阳内郁，"不汗出而烦躁"（大青龙汤证）；邪扰胸膈，"虚烦不得眠"（栀子豉证）；阳虚神浮，"因烧针烦躁"（桂甘龙牡证）；水饮不化，"烦躁不得眠"（五苓散证）；胆郁神扰，"胸满烦惊"（柴胡龙牡证）；脾营虚亏，"心中悸而烦"（小建中证）；肾阳衰微，阴盛格阳，"昼日烦躁……夜而安静"（干姜附子证）等。

总之，太阳病是指太阳经系统器官形态功能失常而言，其本质是太阳证，它的外延除了太阳经系统器官形态功能失常外，还包括整体各经脏气失调。

第二节　太阳经脏腑经络与适应性调节功能

太阳经心－小肠－膀胱通过脏腑经络横纵交错的联系，构成上下表里三极阴阳基本规律，其经络与其他各经互相联结，组成以心为主的多极阴阳统一体。

一、脏腑经络标本中气三极阴阳与上下表里有序体系

太阳经的心－小肠－膀胱脏腑经络按太阳经藏象过程标本中气三极阴阳基本规律组成。足太阳经脉挟脊络脑，脑脊髓循督脉为太阳经藏象系统的中枢，督脉

并足太阳经脉内属脏腑，外络肢节，调控十二官。十二经俞穴都排列在膀胱足太阳经脉，心、小肠、膀胱三条经脉分别由足太阳经脉的心俞、小肠俞、膀胱俞内属心、小肠、膀胱，外络胸背、四肢，表里上下相联，组成有序体系。

1. 心手少阴经脉

心手少阴经脉起于心中，出属心系，直下膈肌，络于小肠。

直行者：从心系上行至肺，向下出腋下，沿上臂内侧后缘，走手太阴、厥阴经之后，下于肘内，沿前臂内侧后缘，到掌后豌豆骨部进入掌内后边，沿小指桡侧出到末端小冲穴，与小肠手太阳经脏腑经络相联。

胸部支脉：从心系上行，沿食管旁上走，联结于眼与脑相连的目系。

2. 小肠手太阳经脉

小肠手太阳经脉起于小指尺侧末端少泽穴，循手掌尺侧上腕，出尺骨小头部，直上沿尺骨下边，出于肘内侧肱骨内上髁和尺骨鹰嘴之间，向上沿臂外后侧，出肩关节部，绕肩胛，交会肩上，进入锁骨上窝，络于心，沿食管过膈到胃，属小肠。

颈部支脉：从缺盆向上，沿颈旁上行面颊，到目外眦，又折向后，入于耳中。

面颊支脉：从颊上分出，上向颧骨，靠鼻旁到眼内眦睛明穴，与足太阳膀胱经手足经脉相会。

3. 膀胱足太阳经脉

膀胱足太阳经脉起于眼内眦，上额交会于头顶。

直行者：从头顶入内络脑，还出项部，沿肩胛内，夹脊旁，抵达腰部，络肾，属膀胱。

头顶支脉：从头顶分出到耳上方。

腰部支脉：从腰部下走脊旁，过臀部，进入腘窝中。

背部支脉：从肩胛内侧分别下行，通过肩胛，沿脊旁下走髋部，沿大腿外侧后边下行，会合于腘窝中；以下行经腓肠肌，出外踝后方，沿第五跖骨粗隆，到第五趾外侧至阴穴，与肾足少阴经脏腑经络阴阳相会。

二、脏腑经络标本中气三极阴阳与营卫阴阳双向运动调节功能

太阳是心–小肠–膀胱三极结构由经络的阴脉阳脉互相联结组成。心–小肠–膀胱居里属阴；经络的阴脉阳脉外络躯体官窍居表属阳。心–小肠–膀胱形态结构藏精成形属阴中之阴，为阴脉所主；心–小肠–膀胱运动功能排泄化物属阴中之阳，为阳脉所主。经络联系躯体–官窍发生运动功能属阳中之阳，为阳脉所主；经络输运营养供应躯体–官窍的组织结构属阳中之阴，为阴脉所主。

在心–小肠–膀胱三极阴阳关系中，心–小肠脏腑经络相联，心主经络营

卫，清者为营属血，浊者为卫属气，营卫阴阳互根，营血以卫气功能为动力，卫气以营血物质为基础，脏腑经络阴阳逆从推动气血运动，经络气血在阴阳平衡机制上发生自我更新的运动变化。小肠－膀胱手足经脉相联，小肠属火，膀胱属水，心火由小肠下交膀胱，膀胱得心火的气化蒸化水液上升；心火属阳，主资生阳气之不及，膀胱属阴，主制约阳气之太过，相互协调，保持阴阳相对平衡。

太阳标本兼从是心藏象的内部规律，使心－膀胱水血之脏互相合作，发生太阳为开的营卫运动调节功能变化。心主血为营，营血出于中焦脾胃水谷之精微，心与小肠合，小肠受盛之官承受从胃中来的水谷进行消化，分别清浊，吸其精清部分成为营气，行于脉中，由心经络输运于周身，构成营气的功能联系。小肠火府与膀胱水府手足经脉相联，膀胱为州都之官，得小肠营气心火的温煦，而产生气化，其经脉贯脊络脑，内属脏腑，外络肢节，分布于皮毛腠理，为通体之太阳，统一身之卫气，为肺所主，直接与周围环境相应，构成卫气的功能联系。太阳经以脏腑经络营卫阴阳联系全身脏腑－躯体－官窍，使其发生十二经脉脏腑经络的共同规律，脏经藏精输运营血流注，腑经化气推动卫气循行，人体各器官组织既在营卫的内环境进行统调，又在膀胱经脉中整合，两者在心神的统领下，发生太阳为开的运动趋向，在皮部统一与周围环境相应。因此，太阳经既是独立的功能系统，又是人体的总系统，太阳经脏腑经络既有十二经脉脏腑经络营卫阴阳的共同规律，又对五经脏腑经络营卫阴阳起调控作用。

三、脏腑经络标本主次关系与太阳开机

太阳"从标本者，有标本之化"，标本兼从，以标为主、以本为次的关系，是太阳经脏腑经络气化的生理机制，化生太阳为开的经气，称太阳开机，规定了太阳为开主出的运动方向。太阳其标属心君火，太阳从标是太阳经气的动向服从于心的性能；太阳其本属膀胱寒水，太阳从本是太阳经气以膀胱寒水为体。太阳开机就是以心火为主、膀胱寒水为次的标本主次阴阳逆从的表现。心火主逆，膀胱寒水奉从，心火以膀胱寒水为载体，膀胱寒水随心火热能而发散，水火互相联结，水随火布，太阳经气得以输布遍体表现为开象。心为阳中之太阳，色赤位南，其性属火，列为三阳，是人体阳气最盛之经。其藏象表现，在志为喜，在声为笑，在脉为血，在液为汗。喜为散而不收的神志，笑为扬而不抑的声音，血为热之源，热为开而不合的阳气，汗为散而外发的津液，可见心的各种功能都表现为太阳开象。此外，膀胱属水，其性闭藏下注，肺属燥金，其性肃降收敛，都不能推动太阳开机运动。而太阳的中气少阴为枢，其象蛰藏，太阳阳气盛长开发，从标不从中气，仅以中气作为互相依存的条件发生功能变化，按着标方开机的标象进展，而不向本方中气少阴转化。

太阳开机的主要表现是发生心藏象过程运动，输布气血温养体表，向周围发散阳气，排泄化物，抗御外邪的入侵。太阳属心，心与脉合，主血主汗，太阳为开发散阳气主要是通过蒸发出汗来实现的，而汗为心液，在脉为血，在液为汗，蒸发出汗是依赖经络营卫循环来实现的。在病理上，太阳开机运动障碍的主要表现是脉浮，头项强痛，恶寒，发热，无汗或自汗。太阳病虚实寒热表里阴阳诸证具备而以表证为主，表证是太阳开机运动障碍的表象。

四、太阳经脏腑经络营卫阴阳与适应外界气候功能

1. 适应六气功能

太阳主一身之表，有直接适应六气变化的功能。虽然人体六经各有脏腑经络营卫阴阳主表与六气相应，如肝主春，足厥阴少阳主治，与风气相应等，但是太阳经脏腑经络营卫阴阳是六经脏腑经络营卫阴阳的根本，统调六经脏腑经络营卫阴阳所化生的六气与外界的六气相应，构成"天人相应"的集合体系，保持人与自然的统一性。从病因来说，外界六气标本阴阳失调、气化太过不及所产生的六淫为外因，太阳经脏腑经络标本阴阳失调、五脏六气气化太过不及所产生的六淫为内因，外因通过内因而发生病变。致病的外因非一，发病的内因更异：非独感寒则病寒、受暑则病暑，也随六经脏腑经络阴阳偏倾而有风、寒、暑、湿、燥、火的不同变化，不同体质的病人在同一时间条件下感受同一淫邪会出现不同的六淫证候。因此，六经各有表证，太阳表证为五经表证的共同本质，五经表证都归属太阳经。《伤寒论》六经除少阳经外各有麻桂的表证，六经表证各以所属的六淫为主，如太阳多见寒证、少阳多见相火证、太阴多见湿证、阳明多见燥证、少阴多见热证、厥阴多见风证；六经外感病症都归于太阳，如太阳病有中风、伤寒、温病、风湿、中暍等。

2. 适应寒暑功能

自然界气候变化多端，阴阳是变化之父母，不是从阳变热，就是从阴变寒，太阳经以营卫双调功能与之相应。热气主令，则心火主位，膀胱寒水向心火转化，营阴化为卫阳，脉道舒张，腠理开泄，表现为多汗少尿；寒气主令，则膀胱主位，心火向膀胱寒水转化，卫阳化为营阴，脉道收缩，腠理致密，表现为少汗多尿。

《素问》在这方面有许多启导性的论述。如《六节藏象论》"心为阳中之太阳，通于夏气"；《五常政大论》"太阳司天，寒气下临，心气上从，而火且明"；《气交变大论》"阴阳往复，寒暑迎随"。可见寒暑二气是六气阴阳的主要矛盾，阴阳之变，寒暑既彰，其余气象也随之而变。太阳经能适应寒暑气候，是因为太阳经由水火之脏组成，标本兼化，阴阳双调，水能生寒应热，血能生热应寒。既

能从标化热，在暑热气候中发散阳气，增进散热，降低体内温度；又能从本化寒，在寒冷气候中蛰藏阳气，增进产热，保持体内热能，从而维持机体与外环境的统一。

3. 适应风气功能

自然界的气候有风寒暑湿燥火之分，而风主春，为六气之首，是风寒暑湿燥火的共同本质，故又以风为四时气候的总称。《内经》谓"风为百病之长"；《温热经纬》也谓"六气伤人必赖风为向导"。风性散发，能缓解皮肤腠理，使卫表不固，邪气内中，而太阳卫气温分肉，充皮肤，通腠理，司开合，能防卫外邪的入侵，若太阳卫外功能失调，则风邪内侵而为病。因此，《素问·风论》谓："风气与太阳俱入，行诸脉俞，散于分肉之间。"太阳为人身的总系统，内行脏腑之经隧，外统一身之营卫，风邪入侵，即可随太阳经脉进入五脏，而为"五脏风"；"天有八风，经有五风……八风发邪，以为经风，触五脏，邪气发病"（《素问·金匮真言论》）。《伤寒论》曾将中风列于伤寒温病之前，五经各有中风，太阳中风表证是五经中风表证的共同基础。

五、太阳经整体联系调节功能

太阳经藏象系统维持在以心为主的统一整体基础上，心为太阳经主导器官，又为全身的主宰，对整体起统调作用，然而它又受各经脏气的调节，互相协调，保持整体的正常秩序。

1. 心肺联系调节功能

心肺同居膈上，通过经脉互相联系调节。《灵枢·经脉》谓"心手少阴之脉，起于心中，出属心系，下膈，络小肠……其直者，复从心系，却上肺"；"肺手太阴之脉，起于中焦……行少阴心主之前"。此外，心（脑）通过督脉和足太阳膀胱经脉的肺俞、心俞等，内属心肺，外络躯体官窍，由心（脑）进行统调。在功能上，肺主呼吸，统一身之气，其吸入之清气由心血脉输运周身，其周身气化过程所生的浊气，由经脉输运至肺，肺朝百脉而司气化，或合成卫气，或排出体外。心主血，其营血出于中焦，小肠受盛取汁，上注肺脉化赤为血，营运周身。心属火生热，为开主出，心火的生成依赖肺的气化，心火开发又赖肺气收敛调节。心肺联系调节失常，就发生心肺失调证。

2. 心脾联系调节功能

手少阴心与足太阴脾经脉首尾相连。脾足太阴之脉"其支者，复从胃，别上膈，注心中"；"心手少阴之脉，起于心中，出于心系，下络小肠"，小肠为脾家的重要器官。心脾又由脑通过督脉和足太阳膀胱经脉的心俞、脾俞等内属心脾，外络躯体肢节进行联系，由心脑统调。心对脾的调节，主要是助脾运化水谷，如心血滋养脾胃，心火资生脾土，心经络助脾输运水谷精微等。心的功能又受脾胃调节，如心主经络营卫，食气入胃，浊气归心，淫精于脉，营行脉中，卫行脉外，血气者，神气也。心脾联系调节失常，则发生心脾失调证。

3. 心肝联系调节功能

心肝联系主要是由脑通过督脉和足太阳膀胱经的心俞、肝俞等内联肝、心，外络躯体官窍进行联系，由心脑统调。心主要以经络的阴脉阳脉对肝胆结构性功能进行控制调节。如肝藏血，主化生血气阴阳，而其藏血和血气生化又受心经络阴脉阳脉的控制调节。同时，心也受肝的反馈调节，如心主经络行血气调营卫，气血的来源有赖于肝的化生，营卫的出入有赖于少阳枢机的疏泄调节。心肝调节失常，则表现为心肝失调证。

4. 心肾联系调节功能

心肾手足少阴经脉相联。肾足少阴之脉其支者，从肺出络心，注胸中。又有脑通过督脉和足太阳膀胱经由心俞、肾俞等内属心肾，外络躯体肢节进行联系，由心脑统调。肾主水，水液流通依赖心经络运输，肾藏精主髓生血，依赖心经络阴脉阳脉控制调节。同时，心受肾的反馈调节也很重要，如心脉由宗气搏动也受控于肾间动气调节，心血依赖肾精髓化生，心火宣明依赖肾水滋养制约。心肾联系调节功能失常，则发生心肾失调证。

第三节 太阳经脏腑经络病机

太阳经脏腑经络以营卫、水火双调功能保持阴阳平衡，病机主要是太阳脏腑经络失调，营卫水火阴阳平衡机制紊乱。张仲景在《伤寒论·太阳篇》1～12条对太阳经脏腑经络病机做了深刻的论述。第1条太阳病提纲："太阳之为病，脉浮，头项强痛而恶寒。"脉浮为心阳外发，血热外散，头项强痛而恶寒为阴寒外束、膀胱经脉不舒，其脉症表明太阳病是由心（小肠）营血与膀胱卫气标本阴阳失调的表现。在营卫双相失调的病机中，有营虚卫实为主为次的不同。第2条："太阳病，发热，汗出，恶风，脉缓者，名为中风。"此以脾气不足，营气偏虚，卫外不固，风邪所中，故名中风。太阳中风表虚证"阳浮而阴弱"，阴弱是指营虚，营气出中焦脾胃，"脾恶风"，风性散缓升发。第3条："太阳病，或已发热，或未发热，必恶寒，体痛，呕逆，脉阴阳俱紧者，名为伤寒。"此心阳不振，寒邪犯卫伤营，故曰伤寒。太阳伤寒表实证"脉浮紧"，以卫实为主，卫气出上焦，上焦属心肺，"心畏寒"，寒性收引。第4条："伤寒一日，太阳受之，脉若静者，为不传；颇欲吐，若躁烦，脉数急者，为传也。"说明心神和脉象的变化是诊断太阳病发展变化的依据。太阳属心，心藏神主经络，寒邪入侵，心气必起反应。太阳病传变多向阳明、少阳发展。第5条："伤寒二三日，阳明少阳证不见者，为不传也。"太阳经标本阴阳兼从，以心火为主，膀胱寒水为次；其病以心阳偏衰为正虚，膀胱寒水偏盛为邪实；以心阳对寒邪反应之中风、伤寒为常，以心阳复气太过，损伤津液，或津液不足，外感温邪的病证为变。第6条："太阳病，发热而渴，不恶寒者，为温病。若发汗已，身灼热者，名风温。风温为病，脉阴阳俱浮，自汗出，身重，多眠睡，鼻息必鼾，语言难出。若被下者，小便不利，直视失溲；若被火者，微发黄色，剧则如惊痫，时瘛疭；若火熏之，一逆尚引日，再逆促命期。"提示温病是在热盛病机中发展演变，心属太阳，肾属少阴，心肾标本阴阳相联，心属火与外界寒水之气存在着对立统一关系，寒水为病，心火必起而相应，所以发热恶寒是太阳病的特点。第7条："病有发热恶寒者，发于阳也；无热恶寒者，发于阴也。发于阳，七日愈；发于阴，六日愈。以阳数七，阴数六故也。"说明"发热恶寒"是发于太阳，"无热恶寒"是发于少阴。"发于阳者，七日愈"，是因为太阳属心，心属火，心火的成数是七。"发于阴者，六日愈"，以少阴属肾，肾水的成数是六（《素问·金匮真言论》）。心主经络，调控卫气营血的循环，病证愈期有一定的规律，是通过经络营卫周期性循环而得到调节。第8条："太阳病，头痛至七日以上自愈者，以行其经尽故也；若欲作再经者，针足阳明，使经不传则愈。"因为七日是经络营卫循环六经周而复始的日数，经气通过营卫周期性循环而来复，故病愈；如病证欲从太阳向阳明转变，应针足阳明，防止病证的演变。第9条："太阳病欲解时，从巳至未上。"心主夏，心病者，日中慧，巳午未属日中，为一日之夏，心得夏气同化，自得其位，气旺而解。第10条："风家表解而不了了者，十二日愈。"人体以心经络营卫适应周围环境五行六气的变化，十二日为经络营卫按五行六气规律循环一周，病势转轻而不加重者，周期尽则邪衰正复而愈。

综上所述，太阳经脏腑经络病机是太阳病病理变化的内部规律，太阳经病证虽然复杂，有中风、伤寒、温病、风湿、中暑、痉病、结胸、脏结、痞证、蓄水、蓄血、发热、心悸、烦躁、惊狂、头痛、眩晕等，其证虚实寒热表里阴阳俱备，但其病理变化莫不与太阳经脏腑经络病机相应。太阳证是太阳经脏腑经络标本阴阳偏倾的表现，心火偏衰，膀胱寒水偏盛，病从寒化，则发生麻、桂、葛根、青龙、十枣、陷胸、苓桂术甘、真武、四逆、小建中、炙甘草等证。心火偏盛，膀胱寒水偏衰，病从热化，则发生麻杏石甘、葛根芩连、栀子豉、白虎、承气等证。太阳经病证虽然复杂，但只要掌握太阳经脏腑经络病机，就能了解它的变化规律。引起太阳经脏腑经络阴阳失调，形成太阳经脏腑经络病机的原由可分为下列四方面。

一、脏腑经络标本主次关系失常

太阳经生理功能是保持在以心为主的三极阴阳平衡机制上，太阳病邪正相争的病机就是太阳经脏腑经络标本主次阴阳平衡失常的表现。在太阳病提纲"脉浮、头项强痛而恶寒"中，心与膀胱标本阴阳并提，但以心病为矛盾主要方面。心与脉合，为全身主宰，代表人体正气，外邪入侵，脉气必起反应，脉浮为心气抗邪的表现。因此，脉诊是诊断太阳病的重要依据，太阳病第 4 条："若脉静者，为不传……脉数急者，为传也。"

太阳病的主要病机营卫不和是心－小肠－膀胱脏腑经络阴阳失调的表现，心－小肠主营血，膀胱主卫气，而心－小肠营血属于主要方面。如桂枝证营卫不和的营弱卫强主要在营弱，代表正虚的一面；麻黄证的卫强营弱主要是卫强，卫强代表邪实的一面，麻黄证头痛、身痛、腰痛、骨节痛为寒邪伤营，除寒主收引是致病的外部条件外，营血郁滞是其证候的内在依据。

发热恶寒是太阳经脏腑经络标本主次阴阳失调所表现的相对性现象。《伤寒论·太阳篇》"发热恶寒者，发于阳也，无热恶寒者，发于阴也"，说明发热恶寒发生于人身阳气和病邪相争。《内经》认为，阳胜则热，阴胜则寒。《素问·调经论》谓："阳盛生外热奈何……上焦不通利，则皮肤致密，腠理闭塞，玄府不通，卫气不得外泄。"心肺同居上焦，心为阳中之太阳，肺为阳中之太阴，膀胱位于下焦，为寒水阴府。发热恶寒是发于心，不是发于肺，更不是发于膀胱。柯琴说："伤寒最多心病，以心当太阳之位也，心为君主，寒为贼邪，君火不足，寒邪得以伤之，所以名为大病。今伤寒家反以太阳为寒水之经，是拘于膀胱水府，因有以寒招寒之说，而不知寒水犯心，水来克火之意。人伤于寒，热虽甚不死者，以寒之所在，邪之所留，热之所在，心之所主。"说明发热恶寒是邪正相争的病理现象，恶寒的寒反映邪气，发热的热反映正气，热为心所发，寒为人所恶，邪留寒水之处，为膀胱所泄，正存营血之中，为心所主。

二、脏腑经络外感病邪

太阳病以表证为主，是因为太阳经心－小肠－膀胱脏腑经络标本阴阳偏倾是表证的病理基础。《内经》谓"心部于表"；"膀胱者，腠理毫毛其应"；"肺合皮毛"。表明心－膀胱－肺三经经气共同分布于体表，太阳皮部主要以心－小肠营气－膀胱卫气互相联系与外界气候相应，保持内外环境对立与统一。对立即异性关系，心属火气，寒为水气，水火异性互相克制。膀胱为寒水之经，六淫中寒邪属水气，此为同性相从关系。寒气犯心，通过膀胱经的共性关系，触动寒水之气变为病邪，以胜相加，引起寒邪犯心，破坏心－小肠－膀胱标本主次相对平衡机制，从而发生恶寒。

太阳病表证临床所见主要是恶寒发热，恶寒发热是心－膀胱标本主次阴阳相争的表象。《素问·调经论》："阳受气于上焦，以温皮肤分肉之间，今寒气在外，则上焦不通，上焦不通，则寒气独留于外，故寒栗。""上焦不通利，则皮肤致密，腠理闭塞，玄府不通，卫气不得泄越，故外热。"心为阳中之太阳，位居上焦，主经络统营卫，寒邪合膀胱寒水之气，外束肌肤，经脉收缩，阳气发散障碍，皮部失其温煦则恶寒；体表经络收缩，腠理毫毛闭塞不通，卫气不得外泄则发热。

三、脏腑经络标本胜复

太阳经以心火为主，膀胱寒水为次，太阳病以心火偏衰为正虚，膀胱寒水偏盛为邪实。心主经络统营卫，太阳病的主要病机是经络失调，营卫不和，表现为表虚证和表实证，其病证主要反映于脉象。营弱以正虚为主，表现为表虚证，仲景描述其病机证候为"阳浮而阴弱，阳浮者热自发，阴弱者汗自出，啬啬恶寒，淅淅恶风，翕翕发热，鼻鸣干呕"。阳浮候卫强，阴弱候营弱。营卫原是一气，既是相互资生，又是相互克制，营血能化生卫气，又能制约卫气。营血虚不能化生足够的卫气，卫阳虽然外浮而发热，但是外热不足以应寒，故表现"啬啬恶寒，淅淅恶风，翕翕发热"等热不足、寒有余的自觉症状。营阴不能收摄卫阳，则汗出。阳气不布，阴寒上逆，则鼻鸣、干呕。病机主要矛盾在营弱，故用桂枝汤温心健脾，养营调卫，生热散寒。卫强以邪实为主，表现为表实证，其病机证候有头痛，发热，身疼痛，腰痛，骨节疼痛，恶风，无汗而喘，脉浮紧。卫气的主要功能是推动营血循环，温煦皮肤，若寒邪外束，营血郁滞，则头痛，身疼，骨节痛，腰痛。寒邪外闭，卫阳内遏，肺气不宣，则发热，恶寒，无汗而喘，脉浮紧。主要病机为膀胱寒水之邪闭阻卫气，引起心阳不布，肺气不宣，营行不利，故用麻黄汤温心宣肺，发汗利水，宣透卫分之邪，以行营血。

太阳经脏腑经络病机标本主次关系，不是固定不变的，而是互相转化交换的。太阳病提纲："脉浮，头项强痛而恶寒。""脉浮"为心阳外张抗邪，"头项强痛而恶寒"为膀胱经脉寒水为病。提纲未言发热，只提恶寒，表明太阳病以表证为主，恶寒为表证未解的特征。提纲之下有伤寒、中风、温病之分，而仲景先提中风（3）、伤寒（4），后提太阳病传变（4、5），将温病列在太阳病传变之下，表明中风、伤寒等寒邪伤犯心阳为太阳病之常，温病邪热伤阴为太阳病之变。太阳病以心阳不足为正虚，膀胱寒水有余为邪实，病证发展到一定程度，心阳复气太过，则转变为邪。如大青龙证之"不汗出而烦躁"（38），栀子豉证之"虚烦不得眠"（78），白虎加人参证之"大烦渴不解"，都是邪热伤阴为病的表现。恶寒本为邪实，有一分恶寒就有一分表邪，寒邪过胜伤阳又转为正虚，如"发汗病不解，反恶寒者，虚故也"（68）。

四、四时阴阳节律相对平衡机制破坏

十二经脉脏腑经络就是六经藏象系统为适应四时六气变化的功能联系。六经适应性功能失常，引起机体与时间规律阴阳相对平衡失调，可导致疾病的发生，对太阳病病机的形成尤其有重要的意义。

疾病与时间规律的关系主要是传经与欲愈的时间。传经，是病证从这一经向另一经的传变过程。《伤寒论》的病证传变规律唯独记载于《伤寒论·太阳篇》，因为心太阳藏象是人体总系统，也是五经共同本质的联系，对各经的病证传变起控制作用。《伤寒论·太阳篇》第4条："伤寒一日，太阳受之。脉若静者，为不传；颇欲吐，若躁烦，脉急数者，为传也。"提示传经与否关键在脉，其本质在于脉能运行气血，气血生成源于胃、主于心。"脉静"，为邪去正复，邪正相争止息，故不传。"颇欲吐，若躁烦，脉急数"，为病邪内侵，胃气失常，邪正相争剧烈，故为传。传经，有循经传和越经传，循经传是按三阴三阳从太阳至厥阴的顺序，越经传则不按顺序，两者都是六经脏腑经络失调引起六经藏象阴阳失常的表现。

1. 经络气血周期性循环与循经传的关系

《内经》认为四时阴阳是客观规律，人体以五脏脏气（经气）与之相应，五脏经气与四时阴阳相应主要由经络气血流注来实现。《伤寒论·太阳篇》第8条："太阳病，头痛至七日以上自愈者，以行其经尽故也。""七日以上自愈"，是因为经络气血循环周而复始，阴阳互调，经气旺时，病证自解。若病证从太阳至厥阴传尽日趋严重，岂有自愈之理？病证痊愈与经络气血运行有关，病证传变更不待言，因此研究传经学说必先了解生命运动过程的气血流注与时间规律的关系。

2. 经络气血周期性循环的阴阳偏倾、平衡与病证循经传变、痊愈的关系

人体生命运动过程就是五脏经气与外界五行六气矛盾统一的运动过程，与时间节律关联密切。《内经》谓"天以六为节，地以五为制"，说明天地运动受时间"五""六"周期性的控制。天地阴阳升降相随，有余以往，不足随之，不足以往，有余随之。第一运属阴不足，第二运便属阳有余，六气一运是六日，五行一运是五日，人体六经经气即随五行六气而运动，七日是六经随六气运动一周期。传经学说是在运气学说的基础上发展起来的。《素问·热论》："伤寒一日，巨阳受之，故头项痛，腰脊强……六日厥阴受之……故烦满而囊缩。""七日巨阳病衰，头痛少愈……十二日厥阴病衰，囊纵，少腹微下，大气皆去，病日已

矣。"这也是将传经分为两段,第一段为病证进展期,第二段为病证恢复期,前者受天地阴阳偏倾之气而传变,后者得天地阴阳互调之气而痊愈。

3. 循经传的假言判断与实际传变

首先,循经传的一日太阳、二日阳明是一种假言判断,意指六经病证有按日循经传变的可能,实际上传经是病证邪正相争的变化、发展和转归,传与不传,一日传一经,数日传一经,一日传数经,或传这经,或传那经,是邪正相争胜负程度和正虚邪实的特殊性所决定的,六经经气盛衰是传经的内在依据。《伤寒论》传经是在《素问·热论》基础上进一步的发展。如《伤寒论·太阳篇》"伤寒一日,太阳受之"(4);"伤寒二三日,阳明、少阳证不见者,为不传也"(5);"发于阳,七日愈"(7);"太阳病,头痛至七日以上自愈者,以行其经尽故也"(8);"风家,表解而不了了者,十二日愈"(10);"伤寒十三日过经,谵语者,以有热也"(105)等,就是默认病证有按日传变、按日痊愈的可能。

其次,仲景称传经为"传""过经""行其经""欲作再经",是从正邪两方面着眼其病机演变过程。唐容川《伤寒论浅注补正》谓:"张令韶云,传经之法,一日太阳,二日阳明,三日少阳,四日太阴,五日少阴,六日厥阴,六气以次相传,周而复始,一定不移,此气传而非病传也……须知正气之相传,自有定期,病邪之相传,随其证而治之,而不必拘于日数,此传经之大关目也。""无病之人,由阴而阳,由一而三,始于厥阴,终于太阳,周而复始,运行不息,莫知其然……病则由阳而阴,由三而一,始于太阳,终于厥阴。""有病由阳而阴,正气逆行……必待病退,然后正气复其常,则仍顺行,而由阴出阳,循行而不自觉。此言传经之理,至为精当,读者当体会也。"上述从厥阴至太阳,按五运六气过程,厥阴风木为初之气,少阴君火为二之气,少阳相火为三之气,太阴湿土为四之气,阳明燥金为五之气,太阳寒水为终之气,五行与六气相比,只少一相火。六经从厥阴至太阳即五行木火土金水的程序,五行相生或按经循环(如子午流注),都受五行相生规律的控制。实际上,循经传是五脏经气在经络气血循行规律中和病邪斗争的具体反映,如经气虚、病邪实,则经气受戕,病及他经,是为传经或并病、合病,如病邪不实,经气不虚,就不作再经。

4. 经络气血阴阳变化规律与越经传

越经传不按六经顺序传变,如太阳病不传阳明,而传少阳,或向太阴、少阴而传。越经传并不是病证超规律传变,病证是脏腑经络病机规律的表现,病证超规律传变是不存在的。五脏的五行相克也是保持生理功能正常的必然联系,假如五脏五行阴阳偏倾,强者必向弱者传变。《金匮要略》"见肝之病,知肝传脾",说明相克关系失常也是病证传变的规律,这一规律不但适应于杂病,也适应于伤寒。如《伤寒论·太阳篇》108条："伤寒，腹满，谵语，寸口脉浮而紧，此肝乘脾也，名曰纵，刺期门。"109条："伤寒发热，啬啬恶寒，大渴欲饮水，其腹必满，自汗出，小便利，其病欲解，此肝乘肺也，名曰横，刺期门。"前者肝乘脾，属于相克的范围；后者肝乘肺，属反侮的范围。又如太阳病不传阳明而传太阴这一越经传，从六经顺序来看好像是没规律的传变，实际上它不是按五脏相生途径传变，而是按五脏相克途径传变，其主要病机是太阳寒水之邪太过，太阴脾土不能制水，引起寒水侮土的传变。

六经脏腑经络标本规律是五行生克规律的概括，越经传最常见的是表里传。所谓表里传，指三阴经与三阳经的太阳和少阴、阳明和太阴、少阳与厥阴之间的互相转化、传变。三阴经与三阳经的传变属于五脏标本联系的范围，五脏标本是通过脏腑经络、手足经脉联系来实现的。也就是说，三阴经与三阳经病证的传变不但通过脏腑经络表里阴阳联系，也通过手足经络上下阴阳联系。如太阳病邪热伤津引起阴虚热盛的少阴病，不仅是心与小肠、肾与膀胱脏腑经络藏精排泄失常、正邪相争、虚实互相转化，也是手足少阴太阳心肾水火制化失常、阴阳偏倾、寒热互相转化，只不过少阴－太阳脏腑经络的虚实传变为普遍规律。三阴经与三阳经病证互相转化的主要表现是虚实传变，前人所谓实则太阳、虚则少阴，实则阳明、虚则太阴，实则少阳、虚则厥阴，就是指此而言。

六经病证传变的实质是经络气血阴阳失调，从而引起脏腑经络规律性的病理传变，循经传是五脏相生联系的病理过程互相转化，越经传是相克、相乘、相侮等标本阴阳联系的病理过程互相转化。循经传和越经传都是六经藏象系统病理变化的一个侧面，单用循经传或越经传来解释六经传变都是片面的，也不能揭示传经的本质，只有脏腑经络气血病理变化规律才是传经的本质，只有运用脏腑经络气血病理变化规律才能使传经现象得到全面、确切的解释。

5. 直中

直中是病邪不经太阳外来，直接由太阴或少阴受病。《伤寒论》原文没有"直中"二字，这是后世伤寒学家根据临床证候特征所提出的名称。他们认为，传经以热证为主，直中以寒证为主；传经以阴气存亡为生死之机，直中以阳气消长为安危之要；传经以亡阴为多，直中以亡阳为多。

第四节　太阳证

太阳证是太阳经脏腑经络病机所表现的模式，太阳经生理功能是恒定在以心为主的统一整体机制上，太阳经病证也有主体性病证和整体性病证之分。

一、主体性病证

太阳经主体性病证是太阳经脏腑经络阴阳失调所表现的阴阳表里寒热虚实的基本证。

1. 表证

太阳属心，主经络皮部，其气为开，主一身之表，太阳经脏腑经络阴阳失调，外邪犯表，营卫不和，其病以表证为主。

（1）表寒虚证：太阳卫外不固，风寒外袭，营卫不和，营弱卫强，以营弱为主，为表寒虚证。表现为头痛，发热，汗出，恶风，脉浮缓。

治法：温心健脾，调和营卫，解肌发表。

方药：桂枝汤。

兼项背强：风寒外袭太阳经输，经脉挛急，营卫不和。表现为项背强几几，头痛，汗出，恶风，脉浮缓。

治法：温心通脉，调和营卫，解肌祛风，升津舒经。

方药：桂枝加葛根汤。

兼气喘：素有喘疾，外感风寒，心阳不振，肺气不宣，营卫不和。症见发热，恶风，汗出，哮喘。

治法：温心通脉，调和营卫，宣肺平喘。

方药：桂枝加厚朴杏子汤。

兼如疟：太阳经脏腑经络阴阳失调，营气虚弱，卫气不固，风寒外侵，营虚卫实，邪正相争，阳气怫郁于表。表现为发热，恶寒，热多寒少，如疟状，日发二三次，面色发赤，身痒，口中和，舌淡苔白，脉象沉弱浮紧。

治法：养营发汗，调和营卫。

方药：桂枝二麻黄一汤。

兼脉迟：太阳中风，发汗太过，营卫两伤，心阳不振，血行不利。身疼痛，脉沉迟，舌淡白。

治法：养营发汗，调和营卫。

方药：桂枝新加汤。

兼脉促胸满：太阳病误下，表证未解，胸阳不布，不能托邪外出。胸满，脉促，舌苔淡白。

治法：温心扶阳。

方药：桂枝去芍药汤。

加减：微恶寒，桂枝去芍药加附子汤。

（2）表寒实证：太阳经脏腑经络失调，风寒袭表，肺气收束，心阳不布，卫气不宣，营行不利，为表寒实证。表现为头痛，遍体疼痛，腰痛，骨节痛，无汗而喘，脉浮紧，舌质淡白。

治法：温心宣肺，通利经脉，发表散寒。

方药：麻黄汤。

兼项背强：风寒外袭，邪入背部经输，太阳经脉挛急，营卫不和。症见项背强几几，无汗，恶风，脉浮而紧。

治法：温心发表，舒通经脉，调和营卫。

方药：葛根汤。

（3）表寒热郁证：风寒外束，心阳不发，开机不布，阳郁化热，经脉不能输营入心，津液不能化气蒸腾，邪热不得外泄，或进退之间，内扰心神。症见恶寒，发热，身疼痛，或身不疼但重，乍有轻时，不汗出，烦躁，脉浮紧，或浮缓，舌质红，苔薄白。

治法：温心通脉，清热发汗。

方药：大青龙汤。

热多寒少证：太阳营卫虚弱，外感风寒，内郁化热，不得外越。症见热多寒少，脉象微弱。

治法：温心健脾，发越阳气，清泄里热。

方药：桂枝二越婢一汤。

（4）表热证：太阳经脏腑经络失调，小肠手经阳气偏胜，膀胱足经阴气不足，外感风热之邪，或风寒内郁化热致病。

邪热壅肺证：风热上犯，肺热气壅。症见发热，恶风，汗出而喘，口渴，舌红苔白，脉浮数。

治法：宣肺清热解表。

方药：麻杏石甘汤。

热客小肠证：太阳表邪由经入腑，下陷小肠，泌别清浊功能失司，清阳反助邪热，乱于中而逆于表。症见恶寒，发热，气粗，汗出，下利，脉促。

治法：升津解肌散热，清心泻火止利。

方药：葛根黄芩黄连汤。

2. 寒证

太阳经以心－小肠－膀胱脏腑经络水火阴阳互相调节，保持阴阳相对平衡，若心火不足，脾胃阳虚，膀胱寒水偏胜，则发生寒证。

（1）水蓄膀胱证：心阳不振，膀胱气化不宣，则水饮蓄积而为病。症见脉浮，或浮数，汗出，微热，或恶风寒，或身疼痛，小便不利，烦渴，或心下痞，水入则吐。

治法：温心散寒，化气利水。

方药：五苓散。

（2）水气厥逆证：卫阳外泄，心气微虚，水气厥逆，邪凌心气。表现为汗出，心下悸，口不渴，舌淡，脉微弱。

治法：利水却邪，温心匡正。

方药：茯苓甘草汤。

（3）寒气逆动证：心阳虚浮，阴气上乘，有如肾气逆动。症见脐下悸，发作有时，状若奔豚，舌淡，脉弱。

治法：温心利水。

方药：苓桂甘枣汤。

（4）寒气冲逆证：心阳虚微，不能制下，寒气从少腹向上冲逆，脉微舌淡。

治法：温心散寒，降逆平冲。

方药：桂枝加桂汤。

（5）饮停心下证：心藏神属火，畏水上凌。伤寒吐下伤阳，心虚及脾，水饮支结，停留心下；上气一虚，中气失制，水饮冲逆。症见心下逆满，气上冲胸，头目昏眩，或呕吐清水，或心悸气短，舌淡，脉沉紧。

治法：温化水饮。

方药：苓桂术甘汤。

3. 热证

太阳属心，心属火，热为火之气。太阳为病，外寒化热，或心火复气太过，则易发热证，如热扰胸膈证等。

热扰胸膈证：太阳卫外不固，外邪侵袭，郁而化热，羁留于胸膈，扰乱心神。表现为虚烦不得眠，心中懊恼或烦热，胸中窒或心中结痛，舌尖偏红，苔白，脉微。

治法：清心解郁除烦。

方药：栀子豉汤。

兼气虚：若少气为心气虚，以栀子甘草汤益气清心除烦。

兼水饮：呕为水饮停胃，以栀子生姜豉汤化饮清心，解郁除烦。

兼气喘：心烦腹满，起卧不安为气滞，以栀子厚朴汤行气解郁除烦。

兼胃寒：伤寒医以丸药下之，身热不去，微烦为胃虚邪滞，以栀子干姜汤清心温胃除烦。

4. 寒热错杂证

太阳经为心－小肠－膀胱水火之脏组成，寒热为水火之气，膀胱寒水之气偏胜，则发生寒证；心火内郁化热或复气太过，则发生热证；心火与膀胱寒水阴阳互相失调，则发生寒热错杂证。

（1）上热下寒证：邪在太阳，复经误治，水火阴阳升降失常，小肠泌别清浊障碍。症见心下痞，恶寒，自汗。

治法：泻心扶阳，清热泄痞。

方药：附子泻心汤。

（2）寒热互结证：太阳病发于阴，小肠泌别清浊失职，水火升降失常，气机痞结。心下痞结，满而不痛，舌质淡白或淡红，脉濡。

治法：升清降浊，和中泄痞。

方药：半夏泻心汤。

（3）水热互结证：脾胃虚弱，小肠泌别失常，寒热错杂于中，水谷清浊郁滞，致气机痞塞。症见心下痞硬，干噫食臭，肠鸣下利。

治法：散水清热，和胃泄痞。

方药：生姜泻心汤。

（4）胃虚邪客证：太阳痞证，复下胃虚，客气上逆，清阳重陷，气机痞结。症见心下痞硬益甚，干呕，心烦不安，舌尖红，苔白，脉濡弱。

治法：和中调胃，散寒清热，升清降浊。

方药：甘草泻心汤。

5. 实证

太阳病以脏经心经络藏精不足为虚证，腑经小肠-膀胱经络排泄障碍，化物壅聚为实证。脏腑经络虚实证也随疾病过程演变而转化，腑经卫气病邪乘虚侵入营血，引起血行不利，瘀阻经脉，邪气壅盛，也转为实证。太阳病实证有浊邪痞结、水热结聚、瘀血蓄结之分。

（1）热浊痞结证：小肠泌别失常，升降失司，气机不通，无形邪热壅塞胃肠。症见心下痞满，按之软，舌尖红，苔黄，脉关上浮。

治法：泻心攻痞。

方药：大黄黄连泻心汤。

（2）水热结聚证：太阳病发于阳，表未解而误攻下，阳邪内陷，经络气血壅实，无形寒热与有形痰水互结，则为结胸。其证有实热结胸、痰实结胸、寒实结胸、水饮结胸之分。

热实结胸证：太阳热证误下，阳邪内陷，经络气血阻滞不通，水热互结胸膈，遂成热实结胸。症见心下硬满而痛，短气躁烦，心中懊恼，但头微汗出，舌上燥而渴，甚则从心下至少腹硬满而痛，拒按，不大便五六日，日晡小有潮热，脉沉紧或沉迟有力，舌苔黄而滑腻。

治法：攻下热实，涤痰逐水。

方药：大陷胸汤。

痰实结胸证：太阳经络阴阳失调，气分热蕴，水液内郁，热水互结，实邪壅滞于上。表现为项强，胸胁痛，脉沉有力。

治法：攻下利气，泻热逐水。

方药：大陷胸丸。

痰热结胸证：伤寒表邪入里，或表证误下，邪热内陷，与痰饮互结于胸膈。症见心下痞满，按之痛，脉滑数，舌苔黄滑。

治法：清热涤痰。

方药：小陷胸汤。

寒实结胸证：寒痰与水饮有形之邪互结于胸膈，气机升降受阻。症见胸膈硬满疼痛，或喘闷多痰，不热不渴，大便秘结，苔白滑，脉浮紧或沉弦。

治法：涤痰开结，温下寒实。

方药：三物白散。

水饮结聚证：太阳病，表解里未和，经络气血壅阻，水液停聚胸胁。汗出，发作有时，头痛，心下痞硬满，咳唾痛引胸胁，干呕，短气，不恶寒，舌上白苔，脉沉弦。

治法：攻下逐水。

方药：十枣汤。

（3）瘀血蓄结证：太阳外感风寒，经络血行不利，瘀血内积，外邪入里与瘀血互结，乃成瘀血蓄结证。

瘀热结滞证：太阳表证误下，邪热随经入里，瘀热结滞，壅阻经脉。症见少腹急结，情志如狂，小便自利，脉沉涩或沉弦。

治法：通下泄热，活血祛瘀。

方药：桃仁承气汤。

瘀血闭阻证：太阳未解，热入下焦，随经闭阻脉络，瘀热结聚在里。少腹硬满，小便自利，其人发狂，或如狂善忘，或发黄，大便反易，其色必黑，脉微沉或沉结而数。

治法：攻逐瘀热。

方药：抵当汤。

瘀血积聚证：太阳伤寒，邪入血分，瘀血蓄积下焦。少腹满，小便自利，脉沉，或舌有瘀斑。

治法：攻下逐瘀。

方药：抵当丸。

6. 虚证

太阳经以心与小肠－膀胱脏腑经络的藏精排泄互相作用，互相调节，保持形与气的正常关系。在病理上，脏经心藏精不足，或腑经小肠－膀胱排泄太过，精气被夺，则发生虚证。

（1）心阳虚证：太阳表证，发汗过多，损伤心阳，表现为叉手冒心，心下悸欲得按。

治法：温心扶阳。

方药：桂枝甘草汤。

（2）心气虚证：太阳病发汗后，卫阳津气外泄，常引起心气虚弱，经脉失其濡养。症见身疼痛，脉沉迟。

治法：温心益气，和养经脉。

方药：桂枝新加汤。

（3）心血虚证：心主血脉，又依赖血脉濡养，营血不足，心脉空虚。症见心动悸，脉结代。

治法：温心养血通脉。

方药：炙甘草汤。

二、整体性病证

太阳经藏象系统除了由本经脏腑经络阴平阳秘形气恒动外，还与整体各经互相调节，保持动态平衡。在病理方面，太阳病除本经脏腑经络阴阳失调外，还关系到整体各经藏象功能失常，由此形成以心病为中心的太阳经整体性病症。

1. 肺心失调证

心肺同居膈上，心主营血为开发，肺主卫气为收合，两相调节，维护太阳经藏象系统的正常。在病理上，心病可引起肺病的失调，肺病也可影响及心，调整心肺对治疗太阳病有一定的意义。

（1）卫实营郁证：心主营血循环有赖肺气的推动，肺气失调，卫外不固，风寒入侵，肺气不宣，心阳不布，营行不利。症见脉浮紧，无汗，发热，身疼痛，八九日不解等卫病及营的证候。

治法：温心宣肺，解利营卫。

方药：麻黄汤。

（2）热伤气阴证：太阳属心，主经络行营卫，其部在表，其输在背，太阳之营卫为水谷之精气和悍气。阳明肺胃为营卫之源，营气出于中焦，卫气出于上焦，经肺的气化而成。阳明热盛，灼伤气阴，损耗水谷精气，则营卫空虚，不能温煦经输体表。表现为大汗出，大烦渴不解，或背微恶寒，或时时恶风，舌苔黄燥，脉洪大。

治法：清肃肺胃，益气生津。

方药：白虎加人参汤。

2. 胆心失调证

太阳属心，心藏神，主经络，统营卫。其神机之舒畅，气血之来源，营卫之环流，都有赖肝胆的化生和少阳枢机的调控。肝胆化生血气不足，少阳枢机失调，心神失其枢转，则发生营卫不和，神机抑郁证。

（1）胆郁营卫不和证：肝胆化生气血不足，少阳枢机失常，血弱气尽，卫外不固，风寒外侵，正邪分争，则腠理开合失司，营卫不和。表现为往来寒热，或发热恶风，胸胁苦满，或胸满胁痛，或胁下痞硬，默默不欲饮食，心烦喜呕，脉弦细，或浮细。

治法：舒胆解郁，和解枢机。

方药：小柴胡汤。

（2）胆郁神机不和证：少阳枢机失调，胆之相火内郁，三焦水津不化，水火之邪上扰心神，神机阴阳不和。表现为胸满烦惊，谵语，小便不利，身重不能转侧，口苦，脉弦。

治法：舒胆解郁，清火利水，温心安神。

方药：柴胡加龙骨牡蛎汤。

3. 脾心失调证

太阳属心，主经络，输运气血温养脾胃，脾胃化生营卫，充实经脉，奉养心神。太阳外感经络，营卫不和，能引起脾胃功能失常；脾失健运，营卫化生不足，则经络空虚，心脉失养。

（1）脾心两虚证：心主血脉，又赖营血濡养。脾胃虚弱，化源不足，则心脉失养，一有外感风寒，太阳不能托邪外出。症见心中悸而烦，或微恶风寒，或手足心热，脉濡涩，或微弦。

治法：温养心脾。

方药：小建中汤。

（2）脾心失调证：心主经络营卫，而营卫出于中焦脾胃，脾胃阴阳失调，则心经络营卫阴阳偏倾。《伤寒论·太阳篇》29条："伤寒，脉浮，自汗出，小便数，心烦，微恶寒，脚挛急。反与桂枝汤，欲攻其表，此误也。得之便厥，咽中干，烦躁吐逆。"这是心经络失调、营卫阴阳两虚的误汗变证，与脾胃阴阳失调密切相关。

胃阳虚及卫阳证：卫气充达于四末，胃阳为卫气之本源，厥逆是卫阳衰微外候，吐逆是胃阳虚弱内证。甘草干姜汤温阳益胃，可使"厥逆足温"；"若发汗，复加温针，则一逆再逆"，其亡阳比前更甚，亟与四逆汤温胃回阳救逆。

脾阴虚及营阴证：营卫阴阳互根，卫阳虚常与营阴虚交错出现。厥为卫阳虚，不能温养四末；脚挛急为营阴虚，经筋挛缩；吐逆为胃阳虚；咽中干、烦躁为脾阴虚。治以调理脾胃阴阳，先与甘草干姜汤温胃复其卫阳，再以芍药甘草汤养脾复其营阴。若脾阴虚引起胃中干燥，邪浊归心，发生谵语，则以调胃承气汤软坚泻实，调胃和中。

4. 肾心失调证

肾心表里上下标本阴阳相联，水火阴阳互相调节，心病及肾，肾病及心，皆互相影响而发生病变。

（1）心肾阴阳失调证：太阳属心主经络营卫，其气为开主发散，少阴属肾主元精元气，其气为枢主闭藏。心经络失调，营卫不和，当以调和营卫为主，若误用发汗，卫阳泄越，少阴精气固藏失职，则阳气津液两伤。症见汗漏不止，恶风，小便难，四肢挛急，难以屈伸等。

治法：调和营卫，温肾扶阳。

方药：桂枝加附子汤。

（2）心肾阳虚阴盛证：太阳属心，为开主表，卫气日行于阳，为心所主；卫气又根于少阴。汗下之后，表里俱虚，肾阳疲惫，卫气衰微。卫气昼得天阳之助，正邪交争，虚不胜邪，外有假热，至夜阴气独治，内有真寒。症见昼日烦躁不得眠，至夜安静，脉沉微，不呕，不渴，身无大热。

治法：温肾回阳。

方药：干姜附子汤。

（3）阳虚心肾不交证：心藏神属火，赖肾水上济，如肾阳衰微，不能蒸化阴液，则心火不能下交。症见烦躁，脉微，肢厥等。

治法：扶阳和阴，交通心肾。

方药：茯苓四逆汤。

（4）阳虚经脉失养证：心主身之血脉，脏真通于心，心藏血脉之气，心肾手足少阴经脉互交，心脉亦赖肾阳温煦。心肾阳衰，精神不居，经脉营卫失其和养。症见发热，心下悸，头眩，肌肉颤动欲倒等。

治法：温肾阳，养经脉。

方药：真武汤。

（5）阳虚心神扰乱证：常有虚阳浮亢证与虚中夹痰证。

阳虚痰扰心神证：心藏神，肾藏志。太阳属心，汗为心液，太阳病误用温针，以火劫汗，亡阳酿痰，扰乱心神，神志不能安定。症见惊狂，卧起不安等。

治法：温阳化痰，安神定志。

方药：桂枝去芍药加蜀漆龙骨牡蛎汤。

阳虚心神浮亢证：太阳病误用温针，火邪逼阳，外邪未尽，真阳欲亡，心君不安，神气虚亢。症见烦躁不安等。

治法：温阳益气，重镇安神。

方药：桂枝甘草龙骨牡蛎汤（古本为"桂枝甘草人参龙骨牡蛎汤"）。

第五节　太阳经脏腑经络病机与太阳病主方主药

以心为主的太阳经脏腑经络标本规律，是太阳经藏象的内在联系，太阳开机即恒定在以心为主的太阳经标本阴阳平衡机制上。心属火，"火郁发之"，表明发汗是心病的正治法。太阳病发汗解表就是根据以心为主的太阳开机统一运动趋势，因势利导，调和阴阳，扶正达邪。柯琴说："发汗有五法，麻黄汤汗在皮肤，是发散外感之寒气；桂枝汤汗在经络，是疏利血脉之精气；葛根汤汗在肌肉，是升提津液之精气；大青龙汗在胸中，是解散内扰之阳气；小青龙汗在心下，是驱逐内蓄之水气。"可见太阳病的主方皆以发汗为主，发汗治法的运用虽有不同，但都是通过温心通经、发散阳气而发挥作用。

太阳经标本法则的具体运用，是根据以心为主的标本规律特定机制来组合方剂以治疗疾病，因此太阳病主方的作用和心密切相关。心主经络，主要功能是"行血气而营阴阳"，桂枝汤温心通经、和养营卫，麻黄汤温肺通经、宣畅营卫，对经络营卫起双调作用。现就桂枝汤、麻黄汤的作用再行探讨。

一、太阳经脏腑经络病机与桂枝汤配伍机制

桂枝汤按照太阳经标本规律组合而成。心藏神，主经络皮部，足太阳膀胱经脉输布全身。桂枝汤以桂枝为君，温通经脉，发散膀胱寒水之气。清·邹树说："桂枝能利关节，温经通脉，此其体也……能调和腠理，下气散逆，止痛除烦，此其用也。盖其用之之道有六：曰和营，曰通阳，曰利水，曰下气，曰行瘀，曰补中。其功之最大，施之最广，无如桂枝汤，则和营其首功也。"柯琴说："桂枝之条纵横，宛如经脉系络，能入心化液，通经络而出汗，为营分散解风寒之品。"邹、柯二氏阐明了桂枝是通过温心通脉行营来实现发汗功效的。心主营血，其气为开，肺主卫气，其气为合，桂枝与芍药相配有开合相济之妙，桂枝得芍药在温经通脉、行营发汗中寓有敛卫之功，芍药得桂枝在通脉破结、养营敛阴中具有畅卫之用。营卫之气出于中焦脾胃，脾为"营之居"，小肠属脾家，称赤府，主泌别清浊，吸取营养充实经脉。大枣补脾养营，生姜健胃温卫，桂枝得生姜能温经而强壮卫气，芍药得大枣能通脉而调营和阴。甘草补心脾，通经脉，利气

血，和诸药。更以热稀粥温养脾液，鼓动胃气，以助药力。全方有温心通脉，补脾健胃，调和营卫，发散风寒的作用。

《伤寒论》："太阳病，发热汗出者，此为营弱卫强，故使汗出，欲救邪风者，宜桂枝汤。"（95）说明太阳病桂枝证的营卫不和病机是营弱卫强，营弱是主要方面，卫强是相对营弱而言，实质上卫气也是虚弱。营气出于中焦脾胃，桂枝汤温心通脉，调和营卫，就是通过调补脾胃来实现的。脾胃外合肌肉，故论谓"桂枝本为解肌"。由于桂枝汤主要作用为温心健脾，养营和卫，有补表作用，所以只能用于经络皮部收引无力、营卫不和之表虚证。若其人"脉浮紧，发热，汗不出者"，为经络皮部收引有力之表实证，则不适用桂枝汤。

二、太阳经脏腑经络病机与麻黄汤配伍机制

心与膀胱标本相联，心主位，膀胱随心气的开布而排泄化物。心主经脉，行营血，布卫气，输水液，也赖于肺气宣肃治节的辅佐。麻黄汤君以麻黄，温肺宣卫，发汗利尿；汗为心液，配桂枝温心通脉，行营化血为汗；肺主肃降，朝百脉，杏仁降肺气，利血脉；甘草补心和中，缓血脉，利血气，和诸药。麻黄得桂枝，促进营卫从经脉透达皮部，增强发汗作用，麻黄得杏仁助肺气肃降，也兼制麻黄发散太过，与桂枝得白芍开合互济之义相同。甘草缓血脉气道之急，制麻黄之峻烈。诸药互相配合，有温心宣肺利尿的作用。《难经·三十二难》说："心者血，肺者气。血为营，气为卫，相随上下，谓之营卫，通行经络，营周于外，故令心肺在膈上也。"说明心肺共同调控经络气血循环。心阳不振，肺气不布，外感风寒，脉管收缩，血行不利，则头痛，身疼，腰痛，骨节痛。卫气外浮，其热不能胜寒，则恶风。肺合皮毛，毛窍闭塞，卫气不行，肺气失宣，则无汗而喘。论中以心病经络气血循行不利之"头痛、发热、身疼、腰痛、骨节疼痛、恶风、无汗"为主证，以肺病呼吸失常之"喘"为兼证。麻黄汤的主要作用是温心宣肺，发表散寒，使心阳开布，肺气宣发，则汗出邪去，营卫和调而愈。

第六节 太阳经辨病辨证论治

太阳属心，心藏神，统营卫，营卫的运行受经络的调控，营卫出于中焦，统于上焦，输布于太阳经脉，循环于周身上下表里。太阳其经最大，其病证最多。

太阳病主要病理不外乎心经络失调，营卫不和：营卫不和于表，外邪入侵则中风、伤寒、温病；不和于里，则心下痞满、心悸动、脉结代；心神受扰，则烦躁惊狂；经络病则气血运行布化障碍，气化障碍则蓄水，血运障碍则蓄血，水热互结则结胸，经络气血瘀滞则为痹。中风、伤寒、温病、烦躁、痞、蓄水、蓄

血、结胸、痹为太阳经主要病症。太阳证主要是太阳经脏腑经络阴阳偏倾所表现的病机证候。

辨太阳病就是分析太阳经藏象系统器官形态功能失调的特殊性；辨太阳证就是以太阳经的病（如伤寒、中风）和症（发热、心悸等）为中心，分析每一病症的虚实寒热、表里上下、气血水火、阴阳偏倾的特殊性；辨病辨证就是对太阳病症作定性定位诊断。治太阳病就是根据太阳经各种病症的定性定位诊断，给予不同的治则、治法、方剂、药物。

一、中风

中风指伤风而言。风为阳邪，其性升发疏散，能使肌表毛窍松缓，失其防卫功能，内中肌肤腠理，直接影响皮部经络功能，故名中风。中风的证候特征是："太阳病，发热，汗出，恶风，脉缓。"

1. 脏腑经络病机

太阳属心，心主经络，统营卫。《内经》谓"邪之所凑，其气必虚"；《伤寒杂病论·伤寒例》谓"风则伤卫，寒则伤荣"。太阳中风一由卫气偏虚，风邪乘虚入中，如桂枝证；一由风邪偏盛，外束肌表，以致卫强营郁，如大青龙证。营卫互根，原为一气，俱出于中焦脾胃，脾胃虚弱，不能化生营血，温养卫气，则卫外不固，风邪乘虚入中，因此中风与脾密切相关，《内经》所谓"风气下临，脾气上从"。营卫功能变化由经络所控制，仲景常以脉象阐析太阳中风的病机证候。《伤寒论·太阳篇》12条："太阳中风，阳浮而阴弱，阳浮者热自发，阴弱者汗自出，啬啬恶寒，淅淅恶风，翕翕发热，鼻鸣干呕者，桂枝汤主之。"这是太阳中风的病机证候。营卫阴阳互根，既相生又相制。营血不能资生卫气，卫气偏虚，风邪伤卫，则恶风；营阴不能敛制卫气，卫阳外浮，则发热；营阴被卫阳热气所蒸发，则汗出；从而表现"啬啬恶寒，淅淅恶风，翕翕发热，鼻鸣干呕"等证候。

2. 辨病辨证论治

（1）偏营虚证："太阳中风，阳浮而阴弱，阳浮者热自发，阴弱者汗自出，啬啬恶寒，淅淅恶寒，翕翕发热，鼻鸣干呕者，桂枝汤主之。"（12）

"太阳病，头痛，发热，汗出，恶风，桂枝汤主之。"（13）

烦躁证："伤寒发汗，已解，半日许复烦，脉浮数者，可更发汗，宜桂枝汤。"（57）

"病人烦热，汗出而解……脉浮虚者，宜发汗……宜桂枝汤。"（240）

自汗证："病常自汗出者，此为营气和，营气和者，外不谐，以卫气不共营气谐和故尔，以营行脉中，卫行脉外，复发其汗，营卫和则愈，宜桂枝汤。"

（53）

"病人脏无他病，时发热自汗出而不愈者，此卫气不和也，先其时发汗则愈，宜桂枝汤。"（54）

"阳明病，脉迟，汗出多，微恶寒者，表未解也，可发汗，宜桂枝汤。"（234）

冲气证："太阳病，下之后，其气上冲者，可与桂枝汤。"（15）

身痛证："伤寒，医下之……后身疼痛，清便自调者，急当救表……宜桂枝汤。"（91）

"下利腹胀满，身体疼痛者，先温其里，乃攻其表……宜桂枝汤。"（372）

"吐利止而身痛不休者，当消息和解其外，宜桂枝汤小和之。"（387）

（2）偏卫实证："太阳中风，脉浮紧，发热恶寒，身疼痛，不汗出而烦躁者，大青龙汤主之。"（38）

（3）表虚蓄水证："中风发热，六七日不解而烦，有表里证，渴欲饮水，水入即吐者，名曰水逆，五苓散主之。"（74）

（4）气血虚弱证："伤寒五六日，中风，往来寒热，胸胁苦满，默默不欲饮食，心烦喜呕，或胸中烦而不呕，或渴，或腹中痛，或胁下痞硬，或心下悸、小便不利，或不渴、身有微热，或咳者，小柴胡汤主之。"（96）

3. 辨治分析

太阳中风的主要病机为经络失调，营卫不和，营弱卫强。营气出于中焦，营弱是因脾虚化生不足。营卫阴阳互根，卫强相对营弱而言，实质上卫气也虚。心经络失调，中焦脾家（小肠）虚弱，不能化生营卫充实肌表，致皮部空虚，风邪入侵而发病，由此引起一系列器官形态功能失常，表现为不同的病症，可谓证同病异，证中有证。因此，应用桂枝汤治疗太阳中风须结合辨病论治：如病邪不得外泄，内扰心神，而烦躁；卫阳加于营阴，阴液失其固敛，而自汗；心阳不振，膀胱寒水之邪不能从体表外泄，上虚不能制下，而其气上冲；风邪外著，经脉挛缩，营卫循行不利，而身痛等。病症虽然各异，心经络失调、营卫不和、表虚不固的本质却是相同，所以都用桂枝汤论治。

同时，太阳中风致病的外因大体相同，而发病的内因又有差异。除了上述桂枝证的营卫不和、营弱卫强之外，还可因太阳经脏腑经络和各经脏气阴阳偏倾而发为不同证候，其治法也随之相异。如风淫太过，干犯太阳，内戕脾胃，致营卫不能外达作汗，阳热内郁，扰乱心神而烦躁，治以大青龙汤温心通脉，清里达表。风寒从足太阳经脉入腑，膀胱气化不能宣发，脾失转输，致水液蓄积，而小便不利、烦渴发热汗出，治以五苓散通阳化气，健脾利水。肝胆少阳枢机郁抑，脾胃失其疏达，运化失职，不能化生足够的气血充实肌腠，致风邪内中，而心烦喜呕、往来寒热等，治以小柴胡汤舒胆和胃，解利枢机。

中风一名，汉代以前就已存在，仲景沿用这一名词，后世医家至今没有完全搞清它的内涵。从《伤寒论·太阳篇》第2条、12条来看，太阳中风好像是表虚证，从38条来看又像是表实证，这就使人难解其意。实际上中风是病不是证，中风一病包括若干证。如第2条仲景对中风所下的定义："太阳病，发热，汗出，恶风，脉缓者，名为中风。"说明"风"为"风邪"，其病的特点是证候松缓。"发热"是中风、伤寒、温病的共同症，而"汗出，恶风，脉缓"是中风的特殊症。恶风为风邪中人病情之缓，汗出为肌肤毛窍之缓，脉浮缓为经脉之缓，非谓中风一定是表虚证。12条是太阳中风的表虚证，38条是太阳中风的表实证，同一太阳中风，一为表虚，一为表实，好像矛盾，其实是太阳中风邪正相争主次的两方面。12条发病机理是由于正气虚怯，经络肌腠肤表松缓，故见发热、汗出、恶风、脉浮弱等表虚证。38条发病机理是由于正气不虚，经络肌腠肤表收缩，故见脉浮紧、不汗出而烦躁等表实证。黄坤载注38条："脉证悉同伤寒，此卫阳素旺，气闭而血不能泄也。卫气遏闭，营郁热甚，故见烦躁。"柯韵伯又谓："风有阴阳。太阳中风，汗出脉缓者，是中于鼓动之阳风；此汗不出而脉紧者，中于凛冽之阴风矣。风令脉浮，浮紧而沉不紧，与伤寒阴阳俱紧之脉有别也；发热恶寒与桂枝证同，身疼痛不汗出与麻黄证同，惟烦躁是本证所独，故制此方以治风热相搏耳。"治以大青龙汤温心健脾，养营达郁，清热发汗。

二、伤寒

伤寒有广义和狭义之分。广义伤寒是一切外感病的总称，如《素问·热论》"今夫热病者，皆伤寒之类也"；《难经》云"伤寒有五，有中风，有伤寒，有湿温，有热病，有温病。"狭义伤寒是指人体感受寒邪所产生的疾病，如《伤寒论·伤寒例》云"冬时严寒，万类深藏，君子固密，则不伤于寒，触冒之者，乃名伤寒耳。"

外感之邪有风、寒、暑、湿、燥、火之异，外感之病有伤寒、中风、温病、风温、暑温、湿温之分，古人何以单用伤寒来概括各种外感病呢？这是因为太阳属心，主一身之表，心属火热，寒属水气，太阳外感乃由外寒克伐心火，内郁化热，复气太过，引起阴阳失调的表现。

1. 脏腑经络病机

《素问·五常政大论》云："太阳司天，寒气下临，心气上从。""伏明之纪，是谓胜长，长气不宣，藏气反布，收政自政……其发痛，其脏心……从水化也。"说明外界的寒水之气，人体以心火与之相应，如果心火不足，或外界寒气太过，外寒伤阳，则发生以痛为主的心病证候。《伤寒论·太阳篇》第3条："太阳病，或已发热，或未发热，必恶寒，体痛，呕逆，脉阴阳俱紧者，名曰伤寒。"表明伤寒是以"体痛"为主。太阳伤寒表现为麻黄证，也以体痛为主。《伤寒论·太阳篇》35 条："太阳病，头痛，发热，身疼，腰痛，骨节疼痛，恶风，无汗而喘者，麻黄汤主之。"仲景自解伤寒病机曰："寸口脉浮而紧，浮则为风，紧则为寒，风则伤卫，寒则伤营，营卫俱病，骨节烦痛，当发其汗也（宜麻黄汤）。"说明伤寒体痛、脉浮紧是由风寒侵犯心经络营卫，引起气血循行不利。在太阳伤寒的风伤卫、寒伤营关系中，寒伤营属于矛盾的主要方面，对病机转变起决定性作用。《伤寒论·太阳篇》46 条："太阳病，脉浮紧，无汗，发热，身疼痛，八九日不解，表证仍在，此当发其汗。服药已微除，其人发烦，目瞑，剧者必衄，衄乃解，所以然者，阳气重故也。"这是正盛邪退，病从血分而解。麻黄证的发汗恰恰也是通过发散为风寒所郁的血热来实现的，血虚或非风寒所郁则不可发汗。50 条："脉浮紧者，法当身疼痛，宜以汗解之；假令尺中迟者，不可发汗，何以知然？以营气不足，血少故也。"

太阳伤寒主要是指寒邪伤心，以及由此引起的变证而言。心为太阳经主导器官，足太阳膀胱经脉最长，俞穴也最多，因此太阳伤寒变证最为繁复，太阳病变证唯伤寒最多。现将《伤寒论·太阳篇》中有关伤寒条文按证的性质归纳如下。

2. 辨病辨证论治

（1）表寒证："太阳病，或已发热，或未发热，必恶寒，体痛，呕逆，脉阴阳俱紧者，名曰伤寒。"（3）

"太阳病，头痛，发热，身疼，腰痛，骨节疼痛，恶风，无汗而喘者，麻黄汤主之。"（35）

"寸口脉浮而紧，浮则为风，紧则为寒，风则伤卫，寒则伤营，营卫俱病，骨节烦痛，当发其汗也（宜麻黄汤）。"

身痛证："太阳病，脉浮紧，无汗，发热，身疼痛，八九日不解，表证仍在，此当发其汗。服药已微除，其人发烦，目瞑，剧者必衄，衄乃解，所以然者，阳气重故也。麻黄汤主之。"（46）

喘证："太阳与阳明合病，喘而胸满者，不可下，宜麻黄汤。"（36）

"阳明病，脉浮，无汗而喘者，发汗则愈，宜麻黄汤。"（235）

衄证："伤寒，脉浮紧，不发汗，因致衄者，麻黄汤主之。"（55）

嗜卧证："太阳病，十日以去……嗜卧……脉但浮者，与麻黄汤。"（37）

（2）表虚证："伤寒发汗已解，半日许复烦，脉浮数者，可更发汗，宜桂枝汤。"（57）

（3）里热证

1）热伤气阴证："伤寒若吐若下后，七八日不解，热结在里，表里俱热，

时时恶风，大渴，舌上干燥而烦，欲饮水数升者，白虎加人参汤主之。"（168）

2）表热里邪证："伤寒脉浮滑，此以里有热，表无寒，白虎汤主之。"（176 据《桂林古本》）

3）里实热证："伤寒大下后，复发汗，心下痞，恶寒者，表未解也，不可攻痞，当先解表，表解乃可攻痞。解表宜桂枝汤，攻痞宜大黄黄连泻心汤。"（164）

（4）寒热错杂证

1）水结痞硬证："伤寒汗出，解之后，胃中不和，心下痞硬，干噫食臭，胁下有水气，腹中雷鸣，下利者，生姜泻心汤主之。"（157）

2）胃虚痞硬证："伤寒中风，医反下之，其人下利，日数十行，谷不化，腹中雷鸣，心下痞硬而满，干呕，心烦不得安。医见心下痞，谓病不尽，复下之，其痞益甚，此非结热，但以胃中虚，客气上逆，故使硬也，甘草泻心汤主之。"（158）

3）上热下寒证："伤寒，胸中有热，胃中有邪气，腹中痛，欲呕吐者，黄连汤主之。"（173）

4）胃逆痞满证："伤寒发汗，若吐若下，解后，心下痞硬，噫气不除者，旋覆代赭汤主之。"（161）

（5）水邪犯心证

1）饮停心下证："伤寒，若吐若下后，心下逆满，气上冲胸，起则头眩，脉沉紧，发汗则动经，身为振振摇者，茯苓桂枝白术甘草汤主之。"（67）

2）水蓄膀胱与水气厥逆证："伤寒，汗出而渴者，五苓散主之；不渴者，茯苓甘草汤主之。"（73）

（6）邪热伤神证

1）热扰胸膈证："伤寒五六日，大下之后，身热不去，心中结痛者，未欲解也，栀子豉汤主之。"（78）

2）火邪伤神证："伤寒脉浮，医以火迫劫之，亡阳，必惊狂，卧起不安者，桂枝去芍药加蜀漆龙骨牡蛎救逆汤主之。"（112）

3）胃热攻脑证："伤寒，不大便六七日，头痛有热者，与承气汤。"（56）

"伤寒十三日，过经谵语者，以有热也，当以汤下之……脉调和者……此为内实也，调胃承气汤主之。"（105）

（7）热实结胸证

1）水热互结证："伤寒六七日，结胸热实，脉沉而紧，心下痛，按之石硬者，大陷胸汤主之。"（135）

2）水结胸胁证："伤寒十余日，热结在里……无大热者，此为水结在胸胁也，但头微汗出者，大陷胸汤主之。"（136）

（8）蓄血证

1）下焦蓄血证："伤寒有热，少腹满，应小便不利，今反利者，为有血也，当下之，不可余药，宜抵当丸。"（126）

2）热入血室证："妇人伤寒，发热，经水适来，昼日明了，暮则谵语，如见鬼状者，此为热入血室，无犯胃气，及上二焦，必自愈。"（145）

（9）胆郁证

1）胆郁寒滞证："伤寒六七日，发热，微恶寒，支节烦疼，微呕，心下支结，外证未去者，柴胡桂枝汤主之。"（146）

2）胆郁水结证："伤寒五六日，已发汗而复下之，胸胁满微结，小便不利，渴而不呕，但头汗出，往来寒热，心烦者，此为未解也，柴胡桂枝干姜汤主之。"（147）

3）胆郁阳结证："伤寒五六日，头汗出，微恶寒，手足冷，心下满，口不欲食，大便硬，脉细者，此为阳微结……可与小柴胡汤。"（148）

4）胆郁胃实证："伤寒发热，汗出不解，心下痞硬，呕吐而下利者，大柴胡汤主之。"（165）

5）胆郁神亢证："伤寒八九日，下之，胸满烦惊，小便不利，谵语，一身尽重，不能转侧者，柴胡加龙骨牡蛎汤主之。"（107）

（10）肝郁证

1）肝气乘脾证："伤寒，腹满，谵语，寸口脉浮而紧，此肝乘脾也，名曰纵，刺期门。"（108）

2）肝气乘肺证："伤寒发热，啬啬恶寒，大渴欲饮水，其腹必满，自汗出，小便利，其病欲解，此肝乘肺也，名曰横，刺期门。"（109）

（11）心虚证

1）心营虚证："伤寒二三日，心中悸而烦者，小建中汤主之。"（102）

2）心阴阳两虚证："伤寒，脉结代，心动悸，炙甘草汤主之。"（177）

3. 辨治分析

太阳属心，太阳病以伤寒最多，太阳伤寒主要指寒邪伤心。《伤寒论·太阳篇》共182条，条文中冠以伤寒两字占47条，其变证皆以心病为中心，属太阳伤寒一病多证的辨证论治范围。太阳属心，心属火，主经络，与膀胱寒水标本相联，保持阴阳平衡，起御外统内的作用。寒邪伤心，水火阴阳平衡机制遭受破坏，标本胜复，变证百出。心－小肠－膀胱水火阴阳偏倾，心阳不振，经络失调，卫外不固，寒邪外束，经脉收缩，皮部温度降低，为表寒之证，麻黄汤、桂枝汤、青龙汤均有温心宣肺，通利经脉，调和营卫，散寒解表的功效。

必须明确的是，伤寒本以表寒实的麻黄证为主。由于心主经络，通行营卫，主表统里，对各器官系统起统调作用，麻黄证的病机是心阳不振，经络失调，营卫不和，表寒卫实，由此引起各器官系统的功能失常，而见"身痛""喘""衄""嗜卧"等，皆属病（症）异而证同，故俱用麻黄汤论治。若心火复气太过，灼伤肺津，燥热内盛，则以白虎汤加减清热生津。心火偏盛，气机痞结，邪热内陷，以大黄黄连泻心汤清泻心火。心火与膀胱寒水阴阳失调，升降不和，为寒热错杂证，以生姜甘草泻心汤、黄连汤辛开苦降、和解阴阳。心阳不振，膀胱水气厥逆，饮停心下，或停蓄膀胱，用茯苓甘草汤、苓桂术甘汤、五苓散温阳利水。若误用温针，或表邪入里化热，上攻心神，为火邪伤神证，选用栀子豉汤、桂枝去芍药加蜀漆龙牡汤、大承气汤清心安神泄热。邪热入里与水互结，为热实结胸，用大陷胸汤峻下逐水。邪热入里与血互结，为蓄血证，用抵当丸攻下逐瘀。

又以心经络统营卫，主表统里，而营卫表里出入赖少阳枢机以司转。故若少阳失调致使表里营卫不和，胆之相火郁抑，三焦水气偏胜，证见半表偏寒，宜小柴胡汤、柴胡桂枝汤、柴胡桂枝干姜汤舒胆解郁，疏散寒水之邪。若胆相火复气太过，三焦水气不足，证见半里偏热，宜柴胡加芒硝汤、大柴胡汤舒胆攻下。胆为肝府，胆之调控营卫本乎肝之化生气血，肝气乘肺，横行无制，则营卫不和而发热，恶寒，渴饮，名为横；肝气乘脾，恣纵无制，则阴阳升降失司而腹满，谵语，名曰纵，俱当刺肝经募穴期门以调之。

心主经络，行血气而营阴阳，濡筋骨而利关节，心阳不振，卫气不布，风湿相搏，凝滞经脉则为痹，用桂枝白术附子汤温心通经，祛除风湿。营血不足，心脉痹阻，心神失养，心动悸，脉结代，或心中悸而烦，用小建中汤或炙甘草汤养营补心通脉。

三、温病

凡温热病邪引起发热，表现热盛伤阴证候的急性外感病，总称为温病。要确切了解温病的含义，对《伤寒论》原文必须进行全面的分析。仲景原著虽是条文式，但有一定的连贯性。《伤寒论·太阳篇》第1条为太阳病的总纲。第2、3条为太阳中风、伤寒的提纲。第4、5条为太阳病变化规律。第6、7条才提到温病、风温的概念，此后即不提温病病名。《伤寒论》中凡属温病的证治，都不命名为温病，而一概冠以伤寒，而且第3条"名为中风"，第4条"名为伤寒"，第6条只说"为温病"，而不说"名为温病"。均表明，在仲景眼里温病莫须有独立的病名，更不成独立学科。《伤寒论·太阳篇》第6条："太阳病，发热而渴，不恶寒者，为温病。"说明凡外感病在演变过程中表现为"发热而渴，不恶寒"的温病，都属于太阳病。而后世医家断章取义，拘于太阳主表，以恶寒为主，认为阳明主里，不恶寒反恶热，温病"发热而渴，不恶寒"，是属阳明病，这样，就导致太阳温病的原意变得混乱。

1. 脏腑经络病机

太阳属心，心与肺同居膈上，主一身之营卫；心与肾手足经络相联，标本兼从，水火阴阳互调，既能以阳应寒，又能以阴应热，其病寒热兼从，既能从阴化寒发生太阳中风、伤寒，又能从阳化热，发生温病。温病的病机为冬不藏精，肾阴内亏，阴精不能上奉心肺，乃至气阴不足，外感风热为病。温病的病机转变有两种途径，一为从肺传心，由卫分侵入营血分，转变为风温："风温为病，脉阴阳俱浮，自汗出，身重，多眠睡，鼻息必鼾，语言难出。若被下之，小便不利，直视失溲；若被火者，微发黄色，剧则如惊痫，时瘛疭；若火熏之，一逆尚引日，再逆促命期。"这也是叶天士"温邪上受，首先犯肺，逆传心包"的病证。一为从卫分传到气分，由太阳转化为阳明病，如"服桂枝汤，大汗出后，大烦渴不解，脉洪大者"，"发汗后……不恶寒，但热者，实也"等，这些传变规律相当于温病学中的顺传病证。

2. 辨病辨证论治

温病是感受温热之邪，或伤寒热化的变局。根据《内经》《难经》"今夫热病者，皆伤寒之类也"，"伤寒有五……有温病"，并结合《伤寒论·太阳篇》有关伤寒条文（共47条），可知温病证治包含于伤寒之内。伤寒是外感病的总称，六经是各种外感病的共同体系，伤寒温病的寒热变证是六经脏腑经络标本阴阳失调的表现。太阳经由水火之脏组成，其病以心为主，其证有寒热偏倾。太阳中风、伤寒寒多热少，寒伤阳气，温病热多寒少，热耗津液。太阳温病以心病为主，其证寒热错杂，热炽津伤；阳明温病以肺病为主，其证燥热尤烈；少阳温病以胆病为主，其证相火鸱张；太阴温病以脾病为主，其证湿热氤氲；少阴温病以肾病为主，其证阴虚火旺；厥阴温病以肝病为主，其证风阳肆扰。《伤寒论》中有关温病的辨证论治方证大都包括在伤寒篇中。

从六经藏象系统观点来看，太阳属心，主经络卫气营血，是人体六经藏象总系统，仲景将伤寒温病归于《伤寒论·太阳篇》，是因为心经络卫气营血是伤寒温病的共同本质。后世温病家拘于太阳膀胱之说，认为太阳经只能概括伤寒，不能概括温病，另立卫气营血、三焦作为温病辨证论治的体系，是没有认识到太阳经心经络是调控营卫气血的功能单位。实际上，近代中医温病学体系是对伤寒论六经认识的发展，叶天士谓："温邪上受，首先犯肺，逆传心包。肺主气属卫，心主血属营，辨营卫气血与伤寒同……"明确指出卫气营血是伤寒温病的共同辨证基础。吴鞠通《温病条辨》三焦学说认为温病始于上焦手太阴，与《伤寒论》温病始于太阳经基本一致。吴氏所谓上焦是指心肺而言，太阳经是心经络调控卫气营血的功能单位。手太阴肺主气、朝百脉也在心经络调控卫气营血系统之中，属于太阳经的范畴。总之，温病学卫气营血、三焦辨证论治实质上是充实和拓展了《伤寒论·太阳篇》辨病辨证论治的内容。

四、痞证

痞证是心下"满而不痛"。其病多由气机郁滞，邪气否聚所致。太阳痞证是指表证传里，水火标本阴阳失调，寒热互结阻滞胃脘所表现的痞满症状而言。

中医认为痞证在脾胃。《素问·五常政大论》："备化之纪……其脏脾……其病痞……卑监之纪……其脏脾……其病留满痞塞。"《难经·三十六难》："脾之积，名曰痞气，在胃脘。"《伤寒论·太阳篇》157条："胃中不和，心下痞硬。"痞既属脾胃，仲景何以将它列在《伤寒论·太阳篇》，并把治痞的主方命名为泻心汤呢？这是因为痞的病位虽然在胃，而其主要病机是心与膀胱标本阴阳失调，寒热之邪结聚，气机郁结否塞所致。《伤寒论》把治痞的主方命名为五泻心，表明五泻心证病机为心虚邪实；《金匮要略》把大黄黄连泻心证的病机描写为"心气不足"也是这个意思。

1. 脏腑经络病机

太阳属心，心与小肠脏腑经络相联，小肠又属"脾家"。心主脉，《伤寒论·太阳篇》151条"脉浮而紧"为心阳外张，寒邪外束，邪正相争的表现；"紧反入里，则作痞"，表明痞证不是心气与病邪斗争的结束，而是心气与病邪斗争的继续。表里阴阳相争的表证转变为上下阴阳相争的里证，是因为心阳不振，外邪入侵，清浊相格，心气受阻。胃气失和，小肠泌别失职，清阳下陷，浊气上逆，寒热郁结，否塞不通，遂成痞证。

根据五脏五行相生过程的规律性，五脏的虚证大都发生于母脏，实证大都发生于子脏。《伤寒论》痞证的病机，仲景自释为心气不足、邪气有余，把治胃病之方作为泻心之用，就是因为心火为母，胃土为子，心气实证由胃肠浊气通降障碍所致。太阳属心，心－小肠－膀胱脏腑经络相联，以水火标本逆从推动生命过程运动。胃属土居心下，既为心火之子，又下连小肠同属脾家，系阴阳清浊升降枢纽，心气有余也赖胃与小肠化气通降。太阳经气标本逆从运动障碍，寒热互结，气机郁滞，遂致邪气壅聚于胃，而见心下痞满。

2. 辨病辨证论治

（1）热浊痞结证："心下痞，按之濡，其脉关上浮者，大黄黄连泻心汤主之。"（154）

（2）上热下寒证："心下痞，而复恶寒，汗出者，附子泻心汤主之。"（155）

（3）寒热互结证："伤寒五六日，呕而发热者……下之……但满而不痛者，此为痞……宜半夏泻心汤。"（149）

（4）水热互结证："伤寒汗出解之后，胃中不和，心下痞硬，干噫食臭，胁下有水气，腹中雷鸣，下利者，生姜泻心汤主之。"（157）

（5）胃虚邪客证："伤寒中风，医反下之，其人下利，日数十行，谷不化，腹中雷鸣，心下痞硬而满，干呕心烦不得安。医见心下痞，谓病不尽，复下之，其痞益甚。此非结热，但以胃中虚，客气上逆，故使硬也，甘草泻心汤主之。"（158）

（6）胃虚兼表证："太阳病，外证未除，而数下之，遂协热而利，利下不止，心下痞硬，表里不解者，桂枝人参汤主之。"（163）

（7）胃虚气逆证："伤寒，发汗，若吐，若下，解后，心下痞硬，噫气不除者，旋覆代赭汤主之。"（161）

（8）肝郁胃滞证："伤寒发热，汗出不解，心下痞硬，呕吐而下利者，大柴胡汤主之。"（165）

（9）水停胃脘证："本以下之，故心下痞，与泻心汤，痞不解。其人渴而口燥烦，小便不利者，五苓散主之。"（156）

（10）水饮结聚证："太阳中风，下利呕逆，表解者，乃可攻之。其人漐漐汗出，发作有时，头痛，心下痞硬满，引胁下痛，干呕，短气，汗出不恶寒者，此表解里未和也，十枣汤主之。"（152）

（11）下焦滑脱证："伤寒服汤药，下利不止，心下痞硬。服泻心汤已，复以他药下之，利不止；医以理中与之，利益甚。理中者，理中焦；此利在下焦，赤石脂禹余粮汤主之。"（159）

3. 辨治分析

痞指胃脘胀满痞塞而言，为太阳经脏腑经络失调，水火阴阳逆从障碍，气机郁结所致。由于脏腑经络失调、阴阳偏倾性质有所不同，证治也各有区分。心火亢盛，热浊壅聚，心下痞结，按之痛而濡，关脉浮，以大黄黄连泻心汤泄热攻痞。上热下寒，阴阳乖隔，痞而恶寒汗出，以附子泻心汤扶阳泻心攻痞。寒热互结，气机痞塞，痞满不痛，以半夏泻心汤升降阴阳，分解寒热以泄痞。寒热互结，水饮食滞，气机痞塞，痞而干噫食臭，肠鸣下利，以生姜泻心汤宣散水气，和胃消痞。寒热互结，清浊失常，重戕脾胃，阴阳不和，痞而呕利，心烦腹鸣，以甘草泻心汤扶中降逆，和胃泄痞。

当然，痞证并不局限于五泻心汤的证治。如表证未解，脾虚气陷，气机郁结，痞而协热下利，以桂枝人参汤调理脾胃，温心通经，解表除痞。心阳不振，膀胱气化不宣，脾失健运，水蓄胃肠，痞而烦渴，小便不利者，以五苓散温心通阳，化气利水以泄痞。胃虚气逆下之，气机郁结，痞而噫气不除，以旋覆代赭石汤解郁和胃，益气降逆以消痞。胃虚气逆，痞证误下，下焦滑脱，痞而下利不止，以赤石脂禹余粮汤收敛固脱以解痞。肝胆疏泄失常，胃肠气机郁结，糟粕积聚，阻碍气机升降，痞而吐利，以大柴胡汤舒胆解郁，和胃通腑以泄痞。水邪结聚胸胁，影响气机升降，心下痞硬满，引胁下痛，以十枣攻下逐水以除痞。

五、蓄水

太阳病蓄水证是由太阳经外感经络阴阳失调，引起心－小肠－膀胱气化不宣，水液吸收、输运、排泄功能障碍，导致水液停蓄。主要症状是发热，汗出，烦渴，小便不利，小腹满，或心下痞满，心悸，脐下悸等。

1. 脏腑经络病机

太阳属心，心主血，合经脉，"经脉十二者，外合于十二经水……经水者，受水而行之……经脉者，受血而营之"。表明心主经脉，推运营血环流，包括输运水液在内。《素问·经脉别论》的题意表明，经脉功能不仅仅是行血气，因而提出了异乎寻常的别样观点，指出"饮入于胃，游溢精气，上输于脾，脾气散精，上归于肺，通调水道，下输膀胱，水精四布，五经并行，合于四时、五脏阴阳，揆度以为常也"。认为水液在人体从脾到肺输布周身，与四时六气、五脏六经变化规律保持统一，是依赖十二经脉、十二经水的输运调控。仲景在《素问》的基础上，将蓄水列在太阳经，表明心经络失调是蓄水的病机关键，蓄水是心经络（含经水）失调的表现。这对体液代谢病理生理认识的发展有着十分重要的现实意义，后世医家偏倚肾、脾、肺三脏，遗弃心经络的地位和作用，对继承发扬中医学是很大的损失。

心主血，小肠主营，心－小肠脏腑经络相联，小肠属脾家而运化水谷，摄入于消化道的水分主要经由小肠吸收到经脉。小肠－膀胱手足经脉相联，小肠主水液吸收，膀胱主水液排泄，互相调控维持体液平衡。太阳经气化以心火蒸化膀胱寒水而发生，气行则水行，气郁则水停，心－小肠－膀胱标本阴阳失调、气化失常是蓄水的病理基础。《伤寒论》太阳病蓄水发生于"发汗后，大汗出"（71），这是因为汗为心液，汗后亡阳，心火不足，不能蒸水化气，于是影响水道的通调和津液的输布，津液不能上输，水气不能下达，从而发生蓄水证。

2. 辨病辨证论治

（1）水蓄膀胱证："太阳病，发汗后，大汗出，胃中干，烦躁不得眠，欲得饮水者，少少与饮之，令胃气和则愈；若脉浮，小便不利，微热消渴者，五苓散主之。"（71）

烦渴证："发汗已，脉浮数，烦渴者，五苓散主之。"（72）

水逆证："中风发热，六七日不解而烦，有表里证，渴欲饮水，水入则吐者，名曰水逆，五苓散主之。"（74）

痞满证："本以下之，故心下痞；与泻心汤，痞不解。其人渴而口燥烦，小便不利者，五苓散主之。"（156）

（2）水气厥逆证："伤寒，汗出而渴者，五苓散主之。不渴者，茯苓甘草汤主之。"（73）

（3）饮停心下证："伤寒，若吐若下后，心下逆满，气上冲胸，起则头眩，脉沉紧，发汗则动经，身为振振摇者，茯苓桂枝白术甘草汤主之。"（67）

（4）心虚肾逆证："发汗后，其人脐下悸者，欲作奔豚，茯苓桂枝甘草大枣汤主之。"（65）

3. 辨治分析

蓄水证多发生于太阳病，或夏月出汗过多，饮水无度，津液阳气损伤，心火不能蒸化膀胱津液，气化不宣，而发生小便不利，小腹硬满。由于气化不行，卫气不能随太阳敷布于外，则发生太阳中风。阳气不足，不能蒸化津液，上达廉泉，精养心神，故"消渴""烦躁"。水饮停蓄，气化失司，故愈饮愈渴，愈渴愈饮，致胃不受纳而格拒，则发生"水逆"。水饮过多，脾失转输，停留于胃，故"心下痞"。病证虽各不同，而心火不足，膀胱气化不宣是共同病机，所以都用五苓散温心通经，化气行水。蓄水证不但发于膀胱，也发于胃肠。水气厥逆，心气被扰，故"口不渴，心下悸"，以茯苓甘草汤温心通经，健胃利水。心阳不振，饮停心下，脾不制水，水气冲逆，则"心下逆满，气上冲胸，起则头眩，脉弦紧"，用苓桂术甘汤温心通经，健脾利水。若心阳虚，下焦水气上乘，则"脐下悸，欲作奔豚"，用苓桂甘枣汤温心健脾，化气利水。

六、结胸

结胸是太阳病表证攻下过早，热邪内陷，与痰水实邪结聚胸胁，或太阳外感，胸阳不布，寒邪痰水壅聚胸膈而成。症见"心下满而硬痛"（149），或"心下因硬"（134），"心下痛，按之石硬"（135），"按之痛，寸脉浮，关脉沉"（128）等。

1. 脏腑经络病机

太阳属心，心主经络，统卫气营血，输布津液，营运周身。太阳经感受外邪，阳复太过，病从热化，或误用攻下，邪热乘机内陷，与水饮互结于胸胁（131、134）；或少阳枢机阻滞，阳热内陷，三焦水道不利，致水结胸胁（136）。其病依据寒热性质、病程先后、病势轻重，表现为不同的证候。

2. 辨病辨证论治

（1）热实结胸证："伤寒六七日，结胸热实，脉沉而紧，心下痛，按之石硬者，大陷胸汤主之。"（135）

邪结胃肠证:"太阳病,重发汗而复下之,不大便五六日,舌上燥而渴,日晡所小有潮热,从心下至少腹硬满而痛不可近者,大陷胸汤主之。"(137)

客气动膈证:"太阳病,脉浮而动数,浮则为风,数则为热,动则为痛,数则为虚;头痛发热,微盗汗出,而反恶寒者,表未解也。医反下之,动数变迟,膈内剧痛,胃中空虚,客气动膈,短气躁烦,心中懊憹,阳气内陷,心下因硬,则为结胸,大陷胸汤主之。"(134)

水结胸胁证:"伤寒十余日,结热在里,复往来寒热者,与大柴胡汤。但结胸,无大热者,此为水结在胸胁也,但头微汗出者,大陷胸汤主之。"(136)

(2)痰实结胸证:"结胸者,项亦强,如柔痉状,下之则和,宜大陷胸丸。"(131)

(3)痰热结胸证:"小结胸病,正在心下,按之则痛,脉浮滑者,小陷胸汤主之。"(138)

(4)寒实结胸证:"寒实结胸,无热证者,与三物小陷胸汤,白散亦可服。"(141)

(5)预后:"结胸证,其脉浮大者,不可下,下之则死。"(132)

"结胸证悉具,烦躁者亦死。"(133)

(6)鉴别

1)脏结证:"如结胸状,饮食如故,时时下利,寸脉浮,关脉小细沉紧,名曰脏结,舌上白苔滑者,难治。"(129)

"脏结,无阳证,不往来寒热,其人反静,舌上苔滑者,不可攻也。"(130)

"病胁下素有痞,连在脐旁,痛引少腹入阴筋者,此名脏结,死。"(167)

2)痞病:病发于阴,"脉浮而紧,而复下之,紧反入里,则作痞,按之自濡,但气痞耳。"(151)

3. 辨治分析

太阳经是按水火标本规律组成,太阳病结胸也因水热互结、阴阳偏倾的特殊性,表现为不同证候。热盛津伤,饮聚痰生,热实痰饮互结,为热实结胸,又因病邪结聚部位不同而表现为不同病症。如邪在太阳,"客气动膈",搅乱心神,影响气机升降,则"烦躁短气,心下硬";若传至阳明,邪结肠胃,则"舌上燥而渴,日晡所小有潮热,从心下至少腹硬满而痛不可近";若病传至少阳,或太小并病,"水结胸胁",则"心下满而硬痛""头微汗出"等。症虽有别,而证由太阳水热互结则相同,故都用大陷胸汤逐水泻热。若实痰结聚于胸部,表现为"项亦强,如柔痉状",用大陷胸丸,下其实痰。若痰热互结比大结胸证范围小、病势轻,"正在心下,按之痛",为小结胸证,用小陷胸汤开结逐痰。邪热已退,水饮痰浊内结,"无热证者",则判为寒实结胸,用三物白散温下寒饮。

热实结胸是水热互结、病邪结聚的大实证，其方大陷胸等都是峻下之剂，临床必须慎重运用，如"结胸证，其脉浮大者"表示病犹在表，邪气尚未结实，就不能使用上述峻下法，否则致令正气衰竭而亡。结胸是太阳病大实证，太阳属心，心藏神，代表人体正气，若结胸证候具备，更出现烦躁，是正不胜邪，正气将脱，也是可致危亡的证候。

结胸与脏结、痞病有相似之处，诊治时又须细致鉴别：

脏结属于阴证范围，由脏气郁结、气血积聚而成，常见胁下和脐旁有痞块，脏的肿痛与结胸虽有相似之处，但没有寒热、烦躁，饮食正常，经常泄利，舌苔白滑，关脉小细沉紧。

结胸与痞虽然都发生于外感，也都有"心下痞硬"的表现，但结胸是由脉浮动数、头痛发热、微盗汗出等阳证误下转来，而痞是由脉浮紧、头痛、身痛、腰痛、骨节痛等阴证误下转来；结胸为心下硬而拒按，痞则心下硬、按之濡。

七、蓄血

太阳病蓄血是由心经络气血运行障碍，膀胱经脉郁滞，瘀血积聚下焦所发生的病变。主要症状是小腹急结或硬满，小便自利，神志如狂或发狂等。

1. 脏腑经络病机

太阳属心，心主经络，统一身之卫气营血，随太阳经脉内注脏腑，外输体窍，与外界气候相应。太阳经脉失调，外邪入侵，发生营卫失常的表证，其卫虚邪侵，下焦膀胱气化不宣，为蓄水证；若营分偏虚，邪侵下焦，营分邪热与血互结，则为蓄血证。又根据病位深浅、病势轻重，表现为不同的证候。

2. 辨病辨证论治

（1）瘀热结滞证："太阳病不解，热结膀胱，其人如狂，血自下，下者愈。其外不解者，尚未可攻，当先解其外；外解已，但少腹急结者，乃可攻之，宜桃仁承气汤。"（106）

（2）瘀血闭阻证

1）发狂证："太阳病六七日，表证仍在，脉微而沉，反不结胸，其人发狂者，以热在下焦，少腹当硬满，小便自利者，下血乃愈；所以然者，以太阳随经瘀热在里故也，抵当汤主之。"（124）

2）发黄证："太阳病，身黄，脉沉结，少腹硬，小便不利者，为无血也。小便自利，其人如狂者，血证谛也，抵当汤主之。"（125）

3）消谷善饥证："病人无表里证，发热七八日，虽脉浮数者，可下之。假令已下，脉数不解，合热则消谷善饥，至六七日，不大便者，有瘀血，宜抵当汤。"（257）

4）喜忘证："阳明证，其人喜忘者，必有蓄血；所以然者，本有久瘀血，故令

喜忘，屎虽硬，大便反易，其色必黑者，宜抵当汤下之。"（237）

（3）瘀血积聚证："伤寒有热，少腹满，应小便不利，今反利者，为有血也，当下之，不可余药，宜抵当丸。"（126）

3. 辨治分析

心－膀胱标本阴阳相联，心属火主血，膀胱属寒主津液。太阳经邪热不解，可随经入腑，若抟结于营血之分，则瘀热也随经在里，膀胱经脉瘀热结滞，遂见"其人如狂……少腹急结"，以桃核承气汤温经通脉，行瘀逐血。邪热深入下焦血分，经脉闭阻，瘀血蓄积，或本有久瘀血，裹结邪热内蓄下焦，此俱为蓄血，每随不同的脏腑经络病机反映为不同的病症。如瘀血阻塞经脉，营气不敷，胆汁渗泄入血，则现黄疸。瘀血郁阻，营气失其濡养，则"消谷善饥"。瘀血内蓄，心神被扰，则喜忘或狂或如狂。病症虽异，而瘀血蓄积经脉之病机则一，故皆用抵当汤行瘀逐血。若瘀热积蓄膀胱经脉，症见发热、少腹满，则以抵当丸缓下，攻逐瘀热。

八、烦躁

太阳属心，心藏神，烦躁是心神病变的表现，也是太阳病除恶寒发热外的主症之一，以心中懊憹，烦闷不眠，甚则躁扰不得安宁为特征。

1. 脏腑经络病机

心藏神，与膀胱脏腑经络标本相联，心君火主位升明，宣发温养心神，兴奋其不及，膀胱水液奉从上济，抑制其太过，互相控调，保持在以心为主的太阳开机运动平衡机制上。烦躁是多种原因引起心－膀胱水火阴阳偏倾、心神失调的表现。由于心为太阳经主导器官，又是全身主宰，心神是人体正气盛衰的象征，烦躁是心神为病，所以太阳病的烦躁常反映正气的强弱、病机的进退。如《伤寒论·太阳篇》"欲自解者，必当先烦，烦乃有汗而解，何以知之？脉浮，故知汗出解"（116），"伤寒发汗已解，半日许复烦，脉浮数者，可更发汗，宜桂枝汤"（57），此为正胜邪退之烦。"伤寒一日，太阳受之，脉若静者，为不传，颇欲吐，若躁烦，脉数急者，为传也"（4），"伤寒六七日，无大热，其人躁烦者，此为阳去入阴故也"（269），此为正衰邪进之烦。

2. 辨病辨证论治

（1）风寒外闭证："太阳中风，脉浮紧，发热恶寒，身疼痛，不汗出而烦躁者，大青龙汤主之。若脉微弱，汗出恶风者，不可服之；服之则厥逆，筋惕肉瞤，此为逆也。"（38）

（2）热郁胸膈证："发汗吐下后，虚烦不得眠，若剧者，必反复颠倒，心中懊憹，栀子豉汤主之；若少气者，栀子甘草豉汤主之；若呕者，栀子生姜豉汤主

之。"（76）

变证

胸中痞塞证："发汗，若下之，而烦热，胸中窒者，栀子豉汤主之。"（77）

心中结痛证："伤寒五六日，大下之后，身热不去，心中结痛者，未欲解也，栀子豉汤主之。"（78）

兼证

腹满证："伤寒下后，心烦，腹满，卧起不安者，栀子厚朴汤主之。"（79）

身热证："伤寒，医以丸药大下之，身热不去，微烦者，栀子干姜汤主之。"（80）

禁忌证

便溏证："凡用栀子汤，病人旧微溏者，不可与服之。"（81）

（3）水气停蓄证："太阳病，发汗后，大汗出，胃中干，烦躁不得眠，欲得饮水者……若脉浮，小便不利，微热，消渴者，五苓散主之。"（71）

（4）阳虚心神浮亢证："火逆下之，因烧针烦躁者，桂枝甘草龙骨牡蛎汤主之。"（118）

（5）阳虚神亢挟痰证："伤寒脉浮，医以火迫劫之，亡阳，必惊狂，卧起不安者，桂枝去芍药加蜀漆牡蛎龙骨救逆汤主之。"（112）

（6）心营偏虚证："伤寒二三日，心中悸而烦者，小建中汤主之。"（102）

（7）阴盛格阳证："下之后，复发汗，昼日烦躁不得眠，夜而安静，不呕，不渴，无表证，脉沉微，身无大热者，干姜附子汤主之。"（61）

（8）阳盛阴虚证："发汗，若下之，病仍不解，烦躁者，茯苓四逆汤主之。"（69）

（9）热炽伤津证："服桂枝汤，大汗出后，大烦渴不解，脉洪大者，白虎加人参汤主之。"（26）

（10）胃火乘心证："太阳病，过经十余日，心下温温欲吐，而胸中痛，大便反溏，腹微满，郁郁微烦，先此时自极吐下者，与调胃承气汤。"（123）

（11）胆郁神亢证："伤寒八九日，下之，胸满烦惊，小便不利，谵语，一身尽重，不可转侧者，柴胡加龙骨牡蛎汤主之。"（107）

3. 辨治分析

太阳属心，主经络营卫，其气为开。太阳病烦躁的主因是心阳不振，经络营卫失调，寒水阻遏，心火不得宣发，上扰心神。因于风寒外束，阳气郁遏，邪热内生，上扰心神者，用大青龙汤温心宣肺，清热除烦。因于热郁胸膈者，依据不同分部受病而表现不同症状：膻中气郁则痞满，神机郁结则心中结痛，皆用栀子豉汤解郁清心除烦；烦而腹满，起卧不安，为心热胃滞，用栀子厚朴汤清心解郁行气；下后身热不去而微烦，心热脾寒者，用栀子干姜汤清心温脾。因于水气停聚，阳气郁结，津液不布，心神失济者，用五苓散温心通经，输布津液，泄利水道。因于心阳不足，或痰浊内犯，致心神失主者，用桂枝甘草龙骨牡蛎汤或桂枝去芍药加蜀漆牡蛎龙骨救逆汤温心镇神。因于营血虚亏，不能温养心神者，则用小建中汤温心健脾，养营宁神。因于汗下之后，表里俱虚，阴盛格阳，心神浮越者，以干姜附子汤退阴复阳。因于阳虚，心肾不交者，用茯苓四逆汤补阳泄阴，交通心肾。因于热盛津伤者，用白虎加人参汤益气清热生津。因于胃浊上攻，邪热乘心者，用承气汤泻胃攻邪。因于胆郁，相火扰神者，用柴胡加龙骨牡蛎汤舒胆解郁镇神。

九、心悸

心为阳中之太阳，心主血脉，心藏神，阳气者，精则养神。心悸是心中跳动不安的一种症状，常伴有易受惊恐，脉律失常等征象。

1. 脏腑经络病机

心藏神，主经脉，行血气而营阴阳，人体生理功能恒定在以心为主的太阳经藏象系统水火阴阳平衡机制上。心悸乃太阳经脏腑经络失调，水火阴阳平衡机制破坏，引起心神紊乱，心动失常所致。其发病机理有因心阳虚微，心气失恃，不能自制；有因心阳衰颓，水气凌心，心神不安；有因营血亏虚，心阳不振，心神失养；有因心阴阳两虚，心神失于温养，而不得安宁。

2. 辨病辨证论治

（1）心阳偏虚证："发汗过多，其人叉手自冒心，心下悸，欲得按者，桂枝甘草汤主之。"（64）

（2）水气厥逆证："伤寒厥而心下悸，宜先治水，当服茯苓甘草汤。"（356）

（3）阳虚水饮证："太阳病发汗，汗出不解，其人仍发热，心下悸，头眩，身瞤动，振振欲擗地者，真武汤主之。"（82）

（4）心营偏虚证："伤寒二三日，心中悸而烦者，小建中汤主之。"（102）

（5）心阴心阳两虚证："伤寒，脉结代，心动悸，炙甘草汤主之。"（177）

3. 辨治分析

心悸，是病人自觉心慌心跳的一种病症。因于心阳虚微，"其人叉手自冒心，心下悸，欲得按"，治以桂枝甘草汤温心扶阳。因于心阳虚弱，水气厥逆，心神受扰，表现"厥而心下悸"，以茯苓甘草汤温心扶阳，健胃利水。因于心肾阳虚，水饮凌心，致心神不能自主，症见"心下悸，头眩，身瞤动，振振欲擗地"，以真武汤温阳化饮利水。因于心脉失养，心律失常，用小建中汤养营补心。因于心阴阳俱虚，心神不宁，心脉失养，表现"心动悸，脉结代"，以炙甘草汤益心扶阳，濡养血脉。

十、痹证

太阳属心，主经络，统营卫，风寒湿诸邪侵袭人体，经脉闭塞，气血凝滞，躯体肢节红肿、疼痛、酸楚、麻木等，称为痹证。

1. 脏腑经络病机

痹证由外感风湿而生，风湿是发生痹证的条件，太阳经脏腑经络失调，机体适应风湿功能减退，是发生痹证的根本原因。太阳经心－小肠－膀胱脏腑经络标本阴阳相联，以心经络通调营卫与外界气候相应，宣化外来风湿之气；又以小肠－膀胱吸收水精，排泄水浊，化生卫气，保持体内温度和湿度的平衡。太阳经脏腑经络失调，卫外不固，风寒湿诸邪杂至，侵袭体表，经络闭阻，气血留滞，与外邪结聚于皮、脉、肉、筋、骨、关节，乃至五脏，从而发生诸痹。

太阳经是以心为主统一整体的藏象系统，既以心为主体，又以五脏为整体，痹证病机既是心－小肠－膀胱脏腑经络失调，又关系到五脏。痹证邪正相争的机理非常复杂，其邪气有风寒湿热阴阳偏胜之分，风胜为行痹，寒胜为痛痹，湿胜为着痹，热胜为热痹；其正气又有五脏经气阴阳偏倾之殊。六淫之邪侵袭五体，发生五痹，内合五脏，脉痹合心，肉痹合脾，筋痹合肝，皮痹合肺，骨痹合肾。六经与五脏经气邪正相争又有特定联系，风性多因肝虚，湿胜多因脾虚，热胜则归因于心，而多见于阳实之体。

2. 辨病辨证论治

（1）湿痹："太阳病，关节疼痛而烦，脉沉而细者，此名湿痹。湿痹之候，小便不利，大便反快，但当利其小便。"（《金匮要略·痉湿暍病脉证第二》）

（2）表实寒湿证："湿家身烦疼，可与麻黄加术汤，发其汗为宜，慎不可以火攻之。"（《金匮要略·痉湿暍病脉证第二》）

（3）表实湿热证："病者一身尽疼，发热，日晡所剧者，名风湿。此病伤于汗出当风，或久伤取冷所致也。可与麻黄杏仁薏苡甘草汤。"（《金匮要略·痉湿暍病脉证第二》）

（4）表虚风湿证："风湿，脉浮，身重，汗出恶风者，防己黄芪汤主之。"（《金匮要略·痉湿暍病脉证第二》）

（5）心脾阳虚寒湿证："伤寒八九日，风湿相搏，身体疼烦，不能自转侧，不呕不渴，脉浮虚而涩者，桂枝附子汤主之；若其人大便硬，小便自利者，去桂加白术汤主之。"（174）

（6）心脾肾阳虚寒湿证："风湿相搏，骨节疼烦，掣痛不得屈伸，近之则痛剧，汗出短气，小便不利，恶风不欲去衣，或身微肿者，甘草附子汤主之。"

（175）

3. 辨治分析

痹证的辨证可分为辨邪和辨正两方面：辨邪主要分辨风寒湿热的偏胜，辨正主要是分辨五脏经气的虚实；心肺阳经病变以邪实为主，肝脾肾阴经病变以正虚为主。心阳不振，寒湿外闭，症见"身烦疼"为主，与麻黄加术汤温心通经，发散寒湿。寒湿郁遏，肺失清肃，"一身尽疼……日晡所剧者"，以麻杏薏甘汤温宣肺气，清化湿热。表虚卫外不固，风湿滞着经脉，症见"脉浮，身重，汗出恶风"，以防己黄芪汤益气固表，祛风化湿。心脾阳虚，寒湿凝滞，症见"身疼不能转侧，不呕不渴，脉浮虚而涩"，以桂枝附子汤温心通脉，驱散寒湿；若兼见"大便坚，小便自利"，为脾阳虚，津液失其转输，以白术附子汤温脾通经，驱散寒湿；若心脾肾三经阳气皆衰，寒湿不化，症见"骨节疼烦，掣痛不得屈伸，近之则痛剧，汗出短气，小便不利，恶风不欲去衣，或身微肿者"，以甘草附子汤温振心脾肾阳气，通宣经脉，驱散寒湿。

十一、痉病

痉病是太阳经常见的外感病，以头项强急、背反张、口噤为特征。

1. 脏腑经络病机

《内经》谓"诸暴强直，皆属于风""诸痉项强，皆属于湿"，说明痉的病因是风与湿，与风相对为火，与湿相对为燥。风主春，湿主长夏，痉病多发生于冬末春初和夏末秋初，由风湿暑之邪入侵太阳经，或化火化燥而致病。

太阳属心络脑，主经络营卫，膀胱足太阳经挟脊络脑，心脑通过足太阳经脉内属脏腑、外络肢节体表，直接与外界气候相应。心经络失调，卫外不固，风温暑湿诸邪侵袭经络，或深入营血，内陷心包，进入脑脊，则发生痉病。痉病的症状以脑脊和膀胱足太阳经脉病变为主，即如《灵枢·经筋》所谓"足太阳之筋……其病……脊反折，颈筋急"；《素问·诊要经终论》谓"太阳之脉，其终也戴眼，反折瘛疭"。

痉病的成因非常复杂，外因有风湿暑热之殊，内因有脏腑经络阴阳偏倾、虚实寒热表里之分。有风寒外束，有津液不能涵养，有热毒内陷，有燥屎内结。《伤寒杂病论》对津液枯燥有较细致的论述，论中明确指出："太阳病，发汗太多，因致痉"；"夫风病，下之则痉"；"疮家，虽身疼痛，不可发汗，汗出则痉"。表明痉病经脉挛缩，经筋拘急，多是津液不能濡养经筋所致。

2. 辨病辨证论治

（1）表虚证："太阳病，发热汗出，而不恶寒，名曰柔痉。"（《金匮要略·痉湿暍病脉证第二》）

"太阳病，其证备，身体强几几然，脉反沉迟，此为痉，栝楼桂枝汤主之。"（《金匮要略·痉湿暍病脉治第二》）

（2）表实证："太阳病，发热无汗，反恶寒者，名曰刚痉。"（《金匮要略·痉湿暍病脉治第二》）

"太阳病，无汗而小便反少，气上冲胸，口噤不得语，欲作刚痉，葛根汤主之。"（《金匮要略·痉湿暍病脉证第二》）

（3）里实证："痉为病，胸满口噤，卧不着席，脚挛急，必齘齿，可与大承气汤。"（《金匮要略·痉湿暍病脉证第二》）

3. 辨治分析

痉病的主要症状是头项强痛，口噤不语，病机为风、温、暑、湿之邪外侵，太阳经脏腑经络阴阳失调，引起经脉筋络挛急。由于其病因病机不同，故其证治也有差异。因于寒邪外束，证见表实无汗，用葛根汤温心通经、散寒解表以解痉。因于津液不足，血不养筋，证见表虚自汗，则瓜蒌桂枝汤温心通经、生津和营以解痉。因于实热内结，胃燥上攻，津液受劫，则用大承气汤急下存阴。

第七节 太阳经藏象体系与现代中医的关系

太阳属心，统经络营卫，主一身之表，是一切外感病的病理基础。张仲景将中风、伤寒、温病、风温、痉、湿、暍等归入《伤寒论·太阳篇》，为外感病学的统一奠定了基础。后世医家拘执太阳属膀胱寒水之经一说，认为温邪上受，首先犯肺，逆传心包，凡属温病者始于手太阴肺，另立卫气营血为辨治准绳、三焦为辨治体系，与伤寒六经相对峙。这是因为后人没有认识到太阳属心也包括肺和卫气营血在内。《伤寒论·太阳篇》中，麻杏甘石证"喘而汗出无大热"，麻黄证"喘而无汗"，小青龙证"或喘或咳"等都是肺病的证候。温病的"逆传心包"更是属于太阳病，以太阳属心，心包为心的外卫，神昏、谵语、抽搐皆是心神病症。《伤寒论·太阳篇》中"风温为病……直视，失溲……如惊痫，时瘛疭"，与温邪"逆传心包"营血分证候也属同类。温病的卫气营血辨证论治实未离太阳经藏象系统范围。

近代中医对心的研究偏重心阴心阳，而撇开上下表里的经络联系，使研究心的本质陷入迷茫。从《伤寒论·太阳篇》可以看出，心和经络是统一的整体。太阳属心，主经络，既统表，也调里，不但统括外感，也包含内伤杂病。《伤寒论·太阳篇》"自汗""心下悸""脐下悸""奔豚""惊狂""痿""眩"等既见于伤寒，也见于杂病。刘渡舟教授谓：很多注家认为凡属《伤寒论》的条文，不冠伤寒之名，系指杂病而言，如论中之"病如桂枝证""胁下素有痞""痞常自汗出"，本来与外感相关，以达成外感与杂病并提之美，所以书名《伤寒杂病论》。《金匮要略》另外成书以后，对《伤寒论》讲杂病，并未失其意。坏病在《伤寒论》中约占三分之一，张仲景借误治的机转在伤寒同时又写杂病，借汗、吐、下变化过渡到杂病辨治，把外感与杂病交织在一起，而融会贯通。试看论中62～70条，显然是辨五脏杂病与治法。刘氏所列举的例证都在《伤寒论·太阳篇》，因此认识太阳经藏象体系，不但对统一外感病有其现实意义，同时也是统一外感病和杂病的关键所在。

第九章　阳明经藏象系统

阳明经藏象系统是由肺－大肠－胃－肌肉－皮肤－鼻按阳明经脏腑经络三极阴阳规律组成，使阳明经系统器官互相作用，化生阳明为合的运动调节功能，发生阳极转阴的过程运动，控制调节各器官形态功能。在阳明经标本中气的关系中，中见肺处于主导地位，无论对外环境的适应、内环境的治节，以及在辨病辨证治疗方面都起有重要作用。

第一节　阳明经脏腑经络的形态与功能

阳明属肺，肺为相傅之官，司治节，其气肃降，以制亢阳，为胃气之本。胃为仓廪之官，水谷之海，多血多气之经。肺得胃家水谷精微奉养，宣卫气，朝百脉，主一身之气；胃禀肺系收降之令，极盛阳气反而下降，受纳腐熟水谷。大肠为传导之官，得肺气肃降，变化糟粕，排泄而出。肺胃阴阳相互资生，互相制约，保持阴阳燥湿形气动态平衡。

一、肺

肺的部位在膈上胸腔中，《内经》称它为"五脏六腑之华盖"，其形态结构解剖位置与现代医学相同。肺的功能有下列几点：

1. 肺主气

包括两方面，一为肺主呼吸之气，一为肺主一身之气。

（1）肺主呼吸之气：《灵枢·脉度》谓"肺气通于鼻"，《素问·阴阳应象大论》谓"天气通于肺"，说明肺主呼吸的主要形式是通过鼻窍、咽喉等气道，呼出浊气，吸入清气，吐故纳新，交换气体。

（2）肺主一身之气：肺的呼吸功能对全身机体代谢和功能活动有调控作用，肺的这一作用又通过经络气血运行生成宗气来实现。宗气由水谷精气与肺中清气互相结合而成，积于胸中，上出喉咙，又通过经络气血输布于周身，温煦五脏六腑、皮肉筋骨、四肢百骸，以维持其正常功能。

2. 肺主燥

肺为清虚之脏，属西方白虎、阳明燥金。肺－大肠燥金与脾－胃湿土阴阳互根、消长、转化，相互资生、制约，肺金生水又能滋润燥气，共同构成肺性能对立统一的辩证关系。

肺属燥金，在天为燥，在地为金，在脏为肺，这是指肺主气，气道清肃而言。肺金生水主燥，是指肺输布津液，滋润组织，适应燥气的功能。《灵枢·决气》："上焦开发，宣五谷味，熏肤，充身，泽毛，若雾露之溉，是谓气。"这里所谓上焦开发，是肺主宣发，包括输布津液、滋润经脉的主燥作用。

3. 肺主治节，朝百脉

《素问·灵兰秘典论》谓："肺者，相傅之官，治节出焉。"说明肺有调节控制全身脏腑经络的作用。肺为阴脏居阳位，属金主秋，其性肃杀，其气收降，为五脏五行相克之本，制约诸阳之太过。肺的治节功能是通过肺朝百脉来实现的。《难经·三十二难》说："心者血，肺者气，血为营，气为卫，相随上下，谓之营卫，通行经络，营周于外，故令心肺在膈上也。"《素问·经脉别论》谓："食气入胃，浊气归心，淫精于脉。脉气流经，经气归于肺，肺朝百脉，输精于皮毛。毛脉合精，行气于腑，腑精神明，留于四脏。"心属火其性发散，主血脉，行血气而营阴阳；肺与心同居膈上，属金性收敛，主卫气。气为血帅，气行血亦行；血为气母，血至气亦至，两者互相调控气血循环，维持阴阳平衡。肺主治节，以制亢阳，主要是肺气收敛，协调百脉，使经脉收敛，限制血气向外耗散，制约人体阳气亢越。

4. 肺主肃降，通调水道

肺为脏腑华盖，位于膈上，其气收降。《内经》谓肺主"通调水道"，是指肺的肃降功能有疏通和调节津液排泄的作用。人体津液代谢由脾、肺、肾、三焦、膀胱等脏气互相作用，而完成吸收、输布、排泄的过程。从胃受纳的水液由脾上输于肺，经肺、脾、肾、三焦等脏腑经络的气化作用而化生津液，滋养全身。多余的水分，一面由肺气的宣发从皮肤汗孔排泄，一面由肺气的肃降下归于三焦水道，经肾的气化归贮膀胱，变为尿液排出体外。

二、大肠

大肠为肺之府，包括结肠和直肠（古称广肠）两部分。结肠上接阑门，下接直肠，下达肛门。肺与大肠脏腑经络表里相联，同属燥金，而肺为清肃之脏，大肠为排泄之腑。《素问·灵兰秘典论》谓"大肠者，传道之官，变化出焉"；《灵枢·营卫生会》谓"水谷者……成糟粕，而俱下于大肠，而成下焦，渗而俱下，济泌别汁，循下焦而渗入膀胱焉"；张隐庵《素问集注》谓"大肠主津"。可见大肠的功能是传导从小肠来的化物，济泌别汁，继续吸收水分，循下焦而渗入膀胱，使其变成糟粕，以排出体外，与膀胱渗而俱下，而称下焦。

三、胃（胃家）

胃为脾之府，脾属太阴，与肺阳明标本阴阳相联。肺阳明燥金主令，脾太阴湿土以其胃府通过手足阳明经脉联系组入阳明经，保持阳明经藏象过程燥湿阴阳的动态平衡。脾属阴土，胃属阳土，胃阳明具有湿土与燥金的二重性，其主要的生理功能是受纳水谷，故称胃为水谷之海。

《伤寒论》中的胃家，主要是指胃、小肠、大肠。胃与大肠手足经脉相联，大肠上接小肠，小肠上连于胃，同属于一个管道，同时小肠、大肠的合穴（下巨虚、上巨虚）是分布在胃足阳明经脉上，共同维持对食物的受纳、消化、吸收及传导功能。

胃家与肺功能联系密切。胃家的共同功能是传化物而不藏，其气象天，而《灵枢·九针论》谓"五脏之应天者，肺"。胃家功能通降浊阴，而肺之肃降为胃气通降之本，肺得胃家可畅行清肃之令，胃家得肺可畅行传导之职，两者关系十分密切。

四、皮毛

皮毛包括皮肤、汗孔、毛发等。皮毛为肺之外合，肺主呼吸，皮毛散气也能调节呼吸，古人称为气门。

皮肤有双向调节功能，既能发散阳气，宣布津液，又能固密阳气，防护津液外渗。皮肤的双调功能受肺的双调功能调控，肺一面宣发卫气，输布水谷精微于体表，温养皮肤组织，一面收敛精气，调节经脉，毛脉合精，使阳气津液不致外渗。《内经》既以"肺者气之本……其充在皮""上焦开发，宣五谷味，熏肤充身泽毛，若雾露之溉"，来说明肺主宣发的功能；一面又有"审平之纪，收而不争，杀而无犯……其气洁……其化坚敛……其类金……其脏肺"，来说明肺主收降的功能。皮毛在肺气宣发和肃降的相互作用下，保持阴阳动态平衡。

五、肌肉

肌肉为脾胃水谷精微所充养。《素问·六节藏象论》："脾、胃、大肠、小肠、三焦、膀胱者，仓廪之本，营之居也，名曰器，能化糟粕，转味而出入者也，其华在唇四白，其充在肌。"说明肌肉不但为脾所主，同时也是胃家（胃-大肠-小肠）之合。故《素问》有"阳明主肉""四肢皆禀气于胃"之说。同一肌肉，一属太阴，一属阳明，是因为肌肉有阴阳之分，肌肉的结构藏精属阴为太阴所主，肌肉的功能化气属阳为阳明所主。

六、鼻、咽喉

鼻为肺之官，为肺呼吸的通道。鼻主通气和嗅觉功能受肺的控制。肺气正常，呼吸顺利，则鼻的通气和嗅觉功能正常。《灵枢·脉度》说："肺气通于鼻，肺和则鼻能知臭香矣。"

咽喉是肺呼吸和声音的门户，上通鼻咽，下接气管。喉主通气与发音，直接受肺系的调控，咽为食管与口腔的通道，食物由咽下食管而入胃，所以《素问·太阴阳明论》谓："喉主天气，咽主地气。"

七、阳明经藏象系统的生理病理与阳明病

阳明病是阳明经藏象系统器官形态功能失常的表现。《伤寒论·阳明篇》腹满不大便、多汗、潮热、咳嗽为阳明经藏象系统器官形态功能失常所表现的病症。

1. 肺的病变

（1）肺主呼吸的病变：肺主呼吸其病变主要表现是咳嗽、气喘。《伤寒论》六经病症以阳明经气喘、咳嗽为最多。《伤寒论·阳明篇》198 条："阳明病，但头眩，不恶寒。故能食而咳，其人咽必痛；若不咳者，咽不痛。"明确指出，凡肺呼吸系统形态功能异常，即使未影响消化功能，也属于阳明病。

（2）肺主一身之气的病变：肺主一身之气的病变主要表现为全身气机壅滞。《伤寒论·阳明篇》219 条："三阳合病，腹满，身重，难以转侧。"即为肺气清肃失令，治节无权，一身阳气失其控制的表现。

（3）肺主燥的病变：肺为阳中之太阴，通于秋燥之气。肺主燥的病变视其燥气成因的不同而有差异。燥有内外之分，外燥多由外界燥气伤肺阴引起，内燥多由肺金生水不足，邪热伤津或肺气收敛失常，津液外渗所致。《伤寒论》阳明病除"口苦、咽干"诸燥热外感外，其里证也多燥病，如白虎证之燥热、承气证之燥实等。

（4）肺主治节、朝百脉的病变：主要表现为阳气偏亢，或燥气为病，致肺朝百脉失职，引起一系列病变。《伤寒论》阳明病所见肺气治节失令，朝会百脉失常的表现，多为热证、实证。

（5）肺通调水道的病变：肺通调水道功能失常的表现是三焦闭阻，膀胱气化不宣，水液积聚。《伤寒论·阳明篇》244 条："渴欲饮水，少少与之，但以法救之。渴者，五苓散主之。"这是膀胱气化失常，引起肺气失其宣通，三焦水道失调，津液布化障碍的病证。

2. 大肠的病变

大肠传导功能失常的表现是糟粕积聚，燥实内结。《伤寒论·阳明篇》"胃中干燥"（181），"胃中有燥屎"（238），主要是指大肠传导功能失常，燥屎内结的证候。

3. 胃、小肠的病变

阳明病胃和小肠的病症有所不同。两者相对而言，胃为足经，常见虚寒，如吴茱萸证；小肠为手经，常见实热，如承气证。

4. 皮肤的病变

皮肤病变分类繁多。在《伤寒论》中，宣发收敛功能失常的主要表现是出汗与无汗。六经汗证以阳明病最多，如大承气证的手足濈然汗出，小承气证的通体汗出，调胃承气证的汗出不解，麻黄证的脉浮无汗而喘，还有久虚的"其身如虫行皮中状者"等。

5. 肌肉的病变

《伤寒论》阳明病肌肉病变的主要表现是发热。阳明发热的病理基础与少阳病、太阳病不同，太阳病热在皮部，以恶寒发热为主；少阳病热在腠理，以往来寒热为主；阳明病热在肌肉，以"蒸蒸发热"、"不恶寒反恶热"为主。

6. 鼻咽的病变

《伤寒论》鼻的主要证候是鼻塞、流涕、衄血，咽喉病变的主要表现是咽痛。六经鼻咽病以阳明病最为突出。"阳明病，口燥，但欲漱水，不欲咽者，此必衄"（202），为鼻病。"阳明病……能食而咳，其人咽必痛"（198），为咽部病症。

上述各器官的病症不是孤立出现，而是互相关联表现为症候群。阳明病的本质是阳明证，阳明经脏腑经络阴阳失调的虚实寒热表里阴阳基本证，和各经脏气阴阳失调引起阳明经肺藏象系统器官形态功能失常所表现的整体证都属于阳明病范畴。

第二节 阳明经藏象系统的联系规律与适应性调节功能

阳明经通过脏腑经络标本中气三极阴阳联系，发生表里上下阴阳会通，构成阳明经主体基本运动规律，并通过支脉与其他各经联系，构成整体有序体系。

一、脏腑经络标本中气三极阴阳与表里上下有序体系

阳明经是由肺－大肠－胃脏腑经络在太阳经总系统统调下所组成的支系统，肺－大肠－胃三条经脉内络脏腑阴阳，外络躯体官窍，表里上下组成有序体系。

其经脉循环从手太阴起始。

1. 肺手太阴经脉

肺手太阴经脉起始于中焦，向下联络大肠，返还沿着胃口（下口幽门、上口贲门），穿过横膈，属于肺脏；从肺系的气管、喉咙部，横行至胸部外上方，出腋下，下循上臂内侧前，行于手少阴心、手厥阴心包经脉之前，下过肘中，沿前臂内侧桡骨边缘循行，至腕进入寸口桡动脉搏动处，上大鱼际，沿其边际，出到拇指末端。

腕部支脉：从腕后分出，走向食指内（桡）侧，出其末端，接手阳明大肠经。

2. 大肠手阳明经脉

大肠手阳明经脉从食指桡侧末端，沿食指桡侧缘，出第一、二掌骨间，进入肘外侧，经上臂外侧前缘上肩，出肩峰部前边，向上交会于第七颈椎棘突，下入锁骨上窝，进入胸腔，络于肺，通过横膈下行，属于大肠。

颈部支脉：由锁骨上窝上行至颈旁，经过面颊，进入下齿槽，还出口角和上唇，左右交叉于人中，至对侧鼻翼旁，交于足阳明胃经。

3. 胃足阳明经脉

胃足阳明经脉起始于鼻旁，相交于鼻根部，旁行入眼内眦，与足太阳经脉相会，下行沿鼻外侧，进入上齿槽中，回出环绕口唇旁，向下交会于颏唇沟，又退回到下颌前方咬肌附着部前缘，又沿下颌角，上耳前，经过颧弓上行，沿发际，至额颅中部。

直行者：从锁骨上窝向下，经乳中线下行，沿脐旁两寸下行五寸，抵达腹股沟处。

颈部分支：从大迎前向下，至颈动脉窦部，沿喉咙，向下后行会于大椎，再折向前行，进入锁骨上窝，向下通过膈肌，属于胃，络于脾。

腹部支脉：从胃下口分出，经腹部深层下行至腹股沟动脉处，并与直行经脉会合，而后下行经髋关节前，至股四头肌隆起处，下到膝髌中，沿足胫骨外侧前缘，下行足背，进入第三趾内侧，出到第二趾末端。

胫部支脉：从胫骨外侧前缘分出，下行进入第三趾外侧趾缝，出第三趾末端。

足背支脉：从足背分出，前行进入第一趾趾缝，出第一趾末端，交于足太阴脾经。

二、脏腑经络三极阴阳与阴阳双调功能

阳明经脏腑经络由阴脉阳脉相互联结组成。肺－胃居里属阴，肺属脏为阴中之阴，贮藏精气，为阴脉所主；胃家属腑为阴中之阳，化气排泄，为阳脉所主。

皮肤肌肉居表属阳，其功能化气卫外，属阳中之阳，为阳脉所主；其结构属阳中之阴，为阴脉所主。肺－胃与皮肤－肌肉互相联合，既以肌肉－皮肤化气卫外，与周围环境相应，又以肺－胃藏精化物进行物质气体交换，使肺吸收阳气生热与皮肤发泄阳气散热，皮肤防护阳气津液外泄与胃肠转化阳气津液保持动态平衡。

在肺－大肠－胃与肌肉－皮肤－鼻咽的关系中，肺－大肠－胃属主要方面，肺－大肠－胃通过脏腑经络三极阴阳的联系，控制调节皮肤－肌肉－鼻咽的形态与功能。肺脏经藏精生血，大肠腑经化气排泄，脏腑经络阴阳互相作用，控制阳明经系统器官形态与功能。手足阳明经脉对调节阳明经平衡有重大意义，大肠手阳明属肺、属燥、属阳，胃足阳明属脾、属湿、属阴。石寿棠《百病提纲论》谓："夫天地之气，阴阳之气，燥湿之气也。乾金为天，天气主燥，坤土为地，地气主湿，乾得坤之阴爻成离，火就燥也，坤得乾之阳爻成坎，水就湿也……天之燥气下降，必含阴气以降，燥热为本，寒燥为变也；地之湿气上升，必借阳气乃升，寒湿为本，湿热为变也。"阳明经通过肺胃手足经脉的联系，燥中存湿，湿中存燥，互相调节，保持阴阳相对平衡。此即阳明从中气太阴以肺为主，而中气太阴以脾湿为本之理。

阳明经阴阳双调功能的主要表现，是以胃家通降和皮肤、鼻窍升发互相调节，向周围环境排泄化物。胃家通降排泄主要部位在大肠，大肠为肺之腑，在肺气肃降推动下，行传导之职，将糟粕排出体外。皮肤、鼻窍的排泄是通过肺主气的气化来实现的。《灵枢·动输》谓："胃为五脏六腑之海，其清气上注于肺，肺气从太阴而行之，其行也，以息往来，故人一呼，脉再动，一吸脉亦再动，呼吸不已，故动而不止。"肺通过经络联系，将精清之气运输全身，控制全身气化，并将化气过程所产生的化物由皮肤毛窍排出体外。

肺通过经络联系以宣发收降双调功能调节胃家（大肠）和皮肤、鼻窍（气道）的排泄。肺气收降，促进胃家通降排泄，抑制鼻窍、皮肤全身气化排泄，肺气宣发，促进皮肤、鼻窍化气排泄，抑制胃家通降排泄，二者互相调节，维持正常的排泄过程。

三、脏腑经络标本主次关系与阳明合机

"阳明从中气，以中气为化"的主次关系，是阳明经脏腑经络气化的生理机制，化生阳明为合的经气，规定阳明为合的运动方向。阳明标阳为胃，本燥为大肠，中见太阴为肺。阳明经是按阳极转阴过程的特定联系组成以肺为主的藏象系统，阳明合机即肺藏象过程的运动调节功能。阳明经脏腑经络阴阳位置倒置，肺为阴脏居阳位（最上），大肠为阳腑居阴位（最下），大肠阳腑（手经）居下，胃为阴腑（足经）居上。这一以肺为主、阴上阳下的脏位程序是阳明经阳极转

阴过程标本主次关系的必然规定。肺为相傅之官，脏腑之华盖，其气肃降收敛，主治节，制亢阳，在志为忧，在声为哭。忧为抑而不畅的情志，哭为抑而不扬的声音，收为敛而不散的气机，凡此种种皆表现为合象。胃家是多气多血之经、亢阳之腑，只有在肺气收敛肃降的控制下，才能发生从阳向阴——从上向下、从外向内的阳明合机运动。由此可见，阳明合机运动是肺气的主治和胃家的奉从互相作用的表现。肺气收敛，使阳气津液不致外泄，保持胃肠燥湿阴阳的相对平衡。肺气肃降，促进经络气血下注，推动胃肠通降浊阴，保持胃肠清浊的正常关系。

在病理上，阳明合机收降障碍的主要表现为津液外泄，肠道干燥，发生腹胀满、不大便、自汗等收降失常的证候。阳明病虚实寒热表里阴阳诸证具备，而以里证为主，因为里证是阴阳合机运动障碍的表现。

四、阳明经脏腑经络与适应外界气候功能

1. 适应燥湿气候功能

阳明经以大肠－胃手足阳明经脉相联，发生燥湿阴阳双调功能，适应外界燥湿气候变化，保持阴阳平衡。

（1）适应燥气功能：《素问·五运行大论》谓："在天为燥，在地为金……在脏为肺。"张元素《医学启元》谓："燥者，阳明燥金，乃肺与大肠之气。"这都表明肺与大肠属阳明，其性为燥。肺－大肠属燥的主要表现在于肺主气，清肃气道以保证气体交换，大肠主津，对肠道水分再吸收而形成粪便。肺性属燥，同时有适应外界燥气的功能。肺气宣发敛降，一面输布水津，"如雾露之溉"，以滋润周身；一面防止津液外渗，保持机体湿度的恒定，以适应外界燥气的变化。《伤寒论·阳明篇》无外感燥邪之方证，肺阴不足，不能输布津液，大肠燥结，仲景设麻仁丸主治。又有吴鞠通《温病条辨·上焦篇》"燥伤肺胃"，引喻嘉言清燥救肺汤治外感燥病，补《伤寒论·阳明篇》之不足。

（2）适应湿气功能：外界气候潮湿，阳明以腑经胃肠运化水湿，化生卫气，温煦肌肉皮肤，使之适应外界湿气。假如胃肠运化水湿功能减退，就发生湿证。肺胃燥湿调节失常，则发生燥湿共存证。

2. 适应寒热气候功能

阳明属肺，肺与心同居膈上，内统一身之经络营卫，外应寒热气候之变化。肺宣发卫气，温煦皮肤，有捍卫肤表，抵御寒冷气候的作用。如果肺卫不足，则外感寒气而发病。《伤寒论》谓"阳明病，脉浮，无汗而喘"，是阳明肺系外感风寒的证候。肺属燥金，与火热存在相克关系。《素问·五常政大论》："少阴司天，热气下临，肺气上从……喘，呕，寒热，嚏鼽，衄，鼻窒。"《素问·气交变大论》："岁火太过，炎暑流行，肺金受邪，民病疟，少气，咳喘，血嗌，血

泄，注下，溢燥，耳聋，中热，肩背热。"《伤寒论》云"阳明中风，口苦，咽干，腹满，微喘，发热，恶寒"，是风热侵犯肺胃的证候。对此，陈伯平《外感温热篇》有言："春月风邪用事，冬初气暖多风，故风温之病多见于此。但风为阳邪，阳邪从阳伤卫，人身之中肺主卫，又胃为气之本，其温邪之内外有形，而肺胃无二致，故恶风为或有症，而热、渴、咳嗽为必有之症，故风温病多见肺胃之证。风温证身热，咳嗽，自汗，烦闷，脉数，舌苔微黄，热在肺胃也。"陈氏虽然没有认识到《伤寒论》阳明经是由肺胃之脏组成，但在实践中已经体会到肺胃阴阳联系是外感风温的功能系统。

五、阳明经整体联系调节功能

阳明经藏象系统恒定在以肺为主的统一整体基础上，既以肺胃阴阳相互资生、互相控制以统调整体，又受全身各经脏气的调节，保持肺藏象的动态平衡。

1. 肺心联系调节功能

心经脉从心系上行至肺。肺心阳明太阳关系主要体现在气血循环方面。一方面，肺为相傅之官，助心调百脉，心太阳为开，其气散发，肺阳明为合，其气敛降，使心经络气血循环功能得到适当的调节。另一方面，肺的功能形态又赖心经络的温养，肺主卫气，心主营血，营血为卫气的载体，卫气与营血互相依赖，运行周身，主表卫外。

2. 肺胆联系调节功能

肺胆阳明少阳经络相关，胆之经脉上注于肺。肺位居高，为脏腑之华盖，司一身之治节，五脏六腑皆受其制约，肺金肃降对胆火升发太过有调节作用。胆与三焦水火互用，共司少阳枢机之职，肺主通调水道，使三焦疏利决渎。肺－胃的结构功能也依赖胆－三焦的联系调节，胆主疏泄，能促进肺胃的宣发肃降。阳明经肺－胃脏腑位置相远，而三焦联络肺－胃，使胃气上行，肺气下济，保持肺藏象系统的正常关系。

3. 肺脾联系调节功能

肺脾手足太阴经脉相联，肺主气主燥，对脾的功能起重要调节作用。脾主运化水谷精微，为胃行其津液，其气太过则胃肠酿湿，而肺以收降之气调济胃肠，以燥化湿，制约脾胃敦阜之纪。反之，肺的结构功能又依赖脾的调节。肺属金，脾属土，脾土运化水谷精微有充养肺金的作用，脾运化水湿有保持气道清肃的作用。就清浊升降而言，肺主降浊也是以脾主升清为依据。

4. 肺肾联系调节功能

《灵枢·本输》谓"肾上连肺"，因为肾少阴经脉通过肝膈进入肺中。肾主水，肺主通调三焦水道，下输膀胱，对肾排泄水液起促进作用。肾主蛰藏精气，肺主收敛，有促进肾气藏精的作用。肺结构功能的正常又依赖肾气的调节。肺主降气，肾主纳气，肾本肺标，肺为气之主，肾为气之根，肾所藏之精气有调节肺呼吸功能的作用。

5. 肺肝联系调节功能

肝厥阴经支脉通过膈肌，向上流注于肺部。肝厥阴为阴合主升，肺阳明为阳合主降，肝气升发太过则肝阳上亢，肝火上炎，肝风内动，而肺气肃降则有清泄肝火，镇制肝阳，平息肝风的作用。肝主疏泄，而肺气宣发，胃气通降能促进肝气的疏泄。肺胃功能也依赖肝气的调节。肝主化生血气能温养肺胃，肝气疏泄能促进肺气宣发。

第三节　阳明经脏腑经络病机

阳明经生理功能保持在肺胃阴阳机制上，阳明经脏腑经络失调的病机主要是由胃肠腑经阳气偏亢引起肺脏阴气治节失调所致。柯琴谓："胃家实不是阳明病，而是阳明病悉从胃家实得来，故胃家实为阳明病的总纲。"推究其意，阳明病胃家实这一病机就是阳明经肺胃阴阳脏腑经络失调的表现。胃中谷气偏盛，水气不足，邪从热化，肺气收降不足，胃家内实，正邪俱盛，则发生承气、白虎、栀豉等实热证。胃中谷气不足，水气偏盛，肺气收敛太过，则发生吴茱萸、四逆、麻桂等虚寒证。必须指出，疾病是在阴阳互相转化的规律中进展，提纲虽然提出腑病致脏的一面，但也不能否认脏病致腑的事实，因为阳明病就是这两方面互为因果而发生的。

一、脏腑经络标本阴阳主次失常

《伤寒论》阳明病提纲"胃家实"是阳明经脏腑阴阳失调，邪正相争的表现。在邪正相争的病机中，有以邪实为主，有以正虚为主，其邪实正虚的主次关系由脏腑经络标本阴阳互相转化所决定。阳明经由阳极转阴过程组成，腑经实证为病机主要方面，因此仲景以胃家实为提纲。胃实与肺虚脏腑经络失调是阳明病机标本的两方面，既有胃家阳亢排泄障碍、化物壅结的一面，又有肺虚不能制约亢阳的一面，故仲景在提出"胃家实"之前设立问答，揭示阳明经的发病机理。阳明篇第1条："问曰：病有太阳阳明，有正阳阳明，有少阳阳明，何谓也？答曰：太阳阳明者，脾约是也。正阳阳明者，胃家实是也。少阳阳明者，发汗利小便已，胃中燥烦实，大便难是也。"说明《伤寒论》的阳明病是《内经》所谓"两阳合明"，也就是少阳病、太阳病共同发展演变的结果。张志聪说："两阳合于前故为阳明，两火合并故为阳明，夫阴阳皆从少而太，太少两阳相合，即阳明居明其中。设太阳阳明、正阳阳明、少阳阳明之问者，所以阳明从太少而生也。"扼要地说，阳明经是少阳太阳发展到亢极过程所组成之经，阳明经生理病理现象是少阳、太阳所转化。《素问》谓"亢则害，承乃制，制则生化""秋者金始治，肺将收杀，金将胜火"。石寿棠的《五行生克论》谓："生为奉长，则是阴升，克为制化，即是阳降，然必阴先升而阳乃降，亦必阳降而后阳转阴生，五行相克始于肺，终于肾。"总之，阳明经是以肺胃阴阳双调功能，保持阴阳平衡；"阳明之为病，胃家实是也"，就是胃阳偏亢，致肺气治节无权，亢阳失其制约，阴阳平衡机制破坏的表现。

肺能克制胃家，使阳明发生生化之机，是因为人体在阳明阳极转阴的生命运动过程是维持在以肺收敛肃降为主的阴阳平衡机制上。肺气的敛降有防止津液外泄，促进津液内输下济，滋润组织，制约亢阳的作用。仲景以太阳阳明、少阳阳明"发汗、利小便，胃中干燥"，提示胃家实转属机理，说明胃家实为肺气失调、燥气内生所致。实际上阳明病提纲"胃家实"主要是指大肠燥屎而言，与"胃中燥、大便必硬""胃中燥屎五六枚""燥屎在胃中"等相同。大肠与肺脏腑经络相联，《灵枢·本输》谓："肺合大肠，大肠者，传导之府"，说明大肠是在肺气滋润推动下，发生传导糟粕的作用。肺气敛降失常，津液外渗，不能下济，则肠道干燥，糟粕积聚，发生"胃家实"。

二、阳明脏腑经络失调与他经转属

《伤寒论·阳明篇》谓："阳明居中，主土也，万物所归，无所复传。"其病证除本经自发外，还有他经转属。阳明属肺胃，肺与心同居膈上，胃与脾同居中土，所以他经转属之病多从太阳、太阴而来。185条："本太阳初得病时，发其汗，汗先出不彻，因转属阳明也。伤寒发热无汗，呕不能食，而反汗出濈濈然者，是转属阳明也。"前者汗出不彻，入里化热，为太阳转属阳明，其病机由寒热转为燥热。后者濈濈然汗出者，为太阴转属阳明，其病机由湿热转为燥热。此外，各经病邪皆可转归阳明，如少阳病之心下微急、呕吐不大便，少阴之三急下，厥阴之热厥下利等。

三、脏腑经络与外界阴阳平衡机制失调

阳明肺胃由经络联系组成，直接与外界气候相应，阳明经适应外界气候功能失调，外邪入侵，则为阳明经外感病。《伤寒论》阳明经外感病有中风、伤寒之分。190条："阳明病，若能食，名中风；不能食，名中寒。"表明阳明中风、中寒的病机与胃气盛衰有关，因而病理机转也不同。191条："阳明病，若中寒者，不能食，小便不利，手足濈然汗出，此欲作固瘕……所以然者，以胃中冷，水谷

不别故也。"192条："阳明病，初欲食，小便反不利，大便自调，其人骨节疼痛，翕翕如有热状，奄然发狂，濈然汗出而解者，此水不胜谷气，与汗共并，脉紧则愈。"前者中寒，为胃中虚冷，转化为固瘕；后者中风，为胃气不虚，谷气胜水气而转愈。肺胃阴阳气旺于燥金，故"阳明病，欲解时，从申至戌上"。

四、脏腑经络标本阴阳胜复

阳明为阳极转阴过程组成的藏象系统，其病以胃家实为常，以肺经复气为变。肺合皮毛，其气为收，胃家实的主要表现是出汗，肺经复气的主要表现为无汗。213条"阳明病，其人多汗，以津液外出，胃中燥，大便必硬"，这是胃家阳气偏亢，肺气收敛无权。199条"阳明病，无汗，小便不利，心中懊憹者，身必发黄"，这是肺经复气太过，胃家湿热内郁。

第四节　阳明证

阳明经藏象系统是建立在以肺为主统一整体的基础上，阳明经病证可分主体性和整体性两部分论述。

一、主体性病证

阳明经主体性病证，以阳明经肺－胃－大肠脏腑经络阴阳失调，表现为虚实寒热表里阴阳的基本证。

1. 实证

阳明为阳极转阴之经，其病以腑经实证为主。致病多由外邪入里化热，与胃肠糟粕互结，引起胃家通降受阻，排泄障碍。或者肺气收降失常，津液外泄，引起胃家干燥，糟粕积聚，互为因果所致。其病证根据病变部位和病势轻重而有不同证治。

（1）燥实证：邪热传里与糟粕互结，其证以胃肠燥实为主。表现为蒸蒸发热，汗出腹微满，拒按，不大便，心烦，苔黄，脉滑数。

治法：泻下燥实，调和胃气。

方药：调胃承气汤。

（2）气实证：邪热传里与糟粕互结，燥屎内阻，腑气壅滞。表现为腹满，不大便，潮热，谵语，通体汗出，舌苔厚滑腻，脉象滑数。

治法：行气泄满，泻热通腑。

方药：小承气汤。

（3）热结燥实证：邪热传里与宿食互结形成燥屎，病变主要在大肠，证候热结燥实并见。表现为腹满胀，绕脐痛，不大便，手足濈然汗出，甚则喘冒不得卧，神昏谵语，睛不和，循衣摸床，惕而不安，舌苔老黄。

治法：峻下结热，破滞泻实。

方药：大承气汤。

2. 热证

阳明亢阳化热，肺气清肃失令，里热外蒸，津液耗伤，燥热内外充斥，其证有胃热津伤、胃热气阴两伤之分。

（1）胃热津伤证：胃肠肌肉表里俱热，壮热无制，不恶寒，反恶热，大汗，烦渴引饮，面赤，心烦，甚则神昏谵语，遗尿，舌苔黄燥，脉洪大，或浮滑。

治法：清热生津。

方药：白虎汤。

（2）胃热气阴两伤证：阳明炽热亢盛，气阴两伤，致热结在里，阳气不能敷布于外，阴液不能灌输于内。表现为表里俱热，烦渴引饮，时时恶风，或热势不甚，背微恶寒，口舌干燥，脉象洪大。

治法：清热益气生津。

方药：白虎加人参汤。

3. 表证

阳明属肺，肺与心同居膈上，统一身之营卫，直接与外界气候相应，阳明经对周围环境适应性功能失调，则发生阳明表证。

（1）表证：肺气失调，卫外不固，风寒外侵，肺气不宣，表现为胸满而喘，鼻干，不得汗，脉浮。

治法：宣肺解表。

方药：麻黄汤。

（2）表实挟里证：阳明里热外蒸，肺气收复太过，皮肤收束，表气紧实，邪热不得外泄，致瘀热在里。表现为黄疸，小便黄，皮肤发痒等症。

治法：宣肺透表，清泄里热。

方药：麻黄连翘赤小豆汤。

4. 寒证

胃为水谷之海，谷气偏衰，水气偏胜，胃阳虚弱，受纳腐熟失职，则寒饮积聚。

主症：纳食不佳，进食则呕，舌淡苔白，脉象微弱。

治法：温胃降逆散寒。

方药：吴茱萸汤。

5. 虚证

阳明属肺，肺气充养于皮毛。其虚证主要表现于皮肤，如《灵枢·经脉》："手太阴气绝，则皮毛焦。"皮肤虚证在六经中独见于阳明篇，如196条："阳明病，法多汗，反无汗，其身如虫行皮中状者，此以久虚故也"。

（1）阴虚证：肺阴亏虚，津液不足，失其滋润肃降。咳嗽气逆，咽喉不利，痰少，舌无苔，脉细数。

治法：滋养肺阴。

方药：麦门冬汤（《金匮要略》方）。

（2）阳虚证：肺胃阳虚，痰饮不化，胸阳不振。胸满咳嗽，喜唾涎沫，畏寒肢冷，脉细。

治法：温养肺胃。

方药：甘草干姜汤（《金匮要略》方）。

二、整体性病证

肺主一身之气，朝百脉，司治节，助心统调十二官，又赖十二官的反馈调节。肺整体性病证，是肺与各经失调的表现。

1. 心肺失调证

心肺同居膈上，统一身之营卫，心经络失调，常表现心肺同病证候。

（1）热郁胸膈证：肺属阳明，膈为阳明肺胃升降枢纽。邪入胸膈，扰乱心神，导致胸阳抑郁，肺胃清肃失令，津液不达。表现腹满而喘，不恶寒，反恶热，身重，口苦，咽燥，心中懊恼，舌苔白，脉浮紧。

治法：清心解郁，宣肺发表。

方药：栀子豉汤。

（2）表虚里实证：太阳属心，为开主出，阳明属肺，为合主入。太阳外感风寒，心气欲开而不得，则营卫不和于表。阳明热结于里，肺气欲入而不得，则肺胃阴阳不和于里。表现腹满痛，不大便，发热，恶寒，汗出，口中和，饮食如故，脉浮。

治法：温心解表，泻胃攻里。

方药：厚朴七物汤（《金匮要略》方）。

（3）瘀阻经脉证：阳明经脏腑位置相应，肺位居至上，大肠位至下，两者功能互动，依赖经络气血循环联系调节。一旦经气血瘀阻，则阳明合机收降障碍，表现阳明病不大便证候。若瘀阻热郁伤阴，则食欲亢进。久瘀影响肺气收降，则引起心神不聚，表现善忘、粪便虽硬、色黑、排便反易等。

治法：攻下逐瘀。

方药：抵当汤。

2. 脾肺失调证

（1）脾约证：脾肺手足经脉相联，升降相因，燥湿互调。胃家传导化物有赖肺气输布津液以下济，肺气宣肃收降有赖脾气上输津液以奉养。胃强脾弱，脾湿受胃燥制约，不能上输津液于肺，肺津不能下济大肠。表现大便难，小便数，趺阳脉浮而涩等。

治法：滋肺泻胃。

方药：麻仁丸。

（2）脾寒胃热证：脾阳不升，胃气不降，肺经郁窒。表现腹胀满，胁下偏痛，不大便，脉弦紧。

治法：温脾宣肺，攻胃泻实。

方药：大黄附子细辛汤（《金匮要略》方）。

3. 肝肺失调证

阳明位居胸腹，上属华盖，下达魄门，内主胃肠，外合皮肌，其气机之升降出入，有赖少阳枢机调节。在病理上，阳明病升降失常与肝胆失其疏泄有关。

（1）肝郁胃滞证：肺胃主降，肺主降气而输布津液，胃主受纳水谷而通降浊阴。肺胃上下表里和调有赖于肝胆少阳枢机疏达。《内经》谓"少阳属肾，肾上连肺"，"邪在胆，逆在胃"。肝胆少阳枢机失调，可导致肺胃皮肌营卫表里上下阴阳不和。表现胸胁满不去，潮热，大便溏等表里不和证候，或者胁下硬满，不大便而呕，舌上白苔等上下不和证候。

治法：舒畅肝胆，调和肺胃。

方药：小柴胡汤。

（2）湿热内郁证：阳明胃肠为肝胆的通路，胃肠气机赖肝胆的疏达，肝胆内郁，胃肠失和，湿热熏蒸，与胃肠糟粕互结。表现黄疸（身黄如橘子色），小便不利，腹满等。

治法：疏肝舒胆，泄胃清热。

方药：茵陈蒿汤、栀子柏皮汤。

4. 肾肺失调证

肾与阳明肺胃密切相关。肺为气之主，肾为气之根，肺主通调水道，为水之上源，肾为主水之脏。胃主消化水谷，通降浊阴，肾为胃之关，肾之命门相火，能资生胃土助胃消化。肾气失调即可引起阳明肺胃病变。

（1）阴虚夹水证：肾阴偏虚，水津不化，水液停聚肺胃。表现为咽干，口苦，腹满而喘，脉浮，或发热，不恶寒，小便不利。

治法：滋阴利水。

方药：猪苓汤。

（2）阳虚胃冷证：肾阳虚惫，命门真火衰微，阴寒内盛，真阳外越，胃中虚冷。表现为下利清谷，外热里寒，脉浮而迟。

治法：温肾祛寒。

方药：四逆汤。

第五节 阳明经脏腑经络病机与阳明病治则方药

以肺为主的阳明经脏腑经络标本规律是阳明经藏象系统的内在联系，阳明合机即恒定在以肺为主脏腑经络标本阴阳相对平衡机制上。《素问·五运行大论》："在天为燥，在地为金……在气为成，在脏为肺，其性为凉，其德为清，其用为固，其色为白，其化为敛……其政为劲，其令雾露，其变肃杀，其眚苍落，其味为辛，其志为忧"，"金郁泄之"。阳明病正治法攻下清热就是根据肺的性能，和以肺为主的阳明合机运动趋势而因势利导。阳明病的主方承气汤的主要作用是攻下在府的燥热实邪，白虎汤的主要作用是清除在经的燥热盛邪，承气汤和白虎汤都是根据以肺为主的阳明经脏腑经络标本病机而组成。

一、阳明经脏腑经络标本病机与承气汤配伍机制

《素问·至真要大论》："亢则害，承乃制，制则生化。"阳明为阳气极盛过程，由肺胃标本脏腑组成之经。肺为阴脏居阳位，禀燥金肃杀之气，而有主治节、制亢阳之功。胃家为水谷之海、多气多血之腑，在肺气克制下发生合机运动。肺主降气，胃主降浊，胃气通降有赖于肺气肃降，肺气窒滞又导致胃腑壅实。承气汤按阳明经肺胃标本规律，由行气药和泻下药配伍组成。厚朴、枳实宣肺行气破积，大黄、芒硝泻胃通便行瘀，枳朴得硝黄则荡涤糟粕以行清肃之令，使肺气肃降而无瘀浊壅阻之患，硝黄得枳朴则宣肺气以荡胃家之瘀浊，使糟粕瘀热通下而无气滞之忧。浊去而气至，气运而血行，阳极阴始，阴阳之气互相顺接而病自除，这也是承气汤命名的意义所在。由此可见，承气汤不但有通腑泻下、攻实荡秽的作用，同时还有通利经脉、活血行气，以推陈致新的作用。柯琴说："诸病皆因于气，秽物之不去，由气之不顺，故攻积之剂必用行气之药以主之，亢则害，承乃制，此承气所由名。"

三承气的共同证是胃家实，在三承气中大承气是主方，仲景常借以代表承气汤（208），小承气汤和调胃承气汤都是大承气汤的化裁。大承气汤由枳实、厚朴、大黄、芒硝四药组成，适用于大肠燥屎热结，浊气积聚的燥热结实证，和由

此引起的神昏谵语、潮热汗出、睛不和、下利清水、头痛等多种病症。大肠与肺脏腑经络相联，阳明病病机为燥屎热结，气滞血瘀，其热结气滞属于主要方面。阳明经阳气极盛，"诸气皆属于肺"，大承气各种病症均与肺胃失常有关。

小承气由厚朴、枳壳、大黄组成，其方以行气药为主，其证"腹大满不通"，以气满为主。肺为主气之脏，大肠是其腑，小承气证在大肠而未离小肠，其邪已聚而未结实。小肠泌别清浊障碍，大肠传导失其职司，食物精微化为浊气，充满肠腔，则"腹大满不通"，这与调胃承气证之"腹胀满"也有不同。小承气证为邪浊结聚而未坚结，与大承气比较又有轻重之分，其变证下利、谵语、潮热与大承气证虽然大体相同，但轻重程度有所区别。

调胃承气由大黄、芒硝、甘草组成，主要作用是泻热荡实，软坚和中。其证以小肠实热为主，上未离胃，下涉大肠。心与小肠脏腑经络相联，太阳属心，小肠为心之腑，太阳表证从表入里先结聚于小肠。《伤寒论》调胃承气证有 9 条，阳明经自发者只有 2 条，其余都从太阳病传来。94 条："太阳病未解，脉阴阳俱停，必先振栗，汗出而解，但阳脉微者，先汗出而解，但阴脉微者，下之而解。若欲下之，宜调胃承气汤。"阐述太阳阳明表里传变关系，太阳主表统营卫，其腑小肠与阳明胃腑俱为营卫之化源，太阳表邪入胃，胃气不和于里，营卫不和于表，乃以调胃承气汤和胃泄热，以复营卫之源。

二、阳明经脏腑经络标本病机与白虎汤配伍机制

阳明经是由肺－胃－大肠按阳极转阴过程的标本特定规律组成，以肺为主的藏象系统。胃家为亢阳之腑，肺为清肃之脏，其性清凉，其气肃杀，主治节制亢阳。白虎汤的主药石膏味辛质重，入肺清气分之热，助治节制亢阳。知母性凉味苦，滋肺生津利水，佐石膏清热，使邪从小便而泄。甘草、粳米补益胃气，以防寒凉伤胃之弊。其方主旨从肺而设，肺属西方兑金，白虎为西方金宿之名，故名白虎汤。

白虎汤是阳明病主方，阳明属肺，白虎证也属肺病。阳明篇 219 条三阳合病，独取阳明，用白虎汤主治，因为阳明是两阳合明、少阳太阳之热合并于阳明所致。阳明属肺，肺为阴脏居阳位，主一身之阳气，三阳之气皆为肺所主。二阳之热合并于阳明，致肺为热壅，清肃失令，清阳气滞不运，则不能转侧；肺气清肃失令，热浊上壅，则口不仁、面垢；神明受其扰乱则谵语、遗尿；诸症皆由热邪充斥肺胃引起，故用白虎汤独清阳明之热。由于阳明属肺，肺气主收，自汗是肺气清肃失令、收敛无权的表现，所以仲景着重指出："若自汗出者，白虎汤主之。"由于阳明病白虎证为肺气失收，里热外蒸，故不可发汗，发汗则津伤热炽，谵语愈重。又因病由肺气清肃失令，邪热弥漫于肺胃肌肉，未结聚于腑，故不可

下，下之则在经邪热不得泄，阳气欲鼓邪外出而浮越，致令头汗出。

阳明病白虎证处在动态变化之中，白虎汤也不是一成不变。阳明肺胃输布津液，宣发卫气，敷布周身，濡养肢骸，治节亢阳，以维持阴阳平衡。白虎证邪热亢盛，最易耗伤气阴，白虎加人参汤就是根据盛热耗伤气阴所化裁的方剂。《伤寒论·阳明篇》221、222 条是邪热炽盛，气津两伤之证。其肺气壅郁，胃热不降，胃热外蒸，肺失清敛，故"腹满而喘，发热汗出，不恶寒，反发热"；邪热耗伤气津，气虚不能统形，故"身重"；"渴欲饮水，口干舌燥"，为热炽津伤，气阴两虚，故用白虎加人参汤以清热生津益气。

第六节　阳明经辨病辨证论治

阳明病是阳明经肺胃系统器官形态功能失常的表现。肺气肃降失常，胃家通降受阻，则腹痛；胃热外蒸，肺气失收，则身热汗出，不恶寒反恶热；胃热内积，肺气收降障碍，则潮热，恶热。

腹满痛是阳明经主要病症，辨阳明病就是分析阳明经系统器官形态功能失常的特殊性，辨阳明证就是以阳明经病症为中心（如腹满痛、潮热），分析每一病症虚实寒热、表里上下、阴阳气血偏倾的特殊性，而作出定性定位诊断；治阳明病就是根据阳明经各种病症的定性定位诊断，给予不同的方药治疗。

一、腹满痛、不大便（阳结）

腹满痛、不大便是阳明经肺气收降失常，治节失令，阳明亢阳失制，胃家排浊障碍，糟粕燥屎结聚所表现的主要症状。《伤寒论·阳明篇》有 79 条，而论述腹满痛、不大便的就有 35 条。

1. 脏腑经络病机

阳明为阳极转阴过程组成之经，其病证以腑经实证为主，阳明病的里实证主要是指大肠燥屎而言。阳明篇中"胃中有燥屎"（238）、"燥屎在胃中"（217）、"胃中燥"（179、213、224）都是大肠病。至于邪在胃中，仲景有禁下之明文，如 204 条："伤寒呕多，虽有阳明证，不可攻之。" 205 条："阳明病，心下硬满者，不可攻之。攻之，遂利不止者死，利止者愈。"心下即胃脘部位，说明阳明病实证主要指大肠燥屎而言。在病理上，肺与大肠互相影响不可分割，肺气收敛失常的主要表现是出汗，而胃家实腹满不大便与出汗存在着互为因果的关系。185 条："本太阳初得病时，发其汗，汗先出不彻，因转属阳明也。伤寒发热，无汗，呕不能食，而反汗出濈濈然者，是转属阳明也。"说明汗出是胃家实的先机，胃家实是出汗的后患。182 条："阳明病外证云何？答曰：身热，汗自出，不恶寒，反恶热也。"说明胃家实是出汗的原因，出汗是胃家实的结果。

仲景反复以腹满痛、不大便来阐明阳明病的机转，因为腹满痛、不大便的病证与肺－大肠－胃脏腑经络病机有密切关系。肺－大肠脏腑位置相远，其功能的互相作用主要是通过经络联系来实现。经络郁滞，胃肠传导障碍，糟粕积聚，则不大便。肠腔气体不能通降排出魄门，积聚于肠胃则腹满。经络闭阻，气血不通则腹痛。经络失调是阳明病发生的主要原因。

2. 辨病辨证论治

（1）燥实证："伤寒吐后，腹胀满者，与调胃承气汤。"（249）

（2）气实证："阳明病，脉迟，虽汗出，不恶寒者，其身必重，短气，腹满而喘，有潮热者，此外欲解，可攻里也……若腹大满不通者，可与小承气汤，微和胃气，勿令至大泄下。"（208）

里热外蒸："阳明病，其人多汗，以津液外出，胃中燥，大便必硬，硬则谵语，小承气汤主之。若一服谵语止者，更莫复服。"（213）

潮热兼哕："阳明病，潮热……若不大便六七日，恐有燥屎，欲知之法，少与小承气汤，汤入腹中，转矢气者，此有燥屎也，乃可攻之……欲饮水者，与水则哕，其后发热者，必大便复硬而少也，以小承气汤和之。"（209）

（3）热结燥实证："阳明病，脉迟，虽汗出，不恶寒者，其身必重，短气，腹满而喘，有潮热者，此外欲解，可攻里也。手足濈然汗出者，此大便已硬也，大承气汤主之。"（208）

神昏："伤寒，若吐若下后，不解，不大便五六日，上至十余日，日晡所发潮热，不恶寒，独语如见鬼状。若剧者，发则不识人，循衣摸床，惕而不安，微喘直视，脉弦者生，涩者死。微者，但发热谵语者，大承气汤主之。若一服利，则止后服。"（212）

微热喘冒："病人小便不利，大便乍难乍易，时有微热，喘冒不能卧者，有燥屎也，宜大承气汤。"（242）

谵语潮热："阳明病，谵语，有潮热，反不能食者，胃中必有燥屎五六枚也，若能食者，但硬耳，宜大承气汤下之。"（215）

汗出谵语："汗出谵语者，以有燥屎在胃中，此为风也。须下者，过经乃可之下；下之若早，语言必乱，以表虚里实故也。下之愈，宜大承气汤。"（217）

手足出汗："二阳并病，太阳证罢，但发潮热，手足漐漐汗出，大便难而谵语者，下之则愈，宜大承气汤。"（220）

心烦懊憹："阳明病，下之，心中懊憹而烦，胃中有燥屎者，可攻……若有燥屎者，宜大承气汤。"（238）

绕脐痛："病人不大便五六日，绕脐痛，烦躁，发作有时者，此有燥屎，故

使不大便也。"（239）

汗出腹满痛："发汗不解，腹满痛者，急下之，宜大承气汤。"（254）

腹满不减："腹满不减，减不足言，当下之，宜大承气汤。"（255）

自利清水："少阴病，自利清水，色纯青，心下必痛，口干燥者，可下之，宜大承气汤。"（321）

腹胀不大便："少阴病六七日，腹胀，不大便者，急下之，宜大承气汤。"（322）

（4）脾约证："跌阳脉浮而涩，浮则胃气强，涩则小便数，浮涩相搏，大便则硬，其脾为约，麻子仁丸主之。"（247）

（5）津液内竭证："阳明病，自汗出。若发汗，小便自利者，此为津液内竭，虽硬不可攻之；当须自欲大便，宜蜜煎导而通之；若土瓜根及大猪胆汁，皆可为导。"（233）

（6）湿热证："伤寒七八日，身黄如橘子色，小便不利，腹微满者，茵陈蒿汤主之。"（260）

（7）瘀血证："病人无表里证，发热七八日，虽脉浮数者，可下之。假令已下，脉数不解，合热则消谷善饥，至六七日，不大便者，有瘀血，宜抵当汤。"（257）

（8）胆郁证："阳明病，胁下硬满，不大便而呕，舌上白苔者，可与小柴胡汤。上焦得通，津液得下，胃气因和，身濈然汗出而解。"（230）

（9）水饮证："太阳病，寸缓关浮尺弱，其人发热，汗出，复恶寒，不呕，但心下痞者，此以医下之也。如其不下者，病人不恶寒而渴者，此转属阳明也。小便数者，大便必硬，不更衣十日，无所苦也。渴欲饮水，少少与之，但以法救之。渴者，宜五苓散。"（244）

3. 辨治分析

阳明病不大便、腹胀满的症状，主要是由肺失敛降，津液外泄，肠道燥热，胃家排泄化物障碍所致。由于胃家各器官传化失职、阴阳偏倾的性质和程度不同，其证候也不一致。邪热糟粕结聚于肠，脾胃运化和肺气尚未戕伤，浊气尚未壅盛，惟发生燥实证，症见"腹胀满"，然其胀满程度不甚，即后人所谓"燥实不满"，故用调胃承气汤软坚荡热。病在大肠而未离小肠，泌别清浊功能障碍，糟粕增多，复化生浊气，然其肠间津液耗伤未尽，大便虽硬而燥屎未成，则发生气实证，表现为"腹大满不通"，即后人所谓"满实不燥"的证候，故用小承气行气荡实。若病在大肠，食物转化为糟粕，肠间阴液尽耗，燥屎已成，其糟粕化生浊气，则形成燥结热实，表现为"短气腹满而喘""潮热""手足濈然汗出"，即所谓"燥结满实"的证候，即以大承气行气软坚，峻下热结。这就是三承气证的异同点。

阳明病以胃家实为主，由于胃居中土为万物所归，人体各经的化物浊邪皆可从胃家排泄，胃家实则引起多器官受病，表现为一证多病，故此腹胀满、不大便的胃家实论治必须辨病辨证相结合。燥实邪热未结、里热外蒸则通体多汗；热结胃肠、灼烁津液则"口渴"；胃腑通降受阻则"与水则哕"；大肠燥屎内结、浊气积聚则"绕脐痛"；热浊壅盛则腹满不减；里热外蒸则"手足濈然汗出"；邪浊上膈入心则"心懊憹而烦""谵语"；肺气收降失令则"潮热汗出"；浊气上攻脑府则"独语如见鬼状，若剧者，发则不识人，循衣摸床，惕而不安，微喘直视"；肺胃肃降失令、水饮停聚则"小便不利，大便乍难乍易，时有微热，喘冒不能卧"；燥屎内结、水液旁流，导致少阴心肾水火不交，则"自利清水，色纯清，心下必痛，口干燥"。病症表现各不同，但是肺胃肃降失令，腹满痛、不大便是共同病机证候，所以都用大承气清肃肺胃，荡涤实邪。

阳明病腹满痛、不大便，除了胃家实的三承气证外，与整体各经失调还有密切关系。肺胃输布津液功能受制，致肠道枯燥，用麻仁丸润下通便。若阳明病误吐汗下利小便，引起津液内竭，未见实热燥结气聚之证，用蜜导煎、土瓜根、猪胆汁外治法。若肝气郁结，肠胃失其疏达，脾湿肝热，湿热熏蒸，则发黄，以茵陈蒿汤疏肝泄胃，清利湿热。若胆少阳枢机不舒，引起上焦不通，津液不下，胃气不和，以小柴胡汤舒胆解郁，疏达脾胃。若瘀血闭阻经络，致肠胃气机郁滞，瘀热积聚，以抵当汤逐血行瘀。若膀胱气化不宣，水津不布，致"大便必硬，不更衣十日，无所苦也……渴者，宜五苓散"，温心通经，利水生津，以滋润肠道。

二、潮热

潮热是定时发热，如王肯堂所谓"若潮汛之来，不失其时，一日一发，按时而发者"。潮热为病邪结聚定位，经络气血按经循行、按时流注，与病邪相争的表现。阳明病潮热发生于日晡，以日晡属肺，日晡潮热为阳明经肺－大肠脏腑经络气血循行障碍的表现。

1. 脏腑经络病机

阳明属肺，肺与大肠脏腑经络相联，与秋气相应。日晡潮热的"日晡"即"日入"之时，为肺燥属金主位。张隐庵说："无病之人虽有潮而不自觉，病则随潮而出现。"说明无病之人经络之气随着外界气候变化规律，如潮来汛，旺盛有时，只是正常人体在经络的统调下保持相对平衡，虽有气血来潮，经气旺盛而不自觉。患病时阴阳偏倾，气血来潮，经气偏亢，就有相应的证候表现。《伤寒论·阳明篇》201条："阳明病，脉浮而紧者，必潮热，发作有时，但浮者，必盗汗出。""脉浮而紧"是太阳伤寒的脉象，为阴寒束表，邪气外张的表现，仲景此处谓"阳明病，脉浮而紧者，必潮热"，分明提示潮热是胃热外蒸，肺气内敛，正邪互争的表现。若脉浮不紧，只有里热外蒸，而无肺气内敛，则不出现潮热，仅发生盗汗。阳明潮热发生于日晡，是邪热结聚大肠，日晡燥金气旺，经络气血在肺气收敛的调控下，由表入里，由阳转阴，而邪热偏亢，使经气难支，而有正不敌邪的表现。舒驰远说："凡病欲解之时，必从经气之旺，以正气所旺之时则能胜邪，故病解。乃阳明潮热独作于申酉戌者，以六腑经络邪盛，正不能胜，惟本旺时仅与一争耳，一从旺时而病解，一从旺时而潮热，各有自然之理。"进一步阐明了阳明病欲愈和阳明潮热都是在日晡，是因为阳明燥金主气之时，欲愈者正胜邪退，潮热者正负邪胜，都是阳明经络气血按时流注与病邪相争的表现。

2. 辨病辨证论治

（1）燥实热结证："阳明病，脉迟，虽汗出，不恶寒者，其身心重，短气，腹满而喘，有潮热者，此外欲解，可攻里也，手足濈然汗出者，此大便已硬也，大承气汤主之。"（208）

"阳明病，潮热，大便微硬者，可与大承气汤，不硬者，不可与之。若不大便六七日，恐有燥屎，欲知之法，少与小承气汤，汤入腹中，转矢气者，此有燥屎也，乃可攻之；若不转矢气者，此但初头硬，后必溏，不可攻之，攻之必胀满不能食也。欲饮水者，与水则哕，其后发热者，必大便复硬而少也，以小承气汤和之；不转矢气者，慎不可攻也。"（209）

谵语不食："阳明病，谵语，有潮热，反不能食者，胃中必有燥屎五六枚，若能食者，但硬耳，宜大承气汤下之。"（215）

二阳并病证："二阳并病，太阳证罢，但发潮热，手足漐漐汗出，大便难而谵语者，下之则愈，宜大承气汤。"（220）

（2）气实证："阳明病，谵语，发潮热，脉滑而疾者，小承气汤主之。因与承气汤一升，腹中转气者，更服一升；若不转气者，勿更与之。明日又不大便，脉反微涩者，里虚也，为难治，不可更与承气汤也。"（214）

（3）胆郁证："伤寒十三日，不解，胸胁满而呕，日晡所发潮热，已而微利。此本柴胡证，下之以不得利，今反利者，知医以丸药下之，此非其治也。潮热者，实也，先宜服小柴胡汤以解外，后以柴胡加芒硝汤主之。"（104）

（4）表虚证："病人烦热，汗出则解，又如疟状，日晡所发热者，属阳明也。脉实者，宜下之；脉浮虚者，宜发汗。下之，与大承气汤；发汗，宜桂枝汤"。（240）

3. 辨治分析

潮热的病机主要是阳明经肺－大肠脏腑经络失调，《伤寒论·太阳篇》104

条"伤寒十三日，不解，胸胁满而呕，日晡所发潮热……潮热者，实也"；紧接105条"伤寒十三日，过经……"表明实证的潮热是因为病证从太阳传到阳明经。208条说明阳明病潮热的燥实热结证是外证已解，里热已结的表现。考阳明篇潮热证共有6条，除214的实热属小承气证外，其余都是大承气证，而214条用小承气汤是试探性治疗。为什么大承气证会发生潮热呢？大多数注家都认为是大便已硬，燥屎已成，这种解释虽无大错，但是未触及潮热的本质。假如潮热仅为里实证轻重所决定，大便硬则潮热，不硬则不潮，为何阳明病"大便溏"的小柴胡证（229）、阳明病"脉浮虚"的桂枝证（240）也会潮热呢？实质上，大承气证的大便已硬、燥屎已成的关键环节是病位在大肠。大肠为人身之燥腑，硬便、燥屎是在大肠形成的。唐容川说："承气不但药力有轻重之分，而其所治也各有部位之别。"大承气汤主治的病理机转重在大肠，日本人王邈达说"在大肠，即用大承气"，说明大承气汤的应用要点是燥实热结在于大肠。大肠与肺脏腑经络相联，《素问·脏气法时论》"肺主秋，手太阴阳明主治"，说明秋气主令，在人体是肺－大肠脏腑经络相联与之相应。肺金主收降，潮热发生于日晡，日晡经气传注至肺，肺金气旺，经气入里由阳转阴，和病邪相争，乃致收降运动障碍。用大承气攻下荡实，俾阳明经络气血通畅，则潮热自解。

阳明潮热主要表现为胃家实燥结证，它不是孤立现象，常与"神昏""谵语""不食"等互见。又因为阳明燥结常由太阳转来，先期常有太阳病表证（二阳并病），因此对阳明病燥结的辨证论治必须结合辨病，根据神昏、谵语、不食等病症综合分析，才能做出正确判断。

潮热是阳明病的主要症状之一，既见于腑经大肠的实证，也见于脏经肺病的虚证，如肺痨阴虚证的潮热是临床常见的病证。非但阳明肺－大肠的脏腑经络失调会发生潮热，凡各经疾病引起阳明脏腑经络失调都有引致此证发生的可能。如"阳明病，发潮热，大便溏，小便自可，胸胁满不去者"，为少阳枢机抑郁，引起上焦不通，肺气不布，津液不下，胃气不和，用小柴胡汤解利枢机，使肺气宣降，上焦得通，津液得下，胃气因和，即潮热自除。"伤寒十三日不解，胸胁满而呕，日晡所发潮热"，为少阳枢机郁抑，实热结聚肠胃，以小柴胡加芒硝汤舒胆解郁，软坚破结泻实。"病人烦热，汗出则解……日晡所发热者，属阳明也……脉浮虚者，宜发汗"，为阳明外感，营卫不和，引起肺气收降障碍，以桂枝汤调和营卫，发汗和解，则潮热自除。

三、恶热

恶热是病者畏恶发热的病症。阳明为多血多气之经，其病产热过度，对机体带来不利的威胁，因此病者对其外证发热产生畏恶的感觉。这与太阳病患者发热反有恶寒的感觉不同。

1. 脏腑经络病机

阳明经以肺－胃阴阳双调功能保持阴阳相对平衡。胃为水谷之海，外合肌肉，十二经之长，其经气血充盛，赖肺金生水收降功能的克制以发生生化之机。阳明外证，身热自汗，不恶寒反恶热，是胃阳偏盛，肺气收降失职，经络扩张，阳气外散，引起里热外蒸的表现。因此，阳明外证肺－胃阴阳失调的病机主要在胃。《伤寒论·阳明篇》184 条："恶寒何故自罢？答曰：阳明居中，主土也，万物所归，无所复传，始虽恶寒，二日自止……"说明阳明胃家为化物糟粕积聚之处，病邪聚此不能复传，里热外蒸与外寒相并，里热胜外寒，故恶寒自罢。可见阳明病外证和太阳病表证不同，阳明外证虽有恶寒，其寒轻微，二日自止，不若太阳表证以恶寒为主。阳明外证发热，热发于肠胃肌肉，其热蒸蒸，但热无寒而恶热，与太阳表证翕翕发热，虽然发热而自觉发热不足者有异。阳明汗出为里热外蒸，其手足濈濈然汗出，与太阳漐漐汗出者不同。

2. 辨病辨证论治

（1）里热外蒸证："太阳病三日，发汗不解，蒸蒸发热者，属胃也，调胃承气汤主之。"（248）

（2）悍热外蒸证："阳明病，发热，汗多者，急下之，宜大承气汤。"（253）

（3）热炽津伤证："三阳合病，腹满，身重，难以转侧，口不仁，面垢，谵语，遗尿，发汗则谵语，下之则额上生汗，手足逆冷。若自汗出者，白虎汤主之。"（219）

里热外蒸证："伤寒，脉浮滑，此以里有热，表无寒，白虎汤主之。"（从《桂林古本》，176）

热厥证："伤寒，脉滑而厥者，里有热，白虎汤主之。"（350）

（4）热伤气阴证："阳明病，脉浮而紧，咽燥口苦，腹满而喘，发热汗出，不恶寒，反恶热，身重……若渴欲饮水，口干舌燥者，白虎加人参汤主之。"（221、222）

里热表寒证："伤寒，若吐若下后，七八日不解，结热在里，表里俱热，时时恶风，大渴，舌上干燥而烦，欲饮水数升者，白虎加人参汤主之。"（168）

里热背寒证："伤寒，无大热，口燥渴，心烦，背微恶寒者，白虎加人参汤主之。"（169）

（5）热郁胸膈证："阳明病，脉浮而紧，咽燥口苦，腹满而喘，发热汗出，不恶寒，反恶热，身重……若下之，则胃中空虚，客气动膈，心中懊憹，舌上苔者，栀子豉汤主之。"（221）

3. 辨治分析

阳明外合肌肉，其气为合主里，阳明外证是肺胃阴阳失调，里热外蒸的表现，由于病机不同，其证不一。表邪传里与糟粕互结，为里热外蒸证（248），用调胃承气汤和胃泄热。悍热外蒸，病势急剧，"发热汗多者"（253），予大承气汤急下存阴。二阳无形之热合聚阳明肺胃，清肃失令，则见热炽津伤证（219）。若是阳明邪热弥漫周身，影响各经脏气，又有不同病症。如阳明悍热胜其太阳表寒，表现"脉滑，里有热表无寒"；热邪内伏，伤及厥阴，影响肝气升发，表现"脉滑而厥"。病症虽异，而热伤肺胃是共同本质，故独取阳明，用白虎汤清肃肺胃之热。阳明燥热过盛，发生热伤气阴证（223），影响太阳经气，也表现为不同症状。气伤不能温煦太阳经输体表，见"背微恶寒""时时恶风"；阴伤不能滋养脏腑，上济心神，则见烦渴引饮，口舌干燥，脉洪大（168、169）。这些症状皆由热伤气阴引起，故皆用白虎加人参汤主治。

不过，阳明燥热过盛、气阴两伤烦渴与热郁胸膈证虚烦、阴虚蓄水烦渴不同。热伤气阴以苔黄燥为主；热郁胸膈证以舌苔白、心中懊恼为主；阴虚蓄水证以渴欲饮水、小便不利为主。

第七节　阳明经藏象体系与现代中医的关系

阳明经是人体生命运动阳极过程组成以肺为主的藏象系统。肺－胃阴阳为阳明经的内在联系，这一藏象系统及其内在规律远在两千年前就被古代医家所运用。《内经》无论是藏象、脏腑、经络、治则、方药，每将阳明经的肺胃联系起来论述。《伤寒论》以六经系统为命题，主旨是以伤寒揭示六经发病传变规律，阳明为多血多气之经，无论是自发的伤寒或他经的转属，其病皆以腑经实热为主。由于后人印定眼目以六经为经络，加上原著是一种条文式札记，且经散乱重整，其重整体系也以经络阴阳为标准，所以现存《伤寒论·阳明篇》只有腑经肠胃的方证，而脏经肺病的方药几乎无存。大肠和肺是同一功能单位，大肠病则属于肺病范围。

《伤寒论·阳明篇》肺病方药虽被阉割，然而作为阳明标本规律的核心，肺－胃阴阳一直被运用。如陈平伯《外感温热篇》："风温证，身热，咳嗽，自利，口渴，烦闷，脉数，苔微黄者，热在肺胃也。"薛生白《湿热病篇》："湿热之证，呕恶不止，昼夜不差，欲死者，肺胃不和，胃热移肺，肺不受邪也。"肺主燥，吴鞠通《温病条辨》"燥伤本脏"，自注"本脏者，肺胃也"。王孟英在临床的最大成就就是清肃肺胃，说明肺胃阴阳是不可分割的规律性联系。

近代中医基础理论，由于忽弃藏象体系，仅以脏腑为中心，对肺藏象单从肺与大肠藏象病机来论证，致肺藏象基本过程的生理病理未能得到全面的阐释。医疗实践是医学理论的源泉，又是检验理论的标准，阳明经标本规律的实用价值主要是作为辨证论治的法则，分析病机，组成方剂，辨证论治。治肺须分虚实，肺实痰壅须宣肺化痰，化痰即须调胃以运化水湿，仲景葶苈大枣汤、皂角丸之葶苈与大枣合用，小青龙、射干麻黄汤、越婢加半夏之麻黄、杏仁、紫菀、冬花、细辛、五味子与姜枣合用，苓桂术甘汤、苓甘味姜汤、苓甘味姜辛夏杏汤之细辛、半夏、杏仁、五味子与茯苓、白术、干姜、甘草合用，都是按照肺胃阴阳联系规律组成。

治胃之法必须促进肺清肃之令，推荡胃家秽浊。仲景大小承气之枳朴与硝黄合用是促进肺气下降，推动胃肠排泄糟粕；麻仁丸治脾约便秘，脾家津竭，肠胃枯燥，需依赖肺之润降，故方中以麻仁、杏仁、枳壳等滋肺润燥、宣肺行气之药，使阳明从太阴为化，在肺气治节下行使传导之职。可见，认识阳明经体系对研究肺藏象本质有着重大的意义。

第十章　少阳经藏象系统

少阳经是由胆－三焦－心包－腠理－咽等器官按少阳经藏象过程脏腑经络、标本中气三极阴阳规律组成的功能系统。少阳经系统器官互相协作发生少阳枢机变化，辅助心主持诸气，统调十二官，司转六经开合枢的升降出入运动，为十一脏所取决。在少阳经标本关系中，胆处在主导地位，无论是对外环境的适应与内环境的调控，以及反映在辨证论治方面都起决定性作用。

第一节　少阳经藏象系统器官形态与功能

少阳属胆，胆为中正之官，位居表里、上下、前后之正中，以化生相火，控制十一脏运动方向。胆与三焦手足经脉相联，三焦为决渎之官，人身之水道，以布散阳气，决定经水流向，协调脏腑经络营卫，协助主持诸气。胆与三焦水火互相作用，发生气化，控制生命过程运动，规定生命水火动向，为十一脏升降出入所取决。心包和三焦脏腑经络相联，心包为心之外卫，助心用事，使少阳经在心经络的调控下，辅助太阳经统调整体。

一、胆

胆位于肝内，解剖位置和形态结构与现代医学相同。胆为六腑之一，由于它所贮盛的胆汁为精清的液体，称为"精汁"，与六腑传导的化物糟粕不同；又有与脏相似的"藏而不泻"功能，胆汁输入肠道后有重吸收途径，非似六腑传化物"泻而不藏"，所以又称之为"奇恒之府"。功能如下：

1. 疏达脾胃

《内经》谓"土得木而达"。土为脾胃的属性，木为肝胆的属性，"土得木而达"的意思是肝胆有疏达脾胃的作用。脾胃得肝胆疏泄，气机条达通畅，胆与脾胃直接联系，胆的主要功能是贮藏胆汁，并将胆汁排入肠道，促进脂质消化，使脾胃气机通畅舒达。

2. 决断动向

《内经》谓"胆者中正之官，决断出焉"。其意有二：一决断意志，二决断气血水火升降出入动向，两者密切相关。

（1）决断意志：肝胆脏腑经络相联，互相作用。胆决断意志，与"肝藏魂""主谋虑"不能分开。《素问·奇病论》谓："肝者中之将也，取决于胆……此人者数谋虑不决，故胆虚，气上逆。"《灵枢·邪气脏腑病形》谓："胆病者，善太息，口苦，呕宿汁，心下澹澹，恐人将捕之，嗌中吩吩然数唾。"

（2）决断气血水火升降出入：《素问·六节藏象论》谓"凡十一脏，取决于胆"。胆决断十一脏升降出入，以化生相火为基础，而胆化生相火与肝密切关联。肝与胆脏腑相联，同属风木，胆汁色青味苦，为人身相火的征象，胆寓肝内，盛贮肝所分泌的胆汁，犹相火寄寓于风木，从风木而生，由木生火。肝生血气，胆相火以肝所生血气为基原，肝所生血气化生相火后，成为生命的动力，控制机体过程运动。胆之所以为中正之官、主决断、为十一脏气血水火升降出入所取决，就是以胆相火为根本。

二、三焦

三焦为决渎之官，是人体水液流动的渠道。《灵枢·营卫生会》认为其形态分为膜性结构和脉性结构两部分。膜性结构被覆肠胃，上联肺系并咽以上，分上中下三焦。上焦出胃口并咽以上，贯膈而布胸中；中焦亦并胃中，出上焦之后；下焦者，别回肠，注于膀胱而渗入。脉性结构出上焦，"上焦出于胃上口，并咽以上，贯膈而布胸中，走腋，循太阴之分而行，还至阳明，上至舌，下足阳明。常与营俱行于阳二十五度，行于阴亦二十五度，一周也，故五十度而复大会于手太阴矣"。三焦的膜性结构和脉性结构联结起来，构成中渎之府、决渎之官，是控制水液的"孤之府"，其功能有下列两方面：

1. 决断水流的动向

《素问·灵兰秘典论》谓："三焦者，决渎之官，水道出焉。"决者决裂，渎者渠道。水有升降出入不同过程的运动，水流动向需要决断，三焦既以脉性结构，吸收脾胃水液，川流不息，随营气循环于周身，并汇通全身组织的水液流入血脉，又以控制水液流变，发生升降出入运动。《素问·经脉别论》谓："水精四布，五经并行，合于四时五脏阴阳，揆度以为常也。"《内经》把三焦水液的形态概括为"如雾""如沤""如渎"。"雾"是水气轻清弥散的状态，是水液蒸化上升为气的运动过程现象；"渎"即渠道，是水液汇流下降的运动过程现象；"沤"即浮游的泡沫，是水流出入升降回旋的运动过程现象。三焦水道根于命门，能化生真火，真火与水液互相作用，便产生气化，随内外环境而流变。既能在热环境中化水为气，发生升出运动，又能在冷环境中化气为水，发生入降运动，从而以少阳藏象属性规定水流动向，调控阴阳运动的平衡。

2. 发布阳气，主持诸气

三焦与心包络同属相火，相火主要是产热化气，作为生命运动的原动力，控制各种生理功能运动。《灵枢·五癃津液》："三焦出气，以温肌肉，充皮肤，为其津，其流而不行者为液。"《素问·调经论》："阳受气于上焦，以温皮肤分肉之间。"《灵枢·决气》："上焦开发，宣五谷味，熏肤充身泽毛，若雾露之溉，是谓气。"这些经文明确指出，三焦有发布阳气的功能。《难经·三十八难》："腑有六者，谓三焦也，有原气之别焉，主持诸气……其经属手少阳，此外腑也。"进一步指出三焦是人身的元气，有主持诸气的功能。三焦主持诸气功能可分为下列两点：

（1）统制脏腑：人体生命活动以脏腑为中心，《景岳全书》谓三焦是在"脏腑之外，躯体之内，包罗一腔之大腑也"；《医学正传》谓"其体有脂膜，在腔子之内，包裹于五脏六腑之外也"。脏腑在三焦腔内赖水谷精微的温煦，三焦的水流气化使脏腑升降相因、出入互调，发生有序的生命过程运动，保持内外环境的统一性。

（2）调控经络营卫：三焦以脉性结构协调经络营卫。经络功能主行营卫气血水火，而三焦脉性结构功能主行水：一面从中焦肠胃吸收水谷精微，随营气循环；一面汇聚腠理水液流入经脉，使经络气血水火得以调节。

三、心包

心包又称膻中，是心的外围组织，其膜包裹心脏，位于胸部。心包与膻中相同又略有区分，心包位于膻中之内，膻中是心包的外廓，《灵枢·胀论》所谓"膻中者，心主之宫城也"。《十四经发挥》说："心包络在心下膈膜之上，竖膜之下，其与横膜相粘，而黄脂裹者，心包也。其脂膜之外，有细筋如丝与心肺相联者，即心包络。"其络上通于脑顶，外布一身，主血之往还。其功能有下列三点：

1. 助心主血脉

心主血脉，心包有助心主血脉的作用。《灵枢·邪客》谓"包络者，心主之脉也"，指出心包是心的脉络部分。心包以络脉包裹心外，且上通达，布络于脑，又外布周身，主血之往还，因此古人有"血归包络"之说。

2. 助心主神志

喜为心所生之神志。《内经》谓"在脏为心……在志为喜""膻中者，臣使之官，喜乐出焉"。膻中是心包络的宫城，膻中的功能就是心包络的表现，心包络是臣使之官，助心行事，心发生喜的情志，通过心包络表现出来。

3. 保护心主

心为一身之主宰，心包络包裹心脏，膻中为心主之宫城，对心起保护作用。

《灵枢·邪客》谓："心者，五脏六腑之大主也，精神之所舍也……邪弗能容也，容之则心伤……诸邪之在于心者，皆在于心之包络。"

四、腠理

《灵枢·本脏》谓："三焦膀胱者，腠理毫毛其应……密理厚皮者，三焦膀胱厚，粗理薄皮者，三焦膀胱薄……"《金匮要略》谓："腠者，是三焦通会元真之处，为血气所注；理者，是皮肤脏腑之文理也。"腠理是三焦的外候，三焦是脏腑的膜囊，两者是水液流动的部位。三焦与腠理互相联结构成全身性器官，发生统一整体的功能联系，随内外环境变化而发生升降出入的气化运动：热则水化为气，由上焦宣发，经腠理开泄，表现为多汗少尿；寒则气变为水，由下焦通降，经膀胱下泄，表现为多尿少汗。

五、咽

少胆属胆，胆与肝脏腑相联，《素问·奇病论》谓："肝者中之将也，取决于胆，咽为之使。"表明肝参与防御功能，肝之御外谋虑由胆决断，而胆之决断以咽为行使，咽的功能是作为使者防御外邪的侵袭。

六、少阳经藏象系统的生理病理与少阳病

少阳病即少阳经藏象系统器官形态功能失常的表现。《伤寒论》少阳病胸胁苦满、往来寒热、呕吐、腹满、心悸等和少阳经生理病理存在密切联系。

1. 胆病

胆病的主要表现是疏泄失职，可引起情志异常，气血失调，脾胃郁滞。《伤寒论》少阳病，心烦喜呕，默默不欲饮食，胸胁苦满，就是胆失疏泄，脾胃纳化失常的表现；胆失决断，情志失其取决，则数谋虑不解，口苦长太息；营卫出入升降失其取决，则往来寒热。

2. 三焦病

三焦病变的主要表现是水道决渎失职，水气积聚，脏腑不和，营卫失调。《伤寒论》少阳病"胸胁苦满""胁下痞硬""胸胁满微结"，为三焦水道闭阻，水液积聚的表现。少阳病默默不欲饮食，心烦喜呕，或胸中烦而不呕，或渴，或胸中痛，或胁下痞硬，或心悸，或小便不利，为三焦气化失司，引起水液积聚，脏腑不和的表现。

3. 心包病

心包病的主要表现是神志失常，神有余则烦，不足则悸，甚则神昏。《伤寒论》少阳病"少阳中风……胸中满而烦者，不可吐下，吐下则悸而惊"（264），

就是胆－三焦之邪侵入心包的表现。

4. 腠理病

腠理病的主要表现是往来寒热。《素问·风论》谓："风气藏于皮肤之间，内不得通，外不得泄……腠理开则洒然寒，闭则热而闷。其寒也，则衰食饮，其热也，则消肌肉，故使人佚栗而不能食，名曰寒热。"《伤寒论》少阳证"血弱气尽，腠理开，邪气因入，与正气相搏，结于胁下，正邪分争，往来寒热，休作有时"，就是少阳枢机失调，腠理开合失司的表现。

5. 咽病

少阳属胆，咽为之使，外邪入侵，咽喉首当其冲，故外感病多先见咽喉肿痛。咽依赖三焦手少阳经脉水津的濡养，《灵枢·经脉》三焦手少阳是动则病"嗌肿，喉痹"。《伤寒论》少阳病提纲"咽干"，就是三焦水津不布，咽喉失其濡养所致。

上述少阳经各器官病症不是孤立出现，而是互相影响，表现为少阳经藏象系统的症候群。少阳经藏象系统生理功能是保持在以胆为主统一整体基础上，少阳证就是少阳病病性病位的反映，除胆病虚实寒热表里阴阳主体性基本证外，还包括整体性各经脏气失调。

第二节　少阳经脏腑经络与适应性调节功能

少阳经藏象系统器官通过脏腑经络标本中见三极阴阳联系，表里上下阴阳气血水火会通，发生少阳为枢的运动调节功能，并通过支脉与各经联系，构成统一整体的有序体系。

一、脏腑经络标本中见三极阴阳与表里上下有序体系

少阳经是胆－三焦－心包脏腑经络在太阳总系统调控下所组成的附属机构。胆、三焦、心包三条经脉互相交接，又从膀胱足太阳经脉胆俞、三焦俞、心包俞注入胆、三焦、心包，内属脏腑，外络肢体，组成有序体系，其经从心包络手厥阴起。

1. 手厥阴心包经脉

手厥阴心包经脉起始于胸中，浅出属于心包，通过膈肌，经过胸部、上腹和下腹，络于上、中、下三焦。

胸中支脉：从胸中出行胁部，横行至腋下，又上达腋下，沿上臂内侧中线入肘，下向前臂两筋之间，进入掌中，沿中指出其末端。

掌中支脉：从掌中分出，沿环指出其尺侧末端，交于手少阳三焦经。

2. 手少阳三焦经脉

手少阳三焦经脉起于环指尺侧末端，上行沿手腕背面，经前臂外侧两骨之间，通过肘尖，向上行至肩部，交出足少阳经后面，前行进入锁骨上窝，分布于膻中，散络于心包，通过膈肌，依次络属于上、中、下三焦。

胸中支脉：从膻中分出，上行出锁骨上窝，至肩（大椎）而交出足少阳之后，上向颈旁，联系耳后，直上出耳上方，弯下向面颊，至眼眶下。

耳后支脉：从耳后进入耳中，出走耳前，经过上关前，交面颊，到眼外角，接足少阳胆经。

3. 足少阳胆经脉

足少阳胆经脉起于眼外角，上行到额角，下耳后，沿颈旁，行手少阳三焦经之前，经头额至眼眶上，又向后折至风池穴，至肩上退后，交出手少阳三焦经之后，进入锁骨上窝。

直行者，从锁骨上窝下行腋部，沿胸侧，过季肋，向下到髋关节部与前脉会合，由此向下，沿大腿外侧中线，出膝外侧，下向腓骨头前，直下腓骨下段，下出外踝之前，沿足背进入第四趾外侧。

耳后支脉：从耳后进入耳中，走耳前，至眼外角后。

眼部支脉：从眼外角分出，下向大迎，会合手少阳三焦经于眼眶下，下行经过下颌角，下行颈部，与前脉会合于锁骨上窝，下向胸中，通过膈肌，先后联络于肝胆，沿胁部直下到腹股沟动脉处，绕阴部毛际，横行至髋关节部。

足部支脉：从足背分出，进入第一趾趾缝间，沿第一二跖骨间出趾端，回转后通过爪甲后丛毛处，接足厥阴肝经。

二、脏腑经络三极阴阳与少阳经阴阳双相调节功能

少阳经为胆－三焦－心包－腠理－咽由经络的阴脉阳脉互相联系组成。胆、三焦、心包属阴，腠理、咽属阳。心包属阴，主藏精成形，为阴脉所主，胆、三焦为阴中之阳，化气化物排泄，为阳脉所主。腠理、咽的功能为阳中之阳，化气卫外，为阳脉所主，腠理、咽的形态结构属阳中之阴，为阴脉所主。胆－三焦－心包与腠理－咽，通过经络阴脉阳脉的互相联系组成少阳经藏象系统，既以胆－三焦－心包化生气血水火灌注腠理，又以腠理司转开合调控气血水火的贮藏与利用，两者保持动态的平衡。在胆－三焦－心包与腠理－咽的关系中，胆－三焦－心包属于主要方面，通过脏腑经络三极阴阳的联系，调控腠理－咽的形态与功能。

少阳为阳枢主转阴出阳，其阴阳属性互相转化，少阳手足经脉的脏腑属性也阴阳倒置。人体上为阳，下为阴，心包－三焦相火虽属阳，但因相火禀命守位潜

藏于肝－胆之中，故少阳经脉手足阴阳相反，胆相火为阳属足经，三焦水道为阴属手经。胆相火潜藏阴中，鼓舞水液上升，三焦决渎水道，吸引相火下降。水液偏胜则寒，有赖相火温之，相火偏胜则热，有赖津液抑之，水火阴阳相互作用，保持阴阳相对平衡。

三、脏腑经络标本主次关系与少阳枢机

"少阳从本，化生于本"的主次关系，是少阳经脏腑经络气化的生理机制，以此化生少阳为枢的经气，称少阳枢机，并规定了少阳枢机的动向。少阳其标为三焦水道，本属胆相火，中见厥阴为合，主阴极转阳，其气升发。少阳处阴尽阳始的正中，其气为枢，主转阴出阳，其调控升降出入功能主要在胆。胆为中正之官，位居膈下，为上下阴阳之正中；其经分布身之两侧，又为前后阴阳之正中。胆附于肝，内藏胆汁，色青，味苦，主春，处生命过程周而复始的正中，为十一脏升降出入所取决，胆的各种生理功能都表现为枢象。

少阳经藏象系统器官是在胆的控制下，发生少阳为枢的运动调节功能。心包助心主血出入，其性属火，以出为主；三焦助肾主水出入，水性闭藏下注，以入为主。水血周流环注受气的支配，气行则血通水流，气滞则水聚血瘀，胆之相火既与三焦水液互相作用，发生能出能入的枢机运动，其相火所生"元气之别"又随三焦、心包默运周身，通会元真，主持诸气，控制水火运动，调节卫气营血出入，表现为少阳枢象。

少阳枢机的主要表现，是以胆与三焦水火双调功能控制太阳、阳明开合出入运动。一面以胆之相火蒸水化气，使水从火化，随太阳开机发散而出；一面以三焦水气控制相火，使气从水化，随阳明合机的敛降而入。上焦得通，津液得下，胃气得和，从而使太阳、阳明开合出入运动得到调节。

少阳枢机失调的主要表现是太阳、阳明开合失其枢转。太阳开机失其枢转，以营卫不和的身热、恶风为主。阳明合机失其枢转，以里热外蒸的潮热、不大便为主。《伤寒论》99条"伤寒四五日，身热，恶风，颈项强，胁下满，手足温而渴者，小柴胡汤主之"，为少阳枢机失调，太阳开机失其枢转，营卫不和的证治。229条"阳明病，发潮热，大便溏，小便自可，胸胁满不去者，与小柴胡汤"，为少阳枢机失调，阳明合机失其枢转，热结胃肠的表现。

四、脏腑经络三极阴阳与适应外界气候功能

少阳经是太阳经的附属机构，助心主表统里，适应外界气候变化。少阳为阴尽初生之一阳，主令在立冬末至春初寒温交际之时。少阳由胆－三焦－心包水火之脏组成，标本阴阳双调，三焦水液从胆相火为化，则化生阳气以适应风寒气候

变化，胆相火从三焦水气为化，则化生阴气以适应风火气候变化。《伤寒论》少阳伤寒是胆相火不足，三焦水气偏胜而外感风寒的表现，少阳中风是相火偏胜，三焦水津不足而外感风温的表现。

五、少阳经整体联系调节功能

《素问·六节藏象论》"凡十一脏，取决于胆也"，表明胆有统制整体的作用，人体每一脏气都有赖于胆的控制调节。任应秋教授《内经十二讲·舒肝评议》说："所谓胆主春生，也即木气春升……就是说脏腑十二经气化都必须借肝胆之气化以鼓舞之，才能生理正常畅调而不病。"人体生命活动以五脏为中心，胆为十一脏所取决，主要表现在对五脏经气的控制调节。另一方面，胆又受五脏经气的支配，互相调节，保持"取决于胆"的统一整体动态平衡。

1. 胆肝联系调节功能

胆与肝脏腑经络相联，肝厥阴为两阴交尽，胆少阳为一阳初生。肝为将军之官，主谋虑，在志为怒，其情志所出又为胆所决定。肝主化生血气，胆主化生相火，胆之相火是肝化生血气的动力。同时，肝之血气需由胆司布、由三焦默运周身，以化生形体，主持诸气。肝主疏泄，肝分泌的胆汁由胆囊贮藏，胆汁注入肠中，疏达肠胃，助脾运化。胆虽有调节肝的功能，其功能又以肝为基础：胆以相火用事，而相火由肝所化生；胆之少阳枢机主营卫出入，而肝所化生的血气是营卫的物质基础；胆汁主疏达脾胃，而胆汁来源于肝。

2. 胆心联系调节功能

胆主决断，心主神明，而心志定向也取决于胆。心为一身之主，通过经络气血控制全身，而胆则助心调控十一脏。同时心为君火，胆属风木，内藏相火，木火相生，相火助君火用事。相火是人体生命的原动力，胆司相火，由三焦敷布全身，助心主持诸气。另一方面，胆藏象系统在心经络气血统调下维持动态平衡。

3. 胆肺联系调节功能

胆相火对肺有控制调节作用。肺主气，胆相火为少阳初生之少火，"少火生气"。肺主气，其"气"有三种含义，一指外界空气，二指生命运动的物质，三指生命运动功能。肺以呼吸控制人体生命运动，又以胆相火所化生之元气为别使，肺从外界吸入清气受胆相火温煦而发生气化，成为人体生命运动的物质基础，供养各器官组织，发生生命运动功能。肺胃主肃降，胆汁的疏泄促进胃气的肃降；反之，胆主升发，依赖肺气敛降制约，以保持动态平衡。

4. 胆脾联系调节功能

胆为脾所取决，主要表现在胆汁疏泄促进脾胃运化。胆相火温煦升发促进脾胃升清，使脾胃气机疏达，升降和调。脾胃升降对胆少阳枢机的疏泄升发又起调节作用，胃腑降浊有利于胆汁疏通，脾脏升清能资助胆相火升发。

5. 胆肾联系调节功能

胆少阳为阳枢，肾少阴为阴枢。阳枢主疏泄升发，又专司三阳、气血、阳气之出入；阴枢主纳降蛰藏，又专司三阴、水火、阴精之升降，两者互相调节，保持化气化物、藏精成形的正常关系。

第三节　少阳经脏腑经络病机

少阳经脏腑经络病机是少阳经脏腑经络阴阳平衡破坏的表现。少阳属胆，胆－三焦手足经脉相联，胆属相火，三焦为水道，少阳经以胆相火和三焦水液阴阳双调功能主持诸气，调控十二官，保持阴阳平衡。《伤寒论》少阳病提纲"少阳之为病，口苦，咽干，目眩"，是胆相火上扰，三焦水津不布，廉泉干涸，水火失和的证候，提示少阳病的发生是胆相火与三焦水液阴阳失调的表现。胆相火不足，三焦水液偏盛，病从寒化，少阳枢机上升、外出运动障碍，相火不能温化津气以卫外，则发生小柴胡、柴胡桂枝、柴胡桂枝干姜汤诸半表寒证。胆相火偏胜，三焦水液不足，病从热化，少阳枢机下降、内入运动障碍，相火与胃肠糟粕互结，则发生大柴胡、柴胡芒硝汤诸半里热证。

一、脏腑经络病机标本主次关系失常

少阳经生理功能恒定在以胆为主的阴阳平衡机制上，少阳病提纲"口苦、咽干、目眩"，虽为胆相火与三焦水液同病，但病机主导方面在胆相火。《素问·奇论病》："帝曰：口苦者病名为何？何以得之？岐伯曰：病名曰胆瘅。夫肝者，中之将也，取决于胆，咽为之使，此人者数谋虑不决，故胆虚，气上溢而口为之苦。"由此可见，少阳胆之相火为病，胆汁上溢则口苦；相火抑郁，三焦水液不布，咽之津液不足则咽干；胆之相火上冒肝窍，则目眩。徐灵胎《六经病解》谓："少阳处半表半里，司三焦相火之游行，仲景特提示口苦、咽干、目眩为提纲，是取其病机立法也。夫口、咽、目脏腑精气之总窍，与天地之气相通者也，不可为表，不可为里，乃表入里、里出表之路，所谓半表半里也。三者能开能舍，开之可见，合之不可见，为枢之象。苦、干、眩者，相火上走空窍而发病，风寒杂病有之，所以为少阳病之总纲也。"可见，口、咽、目为脏腑之总窍，胆中正之官为脏腑阴阳之总枢，十一脏升降出入皆赖之以取决，提纲"口苦、咽干、目眩"为开合失调的证候，主要是胆少阳枢机失调，开合出入失其取决的表现。

少阳病邪正相争过程，由少阳经胆－三焦水火阴阳的标本主次胜复所决定。

其病以半表半里、寒热偏倾为主，以偏半表寒证为常，偏半里热证为变。偏半表寒证以胆相火不足为正虚，三焦水气偏胜为邪实。偏表虚证的正虚主要表现是"血弱气尽"（97），由于血气化生于肝胆，故血弱气尽是少阳肝胆虚弱的征象。少阳半表邪实的主要表现是"胸胁苦满"，胸胁苦满为三焦水气结聚。《伤寒论》柴胡证"胸胁硬满者"有 17 条，除柴胡加芒硝证外，其余都属偏半表寒证，而柴胡加芒硝证为病邪从半表初传入半里，病邪尚未完全化热内结，因此也有"胸胁硬满"之症。少阳病偏半表寒证邪正相争的主要表现是往来寒热，而寒生于三焦水气，热生于胆相火，寒来热往为正负邪胜，寒往热来为正胜邪负。从治疗来说，偏半表寒证以小柴胡汤、柴胡桂枝汤、柴胡桂枝干姜汤、柴胡加龙骨牡蛎等为主治，小柴胡汤、柴胡龙骨桂枝汤以扶正为主，柴胡桂枝干姜汤以祛邪为主。从扶正来看，偏半表证诸柴胡汤都有舒胆气、畅少阳的作用。从祛邪来说，半表证诸柴胡汤都具有疏风邪、利水道的作用。小柴胡汤、柴胡桂枝汤以散半表之寒为主，柴胡桂枝干姜汤、柴胡加龙骨牡蛎汤以利半里之水为主。

二、脏腑经络标本胜复

少阳经脏腑经络标本主次邪正相争是处在互相消长转化和不断变化过程中。少阳病以胆相火不足为正虚一方，三焦水气偏胜为邪实一方，其证"胸胁苦满、默默不欲饮食"，为阳被阴抑、欲伸不达的状态。但当胆相火复气太过，耗伤津液，损害阴气时，则由正化邪，而三焦水气转属正方，对胆相火为害起抗御作用。半里证之"呕不止、心下急、郁郁微烦""热结在里""心下硬痞"（大柴胡证），或"胸胁满而呕、日晡所发潮热"（柴胡加芒硝证），皆相火郁结，灼伤津液，气机不舒的表现。在治疗上，半里热证之大柴胡汤、柴胡加芒硝汤，皆以舒胆解郁泄热，攻下荡邪为主。

三、脏腑经络外感病邪

少阳经以胆－三焦水火阴阳双调功能司转腠理开合，调控营卫出入，对外邪侵袭起防卫作用。肝化生血气不足，胆相火升发失常，三焦水津不布，腠理开合失司，则"血弱气尽，腠理开，邪气因入"，发生外感病。《伤寒论·少阳篇》263 条："少阳之为病，口苦，咽干，目眩也。"为少阳病总纲，提示少阳经胆－三焦水火阴阳失调是少阳经的病理机制。264 条："少阳中风，两耳无所闻，目赤，胸中满而烦者，不可吐下，吐下则悸而惊。"是少阳中风提纲，指出胆相火偏盛，三焦水液不足，少阳经气阳盛阴衰，外感风邪化热为病。265 条："伤寒，脉弦细，头痛发热者，属少阳，少阳不可发汗，发汗则谵语，此属胃，胃和则愈，胃不和，烦而悸。"是少阳伤寒提纲，说明胆相火不足，三焦水气偏盛，少阳经气阳虚阴盛，则外感寒邪为病。少阳篇中风伤寒条文排列在少阳病提纲之后，与太阳篇相同，表明少阳病与太阳病同以外感病为主。仲景将少阳病诸柴胡证全部列在太阳篇，少阳篇小柴胡汤列在"本太阳病，不解，转入少阳者……"的条文中，是借以表明相火助君火用事，少阳辅助太阳防御外邪侵侮，少阳经外感病属于太阳病范围。

四、脏腑经络病机证候转属

病证是邪正相争、阴阳互相消长–转化的过程，决定病机发展过程的主要因素是人体正气。少阳经气为元气之别使，代表着人体正气，其少阳枢机水火阴阳双调功能对各经经气（脏气、正气、真气）起统调作用，其对病机转化也起着重要作用。

少阳枢机主要表现是以胆–三焦阴阳双调功能，控制太阳、阳明开合出入运动，太阳开机得相火温煦而升出，阳明合机得三焦水津资济而降入。在病理上，少阳枢机失调是太阳、阳明病变转属的关键。按一般规律，太阳是向阳明转化的，如少阳枢机起抗邪作用，则不转属阳明而转少阳。266条："本太阳病，不解，转入少阳者，胁下硬满，干呕不能食，往来寒热，尚未吐下，脉沉紧者……"为少阳枢机失调，太阳转属少阳的见证，以小柴胡汤舒胆解郁，调整少阳枢机。99条："伤寒四五日，身热恶风，颈项强，胁下满，手足温而渴者"为少阳枢机失调，病从太阳转属少阳而未离太阳，以小柴胡汤舒转少阳枢机，使邪从外而解，以断太阳之来路。230条："阳明病，胁下硬满，不大便而呕，舌上白苔者……"，为少阳枢机失调，病从少阳转属阳明而未离少阳，以小柴胡汤舒转少阳枢机，使邪从下而解，以开阳明之出路。179条："少阳阳明者，发汗、利小便已，胃中燥烦实，大便难是也"，为少阳病误治，少阳枢机调控失职，致三焦水津枯竭，胃家失其滋润，而由少阳转入阳明。

少阳枢机不但调控太阳、阳明开合出入运动，也统调整体，主持诸气。在病理上，病证的演变是处在正邪相争、阴阳消长–转化的变化过程中，其病机变化不是从阳化热，就是从阴化寒。少阳枢机失调，胆相火偏盛，三焦水津不足，则病证从阳化热。269条："伤寒六七日，无大热，其人躁烦者，此为阳去入阴故也。"柯琴说："阴者，指里而言，非指三阴也，或入太阳之本而热结膀胱，或热入阳明之本而胃干燥，或入少阳之本而胁下硬满，或入太阴而暴烦下利，或入少阴而口干舌燥，或入厥阴而心中疼热，皆入阴之谓。"这种见解确是高明，"无大热，其人躁烦"是表邪传里、六经热化的共同证，表明少阳枢机失调，胆相火偏盛，三焦水津不足，可引起各经热化的变证。若少阳枢机失调，胆相火偏衰，三焦水津偏盛，则病从阴化寒。270条："伤寒三日，三阳为尽，三阴当受邪，其人反能食而不呕，此为三阴不受邪也。"三阳经多表现热证，三阴经多表现寒证，少阳枢机失调，胆相火不足，三焦水液偏盛，则表现为三阴寒证。若"其人反能食而不呕"，为少阳枢机正常，脾胃和调，三阴不受邪，病证有向愈之机。

第四节　少阳证

少阳证是少阳经脏腑经络阴阳失调，水火阴阳不和所表现的病机及其证候。以主体性病证为主，其整体性病症散见于各经。

少阳属半表半里，寓于表里之间，一半在表，一半在里，主调控表里阴阳运动与平衡。少阳经脏腑经络失调，少阳枢机抑郁，胆三焦水火阴阳偏倾，则表现半表半里、阴阳不和的证候。

一、偏半表虚证

少阳经脏腑经络失调，胆相火偏衰，三焦水津偏盛，腠理气血虚弱，风寒外感，胆相火抑郁，三焦水津不布，少阳枢机外出运动障碍，腠理开合失司，营卫阴阳不和，则发生半表偏寒证。表现为心烦喜呕，往来寒热，寒多热少，胸胁苦满，神志忧郁，不欲食，脉弦细。

治法：舒胆解郁，和解少阳，扶正祛邪。

方药：小柴胡汤。

二、偏半表兼外寒证

太阳外证未解，少阳经气已虚，外邪入侵，少阳枢机失调，则太阳少阳两感。表现为发热恶寒，肢节烦痛而呕，胃脘胀闷，口苦，舌淡，苔薄白，脉弦数。

治法：舒胆解郁，温心通脉，调和营卫。

方药：柴胡桂枝汤。

三、偏半表兼里热证

少阳枢机抑郁，半表之寒未解，半里之热与胃肠糟粕结聚，表现为胸胁苦满而呕，日晡所发潮热，舌苔白滑兼黄，脉弦滑。

治疗：舒胆解郁，和胃攻下。

方药：小柴胡加芒硝汤。

四、偏半里实证

脏腑经络失调，胆之相火偏盛，三焦水液不足，感受外邪，病从热化，邪热与胃肠糟粕互结，少阳枢机内入运动障碍。表现为心下痞满呕吐，胸胁满痛，腹痛，潮热，或往来寒热，热多寒少，口苦，咽干，舌苔黄滑，脉弦滑。

治法：舒胆解郁，和胃攻下。

方药：大柴胡汤。

五、半表半里水热郁结证

脏腑经络失调，胆相火抑郁，三焦水津不布，水火互结胸胁。表现为胸满惊烦，小便不利，谵语，身重不能转侧，或惊悸失眠，舌尖红，苔白，脉弦。

治法：舒胆解郁，和胃攻下，温心镇神。

方药：柴胡加龙骨牡蛎汤。

第五节 少阳经脏腑经络病机与少阳病治则方药

少阳证是少阳经脏腑经络标本阴阳失调所表现的病机及其证候，少阳证的治法就是少阳经从本、不从标与中气、以胆为主的标本法则。治疗少阳证是根据以胆为主的少阳经标本法则调整少阳枢机，从而达到治疗少阳病的目的。

胆属相火为阴尽初生之少阳，代表人体正气，调控枢机，主持诸气，防御外邪的侵入。少阳病的主要治则是升发先天之气，鼓舞后天胃气，扶助正气，调整枢机，使十一脏得其所决，适其所宜。因此扶正和解是少阳病正治法，少阳病忌汗、下、吐、利小便。以汗、吐、下、利小便为祛邪之法，皆能伤正，不利于扶正和解之故。

少阳枢机恒定在以胆为主的脏腑经络标本阴阳平衡机制上，胆为中正之官，位居膈下，为上下阴阳之交界，其经分布于两胁前后阴阳之交界，其枢机主开合升降出入。少阳枢机运动还有赖于脾胃的司转，脾胃居中焦，行气于四旁，为阴阳升降之中枢，少阳病扶正和解治法的实质也是补益正气，舒胆解郁，调和脾胃。由于少阳枢机主调控出入，为十一脏所取决，因此调整少阳枢机的扶正和解治法对整体治法有重要的影响。

少阳证扶正和解法的具体运用是根据以胆为主的标本规律组成方剂治疗疾病，兹就少阳病主方小柴胡汤及其变方对少阳经的生理病理作初步探讨。

少阳证脏腑经络标本病机与小柴胡汤配伍机制

少阳病的主方小柴胡汤根据少阳经藏象系统胆－三焦－心包、以胆为主的标本中气三极阴阳规律组成。方中重用柴胡疏肝舒胆，升发阳气，疏通三焦水道，以散寒气。黄芩清胆泄肝，抑制阳气，除肠胃邪气，以清邪热。人参、生姜、大枣健脾益胃，调和营卫，以补中气之虚，助少阳枢机主持诸气，以司开合。半夏化饮降浊，除枢机之滞。甘草和中守轴，使枢机固于中焦，主升降出入之气，为十一脏所取决。

太阳属心为君火，少阳属胆为相火，相火助心火用事，胆少阳枢机以水火阴阳双调功能助心主经络营卫司开合，为四脏升降出入所取决。少阳证变化就是依据少阳枢机失调，十一脏升降出入失常所表现的具体情况而有差异，因此少阳病、证、症无定局，或有或无不必悉具。其方除柴胡、甘草一为舒胆解郁，一为和中守轴外，其余诸药则根据少阳枢机失调、五脏经气失常的具体症状加减变化。"胸中烦而不呕"为相火内郁，胸阳不布，去人参之补气助阳、半夏之辛燥劫阴，加瓜蒌开布心阳，泻心除烦。"不渴，外有微热"为心阳不振，寒邪外闭，去扶正之人参，加桂枝温心散寒。"渴"为胃气虚，津液不足，加人参益气，天花粉生津。"腹中满"为肝气抑郁于脾胃，去黄芩之苦寒伤脾，加芍药之养营舒肝。"胁下痛"为肝气郁结，水饮结聚，去甘壅滞邪之大枣，加牡蛎软坚破结。"心下悸，小便不利"，为肾气不化，水气不运，去苦寒伤气之黄芩，加茯苓之利水和阴。

第六节 少阳经辨病辨证论治

少阳属胆，胆与三焦、心包脏腑手足经脉相联，其经分布胸胁，以水火双调功能调控太阳阳明开合的矛盾运动。少阳经脏腑经络失调，枢机抑郁，则胸胁硬满。其证又有水火阴阳双调偏倾的不同：胆相火不足，三焦水气偏盛，阳被阴抑，太阳开机失其调节，则营卫不和，往来寒热；胆相火偏亢，三焦水气不足，阳明合机失其调节，则肺胃阴阳不和，呕吐，腹痛。可见胸胁硬满，往来寒热，呕吐，腹痛是少阳病的主要病症。辨少阳病是分析少阳经藏象系统器官形态功能失常的不同，辨少阳证是分析少阳病每一证候虚实寒热表里上下阴阳偏倾的个性，判断其定性定位，治少阳病是根据少阳经各种不同病症的特殊本质，予以不同方药调治。

一、胸胁硬满

胸胁硬满是指胸胁部位痞硬满闷的感觉，为少阳经脏腑经络失调，少阳枢机不能舒达，胆相火抑郁，三焦水津结聚的表现。

1. 脏腑经络病机

太阳经脉分布于背（后），其气为开，阳明经脉分布于胸（前），其气为合，少阳经脉分布于胁（侧），其气为枢，主司转开合。少阳枢机失调，太阳阳明失其取决，开合不得，胆之相火抑郁，三焦水津不布，互相搏结于表里之间，则为胸胁硬满，故胸胁硬满为少阳主症。少阳属胆，胆居膈下阴阳之界，其经贯于两胁表里之间，枢转出入而兼司升降，其经之病表里上下皆及。表则腠理开合失司，往来寒热；里则脏腑失和，十一脏俱病；上则心烦喜呕、咳逆；中则默默不欲饮食、腹痛；下则不大便、小便不利。其证发作于表里则上下不具，经气并于表则里证不具，并于里则表证不具，并于上则下证不具，并于下则上证不具，而胸胁硬满是必具之症。《伤寒论》柴胡证约有 24 条，而胸胁硬满者就有 17 条，其余 7 条除少阴病四逆散证、厥阴病小柴胡证外，余下 5 条都是注文，包括胸胁硬满在内。因此，辨少阳病"但见一证便是，不必悉具"，而胸胁硬满是主症，且其辨证论治必须结合各经具体病症来分析，给以不同施治。

2. 辨病辨证论治

（1）偏半表虚证："本太阳病，不解，转入少阳者，胁下硬满，干呕不能食，往来寒热，尚未吐下，脉沉紧者，与小柴胡汤。"（266）

身热项强："伤寒四五日，身热，恶风，颈项强，胁下满，手足温而渴者，小柴胡汤主之。"（99）

潮热："阳明病，发潮热，大便溏，小便自可，胸胁满不去者，与小柴胡汤。"（229）

不大便而呕："阳明病，胁下硬满，不大便而呕，舌上白苔者，可与小柴胡汤。上焦得通，津液得下，胃气因和，身濈然汗出而解。"（230）

黄疸腹满："阳明中风，脉弦浮大，而短气，腹都满，胁下及心痛，久按之气不能，鼻干，不得汗，嗜卧，一身及目悉黄，小便难，有潮热，时时哕，耳前后肿，刺之小差，外不解。病过十日，脉续浮者，与小柴胡汤。"（231）

（2）偏半表兼里寒："伤寒五六日，已发汗而复下之，胸胁满微结，小便不利，渴而不呕，但头汗出，往来寒热，心烦者，此为未解也，柴胡桂枝干姜汤主之。"（147）

（3）半表里水热郁结证："伤寒八九日，下之，胸满烦惊，小便不利，谵语，一身尽重，不可转侧者，柴胡加龙骨牡蛎汤主之。"（107）

（4）偏半表水热互结证："伤寒十三日，不解，胸胁满而呕，日晡所发潮热，已而微利，此本柴胡证，下之以不得利，今反利者，知医以丸药下之，此非其治也。潮热者，实也。先宜服小柴胡以解外，后以柴胡汤加芒硝汤主之。"（104）

（5）胆郁血结证："妇人中风，发热恶寒，经水适来，得之七八日，热除而脉迟身凉，胸胁下满如结胸状，谵语者，此为热入血室也，当刺期门，随其实而取之。"（143）

3. 辨治分析

胸胁硬满为少阳病主症，由少阳枢机抑郁，胆相火不布，三焦水津结聚于胸胁所致，故以小柴胡汤舒胆解郁，畅布相火，疏散水津调治。少阳枢机抑郁可引起多经器官形态功能失常，表现为一证多病，故用小柴胡汤治疗胸胁硬满时，必须结合辨证论治。不过少阳枢机主持诸气功能失调，虽可引起十一脏失其取决，表现为复杂病症，但以心肺受病、太阳阳明开合失常为主。心病太阳开机不布，营卫不和，则心烦喜呕，往来寒热，身热恶风，颈项强；肺病阳明合机失令，上焦不通，津液不下，胃气不和，则潮热，不大便而呕。若少阳枢机抑郁程度严重，引起胆汁不通，肺气闭塞，则发生脘胁痛，久按气不通，黄疸，鼻干，无汗等症。上述病症虽然不同，但少阳枢机抑郁，胆相火不布，三焦水津结聚是其共同病机，因而都用小柴胡汤治疗。

少阳枢机抑郁有胆与三焦水火阴阳偏倾之殊，胸胁硬满也须分证辨治。胆相火偏衰，三焦水液不化，结聚胸胁，阳被阴抑，太阳开机欲出不得，症见胸胁满而溺不利，渴而不呕，头汗出，往来寒热，心烦等，治宜柴胡干姜桂枝汤舒胆解郁，温心布阳化饮。胆相火偏盛，半表之寒未解，里热纠结，阳明合机欲入不得，症见胸胁满而潮热，微利，以小柴胡汤加芒硝汤舒胆解郁，软坚攻下。胆－三焦水火之邪互结，上扰心神，胸满烦惊，谵语，小便不利，以柴胡龙骨牡蛎汤舒胆解郁，温心镇神利水。若妇人中风，热入血室与血互结，病邪从阳入阴，当刺募穴期门，通经活血泄热。

二、往来寒热

往来寒热，即寒来热往、热来寒往之症，为少阳枢机失调，腠理开合失常，经络营卫不和，邪正相争所表现的症状。

1. 脏腑经络病机

太阳属心，主经络营卫，而营卫出入由少阳枢机所调控。少阳属胆，胆－肝脏腑经络相联，肝主化生血气，胆－三焦手足经脉相联，三焦外合腠理，腠理为三焦通会元真之处，为气血之所注，少阳枢机以腠理启闭控制气血出入，调节经气运动。少阳为病，肝胆化生血气不足，腠理元真虚弱，外邪入侵，邪正相争，营卫不和，少阳枢机不能司腠理开合，以调和营卫、驱除外邪。邪气犯正，腠理紧闭，经脉挛缩，卫气向营气转化，体表阴气偏胜，则寒来热往。正气抗邪，腠理开启，经脉弛张，卫气外出，营气向卫气转化，体表阳气偏胜，则热来寒往。腠理时开时合，经络时而弛张、时而挛缩，则寒热往来不已。可见少阳枢机失调的往来寒热关系到太阳、阳明开合两个过程的运动，与单独太阳开机失调，阴寒外束，阳气外张的发热恶寒有所不同。

往来寒热发生于少阳经，而不发生于太阳经或阳明经，是因为少阳为病之际人体气血虚弱。少阳经有化生血气和防御病邪的作用。《伤寒论·太阳篇》："血弱气尽，腠理开，邪气因入，与正气相搏，结于胁下，正邪分争，往来寒热，休作有时"，说明气血虚弱是少阳病的病理基础，在气血虚弱的病机中，气虚是关键，胆之相火为阴尽一阳生的少火。《内经》谓"少火生气"，其经多气少血，少阳以少火生气的功能调控经络营卫之出入。在人体气血虚弱，外邪侵袭的情况下，太阳经不足以防御，必须依赖少阳化生气血以代偿，往来寒热就是胆相火与三焦水气互为转化过程中阴阳不和的表现。因此，在往来寒热的病机中，热是属于正气，为病机的主要方面；寒来热往是正负邪盛，热来寒往是正胜邪衰，寒热往来是邪正相持，互为胜负。

少阳属胆为相火，太阳属心为君火，"君火以明，相火以位"，相火助君火用事，表明少阳经附属于太阳经。往来寒热为少阳枢机失调引起营卫不和，营卫不和为心经络病变，故《伤寒论》往来寒热的病证列在太阳篇，而少阳篇小柴胡汤列在"本太阳病，不解，转入少阳"的条文下。由此可见，寒热往来与太阳经脏腑经络密切相关，其发病不但在于少阳枢机失调，胆－三焦阴阳偏倾，也关系到太阳经络失调，营卫不和。

2. 辨病辨证论治

（1）偏寒半表证："伤寒五六日，中风，往来寒热，胸胁苦满，默默不欲饮食，心烦喜呕，或胸中烦而不呕，或渴，或腹中痛，或胁下痞硬，或心下悸、小便不利，或不渴、身有微热，或咳者，小柴胡汤主之。"（96）

正虚邪结证："血弱气尽，腠理开，邪气因入，与正气相搏，结于胁下，正邪分争，往来寒热，休作有时，默默不欲饮食，脏腑相连，其痛必下，邪高痛下，故使呕也，小柴胡汤主之。服柴胡汤已，渴者属阳明，以法治之。"（97）

热入血室证："妇人中风七八日，续得寒热，发作有时，经水适断者，此为热入血室，其血必结，故使如疟状，发作有时，小柴胡汤主之。"（144）

（2）偏半里实证："伤寒十余日，热结在里，复往来寒热者，与大柴胡汤。"（136）

（3）偏半表兼里寒证："伤寒五六日，已发汗而复下之，胸胁满微结，小便不利，渴而不呕，但头汗出，往来寒热，心烦者，此为未解也，柴胡桂枝干姜汤主之。"（147）

3. 辨治分析

往来寒热的共同病机为肝胆化生血气不足，胆相火内郁，三焦水津不布，经络营卫失其调控所致。其证有以正虚为主，有以热结为主，有以水结为主，多发生偏半表寒证。邪聚未结，病位未定，多表现"往来寒热，胸胁苦满，默默不欲饮食，心烦喜呕"等症。若邪正相争结于胁下，病邪从阳入阴，病位已定，则表现"往来寒热，休作有时"。"往来寒热"与"往来寒热，休作有时"两者病症不同，但是少阳枢机抑郁、正虚邪结是共同病机，所以都以小柴胡汤舒胆解郁，调整阴阳，扶正祛邪。以半表偏寒证为主，多由太阳外感而来，以小柴胡汤舒胆解郁，疏散外邪。偏半里实证以热结为主，多见相火复气太过，邪热与胃肠糟粕互结，以大柴胡汤舒胆解郁，攻下泄热。偏半表兼外寒证以水结为主，多见胆相火衰微，少阳枢机抑郁，水饮结聚胸胁，予以柴胡桂枝干姜汤舒胆解郁，温阳化饮。

三、呕吐、腹痛

《内经》谓："邪在胆，逆在胃。"少阳病呕吐、腹痛是胆腑受邪，少阳枢机抑郁，引起脾胃气机郁滞，胃气上逆所表现的证候。

1. 脏腑经络病机

肺胃阳明为合主降，而阳明下降合机依赖少阳枢机水火阴阳双向调节。少阳属胆，胆为中正之官，是阴阳气血升降出入的枢纽，胆为肝府，肝主疏泄与胆关系密切。《内经》谓"木郁达之""土得木而达"，表明肝胆主疏泄，有疏达脾胃的功能。胆－三焦手足经脉相联，水火阴阳互调。三焦与阳明肺胃的关系极为密切，肺主通调水道，三焦为决渎之官，为人身之水道，上联于肺。胃肠主运化水谷，而三焦为水谷之道路，《难经》谓"上焦主纳""中焦主腐熟""下焦主分别清浊、主出"，说明三焦参与胃肠水谷生化的全过程。在病理上，胆郁不达，而胃肠气机郁滞，阳明经脉气血不通，则腹满；三焦闭阻，糟粕不运，水津不布，胃气通降受阻而上逆，则呕吐。可见，呕吐、腹痛为少阳半里病变的主要症状。

2. 辨病辨证论治

（1）偏半表虚证："伤寒五六日，呕而发热者，柴胡汤证具，而以他药下之，柴胡证仍在者，复与柴胡汤。此虽已下之，不为逆，必蒸蒸而振，却发热汗出而解。"（149）

不大便而呕证："阳明病，胁下硬满，不大便而呕，舌上白苔者，可与小柴胡汤。上焦得通，津液得下，胃气因和，身濈然汗出而解。"（230）

干呕不食症："本太阳病，不解，转入少阳者，胁下硬满，干呕不能食，往

来寒热，尚未吐下，脉沉紧者，与小柴胡汤。"（266）

腹中急痛证："伤寒，阳脉涩，阴脉弦，法当腹中急痛，先与小建中汤，不差者，小柴胡汤主之。"（100）

（2）偏半里实证："太阳病，过经十余日，反二三下之，后四五日，柴胡证仍在者，先与小柴胡；呕不止，心下急，郁郁微烦者，为未解也，与大柴胡汤下之则愈。"（103）

（3）半表里实证："伤寒十三日，不解，胸胁满而呕，日晡所发潮热……潮热者，实也，先宜服小柴胡汤以解外，后以柴胡加芒硝汤主之。"（104）

3. 辨治分析

少阳病呕吐、腹痛的病机虽然同为少阳枢机不舒，胆相火抑郁，三焦水津不布，胃肠气机郁滞，糟粕水液积聚所致，但是脏腑经络阴阳偏倾的性质不同，其证治也不一致。偏半表寒证其少阳枢机多为风寒所抑，其证以"呕而发热""心烦喜呕""干呕不能食"为主；若病证涉及半里，影响胃肠通降，则表现为"不大便而呕"。但偏半表寒证"不大便而呕"为寒抑枢机，上焦不通，津液不下，胃气不和，其证以苔白为特征；与半里偏热、热结肠胃有别。上述呕的证候表现虽然各不相同，但寒郁少阳枢机是其共同机因，应采用异病同证同治的原则，都以小柴胡汤舒胆解郁，疏散寒气调治。若少阳太阳两感寒邪，少阳枢机抑郁，太阳开机不布，经络不通，营卫不和，以柴胡桂枝汤舒胆解郁，温经散寒。胆相火内郁化热，与肠胃糟粕互结，即为半里偏热证，以大柴胡汤舒胆解郁，攻下荡实；半表之邪未解，半里之热渐结，则以小柴胡加芒硝汤舒胆解郁，攻里疏荡。若少阳枢机抑郁于中焦营分，经络气血不通而腹痛，其证多见阳脉涩，阴脉弦，腹中急痛。其中，又有营血不足和寒气郁滞之分：营血不足，经脉挛急，以小建中汤补脾养营，舒肝解郁；寒抑枢机，经气郁滞，以小柴胡汤去黄芩加芍药舒胆解郁，缓急止痛。

第七节　少阳经藏象体系与现代中医的关系

现代中医无论是基础学、内科学、诊断学都以脏腑为中心，而《伤寒论》则以六经为单位。假如删除少阳而不顾，便是太阳属心，阳明属肺，太阴属脾，少阴属肾，厥阴属肝，五经等同于五脏。只是少阳经真的多余可删吗？断乎不可！人身气从少阳始，人体气机属少阳，病证大半因于气，辨证论治调气先。在中医基础理论体系中，像少阳经如此重要的枢要系统岂能可有可无、是非模棱！显然，我们必须推求经旨，依据实践，按照人体结构规律进行审视。中医对藏象的认识重视脏腑属性（肝胆同是属木等），少阳经是由心－三焦－胆组成，心包－三焦属相火，胆虽属风木，亦内寓相火，少阳经是由相火之脏组成，具有独特的属性。人身相火寄寓于风木，辅助心主君火用事，是其特点。我们只有按相火属性的特点，把它看成既是独立的经脏功能单位，又是太阳（心）藏象系统和厥阴（肝）藏象系统的附属机构，才能使五脏与六经的矛盾得到统一。

首先，从脏腑观点来说，胆附于肝，属于厥阴经藏象系统。因为少阳属胆，厥阴属肝，胆为肝府，少阳经诸柴胡汤方证的辨证论治和方剂的配伍机制也都是根据肝胆脏腑经络辨证规律确立的。其次，从《伤寒论》方证体例来看，少阳经藏象系统又附属于太阳经藏象系统。因为《伤寒论》少阳经柴胡证的证治方药大部分都列在太阳篇。论中柴胡证共有24条，其中太阳篇有19条，厥阴篇仅1条，少阳篇1条，阳明篇2条，差后劳复1条，说明少阳证属于太阳病，少阳经附属于太阳经。这样，少阳经究竟是附属于厥阴经抑或太阳经呢？要解决这个问题，必须先了解少阳、太阳、厥阴三者的关系。

五行属性唯火有君、相之分，《内经》谓"君火以明，相火以位"，明指其用，位指其体，明现于外，位潜于内。《内经》又谓君火为热气，相火属暑，暑为热之本，热为暑之气。人身君火为心、主热气，相火属胆、主火气，相火守位，助君火用事，即胆包肝内，肝木化生相火，胆相火化生热气，助心而有主表统里之用。心、肝、胆三者彼此关联，胆少阳处其间，是体用互相转化的辩证关系。从"用"说，太阳属心，心为君火与膀胱寒水标本相联；少阳胆属相火，与三焦水道标本相联，太阳少阳皆属水火之经。心为君主之官，主经络统营卫，以水火阴阳双调功能主宰十二官，胆为中正之官，以水火阴阳双调主持诸气，助心经络调控营卫，为十一脏所取决，因此少阳经为太阳经的附属机构。在病理上，太阳病病机的主要矛盾为心主热气不足，感受外寒，而胆少阳相火为心太阳热气之本，太阳热气不足，有赖少阳相火以资生，少阳相火化生热气不足，则太阳感寒而为病。所以凡少阳"所动病"，包括其外感半表虚证，多见为太阳病。从"体"说，胆以胆囊为体，胆囊依附于肝，胆以胆汁用事，胆汁来源于肝。胆主相火之用，相火为肝木所滋生，胆属少阳，少阳枢机主调控营卫，而肝化生血气为营卫之本，少阳证营卫不和则"气弱血尽"。所以凡属少阳"所生病"，包括胆体、本经病证及半里实证，皆属厥阴病。

综上所述，少阳经为相火之脏组成，既是独立的功能单位，又是附属机构，其病属太阳或属厥阴，是根据病证的性质而定。凡属少阳相火化生热气不足，不能供奉心主为用所产生的外感病，是属太阳病，凡属胆体结构失常所发生的病症，或肝胆脏腑经络阴阳失调所表现的病证则属厥阴病。其病虽有从心属肝之分，其证皆为肝胆脏腑经络阴阳失调无异。少阳相火双属关系的问题得以明了，五脏与六经的矛盾关系也就因此得以解决了。

第十一章 太阴经藏象系统

太阴经是由脾家（脾、胃、小肠、大肠、三焦、膀胱）肌肉、口腔等器官，按太阴经藏象过程标本中气三极阴阳规律组成的功能系统。脾－胃－肺脏腑经络互相作用、化生太阴为开的运动调节功能。在太阴经脏腑经络标本关系中，脾处在主导地位，无论对内环境的调控，外环境的适应，以及反映在辨证论治方面都起决定性作用。

第一节 太阴经藏象系统器官形态功能

太阴属脾，脾胃为仓廪之官，脏腑经络相联。胃主受纳食物，熟腐水谷，散精于肝，浊气归心，经气归肺。其初步消化过的食物下移小肠，由脾运化；脾气散精，为胃行津液，上归于心肺，下达三焦膀胱；其糟粕下移大肠，排出体外，完成食物在脾家消化、吸收、排泄的全过程。

一、脾

脾在人体腹腔中，位于左季肋部。《内经》谓"脾与胃以膜相联"；《难经》谓"脾重二斤三两，扁广三寸，长五寸，有散膏半斤"，可见其解剖位置形态，似乎包括现代医学的脾脏和胰腺两个器官。

1. 脾主运化

包括脾运化水谷精微和运化水湿两方面。

（1）运化水谷精微：脾主运化是指脾有消化吸收和输运水谷精微的作用。《素问·灵兰秘典论》谓："脾胃者，仓廪之官，五味出焉。"《素问·阴阳别论》谓："饮入于胃，游溢精气，上输于脾……水精四布，五经并行。"人体摄进的饮食，经脾的消化吸收，然后由经脉输运周身，营养五脏六腑、四肢百骸、皮毛筋肉等器官组织，因此后世医家李中梓《脾为后天之本论》认为："后天之本在脾，脾应中宫之土，为万物之母。"

（2）运化水湿：主要是指脾对水液的代谢而言。脾在运化水谷精微的同时，转输摄入的水液，通过百脉，上归于肺，由肺气宣发肃降，输布周身，以发挥脾主湿的濡润作用。张隐庵《素问集注》："夫五味入口，藏于肠胃，味有所藏，以养五气，气和而生，津液相成，神乃自生，是五脏之神，由肠胃津液之所生也。胃主化水谷之津液，大肠主津，小肠主液，膀胱者津液之所藏。"这是脾主运化水湿的最好注脚。

2. 脾藏营统血

《内经》谓"脾藏营""营之居"；《难经》"主裹血"。说明脾在化生营血的同时，还统摄血液循行脉中，不致外溢。脾统血的功能主要因其所化生的营气中存在着卫气，营气行于脉中，卫气行于脉外，脾联系肺的卫气对营血起统摄作用。

二、脾家

《伤寒论》太阴病有"脾家实"之谓，但是未说明脾家包括哪些器官。张仲景立论本于《内经》和《难经》。《素问·金匮真言论》："阴中之至阴，脾也。"《素问·六节藏象论》："脾、胃、大肠、小肠、三焦、膀胱者，仓廪之本，营之居也，名曰器，能化糟粕，转味而入出者也。其华在唇四白，其充在肌，其味甘，其色黄，此至阴之类，通于土气。"说明脾为仓廪之本、至阴之脏，包括脾、胃、大小肠、三焦、膀胱、口唇、肌肉。由此可见，太阴经的脾家不但包括胰和脾，也包括除胆以外的六腑、口唇和肌肉，是代表整个太阴经藏象系统的功能单位。

三、肺

肺是阳明经主导器官。太阴-阳明标本相联，阴阳互根，肺-脾手足经脉相联，脾主位，阳明经以肺通过手太阴-足太阴经脉的联系组入太阴经，随脾太阴经气的收降而贮藏精气，表现为太阴经藏象。

在脾主湿和运化水谷精微过程中，饮食入胃，游溢精气，上输于脾，脾气散精，上归于肺；浊气归心，淫精于脉，脉气流经，经气归于肺也；肺朝百脉，输精于皮毛，毛脉合精，行气于腑，通调水道，下输膀胱，五经并行；腑精神明，留于四脏，气归于权衡；合于四时、五脏阴阳，揆度以为常；权衡以平，气口成寸，以决死生。

四、胃

胃，位置在中焦，上接食道，下连小肠。胃的上口为贲门，下口为幽门，贲门位于上脘，幽门位于下脘，胃体位于中脘。胃的功能主要有受纳、腐熟水谷和通降浊阴两部分。

1. 受纳、腐熟水谷

胃的功能主要是摄纳食物，并进行消化，也就是中医所谓的受纳和熟腐水谷。胃所摄取消化的食物是人体各器官组织化生精气的来源，所以《内经》谓"胃为水谷之海""饮入于胃，五脏六腑皆禀气于胃""胃者五脏六腑之海也"。

2. 通降浊阴

食物入口，经脾胃运化，分为清阳与浊阴。胃和大小肠同属消化道，在经穴上，小肠、大肠的合穴——上巨虚、下巨虚都列在胃足阳明经；在功能上，胃的运动可引起小肠、大肠的蠕动，发生受盛化物、传导糟粕、排泄浊阴的作用。因此，中医认为胃不但能受纳腐熟水谷，同时也能通降浊阴。

五、小肠

小肠上接于胃，下连大肠，为受盛之官，是太阴脾家的枢纽器官。脾胃运化的所有食物，均由小肠分别清浊，其精清部分由脾上输心肺，灌溉一身；其秽浊部分下移大肠，排出体外。由于小肠主液为火府，正处中焦，受气取汁，和调津液，变化而赤，为营卫气血的化源，因此小肠也是脾胃升清降浊、变化精微、生化气血的重要器官。

六、大肠

大肠上接小肠，下达肛门，其主要功能是将小肠移来的化物进一步消化吸收，形成糟粕，排泄体外，即《内经》所谓"大肠者，传导之官，变化出焉"。由于大肠主津为燥府，能济泌别汁，吸收多余的水分渗入膀胱，排除粪便，因此大肠也是脾喜燥恶湿、运化水湿中的重要器官。

七、三焦

三焦分上、中、下三部分。《难经》："三焦者，水谷之道路，气之所终始也。"《灵枢·营卫生会》："上焦出于胃上口，并咽以下，贯膈，而布胸中"；"中焦亦并胃中，出上焦之后"；"下焦者，别回肠，注于膀胱"。上焦如雾，主纳；中焦如沤，主熟腐水谷；下焦如渎，主出。由此可见，太阴脾家各器官都是在三焦囊腔中彼此联络、互相作用，发生统一的气化功能。

八、肌肉、四肢

《内经》谓"脾之合肉也""脾主身之肌肉"，表明脾和肌肉属于同一系统，肌肉的运动受脾的控制。肌肉、四肢是人体主要运动器官，其形态功能依赖水谷精微的滋养，若脾气充实，水谷精微供应充足，则肌肉丰满，四肢有力。因此，《内经》明确指出，脾为仓廪之本，其充在肌。脾主升发清阳，"清阳走四肢""四肢者，诸阳之本也"。

九、口唇

脾开窍于口，唇为口之门户，口涎为脾之津液。《内经》谓"在脏为脾""在窍为口""在液为涎""其华在唇四白"，说明脾和口唇是同一个系统。口唇是脾的外候，脾和则能分辨食物的滋味。

十、太阴经藏象系统器官生理病理与太阴病

太阴病是太阴经藏象系统器官形态功能失常的表现，《伤寒论》太阴病为脾家病变所表现的证候。

1. 脾病

脾病的主要表现是食物消化吸收障碍，水谷精微不运，水湿不化。《伤寒论》太阴病腹满吐利，就是脾失健运，水湿积聚，清浊混淆，升降失职的表现。

2. 胃病

胃病的主要表现是受纳、腐熟水谷和通降浊阴功能失常。《伤寒论》"太阴之为病，腹满而吐，食不下"呕吐不食是胃病的主要症状。仲景把呕吐不食列为太阴病提纲，同时指出"太阴为病，脉弱，其人续自便利，设当行大黄、芍药者，宜减之，以其人胃气弱，易动故也"，说明胃是太阴经的重要器官，治疗太阴病必须顾护胃气。后世医家根据经脉名称，认为《伤寒论》太阴病是脾病，阳明病是胃病，如此机械划分，无疑误入歧途。

3. 肺病

肺为华盖，朝百脉，司治节，主皮毛。在《伤寒论·太阴篇》中，太阴中风，四肢烦疼，手足自湿，脉浮而缓，或阳微阴涩而长，就是手足太阴肺脾经络失调的证候表现。

4. 小肠病

小肠病的主要表现是泌别清浊功能失常，水谷精微糟粕不分，引起脾胃升降失司所致。浊阴上逆则呕吐，清阳下陷则泄泻，水湿不运、气机失常则腹满。

5. 大肠病

大肠病的表现主要是传导功能障碍，糟粕积聚。《伤寒论》太阴病的脾家实，腹满痛，不大便，与大肠传导障碍有密切关系。

6. 肌肉、四肢病

肌肉、四肢病的表现是肌肉消瘦，四肢乏力，其主要病机是脾气虚弱，不能化生营卫气血以充养肌肉、四肢。《伤寒论》"太阴中风，四肢烦疼，阳微阴涩而长者，为欲愈"，就是邪入太阴，脾不散精，脉不流经，营阴失利，终而正气来复，由阴转阳。"伤寒脉浮而缓，手足自温者，系在太阴，太阴当发身黄，若

小便自利者，不能发黄；至七八日，虽暴烦，下利日十余行，必自止，以脾家实，腐秽当去故也"，条文前半节表述脾气不和，湿热外蒸；后半节说明脾气外充，正复邪退。

7. 口唇病

口唇病的主要表现是食欲减退，口唇淡白等。《伤寒论》太阴病"食不下"，"自利不渴者"，为脾病反映于口，不渴而口涎多，属脾寒阳虚的表现。

总之，太阴脾家各器官不是各自为病，而是互相作用表现为太阴经藏象系统的病理现象。上述太阴经各器官的病症并非孤立出现，而是互相依联，表现为系统症候群。太阴经生理功能是保持在以脾为主的统一整体基础上，太阴病除上述太阴经藏象系统器官形态功能失常外，还包括整体各经脏气失调。太阴证虚实寒热表里阴阳偏倾是太阴病的病性病位，也属于太阴病范围。

第二节 太阴经脏腑经络与适应性调节功能

太阴经藏象系统通过脏腑经络三极阴阳的联系，构成上下表里的有序体系，发生太阴为开的运动调节功能，又与其他各经互相联结，组成以脾为主的多极阴阳统一体。

一、脏腑经络标本中气三极阴阳联系与表里上下有序体系

太阴经是由脾胃脏腑经络在太阳经总系统调控下所组成的支系统，脾-胃-肺三条经脉互相联结，又从足太阳膀胱经的脾俞、胃俞、肺俞注入内脏，脾-胃-肺外络躯干肢节，表里上下相联，组成有序体系，其经始于胃足阳明经脉。

1. 胃足阳明经脉

胃足阳明经脉起始于鼻旁，相交于鼻根部，旁行入眼内眦，与足太阳经脉相会，下行沿鼻外侧，进入上齿槽中，回出环绕口唇旁，向下交会于颏唇沟，退回到下颌角前方咬肌附着部前缘，又沿下颌角，上耳前，经过颧弓上行，沿发际，至额颅中部。

直行者：从锁骨上窝向下，经乳中线下行，沿脐旁两寸下行五寸，抵达腹股沟处。

颈部分支：从大迎前向下，至颈动脉窦部，沿喉咙，向下后行会于大椎，再折向前行，进入锁骨上窝，向下通过膈肌，属于胃，络于脾。

腹部支脉：从胃下口分出，经腹部深层下行至腹股沟动脉处，并与直行经脉会合，而后下行经髋关节前，至股四头肌隆起处，下到膝髌中，沿足胫骨外侧前缘，下行足背，进入第三趾内侧，出到第二趾末端。

胫部支脉：从胫骨外侧前缘分出，下行进入第三趾外侧趾缝，出第三趾末端。

足背支脉：从足背分出，前行进入第一趾趾缝，出第一趾末端，交于足太阴脾经。

2. 脾足太阴经脉

脾足太阴经脉起于足第一趾内侧末端，沿内侧赤白肉际，经过内踝前缘，上小腿内侧，沿胫骨后，交出足厥阴经之前，上膝股内侧前边，进入腹部，属于脾，络于胃，通过膈肌，沿食管旁至咽，连舌根，散布舌下。

胃部支脉：从胃部分出，上过横膈，流注心中，交接手少阴心经。

3. 肺手太阴经脉

肺手太阴经脉起始于中焦，向下联络大肠，返还沿着胃口，穿过横膈，属于肺脏；从肺系的气管、喉咙部，横行至胸部外上方，出腋下，下循上臂内侧前，行于手少阴心、手厥阴心包经脉之前，下过肘中，沿前臂内侧桡骨边缘循行，至腕进入寸口桡动脉搏动处，上大鱼际，沿其边际，出到拇指末端。

腕部支脉：从腕后分出，走向食指内侧，出其末端，接手阳明大肠经。

二、脏腑经络与阴阳双向调节功能

太阴经由脾－胃－肺－肌肉－口－唇和经络的阴脉阳脉互相联系组成，脾－胃－肺居里属阴，肌肉－口唇居表属阳。脾－胃－肺贮存精气属阴中之阴，为阴脉所生，脾家运动排泄化物，为阴中之阳，为阳脉所主。肌肉－口－唇组织结构属于阳中之阴，为阴脉所主，肌肉－口－唇运动化气排泄属阳中之阳，为阳脉所主。脾－胃－小肠－大肠与肌肉－口－唇共处组成太阴经藏象系统，互相作用，发生阴阳双调功能，既以肌肉的运动化生卫气，又以脾胃运化水谷精微以化生营血，使肌肉的运动功能与脾胃的生化功能得到互相调节。

在脾胃肺与肌肉－口－唇的关系中，脾－胃－肺属于主要方面，脾－胃－肺通过经络联系控制肌肉－口－唇形态功能。脾－胃－肺脏腑经络三极阴阳是太阴经基本运动规律，脾－胃脏腑经络相联，脾为营之源，胃为卫之本，脾－胃通过脏腑经络的联系，控制卫气营血升降出入运动，行气于四旁。脾－胃太阴阳明脏－腑经络气血运动借赖脾－肺手足太阴经脉的调节，脾足太阴运化水谷主湿，肺手太阴通调水道输布津液主燥，脾－肺阴阳燥湿互调保持动态平衡，使脾－胃脏腑经络能相对恒定地运化水谷，化生营卫，推动气血运动。

三、脏腑经络标本主次关系与太阴开机

"太阴从本，化生于本"的标本主次关系，是太阴经脏腑经络气化的内在规律，化生太阴为开的经气，规定太阴开机主持升降出入的运动方向。太阴从本的

含义有二，一为从脾，一为从阴阳，合而言之，即从脾胃阴阳。化生于本，是太阴经气从脾胃阴阳而化生，以脾胃阴阳为主的标本主次关系控制着太阴经气的运动。脾居上下阴阳中枢，主升清降浊，太阴处于阳极阴生的中间过程，其气为开主出，就是脾胃升清降浊功能的抽象概括。脾胃运化水谷，清阳和浊阴是水谷生化过程的物质阴阳属性。《素问·阴阳应象大论》谓："清阳出上窍，浊阴出下窍；清阳发腠理，浊阴走五脏；清阳实四肢，浊阴归六腑。"指明了体内物质与外环境交换的途径。人体有上下二窍，上窍为肺之鼻，下窍为脾家之二阴，太阴脾－肺标本阴阳手足经脉相联，与外界进行物质气体交换，肺通天气，脾通地气，脾气升清上归心肺，其清阳由肺鼻出于上窍，胃主降浊，其浊阴由脾家二阴出于下窍。

太阴为开主出，包括脾胃升清降浊出于上下二窍的功能，其中脾的升清属于主要方面。太阴病腹满吐利，关键在脾阳不振，清阳不升，引起胃气上逆，浊阴不降。太阴病四逆、理中汤关键在温脾升清。太阴开机降浊功能，主要是受脾气升清功能的控制调节。在病理上，太阴开机降浊障碍是由脾气升清不足，藏精障碍，引起水谷精微不运，水湿糟粕积聚，表现为脾家实，腐秽不去。这与阳明病胃家实，肺气敛降失常，津液外渗，肠道枯燥，燥屎内结有所不同。在治疗上，阳明病胃家实用三承气汤，主要是宣降肺气，通大肠燥屎；太阴病脾家实，用桂枝加芍药大黄汤，主要是温脾升清，促进营卫上升心肺，外达体表，倍芍药加大黄泻胃降浊，荡涤脾家污秽。

四、脏腑经络标本中气三极阴阳与适应外界气候功能

太阴经藏象系统由脾－肺－胃燥湿二气经络联系组成，对运化水谷，培养元气，适应外界气候，防御外邪侵入有重要作用。李东垣谓："天地之邪感则害人，五脏六腑及形气俱虚，及受外邪，不因虚邪贼风能独伤人，诸病从脾胃生明矣。"太阴经适应外界气候防御功能有以下三方面。

1. 适应湿气

太阴本脾标肺，以脾为主，脾主运化水湿，以适应外界湿气为主。湿为长夏主令的气候，湿气太过变成浊腻阴邪，伤人为病。长夏湿土主令，人体是以脾太阴与之相应。《素问·脏气法时论》谓"脾主长夏，足太阴阳明主治"；《素问·六节藏象论》谓脾是"至阴之类，通于土气"。长夏湿土主令，气候湿度最高，而脾气能与之相应，因为脾主运化水谷，化生营卫。卫气悍疾能宣达温化体内湿气，营气黏濡能吸收转化多余水湿，因而能保持一定的湿度与外界湿气相应。如脾虚健运失司，适应外界功能减退，在湿气偏高的环境下就发生外湿的病变，表现为头重如裹，身体困乏，四肢关节酸痛等。《伤寒论》太阴病除了278条

"伤寒脉浮而缓，手足自温者，系在太阴，太阴当发身黄"的湿热证外，没有外湿的证治。这是因为仲景已将外湿之病列在太阳篇，以太阳主一身之表，统五脏六腑与六气相应，已将脾包括在内。如《金匮要略·痉湿暍病脉证第二》："太阳病，关节疼痛而烦，脉沉而细者，此名湿痹。湿痹之候，小便不利，大便反快，但当利其小便。"这里所列举的病证，主要是脾运化水湿功能减退的表现。

2. 适应风气

脾与外界风气存在着对立统一关系，风属木气，易犯脾土。《素问·五常政大论》谓"厥阴司天，风气下临，脾气上从"；《素问·气交变大论》谓"岁木太过，风气流行，脾土受邪，民病飧泄食减，体重烦冤，肠鸣，腹支满"。风为阳邪，其性疏泄升发，能缓解肌腠经脉，使之表现松懈。脾能适应风气，因为脾运化水谷精微，化生营卫，营行脉中，濡养肌表，能使肌肤组织结构充实，卫行脉外，"肥腠理，司开合"，能使肤表固闭，防卫外邪侵袭。若脾气虚弱，营卫化生不足，则风邪伤卫而发病，表现为肌腠松缓的表虚证。《伤寒论》谓"太阴病，脉浮者，可发汗，宜桂枝汤"，就是脾虚外感风邪的证治。

3. 适应四时六气

脾胃居中州，行气于四旁，除适应湿气、风气外，还能适应四时六气。《金匮要略》谓"四季脾旺不受邪"，指出只要脾气旺盛，则不受四时六气的侵犯。

五、太阴经整体联系调节功能

太阴经藏象系统是恒定在以脾为主的统一整体基础上，其生理功能除了本经脏腑经络调节外，还依赖各经经气互相作用的调节。脾与各经脏气关系历代医家均有探讨，李东恒认识到脾胃有肾之脾胃、肺之脾胃。叶天士在《脾胃论》的基础上进一步认识到脾与四脏均有密切关联，指出"土旺四季之末，寒热温凉随四时而用，故脾胃有心之脾胃、肺之脾胃、肾之脾胃"。脾在整体上与各经脏气的相互关系概述如下。

1. 脾心联系调节功能

脾对心的作用主要体现在脾胃升降功能对心气的调节，脾气升清资助心气不足，胃气降浊抑制心气有余。心主营，营气出于中焦脾胃，心太阳为开主表，而表为脾胃营气所温养。李东垣谓："饮食入胃，其营气上行，若营气不升而下沉，则心肺无所禀受，皮肤失其营卫之外护，故阳分皮毛之间虚弱，但寒或居阴寒无日处便恶之也。"说明脾对心太阳有资助作用，脾胃对心气资济不足，则发生"心之脾胃虚"的外感证候。胃居中焦，经脉络于心，胃气下降则心火下交，胃气降浊障碍则浊气壅聚归心，心神受邪而为病，即《内经》所谓"胃不和则卧不安"，表现为心之脾胃实证。心脾关系不但在于脾藏象系统对心系统的调节，更重要的在于脾藏象系统由心经络行血气而营阴阳，"内联脏腑，外络肢节"，脾在心经络气血阴阳双相调节下保持动态平衡。

2. 脾肾联系调节功能

脾对肾藏象系统器官调节有重要意义。肾主水，水液平衡依赖脾的制化。胃为水谷之海，饮入于胃，游溢精气，脾胃运化功能失常，则发生痰饮、蓄水或津液枯燥。肾藏精，主生殖发育，为先天之本，而脾主运化水谷精微，为后天之本，脾运失常，肾失所养，则先天发育障碍。肾为少阴枢机，内藏真水真火，而水火之升降依赖脾胃升降功能的调节。脾能输布肾水上升，胃能导引心火下降，若脾胃升降失司，即可引起心肾水火升降失常而发生病变。脾胃功能低下，表现为肾之脾胃虚的证候。另一方面，脾胃结构性功能受肾气的调节，肾为胃之关，肾中命门真火温养脾阳，命门真水滋养脾胃，水火互相调节，保持脾胃阴阳平衡。

3. 脾肝联系调节功能

肝化生血气，脾主运化水谷精微，为肝化生血气供应养料。肝藏血，脾为营血之源。肝主疏泄，其气升发，脾气助肝升清。胆汁下泄，助胃通降。脾胃在肝化生血气、疏泄通调正常的状态下，表现为运化水谷，升清降浊的正常生理现象。

第三节 太阴经脏腑经络病机

太阴经按脾胃标本规律组成，以升清降浊、阴阳燥湿双调功能保持相对平衡，调控各经。《伤寒论》太阴病提纲："太阴之为病，腹满而吐，食不下，自利益甚，时腹自痛。若下之，则胸下结硬。"提示太阴病的发生是脾胃阴阳失调的表现。其以脾升清不足为主，从阴化寒，则发生虚寒病变，表现为四逆、理中、桂枝诸证。以胃降浊障碍为主，从阳化热，则发生实热病变，表现为桂枝加芍药、桂枝加大黄诸证。

一、脏腑经络病机主次关系

《素问·经脉别论》谓"饮入于胃，游溢精气，上输于脾，脾气散精，上归于肺"；《素问·太阴阳明论》谓："四肢皆禀气于胃而不得至经，必因于脾乃得禀也。今脾病不能为胃行其津液，四肢不得禀水谷气，气日以衰，脉道不利，筋骨肌肉皆无气以生。"阐明了水谷精微从胃受纳至濡养肌肉的代谢过程，其病机关键在于脾气失常。脾主运化升清，胃主受纳降浊，"腹满"因于水湿不输，清阳不升，为脾病；"吐，食不下"因于通降障碍，为胃病。太阴病提纲虽属脾胃同病，但其病机主要方面在脾，脾失健运，不能为胃行津液，胃气乃厚，故"吐，食不下"。值得注意的是，脾阳虚腹满而痛与胃家实有所不同，脾阳虚腹满时痛时止，胃家实腹满痛而不休。因太阴病关键在脾而不在胃，脾以运化升清为主，故仲景以"若下之，必胸下结硬"的笔法晓谕其病机。

太阴病邪正虚实为脾胃脏腑经络标本主次病机所决定。《素问·六节藏象论》云："脾、胃、大肠、小肠、三焦、膀胱者，仓廪之本，营之居也，名曰器，能化糟粕，转味而出入也。"表明脾胃承担水谷消化吸收排泄的全过程，而谷气和正气密切相关。《灵枢·刺节真邪》谓："真气者，所受于天，与谷气并而充身也。"李东垣认为"真气又名元气，乃先天生身之精也，非胃气不滋"。真气即正气，正气以精气为物质基础，而精气的化生依赖于脾的运化和输布。在病理上，脾运化失常，精气夺为正虚；外邪内侵，胃降浊障碍，糟粕积聚，邪气盛为邪实。在邪正相争的病机中，正气属于主要方面，对太阴病的发生发展起决定性作用，其病机关键在脾。《伤寒论·太阴篇》278条："伤寒脉浮而缓，手足自温者，系在太阴。太阴当发身黄，若小便自利者，不能发黄，至七八日，虽暴烦下利十余行，必自止，以脾家实，腐秽当去故也。"这是脾阳来复，正胜邪退的证候。

二、脏腑经络标本病机主次胜复关系

太阴病标本主次失常，邪正相争的病机处在互相消长、转化的过程中。太阴病原以脾阳升清不足，水谷精气下夺为正虚，胃家降浊障碍，化物积聚为邪实。当病证发展到一定的阶段，一方面脾阳复气太过，影响胃腑的通降，则转化为邪实；另一方面胃腑通降太过，精气下泄，则转化为正虚。

三、脏腑经络外感病机

太阴经脏腑经络卫气营血与外界相应，防御外邪侵入。脾胃为卫气营血生化之源。《金匮要略》谓"四季脾旺不受邪"，肝、心、肺、肾得其所禀，则四象强盛，不为外邪所伤。反之，脾胃运化功能减退，营卫血气生化不足，则表虚失其护卫，而发生外感病变。《伤寒论》以太阳外感病主方——桂枝汤，作为太阴病主方，列于四逆、理中之上，表明脾胃脏腑经络失调对外感病的发生有重要意义。李东垣对脾胃脏腑经络外感病机，在《伤寒论》基础上有所阐发，他指出："脾全藉胃土平和，则有所受而生荣，周身四脏皆旺，十二神守职，皮毛固密，筋骨柔和，九窍通利，则外邪不能侮也。"《脾胃论·胃虚经络皆无受气而俱病论》指出："天地之邪气感，则害人五脏六腑，及气形俱虚，乃受外邪，不因虚，贼邪不能独伤人，诸病从脾胃生明矣。"清楚表明脾胃气旺，谷气盛大，经络有所受，十二官形神不虚，纵有外邪入侵，也不为病。

四、脏腑经络转属病机

《素问·玉机真脏论》谓："脾脉者，土也，孤脏，以灌四旁者也。"李中梓谓："后天之本在脾，脾应中宫之土，为万物之母。"说明人体各器官组织都赖脾的充养，脾胃气虚四脏失禀，则十二官俱虚而为病。仲景在《金匮要略·脏腑经络先后病》中指出："夫治未病者，见肝之病，知肝传脾，当先实脾。四季脾旺不受邪，即勿补之。"此以克脾之肝为诸病之始，补脾之法为防病之先，认为治病只要把握脾的关系，使四季脾胃气旺，四脏得禀，则不受病。仲景对《伤寒论》六经病证编排的心法，表明脾是病机转属的关键。太阴病以下利为主，六经病以下利最多，五经多见脾证，太阴脾病方证最少，表明脾的病机转属是在他经病证中体现，脾虚则各经失其所禀而虚，病证便向各经传变。叶天士曾谓"心之脾胃、肺之脾胃、肾之脾胃"，以此推之，则犹有肝之脾胃等。

第四节　太阴证

太阴经藏象系统是建立在以脾为主的统一整体基础上，其病证有主体性和整体性之分。

一、主体性病证

太阴篇共8条，内容全部属脾主体性病证。脾主体性病证是脾胃脏腑经络阴阳失调的表现，其证虚实寒热表里阴阳具备。

1. 虚证

脾胃为仓廪之官，营之居，主运化水谷，化生营卫以灌溉四旁，五脏六腑皆禀受其气。脾失健运，则四脏失其怙恃，其病以虚证为主。

（1）脾阳虚证：脾居中州，借阳气运化水谷，升发清阳，输运水精，上归心肺，以养四脏。脾阳虚则清阳下陷，水津下泄。表现为下利，四肢疲乏，舌淡不渴，脉象微弱。

治法：温补脾阳。

方药：理中汤。

（2）脾气虚证：脾胃气虚，健运失司，饮食停积，化为浊气。表现为纳呆，大便溏数，四肢倦乏，舌淡，脉微弱。

治法：补脾益气。

方药：理中加黄芪汤（《桂林古本伤寒论》）。

2. 寒证

脾主升清，以脾阳为本，脾阳虚衰，水湿不运，寒邪外侵，则生寒证。

（1）中寒证：脾阳虚衰，中运无权，清阳不升，水液下泄，下利完谷，口淡不渴。

治则：温阳祛寒。

方药：四逆汤。

（2）阳虚寒聚证：脾阳不振，寒邪积聚，中阳不运。表现为脘腹冷痛，呕不能饮食，腹中寒，上冲皮起，出见有头足，上下痛而不可触近，舌淡，脉微弱。

治法：温中散寒。

方药：大建中汤（《急匮要略·腹满寒疝宿食病脉证并治》）。

3. 表证

脾主运化水谷精微，化生营卫温养肌肤，捍卫体表。脾失健运，营卫不能充养，外邪入侵，则发生太阴病表证。

（1）风寒证：脾气虚弱，不能输精，上养心肺，充实经脉，肺脾失调，营气虚弱，卫外不固，则风寒侵袭。表现为恶风，发热，自汗，四肢烦痛，口和舌淡，脉浮弱。

治法：温心健脾，调和营卫。

方药：桂枝汤。

（2）寒湿证：脾阳不升，营卫不能充实于表，寒湿外侵，影响脾胃运化功能。表现为下利，恶风，发热，肢节烦痛，舌淡，脉弱。

治法：健脾化湿，温心散寒。

方药：桂枝人参汤。

4. 实证

脾家有吸收精微、排泄糟粕的升清降浊功能。太阴病实证，则见脾家升清降浊障碍，糟粕积聚的表现。

（1）热实证：脾升清不足，降浊障碍，糟粕积聚。表现为腹满时痛，以手按之不止，不大便，舌滞，脉浮弦或沉实。

治法：温脾泻胃，升清降浊。

方药：桂枝加芍药汤、桂枝加芍药大黄汤。

（2）脾气郁滞：中气不运，浊阴不降，胃气上逆。表现为腹满闷痛，不大便，或呕逆，苔腻，脉缓。

治法：温脾行气。

方药：厚朴三物汤。

5. 热证

脾胃运化失常，水湿不化与邪热相杂，湿热熏蒸。表现为脘痞，黄疸，小便不利，舌苔白腻，脉濡缓。

治法：清热化湿。

二、整体性病证

太阴属脾，脾居中土，行气于四旁，其气旺于四季，其象表现于四脏，其病影响五脏六腑，涉及范围最广。而《伤寒论·太阴篇》仅有 8 条，其整体性病症散见于各经。

1. 肝脾失调证

脾胃居中焦，太阴为开，司升清降浊，其升降开机有赖肝胆少阳枢机司转。肝胆少阳枢机郁抑，脾胃升降失司，则发生疾病。

（1）肝胆气郁，脾胃不和证：肝胆郁抑，脾胃气机郁滞，升降失司。呕吐，腹痛，肠鸣，下利，脉沉紧。

治法：疏肝解郁，调和脾胃。

方药：小柴胡加茯苓白术汤（《桂林古本伤寒论》）。

（2）肝热脾寒证：脾肾虚寒，肝热内郁，气血阴阳不和，寒热虚实错杂，脾胃升降失司。久利不愈，舌淡白边尖红，脉微弱。

治法：温脾清肝。

方药：乌梅丸。

2. 心脾失调证

（1）心脾两虚证：心主营血，营血出于中焦脾胃，脾胃又依赖心经络营血的濡养。在病理上，心病及脾，营血化生不足，心神失养，心经络营血空虚，不能温养脾胃，脾脉挛急不通，则发生心脾两虚证。表现为腹中急痛，心悸，脉阳弦阴涩，舌淡白。

治法：温补心脾，养营通脉。

方药：小建中汤。

（2）心虚脾湿证：心火不能生脾土，脾虚不能为胃行津液，水饮积聚胃肠。表现为心下痞满，小便不利，欲吐而不吐，下利时疏时甚，脉濡缓，舌胖色白。

治法：温心健脾，化湿利水。

方药：桂枝去芍药加茯苓白术汤。

3. 肾脾失调证

肾主水，内藏真水真火，肾火资生脾土，脾土克制肾水，互相调节，保持脾肾功能的正常。在病理上，脾肾相互影响，发生病变，则为脾肾失调证。

肾脾阳虚证：肾阳衰微，脾胃失其温养，运化功能减退。表现为下利，完谷不化，腹痛，干呕，手足厥冷，脉微欲绝。

治法：温煦脾肾。

方药：通脉四逆汤。

第五节　太阴经脏腑经络病机与太阴病治则方药

太阴证是以脾为主的太阴经络标本阴阳失调的表现。太阴病调理脾胃法则是根据以脾为主的脏腑经络病机制定的。因此，太阴病脏腑经络病机非但是太阴病辨证治则的基础，也是太阴病立方用药的根据。

一、太阴经脏腑经络病机与四逆汤证配伍机制

太阴经其本为脾，其标为肺，脾主升，肺主降，标本逆从，升降相因。脾主升清本于火（火性升明），火属心，心肾标本相联，心火潜藏肾水之中，化生脾土。附子温肾补火生土，干姜温脾升阳。二药既能温脾升阳，主寒冷腹痛，又能温肺降逆，甘草缓急解毒和中，姜以引附入脾，使太阴经恒定在以脾升发为主的机制上。三药相互配合，能温煦脾肾，对脾寒泄泻、虚阳外脱者可建殊功。

论中四逆辈是指四逆汤一类的方剂，大多数医家都认为包括理中在内。论中四逆汤只有 8 条，除 92、323 条外，其余 6 条都有下利、吐逆、厥冷等共同证候，而吐逆、下利、厥冷是脾肾阳虚的表现，四逆汤的主要作用也在温煦脾肾。

二、太阴经脏腑经络病机与理中汤配伍机制

太阴经生理功能是恒定在以脾为主的太阴经脏腑经络标本阴阳相对平衡的机制上，理中汤是根据以脾为主的太阴经脏腑经络病机组成。脾得补则健，得温则升，方以人参、白术补益脾气，以炮姜、甘草温胃调中，药专温补，以调理虚实寒热阴阳偏倾之性。其名理中，以其加减变化是在调理中焦脾胃。

脾胃居中州，为阴阳升降枢纽，脾胃失调则升降失和，理中汤的加减变化就是以调理脾胃升降为主。"脐上筑者"，是心阳虚，肾气动，去术加桂，温心伐肾，以平冲逆。"吐多者"，是脾升太过，胃降不及，去壅脾升补之白术，加生姜健胃降逆。"悸者"，为肾水凌心，加茯苓以渗利水湿。"下多者"，为脾气不升，水津下泄，还用白术助脾升清。"渴欲得水者"，为脾气不升，津液不布，更加重白术补脾升清。"腹中痛者"，为脾虚失养，中气不运，加重人参补脾益气。"寒者"，为脾阳衰微，寒湿积聚，加重干姜温中散寒。"腹满者"，为脾寒

郁滞，去壅补之白术，加附子温阳行气散寒。服汤后，如食顷，饮热粥一升许，微自温，勿发揭衣被，为中气虚微，服药以热粥行药力，温养脾胃，以助营卫升清。

理中汤的主要作用是温中土健脾胃，燮理阴阳升降。太阴病提纲"太阴之为病，腹满而吐，食不下，其利益甚"是脾胃脏腑经络失调，升清降浊失常的表现。由于上吐下泻交作的霍乱也是脾胃虚寒证，所以也用理中丸加减来调治。

第六节　太阴经辨病辨证论治

太阴属脾，脾胃脏腑经络相联，同处中焦，为阴阳升降之枢纽。脾主升清，胃主降浊，脾阳不升则下利，胃气上逆则呕吐，浊阴不降则腹满胀，可见呕吐、下利、腹满是太阴经主要病症。辨太阴病就是以太阴病症状体征为中心，分析脾家形态功能失调的机制。辨太阴证就是以太阴病症状体征为中心，分辨每一病症体征的阴阳燥湿虚实寒热不同性质和表里上下不同部位，给每一病症作定位定性轻重缓急的诊断，然后给以不同的方药调治。由于病证互相影响，因此太阴病的辨病辨证必须互相结合。

人身之病惟脾最多，而《伤寒论》六经病证惟脾最少，只有 8 条。考其原因，是因仲景宗《素问》脾旺于四季，其象表现于四脏的经旨，将太阴脾胃之病悉归入四经（心肺肝肾），故《伤寒论》中，太阳、阳明、少阴、厥阴的脾胃证都应当归属太阴病。为使太阴病体系完整，便于辨治，复将四经中的脾胃方证列入本篇一并讨论。

一、下利

下利即泄泻，为太阴经脾胃病的常见症状，多因饮食失节，外感六淫，引起脾胃气机失常而致病。

1. 脏腑经络病机

《素问·阴阳应象大论》谓"清阳出上窍，浊阴出下窍""清气在下，则生飧泄，浊气在上，则生䐜胀"。《素问·脏气法时论》："脾病者……虚则腹满，肠鸣飧泄，食不化。"《灵枢·经脉》："是主脾所生病者……心下急痛，溏瘕泄。"下利是脾升清过程的病变，只是脾胃相联，升降相因，在脾主导之下，升清降浊不能截然分割。人体升降是五脏互相作用的运动过程，肝气之升发，肺气之肃降，心火之下降，肾水之上升，都起着重要作用，但是脾胃是升降枢纽，四脏之升降皆赖脾胃斡旋而得以调控。在病理上，任何一经都可因升降障碍而发生下利，只是脾胃病变升降失常的太阴下利是下利的基本证，各经也只有在影响脾胃升降功能时,才发生下利。所以张景岳说:"泄泻之本,无不由于脾胃,盖胃为水谷之海,而脾主运化,使脾胃健,则水谷熟腐,而化生气血,以行营卫。若饮食不节起居无常,以致脾胃受伤,则水之为湿,郁反为滞,精华之气不能转输,乃至合污下降,而泄作矣。"太阴下利是脾胃病变的主症,"脾旺于四季",其藏象表现于四脏,所以《伤寒论·太阴篇》下利证只提其纲要,其具体证治散见于各经。

2. 辨病辨证论治

(1)虚寒证:"自利不渴者,属太阴,以其脏有寒故也,当温之,宜服四逆辈。"(277)

表热里寒证:"脉浮而迟,表热里寒,下利清谷者,四逆汤主之。"(225)

虚寒兼表证:"下利腹胀满,身体疼痛者,先温其里,乃攻其表。温里,宜四逆汤;攻表,宜桂枝汤。"(372)

(2)脾虚湿胜证:"霍乱,头痛,发热,身疼痛,热多欲饮水者,五苓散主之;寒多不用水者,理中丸主之。"(386)

挟表证:"太阳病,外证未除,而数下之,遂协热而利,利下不止,心下痞硬,表里不解者,桂枝人参汤主之。"(163)。

(3)寒热互结证:"伤寒汗出,解之后,胃中不和,心下痞硬,干噫食臭,胁下有水气,腹中雷鸣,下利者,生姜泻心汤主之。"(157)

(4)胃虚邪客证:"伤寒中风,医反下之,其人下利,日数十行,谷不化,腹中雷鸣,心下痞硬而满,干呕心烦不得安。医见心下痞,谓病不尽,复下之,其痞益甚,此非热结,但以胃中虚,客气上逆,故使硬也,甘草泻心汤主之。"(158)

(5)胆郁胃实证:"伤寒发热,汗出不解,心中痞硬,呕吐而下利者,大柴胡汤主之。"(165)

(6)脾热肝郁证:"下利,欲饮水者,以有热故也,白头翁汤主之。"(373)

3. 辨治分析

太阴下利是脾家本身的病变,由于脏腑经络病因病机和受病器官相殊,而发生不同的病证。阳虚而胃肠寒湿不化者,自利不渴;阳虚而脾胃失其健运,阴寒内盛,真阳外越者,"表热里寒,下利清谷"。病症虽有不同,阳虚阴寒内盛是其共同本质,故都运用四逆汤温煦脾阳,驱逐寒湿。若阳虚而脾胃寒气内聚,谷气下流,营卫不煦于表,则下利腹满身疼痛,应先以四逆汤温阳救里,后以桂枝汤和营卫解表。若脾胃虚弱,寒湿内盛,阴阳升降失司,清浊相干,呕吐下利不渴,或渴而不饮,以理中汤温补脾胃,调理气机。若脾胃阳虚,兼感外寒,协热而利,心下痞硬,以桂枝人参汤温脾解表。若寒热互结中焦,阴阳升降失司,心下痞硬，腹中雷鸣，下利，选用甘草泻心、生姜泻心汤散水泄痞，和中止利。若胆郁热结，胆火上逆，三焦水津下泄，发热，心下痞硬，呕吐下利，以大柴胡汤舒胆解郁，攻痞泄热，疏利水津。若肝气郁结，脾热滞于下焦，消烁津液，下利渴欲饮水，以白头翁汤清热解毒，舒胆解郁。

二、腹满

腹满是脾胃运化失常，水湿不化，气机郁滞，糟粕积聚所表现的证候，以大腹和脘部胀满为特征。

1. 脏腑经络病机

《内经》谓"诸湿肿满，皆属于脾""腹满䐜胀……过在足太阴阳明"，脾"虚则腹满，肠鸣，飧泄，食不化"，"胃中寒则胀满"，"浊气在上，则生䐜胀"。表明腹满是太阴经脾胃的病变，其病机有虚实寒热偏倾之殊。太阴病提纲以腹满与吐利并论，提示太阴病为脾胃升清降浊失常所致。太阴属脾，脾主运化水谷水湿，其证有湿滞和食积之分。"太阴之为病，腹满而吐，食不下，自利益甚，时腹自痛……"为湿滞腹满。"本太阳病，医反下之，因尔腹满时痛者，属太阴也"，为食积腹满。前者为脾阳虚，水不化气，湿浊不运，水液下注，故腹满下利。后者为脾气痞阻，食积不降，脾家秽浊阻滞肠腔，常伴大便不通。由于邪浊内阻，经络气血郁滞，故而湿滞与食积皆有"时腹自痛"。"时腹自痛"为脾胃脏腑阴阳不和，邪正相争，清浊互干，互为胜负的表现。正胜邪却，清阳得升，则腹痛自止，正负邪胜，经络郁滞，则腹自痛。

太阴病腹满无论是湿滞或食积，与阳明胃家实腹满有本质的区别。太阴病脾家实腹满是脾运失常，引起水湿不化，糟粕积聚，治以温脾化湿，健脾泻实为主。阳明病胃家实腹满是肺气肃降失职，引起胃肠宿食积聚，燥屎内结，治以肃肺泻胃攻下。两者不能混为一谈。前人所谓"实则阳明，虚则太阴"，只能说太阴阳明之间可以互相转化。关于两者的考量，虚者太阴多于阳明，实者阳明多于太阴，切不可误以为虚证就是太阴病，实证就是阳明病，因为还有因虚致实、因实致虚、标本虚实互见的证候。

2. 辨病辨证论治

（1）脾虚湿盛证："太阴之为病，腹满而吐，食不下，自利益甚，时腹自痛。若下之，必胸下结硬。"（273）

（2）脾虚气滞证："发汗后，腹胀满者，厚朴生姜半夏甘草人参汤主之。"（66）

（3）脾实证："本太阳病，医反下之，因而腹满时痛者，属太阴也，桂枝加芍药汤主之；大实痛者，桂枝加大黄汤主之。"（279）

（4）脾热胃燥证："太阴病，过经十余日，心下愠愠欲吐，而胸中痛，大便反溏，腹微满，郁郁微烦，此先时自极吐下者，与调胃承气汤。"

（5）脾热气滞证："伤寒下后，心烦腹满，卧起不安者，栀子厚朴汤主之。"（79）

（6）脾寒挟表证："下利腹胀满，身体疼痛者，先温其里，乃攻其表。温里，宜四逆汤；攻表，宜桂枝汤。"（372）

3. 辨治分析

腹满是太阴经脏腑经络失调，脾胃升清降浊失常所表现的证候。由于脏腑经络阴阳偏倾的性质差异，因而表现为虚实寒热燥湿阴阳不同的证候。脾阳虚水湿停聚，则见腹满吐利，以理中汤温健脾土，运化水湿。若发汗后腹胀满，没有吐利、不大便等见症，为脾虚气滞，以厚朴生姜半夏甘草人参汤补脾理气。若太阴病误下，引起"腹满时痛"，为经络失调，脾失转输，糟粕积聚胃肠，以桂枝加芍药汤温通缓急，解利经脉，以助脾家转输。若"大实痛"为脾失转运，清阳不升，胃腑燥滞，浊阴不降，以桂枝加大黄健脾通脉，泄胃荡实。若热性病过程出现"腹微满，郁郁微烦"，为邪热结聚，胃燥阴伤，以调胃承气汤和胃泄热。热病下后，表邪内陷，"心烦腹满，卧起不安"，为脾热气滞，以栀子厚朴汤泄热行气。"下利腹满，身疼痛"，为脾肾虚寒，清阳下陷，以致营卫不煦于表，先以四逆汤温煦脾肾，挽救在里之颓阳，后以桂枝汤温心健脾，调养在表之营卫。

三、呕吐

呕吐是太阴经脾胃功能失常，胃气上逆所致的证候。前人认为呕与吐有区别，有声无物为呕，无声有物为吐，实际上很难分别。《素问·脉解》谓"物盛满而上溢"，表明呕也可以有物。从《伤寒论》呕吐的方证推测，呕吐乃统称名词，论中所谓的呕多指食物从口中排出，而非后世所谓的"有声无物"。

1. 脏腑经络病机

《内经》谓"太阴……所谓食则呕者，物盛满而上溢"；"足太阴之脉……是动则病……食则呕"；"寒气客于胃肠，厥逆上出，故痛而呕也"。这都表明呕吐是脾胃病变，是太阴阳明脏腑经络失调，胃气上逆，不能受纳，致食物从中涌出。由于脾胃膈膜相联，脏腑经络互动，升降相因，脾升清障碍，转输失常，食物积聚，胃气通降受阻，而反上逆，则发生呕吐。作为太阴经主要病证之一，仲景把它列为太阴病脏腑经络病机的纲领性证候，又以"脾旺于四季"，其象表现于四脏，其证治散见于各经，因此太阴病呕吐的辨证论治尚须从各经篇中搜寻。

（1）脾虚湿滞证："太阴之为病，腹满而吐，食不下，自利益甚，时腹自

痛。若下之，必胸下结硬。"（273）

（2）胃中虚冷证："食谷欲呕，属阳明也，吴茱萸汤主之；得汤反剧者，属上焦也。"（243）

四逆烦躁证："少阴病，吐利，手足逆冷，烦躁欲死者，吴茱萸汤主之。"（309）

（3）脾寒胃热证："伤寒，胸中有热，胃中有邪气，腹中痛，欲呕吐者，黄连汤主之。"（173）

寒热乖格证："伤寒本自寒下，医复吐下之，寒格，更逆吐下，若食入口即吐，干姜黄芩黄连人参汤主之。"（359）

（4）寒热互结证："伤寒汗出解之后，胃中不和，心下痞硬，干噫食臭，胁下有水气，腹中雷鸣，下利者，生姜泻心汤主之。"（157）

（5）寒热壅胃证："发汗吐下后，虚烦不得眠，若剧者，必反复颠倒，心中懊憹……若呕者，栀子生姜豉汤主之。"（76）

（6）蓄水证："中风发热，六七日不解而烦，有表里证，渴欲饮水，水入即吐者，名曰水逆，五苓散主之。"（74）

（7）肝郁胃逆证："呕不止，心下急，郁郁微烦者，为未解也，与大柴胡汤下之则愈。"（103）

3. 辨治分析

呕吐为太阴经脏腑经络失调，胃气上逆的表现，其证有虚实寒热表里阴阳和各经脏气失调的不同。脾虚湿盛，水液失其转输，则腹满呕吐下利，以理中汤温补脾胃，运化水湿。胃中虚冷，不能消谷纳食，"食谷欲呕"，以吴茱萸汤温胃降逆。脾寒胃热，脾阳不运，胃气上逆，经脉凝滞，则"腹中痛，欲呕吐"，或"食入口则吐"，用黄连汤或干姜黄芩黄连人参汤温脾清胃。太阳外感风寒，经络失调，脾失转输，引起水饮内停，"渴欲饮水，水入则吐"，以五苓散温心通脉，化气利水。脾胃水饮不化，停聚胃脘，则表现为"饮食入口则吐，心中愠愠欲吐，复不能吐……当温之"，以四逆汤温煦脾肾，枢转胃阳。寒热郁结胸膈，"虚烦不得眠"而吐，以栀子生姜豉汤清热散寒，和中解郁。胆郁胃逆，"呕而发热"，为少阳枢机外应风寒，郁抑于半表半里，以小柴胡汤舒胆解郁，和胃降逆，疏散外寒。胆郁热结，"呕不止，心下急，郁郁微烦"，为胆相火与胃肠糟粕内结，少阳枢机不得舒达于半里，以大柴胡汤舒胆解郁和胃，攻下泄热。

第七节 太阴经藏象体系与现代中医的关系

《伤寒论·太阴篇》寥寥数条，病症涉及脾胃（吐利）、肌肉（四肢烦疼）、经络（中风），代表太阴经藏象系统的全部病变，其证虚实寒热阴阳均备，而其整体性病变散见于各经，凡皆表明"脾旺于四季"，其病机对各经影响的重要性，为后世中医奠定了基础。脾胃学说经历了长期的发展，如李东垣的补脾阳，叶天士的养胃阴，以及近年国内对脾胃学说研究的成就，都离不开太阴经藏象系统。由于脾和胃都是个体器官，外延和内涵都有限，而太阴经是综合机构，是高度的本质概括，倘若能按太阴经内部联系整理脾胃学说的研究成果，即可使太阴经藏象系统的内容形成更为丰富多彩的有序体系。

第十二章 少阴经藏象系统

少阴经是肾－心－膀胱－骨－耳等器官，通过经络按少阴经藏象过程标本中气三极阴阳规律组成的功能系统。肾－心－膀胱主次逆从互动化生少阴枢机，发生阴长阳消的过程运动，调控各器官系统形态功能。在少阴经标本中气关系中，肾处于主导地位，对外界气候的适应，内环境的管理，以及反映在辨病辨证论治各方面都起决定性作用。

第一节 少阴经藏象系统器官形态功能

少阴属肾，肾为封藏之本，性属水，藏精，主骨生髓，生化精血，为生命的根本，控制生长、发育与衰老。肾与膀胱脏腑相联，膀胱不仅为肾排泄化物，同时与肾阴阳互根，互相调节，维持生理功能的正常。

一、肾

肾位于腰的两侧，左右各一，《内经》称"腰为肾之府"。肾的解剖形态与现代医学相同，肾的功能分为藏精、主水两方面。

1. 肾藏精

精有先天之精和后天之精。先天之精禀受于父母，是构成身体的原始物质，即《灵枢·决气》所谓"两神相搏，合而成形，常先身生，是谓精"。后天之精系水谷之精，是食物运化后形成的水谷精微物质。先天之精和后天之精都藏于肾，两者互相资生，互相转化。先天之精为后天之精具备物质基础，后天之精不断充养先天之精。肾精化生之气为肾气，其用有二，一主生殖与生长、发育，一主志。

（1）主生殖与生长、发育：人体生殖与生长、发育过程主要为肾气所控制，肾气的变化随着年龄的增长而盛衰，有关这方面的论述，《素问·上古天真论》有较详细的记载。

（2）主志：肾气有增进智力、记忆、意志的作用。《素问·灵兰秘典论》谓"肾者，作强之官，伎巧出焉"，表明肾气能使身体强壮，智力发达。《素问·宣明五气论》："肾藏志"；《灵枢·本神》："意之所存谓之志。"意舍于脾，为脾精所化，意包含部分记忆和思维活动；志合于肾，为肾精所化，在脾肾相互作用下，记忆、思维进行集合和存贮成为有目的的意向，尤其是肾与智力、意志密切关联。

2. 肾主水

肾有控制调节水液代谢平衡的作用。人体一方面将生命所需要的水精输布到全身，以供组织利用，一方面将组织排泄的废物和水分排出体外。其吸收、分布、排泄过程，主要是饮入于胃，输精于脾，由脾上输于肺，肺气肃降，经三焦水道，下归于肾，肾在水液代谢过程中起主要作用。流经肾的水有清和浊，通过肾阴肾阳气化作用，使清者上归心肺，由经络布散周身，浊者输于膀胱，再排出体外。

二、膀胱

膀胱位于下腹部，是人体调控体液代谢器官之一。中医对膀胱的解剖位置和形态功能的认识与现代医学相同。膀胱为肾之府，其功能主要是贮尿、排尿，尿液由肾开合输送，并从下焦大肠渗泄，经膀胱气化而排出体外，所以《素问·灵兰秘典论》谓"膀胱者，州都之官，津液藏焉，气化则能出矣"。

三、心

心是太阳经主导器官，太阳与少阴标本相联，阴阳互根，心–肾手足经脉相联，肾主位，太阳经以心通过手少阴与足太阳经脉的联系组入少阴经，随肾少阴经气的蛰藏而贮藏精气，表现为少阴经藏象。

中医的心包括心脏与脑，脑与肾的关系也极为密切。肾主骨髓，《素问·五脏生成》指出"诸髓皆属于脑"；《灵枢·海论》认为"脑为髓之海"。

四、骨

《内经》谓"肾之合骨也""在脏为肾，在体为骨""肾生骨髓"，说明肾与骨是同一系统，肾有主骨生髓的作用。肾藏精，精生骨，骨生髓，肾精充足，骨髓化生有源，骨骼坚固有力，髓海满盈，精神充沛。如果肾精虚少，骨髓不充，则出现骨骼脆弱无力，腰脊疼痛。少阴经络气血不能温煦骨骼，风寒入侵，经络气血凝滞，则发生骨节疼痛。

肾主骨，齿为骨之余，牙齿有赖于肾气的充养。肾精充，则牙齿坚固；肾精不足，则牙齿松动，甚至脱落。

五、耳

《内经》谓"耳者，肾之官也"（《灵枢·五阅五使》）；"在脏为肾，在体为骨，在窍为耳"；"肾和则耳能闻五音也"。说明耳和肾是一个系统，耳属于肾的感官。肾精养耳，则听觉灵敏；若肾精不足，津液外脱，则发生耳聋耳鸣的病症。所以《内经》说"精脱者，耳聋"；"液脱者……耳数鸣"。

六、少阴经藏象系统器官的生理病理与少阴病

少阴病就是少阴经藏象系统器官形态功能失常的表现。《伤寒论》少阴病脉微细，但欲寐，心烦不得眠，烦躁，下利四逆，与少阴经藏象系统器官形态功能失常存在着密切关系。

1. 肾病

肾藏精，内寄真阴真阳，肾精的盛衰关系到生命的存亡。《伤寒论》少阴病多见生命存亡的征象就是与肾精的衰竭有关。

肾藏志，其功能失常的主要表现是智力下降，思维不集中，记忆力减退。有资料表明，记忆力减退和睡眠质量有一定的关系。《伤寒论》少阴病，但欲寐，复烦躁不得卧寐，便是肾藏志功能的病态。

肾主水，其功能失常的主要表现是水液代谢紊乱。《伤寒论》少阴病黄连阿胶证、猪肤证，见心中烦，不得卧，口渴，咽痛，是水精不足；真武证而见小便不利，四肢沉重，为水液有余。二者都是肾主水功能失常的病变。

2. 膀胱病

膀胱与肾脏腑经络相联，肾属脏为阴，膀胱属腑为阳，膀胱病常表现为热证。《伤寒论》293 条"少阴病八九日，一身手足尽热，以热在膀胱，必便血也"，就是刻意明确膀胱热证属少阴病范围。

3. 心病

心病包括心脏与脑两部分病变。《伤寒论》脉微细、四逆是心病的症状，但欲寐、不得眠、烦躁为脑病的症状。

4. 骨病

骨病的主要症状是骨节疼痛。《伤寒论》305 条"少阴病，身体痛，手足寒，骨节痛"，就是肾阳不振，骨骼受寒的病变。

少阴经生理现象是少阴经藏象系统器官互相作用的表现，少阴经主体性病症也不是孤立、单一的病变，而是系统器官互相调节失常所表现的症候群。同时少阴经藏象也受全身各经脏气互相作用影响，全身各经脏气失调所引起的整体性病症也可表现于少阴经。少阴病的本质是少阴证，少阴证的虚实寒热表里阴阳是少

阴病的病性病位，少阴证属少阴病的主要组成部分。

第二节 少阴经脏腑经络与适应性调节功能

一、脏腑经络标本中气三极阴阳与表里上下有序体系

少阴经是由肾－膀胱－心脏腑经络在太阳经总系统统调下所组成的支系统。肾、膀胱、心少阴太阳三条经脉互相交接，又分别从肾俞、膀胱俞、心俞注入脏腑；内联肾－膀胱－心，外络躯干支节，组成表里上下有序体系，其经始于膀胱足太阳。

1. 膀胱足太阳经脉

膀胱足太阳经脉起于眼内眦，上额交会于头顶。

直行者：从头顶入内络脑，还出项部，沿肩胛内，夹脊旁，抵达腰部，络肾，属膀胱。

头顶支脉：从头顶分出到耳上方。

腰部支脉：从腰部下走脊旁，过臀部，进入腘窝中。

背部支脉：从肩胛内侧分别下行，通过肩胛，沿脊旁下走髋部，沿大腿外侧后边下行，会合于腘窝中；以下行经腓肠肌，出外踝后方，沿第五跖骨粗隆，到第五趾外侧至阴穴，与肾足少阴经脏腑经络阴阳相会。

2. 肾足少阴经脉

肾足少阴经脉起于小趾之下，斜走足心，出于舟骨粗隆下，沿内踝之后，分支进入脚中。上向小腿内，出腘窝内侧，上大腿内后侧，通过脊椎，属于肾，络于膀胱。

直行者，从肾向上，通过肝膈，进入肺中，沿着喉咙挟舌根旁。

肺部支脉：从肺出来，络于心，流注于胸中，交于心包手厥阴经脉。

3. 心手少阴经脉

心手少阴经脉起于心中，出属心系，直下膈肌，络于小肠。

直行者：从心系上行至肺，向下出腋下，沿上臂内侧后缘，走手太阴、厥阴经之后，下于肘内，沿前臂内侧后缘，到掌后豌豆骨部进入掌内后边，沿小指桡侧出出到末端，与小肠手太阳经脏腑经络相联。

胸部支脉：从心系上行，沿食管旁上走，联结于与眼脑相连的目系。

二、脏腑经络标本中气三极阴阳与阴阳双向调节功能

少阴经为肾－膀胱－心与骨－髓－耳由经络之阴脉阳脉互相联络组成，肾－

膀胱－心居里属阴，骨－髓－耳居表属阳。肾－膀胱－心藏精属阴中之阴，为阴脉所主，肾－膀胱－心排泄化气属阴中之阳，为阳脉所主；骨－髓－耳运动感觉功能属阳中之阳，为阳脉所主，骨－髓－耳组织结构属阳中之阴，为阴脉所主。肾－膀胱－心与骨－髓－耳互相共处，组成少阴经藏象系统，使骨－髓－耳的精气行化和肾－膀胱－心的藏精排泄得到互相调节。在肾－膀胱－心与骨－髓－耳的关系中，肾－膀胱－心是属于主要方面，它通过经络的联系进而调节骨－髓－耳的结构与功能。

　　肾－膀胱－心脏腑经络三极阴阳是少阴经的基本运动规律，肾－膀胱脏腑经络相联，肾脏经主水藏精生血，膀胱腑经主排泄化生阳气。精血是阳气的物质基础，阳气是化生精血、推动精血运动的动力，脏腑经络阴阳逆从，化生气血，温养全身，发生生命过程运动。肾－心手足少阴经脉相联，肾属水、心属火，心肾水火阴阳互根，心火鼓舞肾水上升，肾水吸引心火下降，肾水属阴、主抑制阳气太过，心火属阳、主兴奋阴气不及。心肾水火阴阳互相调节，以保持运动中的平衡和平衡中的运动，使人身水火阴阳的运动与平衡趋向于统一。

三、脏腑经络标本中气三极阴阳主次关系与少阴枢机

　　"少阴从标本，有标本之化"，以标为主、以本为次的标本主次关系是少阴经脏腑经络气化的生理机制，化生少阴为枢的经气，规定少阴枢机的升降矛盾运动。少阴标肾属阴水，其性闭藏，少阴本心属阳火，其性散发，中气膀胱太阳其气为开。假如以本心阳火或者中气膀胱太阳为主，都不能发生少阴枢机变化，以表现为"封藏之本"的少阴藏象。因为心火或膀胱太阳的动向与少阴封藏之象相反。在少阴阴气盛长而未至极盛的过程，只能以肾水为主，心火为次，使肾水控制心火，吸引心火下潜阴中，蒸化水气上升阳分，从而发生升降不已的枢机运动。由此可见，少阴经脏腑经络虽然标本兼从，有标本之化，但其主要矛盾在标方肾，以标为主，以本为次。

　　少阴枢机是肾藏象过程的运动调节功能，少阴枢机的主要表现是调节太阴、厥阴的开合升降运动。太阴开机主收降，厥阴为合主升发，少阴枢机主开合之升降。少阴枢机一面以肾阳之真火温煦肝脾，促进升清，抑制肺胃下降之太过，一面以肾阴真水滋助肺胃之下降，抑制肝脾升清之太过。这样，太阴脾肺得其调节，脾阳受温养而升发清气，肺阴受资助而通降浊气；厥阴肝胆得其调节，肝阳受温养而升清，胆汁受滋养而下降，从而使太阴、厥阴的升降运动保持相对平衡。

四、脏腑经络标本中气三极阴阳与适应寒热气候功能

　　少阴经是由太阳经总系统联系组成的支系统之一，少阴经在太阳经心经络的

调控下能直接与外界气候相应，少阴经标本兼从，水火阴阳双调，有适应寒热两种不同气候的作用。

1. 适应寒冷气候

《素问·脏气法时论》"肾主冬，足少阴太阳主治"；《六节藏象论》"肾者，主蛰，封藏之本，精之处也……为阴中之少阴，通于冬气"；《生气通天论》"冬伤于寒，春必温病"；《金匮真言论》"藏于精者，春不病温"。张仲景《伤寒例》谓"冬时严寒，万类深藏，君子固密，即不伤于寒"，表明肾少阴有适应冬季气候的作用。少阴标肾本心，以肾水与寒气互根，以心火与寒气对立。肾水蛰藏心火，使阳气不外泄，少阴便有足够的阳气与寒气相应。在冬时严寒之际，若能按少阴规律养生，使心火内生，阳气固密，就能适应外界寒冷气候。《伤寒论》301条"少阴病，始得之，反发热，脉沉者"，就是少阴伤寒的病证。

2. 适应温热气候

少阴心肾寒热标本兼化，既能从阳化热应寒，又能从阴化寒应热。《内经》谓"肾藏精""精者，身之本也，故藏于精者，春不病温"。表明肾气藏精是养生的根本，能增强人体阴气以适应外界温热气候的变化，使机体在温热气候环境中不发生温热性疾病。《伤寒论》"少阴病，得之二三日以上，心中烦，不得卧"，是肾精不足，少阴经适应温热气候的功能减退，温邪入侵化热，阴精亏损，不能上济心火所表现的病证。

五、少阴经整体联系调节功能

肾阴肾阳是人体阴阳的根本，对五脏六腑、经络气血营卫起调控作用。张景岳谓："五脏之阴气非此不能滋，五脏之阳气非此不能发。""此命门之水火，即十二脏之化源，故心赖之则君主以明，脾胃赖之济仓廪之富，肝胆赖之资谋略之本，膀胱赖之则三焦气化，大小肠赖之则传导自分。此虽云肾脏之技巧，而实皆真阴真阳之不可不通也。"显然，这是指肾对五脏六腑整体统调的功能而言。另一方面，肾气的正常又依赖各经脏气的调节。

1. 肾脾联系调节功能

脾主运化水谷，也受肾阴肾阳调节。肾阳温煦脾阳助其运化，肾阴濡润脾阴以溉四旁。肾阳肾阴平秘，则脾胃运化有常，升降有序。反之，肾先天之精又依赖后天脾胃水谷之精不断生化和充养。肾主水，也有赖脾胃升降对水液的摄入、转输、排泄的调制。

2. 肾肺联系调节功能

肾对肺的作用，主要在于肾阴肾阳对肺阴肺阳的调节。肾阳温煦肺阳，使肺气通畅，宣发卫气于体表，增强防卫功能；肾阴滋养肺阴，使肺气收降，津液内养，肺阴清肃，治节有权。肺对肾的调节，主要表现为金生水的过程，如肾主水，肺为水之上源，水液的布化依赖肺气的通调，肾气的蛰藏依赖肺气的收降。

3. 肾肝联系调节功能

肝主化生血气，受肾阴肾阳调节，古人有云，肝肾乙癸同源。肾阳温养肝阳，助其生火化气；肾阴滋生肝阴，助其藏精生血。肾阴肾阳和调则肝胆化生血气正常。肝主疏泄，肾主蛰藏，肾中精气赖肝气疏泄而化生，肝中阴血赖肾气封藏而成形，肾肝互相作用，维持正常生理功能。

第三节　少阴经脏腑经络病机

少阴经藏象系统生理功能恒定在表里脏腑经络和上下手足经脉的平衡机制上。少阴病脏腑经络病机是各种病因引起少阴经脏腑经络、手足经脉阴阳平衡机制失常的过程。少阴病提纲"少阴之为病，脉微细，但欲寐"，提示少阴病成因是肾心水火阴阳失调所致。其病证虽然错综复杂，不外乎寒化、热化之殊。肾阳偏虚，心火不足，水气偏胜，邪从寒化，表现为真武、附子、四逆、麻附细辛汤诸虚寒证。肾阴偏虚，心火偏亢，邪从热化，表现为黄连阿胶、猪肤、甘草桔梗汤诸虚热证。少阴经脏腑阴阳偏倾的病机有下列几种。

一、脏腑经络标本主次关系失常

少阴病为肾心水火阴阳失调引起，病机主导方面在肾。肾主水、藏精，心主血脉、藏神，少阴病提纲"脉微细，但欲寐"，其症状虽属心神并病，而主要病机在肾。《素问·五脏生成》："心之合脉也，其荣色也，其主肾也。"肾为封藏之本，有敛藏阳气，化生精血，振奋血脉的作用。肾之精气阴阳虚衰，心失所主，则脉微细，神失所主，则但欲寐。进而言之，脉微为阳气虚，细为阴血少；但欲寐，即欲寐而不得寐，欲寐为阳气虚，神明不振，不得寐为阴气虚，神机不得交合。皆提示少阴之为病属于肾气失调，引起阴阳两虚的表现。肾阴、肾阳乃人身阴阳的根本，肾阳虚，心阳失其鼓舞，则脉虚无力，精神不振，则欲寐；肾阴虚，水精不足，血脉失其充养，则脉体细小，肾水不得上济，心火不得下交，则不得寐。

少阴以肾为主，以心为次的标本主次关系，是少阴经藏象过程阴阳逆从的运动规律，肾气主逆，心火奉从，才能推动少阴经藏象过程正常运动。在病理上，肾气不足为正虚，心火有余为邪实。少阴病以表证为先例，是因为心太阳主一身之表。"少阴病，始得之，反发热，脉沉者"，为肾阳虚，太阳受寒，心热外应，不得内侍，予麻黄附子细辛汤散太阳之寒，使心之热气奉从以内合于少阴。"少阴病，得之二三日，麻黄附子甘草汤，微发汗"，其旨也在温煦肾阳，发散心太阳寒水之邪。少阴病外感热化的病机以肾阴不足为正虚，心火有余为邪实，黄连阿胶汤证"心中烦，不得卧"，为肾阴不足，心火亢盛；猪苓汤证"下利六七日，咳而呕渴，心烦不得眠"，为肾阴虚亏，水火失交；猪肤汤证"下利，咽痛，胸满，心烦"，为肾阴亏耗，肾火上浮。

二、脏腑经络标本阴阳胜复

在一定条件下，少阴病邪正相争，标本阴阳可以互相转化。少阴病热化过程，由于阳气损耗，肾阴复气太过，或过服滋阴清热药，以致损伤阳气，引起寒化的变证。少阴病寒化病机以肾阳偏衰为正虚，寒水偏盛为邪实，附子汤证"少阴病，身体痛，手足寒，骨节痛，脉沉者"，为肾阳偏虚，寒气凝滞；真武汤证"少阴病……腹痛，小便不利，四肢沉重疼痛，自下利者"，为肾阳虚，水气不化；四逆证类"下利，脉微""利不止，厥逆无脉"，为肾阳衰微，阴寒内盛。肾阳偏虚、肾阳虚、肾阳衰微为少阴病不同程度的正虚，寒气凝滞、水气不化、阴寒内盛，为少阴病不同程度的邪实。通常少阴病以心火盛为邪实，但病证发展到一定阶段，由于阳气损耗，阴寒渐盛，则由心火亢盛的邪实转为心阳不足之正虚。"少阴病，下利清谷……手足厥逆，脉微欲绝，身反不恶寒，其人面赤色"，就是肾阳衰微，阴寒内盛，心火热气被格拒而外越上浮的表现。

三、脏腑经络与外环境阴阳平衡失调

少阴经藏象系统由经络联系组成，能直接和外界气候相应。《素问》"肾主冬""肾者……为阴中之少阴，通于冬气"；《伤寒论·少阴篇》"少阴病欲解时，从子至寅上"，均表明肾少阴在特定时空条件下有直接与寒气相应的作用。肾-心上下表里标本相联，心为十二官君主、统一身之表，肾为十二经根本、与膀胱脏腑相联。膀胱经脉挟脊络脑，为诸阳主气，六经之藩篱，故称巨阳。肾主骨髓，化生精血，营卫气血源于肾气的生成。肾与膀胱合，膀胱为州都之府，气化之本，卫气由膀胱经脉输布而出，肾气盛则经络营卫充实，不受外邪侵袭，所谓"精气闭蛰于内，表气封固于外"之意。如肾气虚弱，膀胱经脉失调，卫气营血化生不足，则外邪乘虚侵入而为病。《伤寒论·少阴篇》将外感病的麻附细辛证、麻附甘草证作为先例，表明肾心太阳少阴标本相联，对外感寒温的发生有重要的作用。

四、脏腑经络标本阴阳盛衰与病机转属

少阴病的转归有好转和恶化两方面。

1. 好转（可治、欲愈）

好转有实证和虚证之分。实证的好转是由脏转腑，病邪从腑排泄。肾开窍于二阴，其病邪排泄途径主要从二便而出。287条"少阴病，脉紧，至七八日，自下利，脉暴微，手足反温，脉紧反去者，为欲解也，虽烦，下利必自愈"，这是肾气恢复，病邪从后阴排泄而解。293条"少阴病八九日，一身手足尽热者，以热在膀胱，必便血也"，此为病证从脏转腑，邪从前阴排泄。少阴虚证好转的关键在肾阳，阳消阴长为病进，阳长阴消为病退。288条"少阴病，下利，若利自止，恶寒而踡卧，手足温者，可治"；289条"少阴病，恶寒而踡，时自烦，欲去衣被者，可治"；292条"少阴病，吐利，手足不逆冷，反发热者，不死；脉不至者，灸少阴七壮"，凡皆为阳得阴消可治之证。290条"少阴中风，脉阳微阴浮者，为欲愈"，这是少阴外感阳复阴消的脉象。291条"少阴病欲解时，从子至寅上"，这是少阴病阳回阴复之时点。

2. 恶化（不治、死亡）

少阳病以肾阳存亡为关键，其不治和死亡多见于肾阳衰微与消亡。295条"少阴病，恶寒，身踡而利，手足逆冷者"，是肾中真火将绝，纯阴无阳的败兆。296条"少阴病，吐利，躁烦四逆者"，是心肾水火失交，阴阳离决的绝证。297条"少阴病，下利止而头眩，时时自冒者"，是肾精下竭，虚阳上脱的死证。298条"少阴病，四逆，恶寒身踡，脉不至，不烦而躁者"，是肾阳败绝，心神失主的死证。299条"少阴病六七日，息高者"，是由于肾本肺标，肾气不纳，肺气上脱的死证。300条"少阴病，脉微细沉，但欲卧，汗出不烦，自欲吐，至五六日自利，复烦躁不得卧寐者"，是少阴不藏，肾气独沉的死证。

第四节　少阴证

少阴经是肾－心－膀胱－骨－耳按少阴经脏腑经络标本规律组成的藏象功能系统。在发病上，少阴经各器官形态功能失常的病症表现各有不同，但其阴阳表里虚实寒热的相对性证候是共同本质。少阴经脏腑经络阴阳失调的病机和少阴经虚实寒热表里阴阳相对性证候，合称为少阴证。

少阴经病证有主体性病证和整体性病证之分。

一、主体性病证

少阴经主体性病证就是以肾为主的少阴经脏腑经络标本阴阳失调，所表现的虚实寒热表里阴阳证候。

1. 虚证

肾藏精，精气夺则虚。五脏都有贮藏精气的功能，肾是藏精之本，少阴病以虚证为主。

少阴经脏腑经络阴阳失调，脏经肾少阴藏精不足，或腑经膀胱太阳排泄太过，精气被夺，则发生虚证，有阳虚、阴虚的不同。足少阴肾水偏盛，手少阴心火不足，表现为阳虚证；足少阴肾水不足，手少阴心火偏盛，表现为阴虚证。

少阴肾心水火阴阳相交，其本在肾，少阴虚证以肾虚为主，故仲景在少阴篇提纲后282条又特别指出："少阴病，欲吐不吐，心烦，但欲寐，五六日自利而渴者，属少阴也，虚故饮水自救；若小便色白者，少阴病形悉具。小便白者，以下焦虚有寒，不能制水，故令色白也。"说明少阴病虚证是由下焦肾阳虚衰，引起肾心水火失交的表现。

（1）阳虚证

1）肾心阳虚证：肾心阳虚，水气不化。表现腰脊酸痛，四肢沉重，畏寒肢冷，神疲，心悸，便溏，尿清，水肿，口不渴，面白，舌淡，脉微细。

治法：温肾利水。

方药：真武汤。

2）阳虚阴盛证：肾心阳微，阴寒内盛，阳气不得宣通。表现下利，脉微细。

治法：温肾通阳。

方药：白通汤。

3）阴盛格阳证：肾阳衰微，阴寒内盛，阴盛于下，格阳于上。下利，干呕，烦躁，四肢厥冷，脉伏不至。

治法：温肾回阳通脉。

方药：白通加猪胆汁人尿汤。

4）真寒假热证：少阴心肾标本阴阳相联，本阳潜于内，标阴显于外，其病肾阳衰微，阴寒内盛，寒极生热，标本阴阳主次地位交换，则发生真寒假热证。表现为下利清谷，里寒外热，手足厥冷，面色赤，体表反觉不恶寒，同时伴有腹痛、干呕、咽痛、利止、脉不出等。

治法：温肾回阳。

方药：通脉四逆汤。

（2）阴虚证

1）阴虚火旺证：肾阴虚竭，水精不能上济心火。表现为心烦不得眠，舌绛无苔，脉细数。

治法：滋肾清心。

方药：黄连阿胶汤。

2）阴虚水火失调证：肾阴虚耗，精不化气，水火阴阳不交。表现下利，咽痛，胸满，心烦，舌绛无苔，脉细数。

治法：滋肾和中。

方药：猪肤汤。

3）阴虚水热互结证：肾阴虚亏，精不化气，水失所主。表现为小便不利，心烦，下利，舌体薄小，口渴多津。

治法：滋肾利水。

方药：猪苓汤。

2. 寒证

《素问》谓"阳虚则寒"，"诸寒收引，皆属于肾"，表明寒证属肾，由肾阳虚衰引起。肾主水，寒为水气，肾阳虚，寒水不化，遂发生寒证。

（1）阳虚表寒证：肾阳虚衰，寒凝经脉，气血不利。表现为背恶寒，身体痛，手足寒，骨节痛，口中和，舌淡，脉微。

治法：温肾扶阳。

方药：附子汤。

（2）阳虚里寒证：肾为封藏之本，主蛰藏阳气，少阴不藏，肾气独沉，阴寒内盛。症见四肢厥冷，脉沉，面白，舌淡。

治法：温肾回阳。

方药：四逆汤。

3. 实热证

少阴标寒本热，其病从本化热，邪热多从腑外泄，因此少阴病实热证多属腑经膀胱病变范围。293 条"少阴病八九日，一身手足尽热者，以热在膀胱，必便血也"，就是少阴病实热证。由于篇中有证无方，后世有拘于经络论点者，认为少阴属肾，太阳属膀胱，遂将少阴腑经病症归属太阳。

4. 表证

肾主蛰藏阳气，内藏真火，主冬，与寒气相应。少阴不藏，真阳衰微，肾气独沉，阳热不能充养肌肤，则感受外寒而见表证。

（1）阳虚表寒证：肾心标本阴阳相联，少阴不藏，肾气独沉，外邪初入，太阳阳气外应，标本阴阳不和。症见发热，恶寒，骨节痛，脉沉。

治法：温肾扶阳，发表散寒。

方药：麻黄附子细辛汤。

（2）阳虚微寒证：肾阳虚，风寒外侵，正虚邪微。症见畏寒不热，骨节疼痛，脉微细。

治法：温肾发表。

方药：麻黄附子甘草汤。

二、整体性病证

少阴经既能调节各经脏气，又受各经脏气调节，少阴经整体性病证就是各经脏气失调引起的少阴病证。

1. 肺肾失调证

《素问·水热穴论》："其本在肾，其末在肺。"足少阴经脉入肺，循喉咙，挟舌本。肾阴不足，常表现为肺燥之证；肺系外感，邪侵少阴经脉，常表现为肺肾失调证。

（1）风热证：肺系外感风热，邪侵少阴经脉，症见咽喉肿痛。

治法：泻火宣肺解毒。

方药：甘草汤、桔梗汤。

（2）风痰证：风寒闭阻肺系，凝滞少阴经脉，表现为咽喉肿痛，局部色淡红或淡白，多痰涎。

治法：散寒化痰。

方药：半夏散及汤。

（3）风毒证：风痰阻闭，咽喉肿胀，化腐生疮，表现为咽喉肿胀或溃疡，声音嘶哑。

治法：润燥化痰，消肿敛疮。

方药：苦酒汤。

（4）实热证：少阴病实证，邪多从二阴而解。若胃家燥热内结，土实克水，常表现为口燥咽干，自利清水，心下痛，腹胀满，不大便，舌干燥，苔黄，脉沉实。

治法：急下存阴。

方药：大承气。

2. 肝肾失调证

肝为阴中之少阳，肾为阴中之少阴，肾气藏精也赖肝气疏泄，肝化生血气有赖肾气蛰藏，互相调节，保持阴阳平衡。其病相互影响，表现为肝肾失调证。

肝郁水滞证：少阳枢机郁抑，三焦经脉不利。表现为四肢厥冷，或咳，或悸，或小便不利，或腹中痛，或泄利下重。

治法：疏肝舒郁。

方药：四逆散。

3. 脾肾失调证

脾肾相制相生，肾火温煦脾阳，肾水滋养胃阴，而肾之水火又赖脾胃充养。

在病理上，脾肾互相影响而发生病变。

（1）阳虚寒饮证：脾肾阳虚，寒饮停胃，阳气不得外达。表现为恶心，欲吐不能吐，手足寒，脉迟。

治法：温煦脾肾。

方药：四逆汤。

（2）阳虚郁滞证：脾肾阳虚，少阴枢机郁抑，肠道气血壅滞。表现为腹痛，下利，便脓血，腰痛，舌淡，脉弱。

治法：温阳化湿，舒郁固脱。

方药：桃花汤。

（3）胃寒证：胃中虚冷，阴阳水火不交，阴寒上逆。症见四肢厥冷，烦躁欲死。

治法：温胃散寒降逆。

方药：吴茱萸汤。

第五节 少阴经脏腑经络标本病机与少阴病治则方药

少阴证是肾少阴经脏腑经络标本阴阳失调的表现，有阴虚热证和阳虚寒证双相失调的特征。少阴病滋阴泻火、扶阳抑阴的大法，是根据以肾为主的少阴经标本病机制定的，少阴证主方是根据少阴经标本治则确立的。兹就少阴证的脏腑经络病机与少阴病主方黄连阿胶汤、真武汤、白通汤论述如下。

一、少阴经脏腑经络标本病机与黄连阿胶汤配伍机制

少阴经肾水与心火标本相联，以肾水为主，心火为次，其枢机调控升降，以纳降为主，升发为次。《本经疏证》指出："夫阳之升，其体由肾，其用由肝；阳之降，其原由肺，其责由心。可见少阴纳降，本于肾水之升，若肾水不足而不升，心火失调而上亢，则为水火不交。"黄连阿胶汤以黄连苦寒清热，抑心火之上亢；阿胶滋肾补肺，吸心火下交于肾；黄芩泄胆清肺，抑肝火上升，助黄连清心火之源；白芍敛阴抑阳，导心火下降；鸡子黄为血肉有情之品，质柔重坠以养阴息风属阴，性味甘温以产热生火属阳，一物兼备水火二性，能使水火阴阳相交，心火下降，肾水上升，从而使少阴枢机得到调节。

二、少阴经脏腑经络病机与真武汤配伍机制

少阴肾心标本阴阳相联，肾寓真火，主一身之水，心主经络，统调水血循行。水液布化又赖脾之升发转输，和肺之肃降通调。故方中用附子辛热温元阳，

补坎水中之真火；白芍通利血脉，有和阴既济之妙；白术补脾运湿，助水液上升；茯苓通调水道，导水下行；生姜辛温达表，行散寒水之气。此方性温，补水中之火，行火中之水，功同北方玄武，故名真武汤。方中除白术、茯苓运湿利水外，主要依赖附子温煦肾命真阳。清·邹树说："凡物之性，虽曰水流湿，火就燥，然阳只能引而上，阴只能引而下，乃附子独能使火就下……夫人之身，水非火不能蒸腾，火非水不能蛰藏。肾气丸证、瓜蒌瞿麦丸证之渴，非阴伤也，阳衰不能化阴也，肾气丸瓜蒌瞿麦两证，水下溜而火逆冲，正赖附子之性温下趋，使水得温而上，火得温而归。"附子这种性温破阴回阳，使水升火降的性能，正合乎少阴枢机水火升降之象。

三、少阴经藏象经络病机与白通汤、通脉四逆汤配伍机制

少阴从本从标、以标为主，标阴在上、外，本热在下、内。少阴为病，肾阳衰微，阴寒内盛，阳被阴隔，寒极生热，则标本阴阳主次地位互相转化；标阴盛于内、下，本热露于上、外，所以少阴病阴阳衰竭阶段多表现阴盛格阳、真阳浮越的证候。白通汤按肾阳衰微、阴寒内盛的病机组成，方以四逆汤去甘缓留中之甘草；加葱白通阳散阴，使上焦之阳下交于肾；附子温下焦元阳上交于心；干姜温中焦之阴通达上下；阳回阴消，阴阳互交，即无阴盛格阳之患。白通加猪胆汁汤根据阴盛于下、格阳于上的病机组成，方以白通汤温通阳气，消散阴寒，加猪胆汁、人尿引阳气下行，使少阴本热下藏于标寒之中。通脉四逆汤则按阴盛于内、格阳于外的病机组成，由于脾肾阳衰，阴寒内盛，阳气被格外越而不得内事，故方以四逆汤温煦脾肾阳气，消散阴寒，倍用干姜温通经脉，使外越之真阳内合于阴中。若面赤为虚阳被格上越，加葱白通利阳气；腹痛为脾脉不通，去通上之葱白，加芍药和脾通脉；咽痛为下焦肾脉不通，津液不能上济润肺，去敛降之芍药，加桔梗之升津利肺；利止、脉不出，为元气耗散，心力衰竭，再去升提耗气之桔梗，加人参益气生脉。

第六节　少阴经辨病辨证论治

少阴属肾，肾-膀胱脏腑经络相联，肾主水、藏精、内藏真火，膀胱主贮藏津液、化气排尿。肾-心手足经脉相联，以水火阴阳双调功能保持动态平衡，调控各器官系统。少阴病以心肾阴阳失调，水火失交为主，心火不交于肾水而上炎则烦躁，肾水不能上济于心火而下泄则下利，心肾水火不能相交于中土则四逆，因此烦躁、下利、四逆是少阴病的主要症状。少阴病脏腑经络标本阴阳失调的病机和所表现的虚实寒热表里阴阳偏倾的证候为少阴证；辨少阴病就是分辨少阴藏

象系统器官形态功能失常的症状体征的不同；辨少阴证就是以少阴经病症为中心，分辨其虚实寒热表里阴阳的不同属性和部位，给每一种病症作定性定位诊断；治少阴病就是根据少阴经病症不同性质部位的特殊性给以不同方药调治。由于病证互相影响，因此少阴病辨病辨证必须相结合。

一、烦躁

少阴病烦躁是肾中水火阴阳偏倾，心神失其调节所表现的症状，以烦热郁闷、躁动不安为特征。一般以神志清楚，心中闷为烦，其病较轻；以神志昏沉，躁扰不安为躁，其病危重。

1. 脏腑经络病机

烦躁是心神病，心属火，其生理功能受肾中水火双重调节。心神功能减低，赖肾中真火温煦，以振奋其不及；心神功能亢进，赖肾中真水滋养，以制约其太过。少阴病烦躁有阴虚阳盛和阳虚阴盛的不同。肾阴的主要作用是上济心火，调济心神，使之安宁静谧；肾水不能上济，心火不能下交，内扰心神，则神气亢进而烦躁，其病机后人称之为心肾不交。肾阳的主要作用是化生真火，温煦心阳，消散阴寒，维持心神正常的情志、思维、记忆；肾阳衰微，真火不足，心神失其温煦，心阳不振，阴寒逆上，则心神抑制而烦躁。

2. 辨病辨证论治

（1）肾阴亏虚，心火亢盛证："少阴病，得之二三日以上，心中烦，不得卧，黄连阿胶汤主之。"（303）

（2）阳衰阴盛证："下之后，复发汗，昼日烦躁不得眠，夜而安静，不呕，不渴，无表证，脉沉微，身无大热者，干姜附子汤主之。"（61）

（3）阴虚水火失交证："发汗，若下之，病仍不解，烦躁者，茯苓四逆汤主之。"（69）

（4）胃寒心肾失交证："少阴病，吐利，手足逆冷，烦躁欲死者，吴茱萸汤主之。"（309）

3. 辨治分析

少阴病烦躁的主要病机为少阴枢机失调，阴阳偏倾，引起肾水枯竭，不能上济心火，或肾阳衰微，阴寒内盛，抑制心火所致。

由于阴静主夜，阳动主昼，故而肾水不足，不能上济，心火亢盛，不能下交而烦躁，则以心烦不得卧，夜重昼轻为特征。若是阳微阴盛，阳气与阴寒相争而烦躁，则以昼日烦躁，夜间安静为标志。前者以黄连阿胶汤滋补肾阴，清泄心火，后者以附子干姜汤振奋阳气，消散阴寒。若为阳虚阴盛，心肾不交而烦躁者，予茯苓四逆汤温煦肾阳，以交心肾。若由胃中阴寒上逆，抑制心神而烦躁者，以吴茱萸汤温胃散寒，平降逆乱。

二、下利

少阴下利为肾中真火衰微，脾胃失其温养，运化功能失常所表现的症状，以下利清谷，里寒外热，口渴心烦，四肢厥冷为特征。

1. 脏腑经络病机

少阴属肾，肾主水，内藏命门相火，温煦滋养脾肾，脾主运化水谷，无论是食物的消化、水液的输布都有赖于肾气的调控，故《内经》指出肾"开窍于二阴"，有启闭二便的功能。少阴下利因肾气失调，水火阴阳偏倾，脾胃运化失常，而有阴虚、阳虚双相失调的特征。阳虚下利为肾阳偏虚，命门真火衰微，脾胃失其温煦，健运失司，胃肠水谷清浊不分所致。脾胃为阴阳升降之中枢，肾阳衰微，下焦阴水不能上升与上焦阳气交会于中土，相接于四末，故此少阴阳虚下利多伴有四肢逆冷。以"恶寒身蜷而利、手足厥冷为不治""恶寒而蜷、手足温者为可治"，此与太阴下利，脾胃自病，下焦真阳未伤，上焦阳气未衰，心肾阴阳顺接，"手足自温，系在太阴"者不同。少阴病阴虚下利，为肾阴偏虚，命门真水不足，脾胃失其滋养，运化功能失常，胃肠清浊不分所致，以口渴、心烦为特征。

2. 辨病辨证论治

（1）阳虚阴盛证："少阴病，二三日不已，至四五日，腹痛，小便不利，四肢沉重疼痛，自下利者，此为有水气，其人或咳，或小便利，或下利，或呕者，真武汤主之。"（316）

（2）偏阳虚证："脉浮而迟，表热里寒，下利清谷者，四逆汤主之。"（225）

（3）肾阳衰微证："少阴病，下利，白通汤主之。"（314）

（4）真阳外越证："少阴病，下利清谷，里寒外热，手足厥逆，脉微欲绝，身反不恶寒，其人面色赤，或腹痛，或干呕，或咽痛，或利止脉不出者，通脉四逆汤主之。"（317）

（5）肾虚滑脱证："少阴病，二三日至四五日，腹痛，小便不利，下利不止，便脓血者，桃花汤主之。"（307）

（6）肾阴虚竭证："少阴病，下利，咽痛，胸满，心烦，猪肤汤主之。"（310）

（7）肾阴虚蓄水证："少阴病，下利六七日，咳而呕渴，心烦不得眠者，猪苓汤主之。"（319）

3. 辨治分析

少阴下利，为肾虚少阴枢机失调，关门不固，水从后阴下泄致病。肾阳虚衰，水失所主，下利而小便不利，以真武汤温肾利水。脾失温煦，运化失职，下利清谷，以四逆汤温煦脾肾。心肾阳衰，阳气不能宣通于表，下利，脉微细，以白通汤温煦心肾，宣通阳气。阴盛于内，格阳于外，下利清谷，里寒外热，以通脉四逆汤温肾回阳救逆。肾阳虚衰，少阴枢机郁抑，肠道气血壅腐，下利滑脱，便脓血，小便不利，以桃花汤温肾固脱。肾阴虚亏，水蓄胃肠而下利，以猪苓汤滋肾利水。肾阴虚损，精不化气，水失所主，下利咽痛，胸满心烦，以猪肤汤滋肾养脾。

三、四逆

四逆是指四肢厥冷，少阴病四逆主要是由肾阳衰微引起心力衰竭，致气血不能充达于四末所致，常与吐利、烦躁、脉沉微等同时出现。

1. 脏腑经络病机

仲景在《伤寒论·厥阴篇》对"厥"的病机作了高度的概括，指出"凡厥者，阴阳气不相顺接，便为厥，厥者，手足逆冷是也"，说明阴阳气不相顺接是各种厥证的共同病机。人体阴阳的物质基础主要是气血，而气血顺接于四末又赖心经络的输运，少阴肾心标本相联，心经络输运气血依赖肾气的调控。因此，少阴病肾阳衰微，心失其温煦，则不能推动气血充达于四末，阳气不能与阴气互相顺接而为寒厥。若少阴病肾阴衰竭，心失其滋养，则心阴虚弱，水液不足，阴气不能与阳气互相顺接于四末而为热厥。少阴心肾标本阴阳的变化有标本互相依存和标本互相转化之别，厥证的病机也不例外。心肾标本阴阳互相依存的过程，阳虚阴盛，表现为四逆下利、恶寒身踡、脉微等虚寒证；心肾标本阴阳互相转化的过程，阳虚阴盛，表现为下利清谷、里寒外热、脉微不恶寒等真寒假热证。反之，热厥也是如此。

2. 辨病辨证论治

（1）阳虚寒凝证："少阴病，身体痛，手足寒，骨节痛，脉沉者，附子汤主之。"（305）

（2）阴盛格阳证："少阴病……利不止，厥逆无脉，干呕，烦者，白通加猪胆汁主之。服汤，脉暴出者死，微续者生。"（315）

（3）真阳外越证："少阴病，下利清谷，里寒外热，手足厥逆，脉微欲绝，身反不恶寒，其人面色赤，或腹痛，或干呕，或咽痛，或利止脉不出者，通脉四逆汤主之。"（317）

（4）寒饮内聚证："少阴病，饮食入口则吐，心中温温欲吐，复不能吐，始得之，手足寒，脉弦迟者，此胸中实，不可下之，当吐之；若膈上有寒饮，干呕者，不可吐也，当温之，宜四逆汤。"（324）

（5）肝气内郁证："少阴病，四逆，其人或咳，或悸，或小便不利，或腹中痛，或泄利下重者，四逆散主之。"（318）

（6）少阴病预后

1）阳复可治证："少阴病，吐利，手足不逆冷，反发热者，不死；脉不至者，灸少阴七壮。"（292）

2）纯阴无阳不治证："少阴病，恶寒，身蜷而利，手足逆冷者，不治。"（295）

3）脾绝死证："少阴病，吐利，躁烦，四逆者，死。"（296）

4）肝绝死证："少阴病，下利止而头眩，时时自冒者，死。"（297）

5）心绝死证："少阴病，四逆，恶寒而身蜷，脉不至，不烦而躁者，死。"（298）

6）肺绝死证："少阴病六七日，息高者，死。"（299）

7）肾绝死证："少阴病，脉微细沉，但欲卧，汗出不烦，自欲吐。至五六日自利，复烦躁不得卧寐者，死。"（300）

3. 辨治分析

上述厥证虽然都有手足厥冷、阴阳不相顺接的共同病机，但因病机各自不同，故有不同证治。305条"手足寒"兼有脉沉，为肾阳衰微，外感寒邪，骨节经络拘挛，气血闭阻不利，引起阴阳气不相顺接，以附子汤温肾壮阳，通经散寒。315条"厥逆"兼有无脉、利不止、干呕、烦等，为阴盛格阳，致上下阴阳不交于内，气血阴阳不相顺接于外，以白通汤加猪胆汁人尿导阳入阴，引阴出阳，使阴阳互相顺接。317条"手足厥冷"兼有下利清谷，里寒外热，为阴盛格阳，真阳外越，致阴阳气不相顺接，以通脉四逆汤温肾回阳。324条"手足厥冷"兼有"心中温温欲吐"，为膈上寒饮停聚，致阴阳气不相顺接，以四逆汤温阳化饮。318条"四逆"兼有或吐，或悸，或小便不利，或腹中痛，为肝气郁抑，阳气内郁，致阴阳气不相顺接于外，以四逆散舒胆解郁，调畅气机。

少阴经心肾阴阳互根，气血阴阳互相顺接是生命的根本，四逆是心肾衰竭，阴阳气不相接的表现。少阴病四逆关系到生机的存亡，故论中以阴盛阳复之"吐利、手足厥冷、反发热者为不死""可治"；纯阴无阳之恶寒身蜷逆冷者为"不治"。少阴病是以肾为主的整体性病变，少阴病的死候也关系到五脏，脾绝死候为"吐利躁烦四逆"，心绝死候为"脉不至"，肝绝死候是"头眩时时自冒"，肺绝死候为"息高"，肾绝死候是"躁烦不得卧寐"。

第七节 少阴经藏象体系与现代中医的关系

《伤寒论·少阴篇》是以肾为主的辨病辨证治疗的综合性体系。既包括内在脏腑的肾－膀胱－心和外在躯体功能形态失常的病，又包括经络失调、阴阳偏倾的证，其证虚实寒热表里阴阳俱备，既以肾为主体，又关联到全身。少阴病受各经脏气的影响，表现为不同的证，是同病异证；少阴证又影响各经，发生不同的病，是异病同证。现代中医对肾的研究有很大的进展，特别在辨证方面，从主观辩证法则发展到肾实质的客观指标。如肾阳虚者，形寒肢冷，腰膝酸痛，四肢厥冷，面色白，神疲倦怠，舌淡，脉微，是少阴经多种器官系统形态功能失常所表现的综合性证候，肾阳虚证患者下丘脑双氢睾酮受体的亲和力下降等客观指标，表明肾虚证有一定的物质基础。由于既往缺乏高度概括的少阴经功能系统观念，以致目前尚未能对肾的研究成果进行系统整理。少阴是肾藏象系统的抽象，在少阴经体系基础上整理肾的证治理论研究成果，不但能得以全面的概括总结，同时，还可以运用少阴经藏象内在规律，从少阴经各器官之间的关系分析少阴经生理病理现象，使少阴经的本质得到进一步的阐明。

第十三章　厥阴经藏象系统

厥阴经是肝–胆–心包–筋–目等器官，由经络按厥阴经藏象过程的脏腑经络标本中气三极阴阳规律组成的功能系统，使厥阴经藏象系统器官互相作用，化生厥阴为合的运动调节功能，发生阴尽转阳的生命过程运动，控制调节各器官系统形态和功能。在厥阴经脏腑经络三极阴阳关系中，肝处于主导地位，在机体内环境的管理、外环境的适应，以及对辨病辨证论治方面起决定作用。

第一节　厥阴经藏象系统器官形态功能

厥阴属肝，主化生血气，藏血，主疏泄，喜条达，生火化热，为阴尽阳生之本，主升发清阳，上奉心主，开窍于目，外充于筋，温养于四末，其华在爪。肝–胆表里脏腑经络相合，胆为肝之府，助肝化生相火，温煦脾胃，转阴为阳，疏通气血，决断动向。肝–心包手足经脉相联，心包助心主血，助肝藏血，使周身经络之血内聚于肝，肝藏之血上充于心，营周于身，互相调节以维持动态平衡。肝–胆–心包之相火禀命守位，内寓于血，充实经脉，默运周身，助心主诸气。

一、肝

肝居右季胁部，其解剖位置和形态结构与现代医学的肝脏相同，其功能主要是化生血气，藏血，疏泄气血、脾胃、情志。

1. 化生血气

《素问·六节藏象论》谓"肝者，罢极之本……其充在筋，以生血气"；《素问·金匮真言论》谓"东方青色，入通于肝，开窍于目，藏精于肝"；《素问·经脉别论》谓"食气入胃，散精于肝，淫气于筋"。表明肝是人体耐力的基源，其主要功能是化生血气，为五脏五行相生之本，资生诸阳之不及。人体饮食入胃，经消化后，其水谷精微散布于肝，由肝脏化生血气，充益于筋，供养全身。

2. 肝藏血

指肝脏贮藏血液、调节血量的功能。《素问·五脏生成》谓"人卧血归于肝，肝受血而能视，足受血而能步，掌受血而能握，指受血而能摄"，明确指出肝藏血对机体血量的调节。王冰谓"肝藏血，人动则血运于诸经，人静则血归于肝脏"，进一步说明肝脏对血量的调节。休息时机体血流量相应减少，其多余的血量贮藏于肝；活动时机体血流量增加，肝脏释放所贮藏的血液以供利用。

3. 肝主疏泄

（1）疏通气血：人体气血循行是由心经络推动，而气血畅通无阻，化物正常排泄，与肝主疏泄密切相关。

（2）疏达胃肠：《素问·宝命全形论》谓："土得木而达。"土是脾胃的属性，木是肝胆的属性，脾主运化，肝主疏泄，脾胃气机通畅有赖肝气疏泄条达。

（3）疏畅情志：情志属心，心主神，脑为元神之府，肝厥阴经脉上巅入脑。脑是全身的主宰，对十二官起统调作用，又受肝的疏泄调节。肝除了以疏泄功能舒畅情志外，又以化生血气温养脑的形态功能。

二、胆

胆附于肝，其解剖位置和形态结构与现代医学的胆囊相同。在厥阴经功能系统中，胆的功能主要有下列三点。

1. 助肝疏泄

肝主疏泄的主要表现是疏达脾胃，而肝疏达脾胃又依赖胆的辅助，即《素问·灵兰秘典论》所谓："肝者，将军之官，谋虑出焉……胆者，中正之官，决断出焉。"胆的主要功能是贮藏胆汁，并将精清之胆汁注入小肠，促进脾胃消化，刺激胃肠运动，使脾胃气机通畅条达。

2. 助肝化生相火

肝胆脏腑相联，肝属风木，为脏属阴，胆属相火，为腑属阳。肝木能资生相火，故又谓人身相火寄寓于肝木之中。

3. 助肝决断

肝主谋虑，胆主决断。谋虑是大脑的功能，肝主谋虑是以化生血气的功能对脑进行调节。但是，肝胆经脉血气之表里出入、上下升降的动向为胆所决断。

三、心包（膻中）

心包是心之外府，其功能是助心主神志，行气血，保护心主。心包的功能主要是助心行血，助肝藏血。心包－肝手足厥阴经脉相联，运动时肝所藏之血经心包由心经络输出，外供机体利用；休息时外周血液由心包入心经络归于肝脏，心包辅助肝藏血功能。

心包之外廓是膻中，为心主之宫城，《素问·灵兰秘典论》谓："膻中者，臣使之官，喜乐出焉。"

四、筋

筋指肌腱、筋膜，是联络关节肌肉、主司运动的组织。《素问·五脏生成》谓"肝之合筋也，其荣爪也"；《素问·痿论》谓"肝主身之筋膜""宗筋主束骨而利机关也"。肝脏化生气血充足，全身筋膜得其濡养，从而维持正常功能。

五、目

目为肝之窍，目之能视依赖肝化生血气的濡养，《内经》谓"肝气通于目""肝和则目能辨五色"。

六、厥阴经器官形态功能失常与厥阴病

厥阴病是厥阴经系统器官形态功能失常的表现，《伤寒论·厥阴篇》就是人体厥阴经病证的写照。

1. 肝病

（1）肝主化生血气的病变：血气是人体阴阳的物质基础。《伤寒论》厥阴病的主要病证是厥，厥的共同病机是"阴阳气不相顺接"，与肝化生血气不足和肝疏泄气血失司有密切关系。

（2）肝藏血的病变：肝藏血功能失常的主要病变是不能提供足够的血量给机体利用。《伤寒论》厥证多发生下利，与脱液亡阴，从而引起肝藏血、供血不足，以致阴阳气血不相顺接于四末。

（3）肝主疏泄的病变，有下列三点。

疏通气血的病变：肝疏通气血失常的病变主要是经络循行障碍，气血郁滞。《伤寒论》厥证的四肢厥冷与肝疏泄失常，气血内郁不能外达有关，如四逆散证的"四逆"等。

疏达胃肠的病变：肝疏达脾胃功能失常的病变主要是胃肠气机郁滞，主要表现为胃脘胀痛，恶心呕吐，嗳气不舒，腹痛肠鸣，泻利下重。《伤寒论》厥阴病白头翁证的热利下重，吴茱萸证的干呕、吐涎沫，四逆散证的泄痢下重，均与肝气疏泄失常，胃肠气机郁滞有密切关系。

疏畅情志病变：肝气郁抑，心神失其疏达，表现为情绪抑郁，心烦急躁易怒。《伤寒论》厥阴病"默默不欲食，烦躁……厥而呕，胸胁烦满"，就是肝气疏泄失常，情志郁闷所表现的证候。

2. 胆病

（1）胆疏泄病变：胆病主要表现胆气郁抑，胆汁不得外泄，胃肠气机郁滞，

消化不良。《伤寒论》厥阴病蛔厥证得食而呕，又烦，常自吐蛔，就是胆道蛔虫证候的表现。

（2）胆相火病变：胆病往往表现相火失常。在厥阴病，寒厥下利就是与胆气不足、相火衰微、脾胃失其温煦的病机密切相关，这与少阳病口苦、咽干、目眩、默默不欲饮食等胆气有余、相火郁抑、脾胃失其疏达的病机恰恰相反。

（3）胆决断病变：胆决断病变主要表现为升降出入运动失常。三阳经病变以气血表里出入失常为主，少阳病胸胁苦满，往来寒热，是胆失决断，气血出入运动失其取决的表现；三阴经病证以水火上下升降失常为主，厥阴病上热下寒，寒热错杂，厥热往复，也是胆失决断，水火升降运动不得取决的表现。

3. 心包病

心包病变主要表现为相火调节功能失常，经络气血循行障碍。《伤寒论》厥阴病"气上撞心，心中疼热"，四肢厥冷，就是与心包功能失常，引起相火上冲，气血循行障碍密切相关。

4. 筋病

肝脏化生血气不足，不能温煦筋膜肌腱，即发生筋病。筋病的主要表现为四肢挛急，手足震颤，肢体麻木。《伤寒论》厥阴病"大汗出，热不去，内拘急，四肢疼……厥逆"，就是大汗后伤津，引起肝血不足，筋脉失养的病症。

5. 目病

目病为肝胆脏腑经络阴阳失调引起。肝阴虚，目失所养，则目睛干涩，视物不清；肝火上炎则目眩，目赤等。

厥阴病的本质是厥阴证，厥阴证的寒热虚实表里阴阳是厥阴病性病位的不同类型。《伤寒论·厥阴篇》所有的厥阴证都属厥阴病范围。厥阴经各器官的病变不是孤立出现，而是厥阴经藏象系统器官彼此关联，互相失调的表现。如厥是厥阴病主症，其主要病机除肝化生血气不足外，还关系到心包经络气血循行障碍和胆相火衰微。此外，厥阴病还关系到整体各经脏气的失和，如厥证的病机除了厥阴经肝－胆－心包脏腑经络失调所表现主体性病证外（如乌梅丸证、当归四逆汤证、吴茱萸汤证等），还有肝肾阳虚证（四逆汤类方证）、肺胃实热证（白虎汤证、承气汤证）等整体性病证。

第二节　厥阴经脏腑经络适应性调节功能

一、脏腑经络标本中气三极阴阳与表里上下有序体系

厥阴经藏象系统是由肝－胆－心包脏腑经络在太阳经总系统的统调下所组成

的支系统，肝－胆－心包手足厥阴三条经脉相互交接，并分别从膀胱足太阳经脉的肝俞、胆俞、心包俞注入内脏，联系肝－胆－心包，外络躯体肢节，组成表里上下有序体系。

1. 心包手厥阴经脉

心包手厥阴经脉起始于胸中，浅出属于心包，通过膈肌，经过胸部、上腹和下腹，络于上、中、下三焦。

胸中支脉：从胸中出行胁部，横行至腋下，又上达腋下，沿上臂内侧中线入肘，下向前臂两筋之间，进入掌中，沿中指出其末端。

2. 胆足少阳经脉

胆足少阳经脉起于眼外角，上行到额角，下耳后，沿颈旁，行手少阳三焦经之前，经头额至眼眶上，又向后折至风池穴，至肩上退后，交出手少阳三焦经之后，进入锁骨上窝。

直行者，从锁骨上窝下行腋部，沿胸侧，过季肋，向下到髋关节与前脉会合，由此向下，沿大腿外侧中线，出膝外侧，下向腓骨头前，直下腓骨下段，下出外踝之前，沿足背进入第四趾外侧。

耳后支脉：从耳后进入耳中，走耳前，至眼外角后。

眼部支脉：从眼外角分出，下向大迎，会合手少阳三焦经于眼眶下，下行经过下颌角，下行颈部，与前脉会合于锁骨上窝，下向胸中，通过膈肌，先后联络于肝胆，沿胁部直下到腹股沟动脉处，绕阴部毛际，横行至髋关节部。

足部支脉：从足背分出，进入第一趾趾缝间，沿第一二跖骨间出趾端，回转后通过爪甲后丛毛处，接足厥阴肝经。

3. 肝足厥阴经脉

肝足厥阴经脉起于大趾爪甲后丛毛处，下至大趾外侧端，向上沿着足背内侧，离内踝一寸，上行小腿内侧，离内踝八寸处交出足太阴脾经之后，上膝腘内侧，沿着大腿内侧中线，进入阴毛中，环绕阴部，至少腹，夹胃旁边，向外上方行至十一肋端，挟骨，属肝，络胆，向上通过膈肌，分布于胁肋部，沿气管之后，向上进入颃颡（鼻咽部），连接目系（眼与脑的联系），上行出于额部，与督脉交会于头顶。

目系支脉：从目系分出，下行于颊里，环绕口唇。

肝部支脉：从肝分出，通过膈肌，向上流注于肺，交接于手太阴肺经。

掌中支脉：从掌中分出，沿环指出其尺侧末端，交于手少阳三焦经。

二、脏腑经络标本中见三极阴阳与阴阳双向调节功能

厥阴经由肝－胆－心包与筋－目由经络的阴脉阳脉互相联系组成。肝－胆－

心包居里属阴，筋－目居表属阳。肝－胆－心包藏精成形属阴中之阴，为阴脉所主；肝－胆－心包运动排泄化气属阴中之阳，为阳脉所主。筋－目之运动感觉功能化生阳气，属阳中之阳，为阳脉所主；筋－目组织结构属阳中之阴，为阴脉所主。肝－胆－心包与筋－目按三极阴阳规律共同组成厥阴经藏象系统，与周围环境进行阴阳生化，保持动态平衡。在肝－胆－心包与筋－目关系中，前者属于主要方面，通过脏腑经络三极阴阳的联系，控制后者的形态与功能。

厥阴经脏腑经络标本中气三极阴阳是厥阴经的基本运动规律。肝脏经主贮藏精气，化生阴血，胆腑经主排泄化物，化生阳气。精血是阳气的物质基础，阳气是化生精血的原始动力，肝－胆脏腑经络阴阳互相逆从，构成形态功能，推动生命过程运动。肝－心包手足厥阴经脉相联，手厥阴心包相火属阳，足厥阴肝风木属阴，手足厥阴经脉阴阳气血互相调节，保持动态平衡。

三、脏腑经络标本中气三极阴阳主次关系与厥阴合机

厥阴"从中者，以中气为化"。以肝为主、心包为次的标本主次关系，是厥阴经脏腑经络气化的生理机制，化生厥阴为合的经气，称为厥阴合机，规定厥阴合机主升发的运动方向。厥阴为两阴交尽，少阳为一阳初生，《素问·六节藏象论》谓肝为阴中之少阳，厥阴阴尽向中气少阳转化，也就是以肝为化。因此，以肝为主的标本主次关系是厥阴合机的特定规律。肝为阳脏居阴位，其气升发，厥阴为合主升，是肝运动形式的抽象概括。

厥阴合机的升发，就是肝－胆－心包脏腑经络互相作用的表现。《素问·五常政大论》谓"火曰升明"，表明上升过程运动是火性能的表现。胆－心包属相火，胆主春升之气，为十一脏所取决，主相火之使用，心包助心经络，主相火之输布。胆－心包虽为相火之脏，而相火禀命守位，寄寓于肝，肝属风木生火，为少阳相火之生源，所以厥阴以中气少阳为主，其主导器官在肝，这就是《内经》肝为阴中之少阴，厥阴从中气少阳为化的道理。

四、脏腑经络标本中气三极阴阳与适应外界气候功能

心为君主之官，心部于表，肝为将军之官，主御外侮。心、肝母子相生，足厥阴肝化生血气为心经络营卫的本源，手厥阴心包为心之外卫，代心用事。心太阳统营卫，营卫的来源有赖于肝的化生，营卫的和谐有赖于心包的调节；肝化生气血充足，心包相火气化正常，则太阳营卫和调，不受外邪的侵袭。

厥阴主阴尽阳始，以中气少阳为主，《素问·六节藏象论》谓："肝者……此为阳中之少阳（据《素问·阴阳离合》《灵枢·九针十二原》《灵枢·阴阳系日月》，当为'阴中之少阳'），通于春气。"《脏气法时论》谓："肝主春，足厥

阴少阳主治。"表明肝厥阴适应外界气候功能主要与春气相应。春季始于冬至后45日立春季节，其时风气主令，虽属乎阳，未离乎阴，有风热、风寒之分，厥阴肝与心包手足经脉标本阴阳双调，既能从阳化热以应寒，又能从阴化寒以应热，所以能适应风寒风热的气候变化。

1. 适应风寒

厥阴风木主令，时至气未至，寒气肃杀，风从寒化，肝厥阴经气偏虚，风寒乘虚外袭，或风寒凛冽，过于肝厥阴经气所能耐受，便发生厥阴风寒表证。《伤寒论》351条"手足厥寒，脉细欲绝者，当归四逆汤主之"，379条"呕而发热者，小柴胡汤主之"，就是厥阴外感风寒表证。

2. 适应风热

风为阳邪，善行数变，能随五气而变化，风从热化，其气温升，喜犯上部。《素问·太阴阳明论》谓"伤于风者，上先受之"；《金匮真言论》谓"春气在头"。厥阴手足经脉阴阳偏倾，手经阴虚，风热乘虚上犯，则发生风热表证。《伤寒论·厥阴篇》未见风热表证之治，《温病条辨·上焦篇》桑菊饮证治等可补其不足。

五、厥阴经整体联系调节功能

肝为将军之官，谋虑出焉，主疏泄，化生血气，为相火之源。厥阴经对其他各经系统器官结构功能起控制调节作用，又受各经脏气的调节，保持厥阴经藏象以肝为主的动态平衡。

1. 肝心联系调节功能

心为阳中之太阳，属君火，君火以明；肝为阳中之少阳，属相火，相火以位。君火就是热气，肝主化生血气，同时生成相火，相火之少火化生心之热气，助心主统调十二官。反之，肝主化生血气、主相火功能又受心主营卫经络的控制调节，肝与心联系调节功能失常，则发生肝心失调证。

2. 肝肺联系调节功能

肺以呼吸功能主一身之气，"少火生气"，肝所化生的血气、相火也是肺主一身之气的物质基础。肺吸入天阳之气，与肝所化生血气、相火相应整合进行气化，成为生生之气，调控人体各器官的运动功能。当然，肺对肝的调节也有重要意义，如肝气舒畅条达依赖肺气的宣发，肝气升发太过依赖肺气收降的制约。肝肺联系调节功能失调，则发生肝肺失调证。

3. 肝脾联系调节功能

肝除了以疏泄功能疏达脾胃之外，还以所化生血气、相火温养脾胃，而肝化生血气、相火又以脾胃运化功能所吸收的水谷精微为基础。肝脾联系失常，即发生肝脾失调证。

4. 肝肾联系调节功能

《内经》谓"阴中之少阳，肝也""肾者……为阴中之少阴"，表明肝肾互相依存不能分开。肝藏血，化生血气、相火，肾藏精，主骨髓、化生精血。肝化生之血气、相火也是肾藏精、化生精血的物质基础；肝化生血气、相火又依赖肾精的控制调节。肾藏精太过，依赖肝气的疏泄，肝气疏泄太过，又依赖肾气的蛰藏。肝肾乙癸同源对相火的资生和调节有重要意义。李中梓谓："古称乙癸同源，肝肾同治，其说维何？盖火分君、相，君火居于上而主静，相火者处于下而主动，君火惟一，心主是也，相火有二，乃肝与肾。"李氏从"乙癸同源"解释相火的生成、贮存、利用可谓要言不烦。人身相火化生于肝，肾阳资助肝木化生相火，促进相火的生成与利用；肾水资生肝木，肾阴促进肝相火贮存，抑制相火生成利用太过，两者互相调济，保持相火的正常运行。

第三节　厥阴经脏腑经络病机

厥阴经脏腑经络病机，就是厥阴经脏腑经络病理变化规律，虽然复杂多端，但总受厥阴经脏腑经络标本规律控制。厥阴经脏腑经络包括脏－腑经络和手－足经脉两方面，肝－胆脏腑经络标本阴阳逆从，化生气血，推动生命过程运动；肝－心包手足厥阴经脉阴阳逆从，以肝血－心包相火阴阳双调功能温阳化阴，使阴尽阳生，阴阳相互顺接而保持相对平衡。《伤寒论》厥阴病提纲"消渴，气上撞心，心中疼热，饥而不欲食，食则吐蛔，下之利不止"，就提示厥阴病阴阳气不相顺接的病机是手足厥阴经脉失调，相火不藏，向上冲逆，导致上热下寒。相火上冲，阴寒下盛，发生寒热错杂的乌梅丸蛔厥证；肝阳相火不足，阳气不与阴气相顺接，则发生当归四逆汤、吴茱萸汤等寒厥证；肝阴不足，包络相火偏胜，或阳明热极伤津，影响手厥阴心包，致阴气不与阳气顺接于四末，则发生白头翁汤、白虎汤、承气汤等热厥证。

厥阴病的变证虽然多端，病机不外肝－胆－心包脏腑经络标本阴阳失调所致，其原因不外下列几点。

一、脏腑经络标本主次关系失常

厥阴系两阴交尽，肝胆相火贵在潜藏，一阳内潜两阴之中，以为厥阴合机升发之本。《伤寒论》厥阴病提纲虽然见症错杂，但其主要病机在肝阳虚，寒气内侵，肝脉收缩，相火不得下潜，循经上冲心包，横行侮胃，灼伤津液，故而"消渴，气上撞心，饥而不欲食"。由于相火上冲，不得下潜，阴中之阳虚，内脏失其温煦，正邪俱从寒化，致令蛔虫上膈，故食则吐蛔。其主要病机在肝阳虚微，阴寒下盛，仲景乃以"下之利不止"之警晓谕其发病机理。

肝藏血，厥阴病以血分病为主，当归四逆汤证"手足厥寒，脉细欲绝者"，为营血虚寒，血热不得外达。乌梅证寒热错杂，为脏寒相火冲逆，血热不足，阳气不得外达。白头翁证"热利下重者""下利欲饮水者"，为血热内郁阴分。麻黄升麻汤证"咽喉不利，唾脓血，泄利不止者"，为血热壅滞厥阴。厥阴血分证多于他经，主要是由于厥阴经脏腑经络病变在多血少气之肝经。

厥阴两阴交尽，肝为阴中少阳，其一阳少火内温脾肾两阴幽寒，外应冬末春寒之气。肝－心包手足经脉相联，肝藏血，心包主相火，相火化生于肝，厥阴经是以阴血－相火双调功能，发生从阴转阳过程运动，保持阴阳平衡。在阴极转阳运动过程中，以阳为主，以阴为次，以阳统阴；其为病则阳失所主，阴失所从，阴阳不和，不相顺接。在厥阴病邪正相争过程中，推动厥阴过程从阴向阳转化的阳气不足为正虚，阻碍厥阴过程从阴向阳转化的阴气有余为邪实。手足厥阴经脉阴阳一气，若足厥阴肝相火不足，足厥阴肝阳气先衰，寒邪下受，则发生寒厥，表现为寒热消长盛衰。如342条"伤寒厥四日，热反三日，复厥五日，其病为进。寒多热少，阳气退，故为进也"；346条"伤寒六七日不利，便发热而利，其人汗出不止者，死，有阴无阳故也"。这都表明厥阴寒厥以阳气为正，阴气为邪，阳虚阴盛标志着病证进展，纯阴无阳为邪气独盛、正气消亡的死候。若足厥阴肝阴血不足，手厥阴心包阴气先衰，风热乘虚上侵，损及心包，则发生热厥，表现为手厥阴心包病证。心包助心主行气血，心包为病，经脉损伤，血运郁滞，阳气不能随营血充达于四末而内伏，故热厥见症不像寒厥那样厥热往复，而是视热毒损伤阴血之轻重，表现为"厥深者热也深，厥微者热也微"（335）。

二、脏腑经络标本胜复

厥阴热厥以心包病为主，心包相火在热厥病变过程中转化为邪，外感之风热唯与心包相火相并，化为热邪，损害厥阴经血气，才表现为热厥。柯琴谓："诊厥阴脉，以阳为主，而治厥阴病，以阴为主。故当归四逆不去芍药，白头翁重用芩、连，乌梅丸用黄连至一斤，又佐黄柏六两……肝之相火，本少阳之生气，而少阳实出于坎宫之真阴。经曰：'阳予之正，阴为之主。'又曰：'阴虚则无气。'又曰：'少火生气，壮火食气。'审此，则知治厥阴之理矣。"表明厥阴相火就是厥阴正阳，其热化太过，变为邪热，故治宜清。人身相火藏于心包络，包络相火寄寓风木之脏，生化于肝，其病从肝气上冲，是故热厥证虽曰心包为病，仍属肝藏象病证范畴。

三、适应外界气候功能失调

肝化生血气不足，心包相火衰微，可致气血营卫不和，护卫御侮失职，外邪乘虚入侵，发生厥阴外感表证。肝胆脏腑经络表里阴阳相联，厥阴经主要以胆足少阳经气与外界气候相应，厥阴证外感表证以胆足少阳病为主，故"呕而发热者，小柴胡汤主之"（379）。

四、脏腑经络病机的转属

厥阴从中见少阳，以少阳为化，厥阴阴尽转阳，本乎相火之温化。《灵枢·本输》谓"少阳属肾"。少阳相火潜藏于肾命门之中，又称命门相火，为人体生命原动力。朱丹溪《格致余论·相火论》指出："天主生物，故恒于动，人有此生，亦恒于动，其所以恒于动，皆相火之为也。见于天者，出于龙雷，则木之气；出于海，则水之气也；具于人者，寄于肝肾二部，肝属木肾属水也。胆者，肝之府；膀胱者，肾之府；心包络，肾之配；三焦以焦言，而下焦同肝肾之分，皆阴而下者也。天非此火不能生物，人非此火不能有生。"由于少阳相火是厥阴从阴向阳转化之本，又是人体生命原动力，所以厥阴经以阳气为本，阳气消长存亡是病机的关键。《伤寒论》341条："伤寒发热四日，厥反三日，复热四日，厥少热多者，其病当愈；四日至七日，热不除者，必便脓血。"342条："伤寒厥四日，热反三日，复厥五日，其病为进，寒多热少，阳气退，故为进也。"343条："伤寒六七日，脉微，手足厥冷，烦躁，灸厥阴，厥不还者，死。"说明阴消阳复为病退，阳复太过为病变，阴长阳消为病进，独阴无阳为死候。热深者厥亦深，厥微者热亦微，其病机关键在阳复太过，损伤阴质。

此外，《伤寒论·厥阴篇》中"三日""六日""九日"等发病日期都不写在具有方证的条文中，如乌梅丸证、当归四逆汤证、吴茱萸汤证等皆无具体日期记载，这提示厥阴篇中的发病日期不是个别病证的日期，而是说明邪正相争阴阳消长的时间规律，我们不应在个别病证上比照，而应在共同病机中探求邪正相争的原理。

厥阴相火以命门为本，也是先天真火，有赖后天脾胃充养，因此仲景又以胃气存亡之病机提示厥阴病的预后转归。指出厥阴相火衰微，阴寒内盛，当见胃中虚冷不能食，如能食为阳长阴消，胃气来复，病机好转。否则阴长阳消，相火式微，胃气消亡，为"除中"；食后暴热，热退厥利，死；如阳复太过，相火内炽，必吐痈脓。

第四节 厥阴证

厥阴证是厥阴经脏腑经络阴阳失调的表现，厥阴经藏象系统是建立在以肝为主统一整体的基础上，其病证有主体性和整体性之分。

一、主体性病证

厥阴病主体性病证是以肝为主的厥阴经脏腑经络标本阴阳失调，所表现虚实寒热表里阴阳的基本证。

1. 寒热错杂证

厥阴经脏腑经络阴阳失调，肝阳偏虚，脾肾二阴寒气偏盛，相火不能下潜阴中，向上冲逆，上下阴阳偏倾。上因相火偏亢，津液不足而病热，下因相火不足，二阴偏盛而病寒，上下寒热错杂，蛔虫动膈，气机逆乱，阴阳之气不相顺接。

主症：四肢厥冷，气上撞心，心中疼热，饥而不能食，食则吐蛔，舌根中部淡白，边尖红，脉微细。

治法：清上温下，补益气血，温经通脉，调正阴阳。

方药：乌梅丸。

按：厥阴病寒热错杂证为厥阴经脏腑经络标本阴阳互根过程寒热二气并存的表现，与少阴病阴盛格阳、虚阳上浮的上热下寒为阴阳互相转化过程所表现的真寒假热不同。

2. 阳虚寒证

肝藏血，少阳相火寄寓于肝血之中，是为肝阳。肝中血虚，相火不足，则肝阳虚，寒邪乘虚而发生寒证。

（1）阳虚表寒证：肝合筋，其华在爪，心包络助心将肝所藏气血输于筋，温煦四末。肝脏血虚，相火衰微，寒凝筋脉，气血不得周流，则发生阳虚表寒证。

主症：手足厥寒，爪甲青紫，脉细欲绝，胸胁或小腹冷痛。

治法：补肝养血，温经散寒，通利经脉。

方药：当归四逆汤。

（2）阳虚里寒证：足厥阴经脉上入颃颡，连目系，上出与督脉交会于巅。肝脏阳虚，相火衰微，阴寒内盛，则浊阴随经上逆。

主症：干呕，吐涎沫，头痛，四肢厥冷，脉微细。

治法：温肝散寒降逆。

方药：吴茱萸汤。

3. 表证

肝胆脏腑经络表里相联，肝厥阴主藏精起亟，胆少阳主化气卫外，肝厥阴藏精不及，胆少阳卫外不足，则风寒外侵，发生表证。

主症：呕而发热，口苦，咽干，目眩，脘痞，胁痛，脉弦细。

治法：疏肝舒胆，扶正驱邪。

方药：小柴胡汤。

4. 实证

肝主藏精，胆主疏泄升发，其气血由心包输运温养四末，肝气升发受阻，胸阳不布，心包气血郁滞，则发生实证。

主症：心下满而烦，饥而不能食，或呕逆不得，手足厥冷，舌胖，苔腻，脉乍紧。

治法：涌吐痰涎。

方药：瓜蒂散。

5. 热证

肝气郁抑化热，包络相火下逼，邪毒横逆肠胃，熏灼肠膜脉络致病。

（1）热壅下利证：下利后重，便脓血，渴欲饮水，或烦躁，肢厥，甚则昏谵。

治法：凉肝泻火。

方药：白头翁汤。

（2）热郁下利证：泄利下重，腹痛，四逆。

治法：疏肝理气。

方药：四逆散。

二、整体性病证

肝为罢极之本，以化生血气、相火，控制调节各经，又受各经脏气调节，使整体气血阴阳和调，表现为阴尽阳生过程的正常现象。厥阴病以肝为主体，又关系到整体各经脏气的失调。

1. 肺肝失调证

肝厥阴阴合主升，肺阳明阳合主降，互相调节维持整体阴阳升降的正常，肺胃肃降失常，影响肝气升发，则发生病变。

（1）肺肝阴阳失调证：肝阴虚则相火内炽，肝阳虚则气血不充，风寒外袭，肺气不宣，上热下寒，正虚邪陷，阴阳错杂。表现为四肢厥冷，咽喉不利，唾脓血，下利，脉重按不至，舌光滑无苔。

治法：滋阴清热，温阳达邪。

方药：麻黄升麻汤。

（2）胃浊逆传证：厥阴阳明升降相因，肺胃肃降失令，浊阴不降，即肝气挟热浊上犯心包。表现为下利腹痛，谵语，舌苔黄燥，脉滑实。

治法：攻胃泄浊。

方药：小承气汤。

（3）胃热逆传证：胃热逆传，侵及心包，血气郁抑，邪热内壅。表现为四肢厥冷，心烦口渴，舌苔黄燥，脉沉滑。

治法：清泄胃热。

方药：白虎汤。

2. 脾肝失调证

肝主升发阳气，脾主上输津液，相互顺接，完成升清过程。如脾阳下陷，肝气升发受抑，则致脾肝失调证。

（1）脾肝虚寒证：脾阳不振，清阳下陷，肝气升发失司。表现为下利，腹胀满，身体疼痛，四肢逆冷，脉微细。

治法：温脾升清。

方药：四逆汤。

（2）脾寒肝热证：厥阴本风在上，中见相火，标阴在下。肝火侮胃，脾虚失养，寒聚气逆，阴阳乖格。症见下利或呕逆，饮食入口即吐，舌淡白，尖红，脉微弦细。

治法：温脾清肝。

方药：干姜黄芩黄连人参汤。

（3）胃饮凌心证：水饮停胃，水气厥逆，上渍心包，影响心经络气血循行。表现为四肢厥冷，心下悸动，胃脘痞满，脉弦。

治法：温胃利水。

方药：茯苓甘草汤。

3. 心肝失调证

肝心母子相生，心经络之营卫依赖肝化生之血气，肝脏气血之升发亦赖心经络之推动，相互调节以保持动态平衡。在病理上，两者相互影响则表现心肝失调证。

（1）肝心表虚证：心经络失调，营卫不和，肝升发障碍。表现为下利，身疼痛，发热恶风，脉浮缓。

治法：温心健脾，调和营卫。

方药：桂枝汤。

（2）邪留胸膈证：肝病余热留于胸膈，搅扰心神。表现为心烦不眠，按之心下濡，舌苔尖红。

治法：解郁清热。

方药：栀子豉汤。

4. 肾肝失调证

肝胆相火蛰藏于肾命门之中，受肾气控制调节；肾命门真阴真阳又从肝胆一阳生而升发，两者相辅相成。肾气失调，命门相火衰微，则表现为肾肝失调证。

肾肝阳虚证：肾气失调，相火衰微，阴寒内盛，扰乱中宫，阴寒内格，虚阳外越。表现为下利清谷，里寒外热，脉浮微细。

治法：温煦肾肝，回阳通脉。

方药：通脉四逆汤。

第五节 厥阴经脏腑经络标本病机与厥阴病治则方药

厥阴证是厥阴经脏腑经络标本阴阳失调的表现，厥阴经辨证治则是根据厥阴经脏腑经络标本病机确定的，厥阴经辨病治则是根据厥阴经病机去分辨厥阴证的性质、部位，调整厥阴经脏腑经络的失调，以达到治疗厥阴病的目的。

厥阴经辨证治则的具体运用，就是根据厥阴经脏腑经络标本阴阳失调的病机来组合方剂，治疗疾病。兹就厥阴经脏腑经络病机对厥阴病主证如乌梅丸证、当归四逆证作初步探讨。

一、厥阴经脏腑经络病机与乌梅丸配伍机制

厥阴属肝，为两阴交尽，一阳初生。肝－胆－心包脏腑经络标本阴阳相联，胆－心包属相火寄藏于肝中，为厥阴阴尽转阳之本。乌梅丸是按厥阴经脏腑经络标本规律组成，方中重用乌梅、黄连、黄柏敛阴清热，以制相炎冲逆，使之潜藏阴中。肝为阴中之阳，处于太少两阴之中，其寒多由脾肾两阴交尽转化而来，因用附子、干姜、川椒温散脾肾之寒。肝主化生血气，其病多因血气虚弱，故用人参、当归补益血气。肝为阳脏居阴位，其机为合，主转阴为阳，其气血之上升赖心包输运，因用桂枝、细辛温心通脉，输运气血。全方补散温清诸药兼备，有清上温下，补益气血，温通经脉的作用，适合于阴尽阳生过程的标本规律，所以是厥阴病的主方。

乌梅丸的主要作用是治疗蛔厥，日本人王逊达《汉方简义》谓："蛔厥者，其脏亦寒。凡寒，每甚于中下二焦。胸居阳位，较他处为热。蛔性喜热，故欲上入。膈为宗气之城郭，众蛔扰之，则宗气乱，而阴阳不接，故亦烦而厥矣。"说

明蛔厥的病机为上热下寒，蛔性喜热上膈，气机被扰所致。蛔厥的脏寒大多数注家都认为属于脾胃虚寒，实际上是指肝脏相火衰微、阴寒内盛格拒而言。蛔虫虽是因肠胃虚寒而上膈，但此处胃肠虚寒是由肝胆相火衰微失其温煦所致。由于蛔厥的病机是厥阴经脏腑经络标本阴阳失调引起上热下寒，故此乌梅丸按厥阴经标本规律组成，清上温下，补益气血，温通经脉，而有安蛔回厥的作用。乌梅丸的安蛔不但在于调整厥阴经脏腑经络阴阳的失调，同时对蛔虫也起抑制作用。体外实验结果表明，中医所谓"蛔得甘则动，得苦则安则下，闻酸则静则伏，得辛热则止"，与现代医学的认识颇相契符。

在《伤寒论》中，乌梅丸方后云"又主久痢"。厥和久痢是不同性质的疾病，两者都用乌梅丸来治疗，是因为乌梅丸证的升降失常，气机郁滞，正虚邪恋是厥与久痢的共同病机。久痢为脾胃升清降浊失常，久痢不愈为正虚邪陷，痢之里急后重为气机郁滞，蛔厥之上热下寒为升降失常，蛔厥必痛为气机郁滞，蛔厥之脏寒蛔动为正虚邪恋，由于乌梅丸能清上温下，调和升降，补益气血，扶正祛邪，畅利气机，所以两者均可用以施治。

二、厥阴经脏腑经络病机与当归四逆汤配伍机制

厥阴经脏腑经络由肝－胆－心包厥阴少阳脏腑手足经脉三极阴阳组成。肝主藏血，化生血气，心包助心经络调控气血循行，肝胆所化生贮藏的血气从阴向阳转化，使其阴阳互相顺接于四末。当归四逆汤按厥阴经标本规律组成，方以当归温经补血，益其肝阳。桂枝汤去生姜加细辛、通草，倍大枣温通经脉，调和营卫；去生姜，以不欲横散络脉以发汗；加细辛、通草，欲直通经脉以行血；倍大枣，以补养营血充实经脉，并缓桂枝、细辛之峻散；经脉不通多因气滞寒闭水阻，细辛能行气散寒，通草能利水通脉。诸药配合，有温肝补血，通利经脉，调和营卫，散寒利水等功用。"若内有久寒者，宜当归四逆加吴茱萸生姜汤主之"，是在"手足厥寒，脉微细欲绝"的血虚寒凝表证基础上，伴有寒饮结聚在里，故用当归四逆汤加吴茱萸、生姜、清酒以温经散寒，通经活血。

第六节　厥阴经辨病辨证论治

厥阴病是肝－胆－心包脏腑经络失调，引起厥阴经藏象系统器官形态功能失常的表现。肝火不足，不能温煦两阴，使阴尽向阳转化以交会于中则厥，阴尽不能转阳上升而下泄则下利，肝火冲逆外出与阴寒相争则发热。厥、下利、发热是厥阴病的主要病症，临床上三者并见或单独出现，有主次不同。厥阴经脏腑经络失调所表现的虚实寒热、表里阴阳、风火气血的证候为厥阴证，辨厥阴病是分析

厥阴经藏象系统器官形态功能失常的不同点，辨厥阴证是以厥阴经病症为中心，分辨各个主症虚实寒热、表里阴阳、风火气血偏倾的不同病性病位，然后给以不同方药调治。由于病与证互相影响，因此厥阴病的辨病与辨证必须相结合。

一、厥证

厥就是手足厥冷，厥阴病的厥证主要由厥阴经脏腑经络失调，气血阴阳不能互相顺接、充达于四肢末端的表现，常与下利、发热共同出现。

1. 脏腑经络病机

《伤寒论·厥阴篇》的厥证有藏厥、寒厥、蛔厥、痰厥等不同内容，共同病机是"阴阳气不相顺接"（337）。厥阴经脏腑经络是人体阴阳气血互相顺接的部位，肝藏血，内寓相火，主阴尽阳生；胆居上下表里前后正中，是人体内部阴阳顺接的部位；肝合筋，其华在爪，爪是十二经脉的交会点，是人体外部阴阳互相顺接的部位；心包下联于肝，代心用事，主经络通营卫，是人体内外阴阳互相顺接的部位。在病机上，厥阴经脏腑经络阴阳失调，肝藏血不足，相火衰微，或心包病变，经络气血循行阻碍，不能将肝所贮藏的血气输运于四末，则发生手足厥冷的证候。仲景将厥证的主要证治列在厥阴篇，以厥阴经脏腑经络作为厥证辨病辨证论治的基础，对阐明厥证的机理有重要意义。

寒厥和热厥是厥证的主要证候，厥阴以少阳中气为主，少阳相火为人体阴极转阳之本，寒厥阴寒极盛，人体以肝胆相火代偿反应是其必然过程。其主症下利为阴寒盛于内，四逆为阳气衰于外，主要病机均为相火衰微，肝阳不足，阳气不得从阴向阳转化的表现。热厥之实邪壅盛虽多表现于阳明胃肠（如邪热内伏之白虎汤证、实热内结之承气汤证、热毒内壅之白头翁汤证，多属胃肠的热性病），但实际上都已损及或者扰乱厥阴经气，致厥阴阴气不能与阳气顺接，引起厥阴合机升发障碍，阳气内伏，表现为热厥，故这种胃肠热毒内盛不称为阳明病，而称为厥阴病阳明证。

2. 辨病辨证论治

（1）寒热错杂证："伤寒脉微而厥，至七八日肤冷，其人躁无暂安时者，此为脏厥，非蛔厥也。蛔厥者，其人当吐蛔。今病者静，而复时烦者，此为脏寒，蛔上入其膈，故烦，须臾复止，得食而呕又烦者，蛔闻食臭出，其人常自吐蛔。蛔厥者，乌梅丸主之。"（338）

（2）血寒证："手足厥寒，脉细欲绝者，当归四逆汤主之。"（351）

（3）肝寒气逆证："干呕，吐涎沫，头痛者，吴茱萸汤主之。"（378）

（4）痰厥证："病人手足厥冷，脉乍紧者，邪结在胸中，心下满而烦，饥不能食者，病在胸中，当须吐之，宜瓜蒂散。"（355）

（5）水气厥逆证："伤寒厥而心下悸，宜先治水，当服茯苓甘草汤，却治其厥，不尔，水渍入胃，必作利也。"（356）

（6）上热下厥证："伤寒六七日，大下后，寸脉沉而迟，手足厥逆，下部脉不至，喉咽不利，唾脓血，泄利不止者，为难治，麻黄升麻汤主之。"（357）

（7）胃热证："伤寒，脉滑而厥者，里有热，白虎汤主之。"（350）

（8）胃实证："伤寒一二日至四五日，厥者必发热，前热者后必厥，厥深者热亦深，厥微者热亦微。厥应下之，而反发汗者，必口伤烂赤。"（335）

"下利谵语者，有燥屎也，宜小承气汤。"（374）

（9）肝肾虚寒证："大汗出，热不去，内拘急，四肢疼，又下利厥逆而恶寒者，四逆汤主之。"（353）

"大汗，若大下利而厥冷者，四逆汤主之。"（354）

"呕而脉弱，小便复利，身有微热，见厥者难治，四逆汤主之。"（377）

"下利，脉沉而迟，其人面少赤，身有微热，下利清谷者，必郁冒汗出而解，病人必微厥，所以然者，其面戴阳，下虚故也。"（366）

"下利清谷，里寒外热，汗出而厥者，通脉四逆汤主之。"（370）

3. 辨治分析

厥证辨治，仲景首先提出一个关键问题，就是脏厥和蛔厥的鉴别。脏厥是肝脏相火衰微，血气化生不足，阳气不能外充四末所生之厥证。而蛔厥由蛔虫扰动，引起血气逆乱，寒热错杂，阴阳不能充达肌表四末。其寒热错杂证以厥阴经脏腑经络病机为基础，故以乌梅丸温阳散寒，敛阴泻火，安蛔通经调治。厥阴寒厥之证，病因复杂，由于寒凝经脉，气血循行阻碍，脉微细而厥，故以当归四逆汤温肝补血，通利经脉。肝胆相火不足，寒气冲逆，胃气不降，干呕吐涎沫而厥，故以吴茱萸汤温肝散寒，降逆调治。由于寒痰聚于胸膈，阻滞经脉，厥而脉象乍紧，心下烦满，故以瓜蒂散涌吐痰饮。由于水饮停胃，逆传心包，厥而心悸，故以茯苓甘草汤温心健胃利水。厥阴伤寒表证未罢，误用大下，伤其脾阳，邪热内郁上壅，伤其肺阴，上热下寒，阴阳不相顺接，厥而咽喉不利，唾脓血，泄利不止，脉沉迟，下部脉不至，故以麻黄升麻汤温脾散寒，滋肺清热，升阳解表。热厥之证多因阳明实热内郁，热毒内陷心包，偏于经热，脉滑而厥，故以白虎汤清其里热；偏于腑实，厥而下利谵语，故以小承气汤泻阳明之邪，复厥阴之正。

厥证有轻重之分，上述之蛔厥、痰厥、寒厥等俱是较常见的厥之轻症，而肝阳衰微、阴盛格阳之厥，则属危重症。353 条"大汗出，热不去，内拘急，四肢疼，又下利厥逆"，为相火衰微，被阴寒所格，化热外应，阳气内虚，经筋失其温煦所表现的病症。354 条"大汗，若大下利而厥冷"，为肝阳外亡，脾胃失其温煦所表现的病症。377 条"呕而脉弱，小便复利，身有微热，见厥者难治"，为相火衰微，真阳外越，脾肾失其温煦所致。病症虽异，但肝阳衰微，阴盛格阳是共同本质，故俱以四逆汤温煦肝肾、回阳救厥调治。若肝肾命门相火衰微，真阳被格上戴外越，表里上下格拒不通，则面赤，下利清谷，或里寒表热，汗出而厥，则以通脉四逆汤温煦肝肾，通脉回阳。

二、下利

厥阴下利是厥阴经脏腑经络阴阳失调，引起脾胃功能失常所表现的症状，以泄利下重、四肢厥冷为特征。与太阴下利脾胃自病，下利腹满、手足自温，及少阴病心肾失交，下利、烦躁、四逆等不同。

1. 脏腑经络病机

《内经》谓"木郁达之""土得木而达"，说明肝主疏泄，性喜条达，脾胃赖肝气的疏达，气机乃得通畅，脾胃为仓廪，分司水谷运化，脾主升清，肝藏相火为脾升清之本，胃主降浊，肝胆疏泄能助胃气通降浊阴。在病理上，肝相火衰微，化生血气不足，则脾之健运失职，清阳不升而下利；肝胆疏泄失常，气机郁滞，则胃之通降不利而泄利后重。由于厥阴主阴尽阳生，从少阳为化，少阳相火蛰藏寒水之中，故厥阴下利多见虚实寒热错杂之证。

2. 辨病辨证论治

（1）寒热错杂证："厥阴之为病，消渴，气上撞心，心中疼热，饥而不能食，食则吐蛔，下之，利不止。"（326）

"蛔厥者，乌梅丸主之。又主久利。"（338）

（2）肝郁肠热证："热利，下重者，白头翁汤主之。"（371）

"下利，欲饮水者，以有热故也，白头翁汤主之。"（373）

（3）肝郁脾寒胃热证："伤寒本自寒下，医复吐下之，寒格，更逆吐下，若食入口即吐，干姜黄芩黄连人参汤主之。"（359）

（4）胃浊逆传心包证："下利，谵语者，有燥屎也，宜小承气汤。"（374）

（5）肝脾虚寒证："下利腹胀满，身体疼痛者，先温其里，乃攻其表。温里，宜四逆汤，攻表，宜桂枝汤。"（372）

3. 辨治分析

厥阴为两阴交尽，一阳处两阴之中，脾肾两阴之气偏盛则寒，肝之相火偏胜则热，寒热互结则经络闭阻，气血不通，难分难解。故厥阴下利多寒热错杂、久利不愈，以乌梅丸温阳敛阴，助肝化生血气相火，疏散脾胃两阴之寒。以其能温经活血，散寒清热，故又能治厥阴久痢。由于误下，肝之相火相应起亟上逆，引起脾寒胃热，故吐利交作，食入即吐为胃热标志，乃以干姜黄芩黄连人参汤温脾清胃调治。由于肝气疏泄失常，胃肠热毒内壅，气机郁滞，则下利，若热邪壅滞为主，以白头翁清热解毒；若气机郁滞为主，宜四逆散疏肝解郁理气；若热毒内壅，不得下泄，逆传心包，则下利谵语，以小承气攻下泄毒；若肝肾相火衰微，脾失温煦，中阳不运，寒气积聚，谷气下流，营卫不能温煦肌表，则下利腹满，身体疼痛，宜先以四逆汤温煦肝肾，振奋脾胃，复其中运，后以桂枝汤温心健脾，通利经脉，调和营卫。

三、发热

厥阴发热是肝－胆－心包脏腑经络阴阳失调，相火衰微，阴寒内盛，两阴交尽，一阳内生，故其热与厥常交替出现，且伴有四肢厥冷、下利呕逆等阳衰阴盛的证候。

1. 脏腑经络病机

厥阴属肝，肝－胆脏腑经络相联，内藏相火，火为热之源，热为火之气；肝－心包手足经脉相联，心包助心运行气血，输布热气，互相调节，保持阴阳平衡。肝－胆－心包相火气化失常，经络气血循行阻碍，则见厥热往来，厥热并见，但热不厥。

（1）厥热往来证：厥阴以少阳相火为本，少阳为枢，主调控阴阳出入，肝胆相火衰微，阴血阳气化生不足，少阳枢机失调，阴阳气不相顺接，则厥热往来。厥为相火衰微，阴寒内盛，阴气盛极，阳气不相顺接的表现，热为正阳抗邪的表现，故厥利若见发热则自止，若正复太过邪热有余，则发生喉痹、便脓血。

（2）厥热并见证：多见于热厥，先发热而后发厥。其主要病机为手厥阴经阳气偏亢，邪热逆传心包，经络气血循行阻碍，里热不能外达而内郁。热厥病症的热势轻重，取决于手厥阴心包阳气偏亢的程度，热深厥亦深，热微厥亦微。

（3）但热不厥：厥阴病但热不厥，主要发生于肝胆相火化热，或阳明实热内郁厥阴。厥阴肝－胆－心包主升清，阳明肺－胃主降浊，升降相因，清浊分别。阳明胃脉络心，手厥阴心包为心之外卫，胃浊归心，心包先受，故厥阴实热证伴有谵语、神昏、痉厥等症。《伤寒论》邪热逆传心包的实热证多记在阳明篇（212~221），属于阳明证范围。

2. 辨病辨证论治

（1）阳虚发热证："伤寒病，厥五日，热亦五日，设六日当复厥，不厥者自愈。"（336）

（2）阳复太过证："伤寒发热四日，厥反三日，复热四日，厥少热多者，其

病当愈；四日至七日，热不除者，必便脓血。"（341）

（3）胆郁气逆证："呕而发热者，小柴胡主之。"（379）

（4）里热下迫证："下利，欲饮水者，以有热故也，白头翁汤主之。"（373）

（5）里热证："伤寒，脉滑而厥者，里有热，白虎汤主之。"（350）

（6）胃实证："伤寒一二日至四五日，厥者必发热，前热者后必厥，厥深者热亦深，厥微者热亦微。厥应下之，而反发汗者，必口伤烂赤。"（335）

（7）阴盛格阳证："下利清谷，里寒外热，汗出而厥者，通脉四逆汤主之。"（370）

3. 辨治分析

厥阴发热有虚实寒热表里之殊。腑经气化不足，外感风寒，正气复起抗邪，化热外应，则"呕而发热"，以小柴胡汤舒胆解郁，疏解表邪。肝胆疏泄失常，胃肠气机郁滞，热毒内壅，则发热泄利下重，以白头翁汤疏肝解郁，清利解毒。阳虚阴盛，相火外应，其热不足应寒，表现为"大汗出，热不去，内拘急，四肢疼，又下利，厥逆而恶寒者"，则用四逆汤温煦肝肾，回阳救逆。若肾阳衰微，蛰藏失职，真阳外越，则下利清谷，里寒外热，汗出而厥，以通脉四逆汤温肾回阳，通脉救逆调治。厥阴实热证多由阳明转化而来，即从阳明调治。"伤寒，脉滑而厥"，为阳明里热内郁，尚未结实，以白虎汤清泄里热。

第七节　厥阴经藏象系统的体系与现代中医的关系

《伤寒论·厥阴篇》的体系以肝为中心，其病则脏腑经络（肝胆心包）体窍（筋目爪）具备，其证则虚实寒热表里周详。既以肝病为主体，又以各经为整体，只是方证较为简略。现代中医对肝胆的认识有很大的进展，特别是在辨证论治方面已经掌握较为完整的规律，如肝气郁结、肝火上炎、肝血不足、肝风内动、寒凝经脉、肝胆湿热、胆郁痰扰等皆分证施治。不过，厥阴经的肝、胆、心包、筋、目经络等生理病理以及整体的联系规律，依然晦而不明，离而不合，尤其是肝与心包的手足关系辨治更为缺如。倘能利用厥阴经的藏象体系来整理所属脏器组织的病脉证治，不但使中医对肝厥阴藏象系统的理论和实践得到整合归纳，同时还可以根据厥阴经藏象系统的内部联系，进一步阐明肝病的本质及其证治规律。

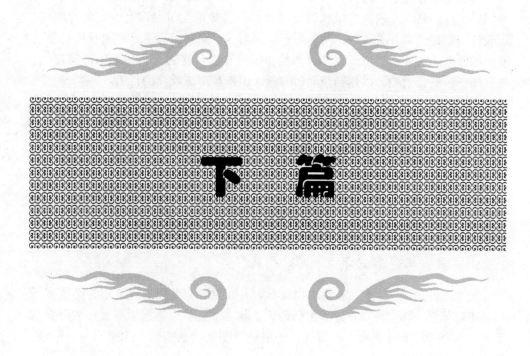

下篇

第十四章　藏象与历代医家六经主要论点的统一

《伤寒论》六经辨证论治的体系，是在《内经》藏象病理生理学基础上发展起来的。藏象是由多种器官系统组成的综合性体系，因此《伤寒论》六经病证辨治内容也错综复杂，历代医家从不同角度对六经辨证规律进行探讨，产生了各种不同论点。就六经藏象系统认识过程来看，这些论点虽然都有一定的片面性、表面性，但是也都有所发现，从各个不同侧面、不同层面说明了藏象系统是复杂有序的体系。现就六经辨证规律对六经主要论点进行探讨分析，加以证实证伪，吸其精华，扬其糟粕，以达到全面、深刻认识六经辨证规律的目的。

第一节　藏象系统三极阴阳的共同规律与经络、脏腑、部位、经界论点

藏象系统由六经标本中气三极阴阳的基本规律组成，六经藏象都体现了标本中气三极阴阳的特征，经络、脏腑、部位、经界论点分别从不同角度探讨藏象六经辨证规律，使藏象系统的整体联系得到较为充分的阐述。

一、藏象与经络论点

尤在泾说："人身十二经络本相联贯而各有畔界，是以邪气之中，必各有所见之证与可据之脉，仲景首定太阳脉证曰：脉浮，头项强痛而恶寒。盖太阳居三阳之表，而其脉上额交巅，入络脑，还出别下项，故其初病，无论中风、伤寒，其脉证皆如是也。"

张锡纯说："伤寒治法以六经分篇，然手足各有六经，实则十二经也。手足之经既有十二，而《伤寒论》但分为六经者何也？按《内经》之论十二经也，凡言某经而不明言其为手经、足经者皆系足经，至言手经则必明言其为手某经。盖人之足经长、手经短，足经大、手经小，足经原可以统手经，但言足经而手经亦恒寓其中矣。《伤寒论》之以六经分篇，此遵《内经》定例，寓手经于足经中也。彼解《伤寒论》者，谓其所言之六经皆系足经，是犹未明仲景著伤寒之深意也。"

张志一说："六经为三阴三阳之总称，太阳、阳明、少阳叫三阳，指在表在

腑，太阴、少阴、厥阴叫三阴，指在里在脏。脏腑表里阴阳互相维系，前人把它的含意概括为六经，此论最为精当。从六经与脏腑来说：《内经》五脏六腑合膻中为十二官，脏为阴，即足太阴脾、手太阴肺、足少阴肾、手少阴心、足厥阴肝、手厥阴心包（膻中）；腑为阳，即足太阳膀胱、手太阳小肠、足阳明胃、手阳明大肠、足少阳胆、手少阳三焦。"

黄坤载说："经有十二，六气统之，两经一气，故曰六经。"

经络学说是中医学较为独特的系统理论，经络体系是六经藏象系统内部的共同本质，是具有组织结构和功能状态的信号转导联系调节功能系统。《伤寒论》六经基本证候都反映于十二经脉，如太阳头项强痛是足太阳膀胱经病，阳明胃家实是足阳明胃经病，少阳口苦、咽干、目眩、胸胁苦满是足少阳胆经病，太阴腹满吐利是足太阴脾家病，少阴脉微细、但欲寐为手足少阴经脉病，厥阴消渴、气上冲心、厥热往来为手足厥阴肝心包病。在治疗上，针灸循经治疗更能说明问题，如太阳中风刺风府、风池，就是刺足太阳膀胱经脉穴位。太阳病若欲再作经（传于阳明），针足阳明。少阴病、厥阴病，仲景明言灸少阴经、厥阴经穴位，这些都是明显的例证。然而，伤寒六经病证是不是等同于十二经脉病证呢？这是值得讨论的问题。

经络论点认为头项强痛、恶寒是足太阳膀胱经脉病，烦渴、小便不利是足太阳膀胱腑病，这种认识犹有明证，而将温病归属手足太阳小肠膀胱经病，则未免过于牵强。《伤寒论》中，仲景不但称温病为太阳病，还将其罗列在太阳病提纲之后条分缕析，这表明《伤寒论》六经并非专指十二经脉而言。温病不过一例，余如栀子豉证心烦不眠、泻心证心下痞满、大小陷胸汤证心下硬痛等，也都不能以足太阳膀胱经病来做解释。

既然经络系统和《伤寒论》六经关系如此密切，为何十二经脉之经络六经又不能代表《伤寒论》六经呢？主要理由有二：

1. 经络概念的外延不能包括六经病证的范围

经络是六经内在联系的共同规律，而不包括六经所有器官。经络系统的十二经脉的主要作用是作为气血运行的通路，将内在脏腑和外在躯体官窍组成一个有机的整体，使身体各器官组织的形态结构和功能状态发生普遍联系，实现形和气的统一。正常的人体生命现象除由经络联系调节外，还依赖各器官之间互相作用互相调节。《伤寒论》六经是藏象系统，生理功能恒定在以五脏为主的统一整体上，其内容除本经经脉所联系的脏腑外，还包括五体、五官、五志和全身各经脏气的调节。在病理上，经络的病证是循经线段的病变，如《灵枢·经脉》所谓，膀胱足太阳病经脉起于目内眦，上额交巅，络脑入项，挟脊抵腰，络肾属膀胱，贯臀入腘，过髀贯腨，是动则病冲头痛，目似脱，项似拔，脊痛，腰似折，髀不可曲，腘如结，腨如裂，是谓踝厥。这表明膀胱经病是按着所循行的路线所发生的病症。而《伤寒论》六经病证是以五脏为主的整体性病变，除本经所属的脏腑经络外，还包括与肺、肾、脾、肝等相互影响的全身性病证，不是十二经脉所能全部概括的。

2. 经络论点概念内涵不能揭示六经病证本质

十二经脉的脏腑经络是六经的核心本质，脏经和腑经是不可分割的两部分。认为六经是十二经脉的经络论点，认为三阳即六腑经，三阴即六脏经，三阳只有热证、实证、表证，三阴只是虚证、寒证、里证，这就割离了六经藏象内部脏经和腑经的基本关系，使六经藏象系统各经的虚实寒热表里阴阳基本证得不到全面的诠释。

经络论点只看到手经与足经的联系，而割分脏经与腑经的内在联系，认为心手少阴只与肾足少阴合成一经，而不与手太阳小肠相合，肾只与心合成一经，而不与膀胱合；手太阴肺只与足太阴脾合成一经，而不与手阳明大肠相合，脾只与肺合成一经，而不与胃合；足厥阴肝只与手厥阴心包合成一经，而不与足少阳胆相合，心包只与三焦合成一经，而不与肝合。这样，非但不能阐明六经病证的本质，也不符合《内经》理论的基本原则和《伤寒论》病证归类的内在逻辑。因为《内经》曾明确提出"脾胃者，仓廪之官"，脾和胃是同一功能单位的器官，《伤寒论》太阴经脾胃的病证也极为密切，既共同列入太阴病的提纲之中，阴阳互根也贯穿于全篇的始终。而经络论点将脾胃分为两经，认为脾肺属太阴，胃大肠属阳明，在太阴经脏腑经络基本关系中忽略胃的客观存在，以致不能解释太阴经基本过程的生理病理现象，违反了脾胃脏腑阴阳互根的必然联系和《伤寒论》太阴病的辨治规律。

二、藏象与脏腑论点

章炳麟说："少阴病心也，心脏弱，故脉微细，血行懈，故不能排逐病邪，陷为厥冷，亦所谓心虚有也，热根于内也。若太阳病对少阴而言，心脏不弱，血行有力，故协其邪外托经络肌肤而发热，此不必为膀胱小肠也。阳明病胃肠病也，胃家实之文，仲景所明著，其及至于燥屎不下。若太阴病即对阳明而言，以胃肠虚，故腹满而吐，自利益甚，以不必为脾也。少阳病者，三焦也，津液枯干，邪不能化，故口苦咽干，其自太阳转入者，则上下二焦皆肿胀，故干呕，胁痛，津液与邪互结，外主经络故来往寒热。厥阴病则上进于少阳为言也，消渴甚于口苦咽干也，吐蛔甚干呕也，厥阴病厥热相易，甚于来往寒热也，或气上冲心、心中热疼，甚于咽干、胁满也，或下利脓血，为肠脂膜化腐，甚于中上焦痞硬也，不必分为肝与胆也。"

　　章氏不受经络系统三阴经（脏经）与三阳经（腑经）名称不同的拘束，将脏经与腑经看成一系，不必因脏、腑经络名称的不同而分为三阴经与三阳经，这合乎中医学以脏腑为核心的原则。在病理上，《伤寒论》六经病证也以脏腑为中心，脏腑经络阴阳失调表现为虚实证，也符合《伤寒论》六经辨证的逻辑。脏腑阴阳是普遍联系，其虚实证也普遍见于各经。如太阳经有桂枝汤之表虚证，有麻黄汤之表实证，有十枣、陷胸、抵当之里实证，有小建中、炙甘草之里虚寒证；阳明经有白虎、承气之实热证，亦有吴茱萸、四逆之虚寒证；太阴病有四逆、理中之虚寒证，又有桂枝加芍药大黄之大实证；厥阴病有乌梅丸一证，其寒热虚实错杂；少阳病柴胡证虚实寒热具备。又因为三阳经脏腑病机以腑经排泄障碍为主，三阴经脏腑病机以脏经藏精不足为主，因此三阴经与三阳经又存在相对的特殊证，三阳经病证以表、热、实为主，三阴经病证以里、虚、寒证为主。我们决不可因为虚寒热实普遍证，而否认三阳经与三阴经有客观存在的特殊证；也不可因为三阴经与三阳经有虚实寒热表里阴阳相对证的客观存在，而否认六经各有虚实寒热表里阴阳的普遍证。

　　果如章氏所说三阴经与三阳经的不同点只是虚实寒热轻重微甚，那么，"阳脉涩、阴脉弦"（100）、"心中悸而烦"（102）、"脉结代，心动悸"（177）等虚证出现于太阳病，大承气汤三急下的大实证、麻黄附子细辛汤峻散等表实证出现于少阴病，吴茱萸汤、四逆汤等虚寒证出现于阳明病，桂枝加芍药大黄等实证出现于太阴病，白虎汤、承气汤等实热证出现于厥阴病，诸如此类又当如何解释呢？

　　脏腑论点不能完全解释《伤寒论》六经病证，主要是因为《伤寒论》六经是藏象功能单位，脏腑不过是其中的主要器官，藏象系统除脏腑外，还包括经络、躯体、五官和各经脏气互相作用的调节。在病理上，除了脏腑经络阴阳失调的虚实证外，还有手足经脉失调的寒热证，三阳经多见手腑经阳气偏盛、足腑经阴气偏衰的实证热证，三阴经多见足脏经阴气偏盛、手脏经阳气不足的虚证寒证，和足脏经阴气不足、手脏经阴气偏盛的虚证热证，以及脏腑躯体阴阳失调的表里证，还有各经脏气阴阳失调的整体性病证。凡此等等，都不是脏腑论点所能解释的。

　　章氏认为三阴经与三阳经病证的差别只在于虚实寒热的轻重微甚，也与临床实际不相契符。实际上，三阴经病证与三阳经病证的主要不同点，在于五脏系统器官功能形态结构失常和六经开合枢运动调节功能失常。如太阳病和少阴病的根本区别，除了心肾系统器官功能失常有质的区别外，还要着重区分太阳开机和少阴枢机运动障碍的特殊性。太阳为开，太阳病提纲"脉浮，头项强痛而恶寒"是太阳开机欲开而不得开，治疗太阳病表证的主要原则也是调整太阳开机，促进经络气血向外发散，因势利导，排除病邪，发汗为太阳病的正治法。少阴为枢，少阴病提纲"脉微细，但欲寐"是少阴枢机失调，心肾失交，心神不得从阳入阴的表现，治疗也以温肾扶阳，调整少阴枢机为主。可见，偏执脏腑论点不能使《伤寒论》六经病得到全面的阐释。

脏腑论点虽然可将心与小肠、肺与大肠、脾与胃、肝与胆、肾与膀胱的脏腑经络联系起来，说明虚实证的变化规律，却割离了手足经脉的联系。六经的手足经脉是保持机体阴阳平衡的必然联系，也是生命存在的必要条件，六经手足经脉阴阳平衡机制破坏，是机体发生疾病的根本原因。如果把手足经脉从六经脏腑经络基本规律中割离，则无法解释六经生理病理现象。例如少阴经的手足经脉是心肾水火相交的功能联系，如按脏腑观点将心从少阴经脏腑经络基本规律割离，则无法全面阐释少阴经藏象基本过程的生理病理现象。

三、藏象与部位论点

张隐庵说："太阳、阳明、少阳、太阴、少阴、厥阴，乃人身经气而各有分部。太阳分部于背，阳明分部于胸，少阳分布于胁，太阴分布于腹，少阴分部于脐下，厥阴分部于季胁与少腹之间，如七政丽天，各有方部。"

方中行说："风寒之着人，必以皮肤着之，皮在躯体之外，故曰表，表合足太阳膀胱经。阳明者，风寒之邪，过皮肤而进入肌肉，肌肉居五合之中，躯壳之内，与阳明胃经合也。少阳者，邪过皮肤而又进，则关系到躯壳之内，脏腑之外，所谓半表半里者，少阳胆经合也。"

方氏所谓的"部位"是指六经系统器官组织形态的位置。这种论点除阳明经和藏象系统的五脏五体（五官）联合体系相一致外，太阳膀胱外合皮肤，则太阳属心，心合经脉于皮部，因为心主诸脉是通过膀胱经脉分布于皮部；阳明胃外合肌肉，即阳明属肺（胸）胃外合皮毛肌肉；少阳半表半里内合胆三焦，即少阳属胆三焦外合膜原腠理。三阴经也有形态结构分部，太阴脾外合肌肉，少阴肾外合于骨，厥阴肝外合于筋。

张氏所谓"经气各有分部"，除了指六经藏象系统器官的位置外，与经络分布的部位也有一定的关系。如太阳分部于背，以背为太阳经气集聚部位，如膀胱足太阳经脉分布于背部；阳明分部于胸，除了胸是肺脏的位置外（肺是阳明经主导器官），其胃足阳明经脉也分布于胸部；其余少阳分部于胁，太阴分部于腹，少阴分部于脐下，厥阴分部季胁，都是指经脉分布的主要部位。

部位论点只能解释局部而不能解释整体，六经的脏腑器官虽有一定部位，而六经经气的运行并不尽受部位的局限。太阳为开主表，气根于里，阳明为合居里，气行于表，发热恶寒的表证是太阳病，蓄血蓄水的里证也是属于太阳病。胃家实的里实证是阳明病，发热自汗恶风的表虚证也是阳明病。三阴经的部位虽在里，其经气也行于表，如太阴病四肢疼痛，少阴病一身手足尽热，厥阴病手足厥寒等都是属表病。

因此部位论点对六经的生理病理虽起启发性作用，但毕竟有一定的局限性，只能解释六经脏腑器官的部分生理病理变化，而不能反映六经的全部生理病理变化。而藏象论点之所以能全面解释六经生理病理现象，是因为六经藏象系统是发生生命过程的集合体系，其内容除了包括六经藏象系统器官的各分部病变外，还包括六经藏象系统多种功能的病证。因此，《伤寒论》六经是代表藏象，而不是代表部位。

四、藏象与经界论点

柯琴说："夫一身之病，俱受六经范围者，犹《周礼》分六官而百职举，司天分六气而万物成耳。伤寒不过是六经中一症，叔和不知仲景之六经，是经界之经，而非经络之经。妄引《内经·热论》作序例，以冠仲景之书，而混其六经之证治，六经之理因不明，而仲景平脉辨证能尽愈诸病之权衡废矣……夫仲景之六经，是分六区地面，所赅者广，虽以脉为经络，而不专在经络上立说。凡风寒温热内伤外感，自表及里，有寒有热，或虚或实，无乎不包。故以伤寒杂病合为一书，而总名《伤寒杂病论》。所以六经提纲，各立一局，不为经络所拘，弗为风寒划定也。然仲景既云撰用《素问》，当于《素问》之六经广求之。按《皮部论》云，'皮有分部，脉有经纪，其生病各异，别其部分，左右上下，阴阳所在，诸经始终'，此仲景创立六经部位之原。"

"以地理喻，六经犹列国也。腰以上为三阳地面，三阳主外，而本于里。心者，三阳夹界之地也，内由心胸，外自巅顶，前至额颅，后至肩背，下及于足，内合膀胱，是太阳地面。此经统领营卫，主一身之表证，犹近边御敌之国也。内自心胸至胃及肠，外自头颅，由面至腹，下及于足，是阳明地面。由心至咽，退场门颊，上耳目，斜至巅，外自胁，内属胆，是少阳地面。此太阳差近阳明，犹京畿矣。腰以下为三阴地面，三阴主里，而不及外，腹者三阴夹界之地也。自腹由脾及二肠魄门，为太阴地面。自腹至两肾及膀胱溺道，为少阴地面。自腹由肝上膈至心，从胁肋下及于小腹宗筋，为厥阴地面。此经通行三焦，主一身之里证，犹近京夹辅之国也……若经络之经，是六经道路，非六经地面矣。"

柯氏提出经界论点，其划分经界的方法，是根据《内经》"皮有分部，脉有经纪"等，以形论理，区分脏腑端络经脉。在人体上下表里阴阳错杂的关系中，找出主要矛盾，认为三阴经与三阳经当以上下为分界，在划分经界时，既以经络分布规律为依据，又不受经络的拘束，这是他匠心独到之处。

柯氏所谓的经界，并非简单的皮表区域划分，而是有组织形态结构经络联系的功能系统。如太阳经的经界"地面"内由心胸，外至巅顶，前至额颅，后至肩背，下及手足，既有内在心、小肠与膀胱的脏腑，和外在巅顶头项肩背腰足经脉等分布部位，又有太阳为开、主表功能运动反映的部位。这种论点，在近代中医学上不得不说是很有先进性。

柯氏敢于打破陈规，敢于创新，只是限于历史条件，他仅认识到仲景创立六经是根据《素问·六节藏象论》的藏象论点，提出太阳属心的正确论据，但没有认识到藏象作为功能系统，其生理功能是恒定在以五脏为主的统一整体基础上，所以还是陷入了狭隘的观点。

经界论点的局限性是在于只表述六经现象，而不能说明六经的本质，例如胸的部位，有心肺二脏居寓其中，按藏象观点太阳属心，阳明属肺，凡属心悸、心悸、心烦皆属太阳经病，凡属气喘、胸满皆属于阳明病，阳明太阳二经之病可以一目了然。然而柯氏拘于"经界"论点，一面说"心为阳中之太阳……伤寒最多心病，以心当太阳之位也……如初服桂枝汤而反烦……大青龙之烦躁，小青龙之水气，十枣汤之心下痞硬，白虎、五苓证之躁渴心烦，皆心病也"；一面又说"心愦愦，心怵惕，心中懊憹，一切虚烦，皆属阳明，以心居阳明之地面也"，如此敷演，实在令人莫衷一是。

实际上，《伤寒论》"阳明病，脉浮而紧，咽燥口苦，腹满而喘，发热汗出，不恶寒，反恶热，身重。若发汗则躁，心愦愦，反谵语；若加烧针，必怵惕烦躁不得眠；若下之，则胃中空虚，客气动膈，心中懊憹，舌上胎者，栀子豉汤主之"，这是阳明病的太阳证。因为心肺同居膈上，主一身之营卫，太阳外邪未解，内陷阳明，虽未见恶寒表证，但见脉浮而紧，腹满而喘，便是阳明太阳两经证候，主要病机在太阳表邪内陷阳明，影响肺胃宣降，故仲景以心中懊憹，舌上苔者的表证特征，为栀子汤证辨证眼目。柯氏拘于"经界"之说，不知六经一病表现多证，一证表现多病，六经之方互相通用之理；见仲景用栀子豉汤，就认为一切虚烦皆属阳明病，不知仲景这里用栀子豉汤是借太阳之方主治阳明之病。柯氏这种错误的根源，就是受"地面"的经界论点支配，致心肺藏象不明，太阳阳明证象不分。

假如《伤寒论》六经病证都按柯氏"经界"论点划分，那么太阳病结胸证气从心下至少腹痛不可触近，阳明病桂枝证脉迟、汗出多、微恶寒，阳明病柴胡证胸胁硬满，少阳病上中下三焦五脏六腑俱病，太阴病四肢烦痛，少阴病三急下，厥阴病厥热往来、下利便脓血，又当如何区分经界、按图索骥呢？人体是普遍联系的统一整体，整体由局部组成，局部又存在于整体，六经是整体各部分的集合体系。六经系统的脏腑经络、器官组织和六经开合枢活动部位虽有经界范围，但是六经经气运行周身、调节各经经气又受各经调节，则无法以"经界"区分。经界病证只能反映六经藏象器官部位组织的病变，而不能反映六经功能系统全部的病证，经界不及之处藏象可以统括，藏象范畴则非经界所能概述。因此，六经是代表藏象，而不是代表经界。

第二节　六经脏腑经络与六经主导器官的不同论点

六经脏腑经络是藏象系统的本质联系，藏象系统是按脏腑经络规律组成。历代医家对六经主导器官的认识有分歧，主要是对六经脏腑经络片面认识所致。兹从六经脏腑经络对六经主导器官的不同论点作初步探讨。

一、太阳经脏腑经络与太阳病的主要论点

太阳经是由心－小肠－膀胱等脏腑经络互相联系组成的六经藏象总系统，组成机制相对复杂。其联系性质有主体性和整体性两种，主体性联系是以心为主的脏腑经络基本规律，整体性联系则是整体十二经脉的联系规律。历代医家对太阳病本质曾从不同角度进行探讨，有谓太阳属心，有谓太阳属膀胱、小肠，有谓太阳属肺，见仁见智各有千秋，是六经主导器官争议最多的一经。本文仅就太阳经脏腑经络对各家论点进行探讨，以求统一认识。

1. 各家不同论点

（1）太阳属膀胱说：刘渡舟教授指出："太阳，为足太阳膀胱经，其经起于目内眦，上行于额巅、络脑，还出别下项，脊抵枢腰中，入循，络肾，属膀胱。太阳经是人体最大之经，它又与督脉并行于身后，因背为阳之府，督脉又为阳脉总督，太阳经与之相并行，故为阳经之长。"

"肾与膀胱的关系，关键在气化功能。那么，什么叫做气化？张介宾说'津液入者为水，水之化为气，有化而入，而后又出，是谓气化则能出矣'，这说明气化是由气化水，由气以行水，故水的变化在于气的作用。"

"太阳在表功能，也与气化的功能有关，因为太阳之气有赖肾气的资助，而肾阳通过太阳而行于体表做卫气，卫气互行，古人认为一日一夜五十周于身，昼行于阳二十五周，夜行于阴二十五周，平旦阴气尽，阳气出于目，目张则阳气上行于头，循项而下太阳。太阳，巨阳之义，阳不巨，不足以密腠理而抵御外邪，故太阳为六经之首，总统营卫，肥腠理而司开合。《灵枢·营卫生会》说'太阳主外'，又说'卫气出于下焦'，可见太阳与少阴的关系至为密切。"

唐容川《伤寒论浅注补正》说："按《灵枢·本输》说：三焦膀胱者，腠理毫毛是其应，是太阳又主通体之毫毛，而为肤表之第一层。"

"人身之气，生于脐下丹田气海之中，脐下者，肾与膀胱，水所归缩之地，此水不自化为气，又赖鼻间吸入天阳，从肺吸心火，下入于脐之下，蒸其水使化为气，如易系坎卦，一阳生于水中，而为生气之根，气既生，即随太阳经脉布护于外，是为卫气。"

喻昌说："夫足太阳膀胱病主表也，而表有营卫之不同，病风寒之各异。风则伤卫，寒则伤营，风寒兼受，则营卫两伤，三者之病，各有疆界。仲景桂枝汤、麻黄汤、大青龙鼎足大纲三法，分治三证。风伤卫则用桂枝汤，寒伤营则用麻黄汤，风寒两伤营卫，则用大青龙汤，用之得当，风寒立时解散，不劳余力矣。"

（2）太阳属心说：柯琴说："今伤寒皆以膀胱为太阳，故有传足不传手之谬。不知仲景只宗阴阳大法，不拘于阴阳之经络也。夫阴阳者，散之可千，推之可万。心为阳中之太阳，故更称巨阳以尊之……膀胱位列下进之极底，其经名为足太阳，以手足阴阳论，实阴中之少阳耳。以六经为阳论，与小肠之太阳同为受盛之官耳，不得混为膈膜之上为父之太阳也。仲景以心为太阳，故得外统一身之血气，内行五脏六腑之经隧。若膀胱为州都之官，所藏津液，必得上焦之气化而后能出，何能外司营卫，而为诸阳之气？"

"伤寒最多心病，以心当为太阳之位也。心为君主，寒为贼邪，君火不足，寒邪得以伤之，所以名为太阳病。今伤寒家反以为太阳为寒水之经，是拘于膀胱为水府，因有以寒招寒之说，而不审寒邪犯心，水来克火之意。"

徐灵胎说："今《伤寒论》书皆以膀胱为太阳，故有传足不传手之谬。不知太阳为巨阳，有君主之称，为阳中之最尊，唯心为阳中之太阳，故六经分位，首太阳，次阳明。膀胱位列下焦，州都之官，气化而后出，不过与小肠同为受盛之官，此为经络之通行，非阴阳之大法。"

"仲景以心为太阳，故得一身之气血，内行五脏六腑之经隧。伤寒最多心病，以心当太阳之位也，心为君主，寒为贼邪，君火不足，寒邪得以伤之，所以名为大病。今伤寒家反以太阳为寒水之经，因有以寒招寒之说，不知寒邪犯君主之治，水来克火之意"。

（3）太阳属肺说：吴坤安说："肺主卫主气，风寒先入皮毛，内应于肺。又太阳主身之表，故肺家之邪，可以候太阳之表，仲景用麻黄，而也治肺分之邪。"

施家珍说："根据李时珍《本草纲目》麻黄条下指出，麻黄乃肺经专药，故治肺病多用之。张仲景治伤寒无汗用麻黄，有汗用桂枝，历代医家解释随文附会，未有究其精微。风寒之邪皆可由皮肤而入，皮毛肺之合也，肺主卫气，包罗一身，天之象也，是证虽属太阳而肺实受邪气，其证多兼面赤怫郁，咳嗽有痰，喘而胸满，诸证者非肺病乎？岂皮毛外闭，外邪内攻，而肺气愤郁？是则麻黄虽太阳发汗重剂，实肺经郁火之药也。"

（4）太阳属表证说：阎德润《伤寒论评释》说："太阳以恶寒发热为主证，也即太阳病为急性热病之总称也。其人体质实者，则抵抗力自能应付，不致成病；即或得病，亦只微热恶寒而已，可以不药而愈；若原因复杂，其势严重，不甚而不能愈矣。"

欧阳琦说："太阳主外，代表一切热性病初期，即疾病的前驱。"

2. 各家不同论点评释

历代医家大都从足太阳膀胱经脉探讨《伤寒论》太阳病，又认为太阳病还是个尚未解决的问题。这些论点主要建立在太阳卫气出于下焦，由肾阳蒸化的基础上。《内经》强调指出"人受气于谷，谷入于胃，以传于肺，五脏六腑皆以受气，其清者为营，浊者为卫"；"卫气者，所以温分肉，充皮肤，肥腠理，司开合"；"阳受气于上焦，以温皮肤分肉之间"；"阳气者，若天与日……是故阳因而上，卫外者也"。可见卫气其实出上焦，之所以有谓卫气出下焦，实在是出于上焦之误笔。在病理方面，诸如"上焦不通，则寒气独留于外，故寒栗""上焦不通利，则皮肤致密，腠理闭塞，玄府不通，卫气不得外泄，故外热"，与太阳病主症恶寒发热相一致。《内经》所谓"膀胱者，州都之官，津液藏焉，气化则能出矣"，是津液在肾和膀胱的气化作用下输布而出，而非卫气出下焦、卫气属膀胱之谓。卫气的功能受不同层次的五脏经气调节，肾阳对卫气的温养属于下焦最内一层，这与太阳卫气属上焦最外一层有所不同。肾气失调引起卫气的病变，是以无热恶寒为主，与太阳病上焦不通有热恶寒迥异。在治疗上，下焦肾阳虚引起卫气病变以温肾扶阳为主，太阳病上焦不通引起恶寒、发热则以温心通脉、调和营卫、发汗为主。

尽管太阳卫气出于上焦，但这并不排除膀胱在太阳系统器官中的重要地位，和膀胱经腑发生气化输布卫气的作用，因此，太阳属膀胱说对解释太阳经的生理病理、辨证论治也有积极的实践意义。

太阳病可分为表证和里证，太阳表证又可分为经输病和体表病。经输病以头项强痛为主，头项强痛为膀胱足太阳经脉病。体表病以恶寒为主，恶寒是表证的特征，有一分恶寒即有一分表证，恶寒未罢即太阳病未罢。而膀胱外合毫毛腠理，寒为水之气，恶寒是膀胱水气偏胜，腠理毫毛紧闭的见症。蓄水是主要的太阳里证，是膀胱气化不宣，津液停蓄的表现。由于太阳病是一个十分庞杂的过程，从症状来看，太阳表证除恶寒、头项强痛外，还有发热、身痛、腰疼、骨节痛等，从病种来说，除中风、伤寒外，还包括温病、风温、中暑等，太阳病里证除蓄水蓄血外，还有结胸、烦躁、心悸等，因此单以膀胱经脉论点难使太阳病得到全面解释。

太阳属心论点倡始于柯琴，徐灵胎等发挥其学说。属心论点以《素问·六节藏象论》心为阳中之太阳和《伤寒论》太阳病心病证治为基础，这种论点对解释太阳病的生理病理和辨证论治有很大作用。如太阳病的病机主要是经络失调，营卫不和，而心主身之经络。太阳主表为六经之藩篱，而心部于表，体表十二经脉的分布是人体适应外界气候变化的联系规律。太阳为开主表，太阳病以表证为主，而心属太阳，太阳开机动向是心火发散的趋势。发热、恶寒为太阳病表证的主要特征，而发热为心火对寒水的必然反应，伤寒头痛、身痛、腰痛、骨节痛、痹证、风湿之一身尽痛不能转侧，是心阳不振，经络挛缩凝滞，气血不通。太阳病里证心下痞满为心气不足，邪气结聚；烦躁为心火内郁；心悸、脉结代为心气虚弱；惊狂、烦惊为心神亢进。柯琴认为太阳以心病最多，如"服桂枝汤反烦，半日许复烦，大青龙证之烦躁，小青龙证之心下有水气，十枣之心下硬痞，白虎汤之烦渴、心烦，皆心病也"。然而，太阳病还有许多证治是单持属心论点所不能解释的，如头项强痛、恶寒属于膀胱经脉的表证，蓄水属于膀胱腑病的里证，咳嗽是肺病，心下痞满、下利是小肠病等。

太阳属小肠论点是因为小肠与膀胱属于足太阳经脉，其论证多包括在膀胱论点中。这一论点最终没有得以充分发挥，但是对太阳病辨证论治起有一定的指导作用。小肠位居中焦，称赤府，为心之合，又是脾家重要器官。太阳主营卫，而营卫源于中焦，心火通过小肠脏腑阴阳表里经络温养中焦，通于土气，受气取汁，变化而赤，入心肺之脉，为营卫气血之源，濡养五脏，洒陈六腑，营运周身，敷布体表。太阳病主方桂枝汤的主要作用是温心健脾，健脾主要是指小肠部位的消化吸收功能。不过，单持小肠论点来解释《伤寒论》太阳病的全部病理是不可能的。

太阳属肺论点是由于前人认为太阳病主要病机是营卫不和，而肺主卫，太阳病以表证为主，而肺合皮毛，皮毛居一身之表。太阳有一部分病证的确属于肺经，如麻黄汤证之无汗而喘，小青龙汤证之喘咳，麻杏石甘汤证之喘而出汗，都是属于肺病的范围。只是太阳若果属肺，那么《伤寒论·太阳篇》四大提纲：中风、伤寒、温病、风湿为何一点也不提到肺经的症状？据仲景自序，《伤寒论》中的主要疾病对象是伤寒，它涵括了一切热性病，即《难经》所谓"伤寒有五，有中风，有伤寒，有温病，有热病，有湿温"。近代医家公认太阳病代表一切热性的初期证候。《伤寒论·太阳篇》四大提纲所列举的症状有恶寒、恶风、发热、有汗、无汗、身痛、脉浮缓、浮紧、口渴等，这些都是所有热性病初期的共同证候，而风寒风热犯肺只是肺系受病而已（包括上呼吸道感染），仅属热性病的一小部分，而非一切外感病的共同纲领。还有《伤寒论·太阳篇》的主要病证如痞证、蓄水、蓄血、心悸、烦躁、风湿等，也都不是太阳属肺论点所能解释的。

太阳主表论点属于症候群论点，认为六经病证是八纲分证的归类，没有脏腑经络的生理学、病理学基础。恽铁樵认为："六经者，就人体所有症状为之界说者也，是故病然后有六经，无病直无其物。"

这种观点认为太阳病属于外感病初期表证的分类，与太阳经脏腑经络无关，这对解释太阳病也起了一定的作用。《伤寒论·太阳篇》的确以表证为主，太阳病的主证如桂枝证、麻黄证、葛根证、青龙证、柴胡证等，都是属于外感病初期的证候。然而太阳病仅是外感病的表证吗？果真如此，为什么太阳篇病证包括疾病的各阶段呢？如白虎、承气证属于极期阶段，真武、四逆证属于衰弱期阶段，泻心、陷胸、十枣等里证属于什么病？可见，单持这种论点实在难以圆满解释太阳病。

为什么太阳主表论点不能全面、确切地阐释太阳病呢？这是由于它把体表病症和内在脏腑经络割离开来，不能运用太阳经脏腑经络生理病理的基础理论解释太阳病的证治。张仲景在太阳篇指出太阳病病机以营卫不和为主，太阳病主证如桂枝证、麻黄证、青龙证、葛根证等，与营卫不和确有密切关系。太阳经脏腑经络又是营卫生成运动变化的基础，撇弃太阳经脏腑经络营卫的生理病理，凭什么诠释表证呢？

至于其他如六经属部位、阶段等论点，都和症候群论点一样，无视藏象经络系统理论，成为无源之水、无根之木，仅仅是一种纯粹的空壳。

3. 太阳经脏腑经络与不同论点的统一

上述各家对太阳病的认识都带有片面性和表面性，不能使太阳病得到全面确切的解释，但从太阳经脏腑经络或太阳病整体观念将这些不同论点进行综合研究，可以看出它们从不同侧面和不同层面说明了太阳病的本质。太阳病是心-小肠-膀胱脏腑经络营卫阴阳互相失调的表现，太阳属膀胱、属肺论点说明了卫气病的一面，太阳属心、属小肠论点说明了营血病的一面，合之参之则可见太阳病的全貌。

唐容川说："太阳膀胱寒水之府，以司人周身之水，称为寒水，以水性原寒，而名太阳者，以水中气化上行外达，则又为卫外之巨阳，故称为太阳经。此气不能自化，实借心火下交于水，乃蒸而为气，人之有心，如天之有日，天日下交，而大地之水皆化气上腾，心火下交，而膀胱之水亦化气上达，心火所以能下交，即小肠为心之府，导心火下交于膀胱也。"这清楚说明心-小肠-膀胱太阳经脏腑经络是营卫气化的基础。在心与膀胱的关系中，心处于主导地位，卫气虽由膀胱输布而出，而膀胱水府之气化是本于心阳的温煦，太阳开机即太阳脏腑经络心火与膀胱寒水互相作用的"气化"表现。心火以膀胱寒水为载体，膀胱寒水以心火为功用，膀胱寒水随心血环流，膀胱卫气通过小肠经脉联系而本于心火温化，膀胱寒水在心血环流和心火温煦下输布于体表。《内经》所谓"上焦开发，宣五谷味，熏肤充身泽毛，若雾露之溉，是谓气"，就是太阳开机——心火蒸发寒水的表现，缺少任何一方都不能表现为开象。

太阳经脏腑经络不但能使太阳属膀胱属小肠、属心属肺的不同论点得到有机的统一，同时也是太阳病表证的基础。《素问·刺禁》谓"心部于表"；《灵枢·本脏》谓"三焦膀胱者，腠理毫毛其应"；《素问·咳论》谓"肺合皮毛"，都说明上述各种不同论点对太阳主表有其生理学基础。太阳病表证由两种性质不同的症状组成，一是脉浮、发热的阳性症状，一是头项强痛、恶寒的阴性症状，这是太阳经脏腑经络阴阳失调的反映。头项强痛、恶寒为膀胱寒水犯心，脉浮、发热为心阳外应，太阳病寒证、热证、寒热虚实错杂证是太阳经脏腑经络阴阳偏倾失调的表现。

在临床上，太阳病虽然表现错综复杂，但病理变化不外是太阳经脏腑经络阴阳失调，如心火不足，膀胱寒水偏盛，表现为发热恶寒、寒多热少、小便不利、蓄水、心悸等寒证、虚证。心火偏盛，膀胱寒水偏衰则表现为发热或热多寒少、蓄血、结胸、烦躁、惊狂等热证、实证。心火膀胱寒水俱盛，则表现为发热、恶寒、不出汗、烦躁等寒热错杂证。心火膀胱寒水俱衰，则表现为心悸动、脉结代等阴阳两虚证。以阴阳观概言之，缺少任何一方面条件，都不能成为太阳病。此外，肺病也包括在心与膀胱水火阴阳失调的病机中，如心火不足，膀胱寒水之气偏盛，则肺气不布，营行不利，表现为身痛、腰疼、骨节痛、脉浮紧、无汗而喘的表实证（如麻黄证）；心火偏盛，膀胱寒水不足，则肺气壅热，表现为喘而汗出、无大热的表热证（如麻杏石甘证）。可见，太阳病基本证除运用太阳经脏腑经络理论外，任何单独的心、膀胱、小肠、肺等观点都不能全面确切地加以解释。

4. 心是太阳经主导器官与不同论点的统一

太阳经的统一性不但在于太阳经脏腑经络器官的互相作用，更重要的是太阳经系统在主导器官心的控制下，发生统一的动向。历代医家对太阳病的看法不能统一，非但是对太阳经脏腑经络的片面认识，更重要的是没有搞清楚太阳经脏腑经络的标本主次关系，从而认定其主导器官。兹将心和各器官主次关系论证如下。

（1）心－脑阴阳主次关系：心是太阳经主导器官，而心藏神包含脑的功能活动。脑为奇恒之府，心－脑的关系就是脏和腑的关系，以心为主，以脑为次。心属脏属阴，为阴脉交会之中心，故六脏经脉聚汇于胸，为心所主；脑属腑属阳，是奇恒之腑，为阳脉交汇之中枢，故六腑经脉聚会于头，为脑所统。根据

《内经》"诸脉皆属于心""五脏六腑……上属于脑"的理论，心－脑是经络的中心，人体最高的统调机构。有关经络实质的研究表明，经络的主要物质基础是神经、血管，神经是发动全身功能效应的系统，相当于经络行气的功能形态，血管是血液循环的主要通道，类似经络行血的功能形态。"气为血之帅，血为气之母"，在功能方面以神经为主，血管的运动受神经的支配。《内经》称太阳为"巨阳"，为诸阳主气，这与神经发动各器官运动功能的效应有关。在物质方面以血管为主，神经的调节功能以血管输运的营养物质为基础，人体各种运动功能都在血管输送的物质基础上发生。心的活动受脑的支配调节，脑的形态结构受心的控制调节，脑只有以心血脉为中心才符合自身的运动规律。因此，中医认为心藏神，主血脉，"血者，神气也"，"血气者，人之神"，太阳为多血少气之经，以心统脑。作为太阳经的主导器官，心与脑在生命运动过程所处的主导地位是辩证的统一。

在病机方面，心脑病变密切相关，心病经脉血行障碍多引起脑病，脑病神气失调也引起心病。在心脑病机关系中，心属于主要方面，脑病多从心治。大青龙汤证"不汗出而烦躁"以温心发汗为治，栀子豉汤证"虚烦不得眠"以清心解郁为治，五苓散证"烦渴、小便不利"以温心利尿为治，桃仁承气汤证、抵当汤证"如狂""发狂"以温心通脉逐瘀为治，桂甘龙牡汤证"烦躁不解"以温心潜阳镇神为治。

（2）心－小肠阴阳主次关系：心－小肠是脏腑表里阴阳关系。张元素《医学启源》说："心者，五脏之尊也，帝王之称也，心、小肠相为表里，神之所舍，属火，旺于夏，手少阴、太阳是其经也。"说明心是全身主宰，心－小肠手少阴太阳脏腑表里经络相联，以心为主，以小肠为次。心藏神主血为君主之官，小肠泌别清浊受心的支配。

在病理方面，心－小肠也有密切关系。如太阳表证以桂枝汤证为主，桂枝汤证病机为营卫不和，营卫出于中焦，与小肠吸收功能密切相关。桂枝汤有促进小肠分别清浊，吸收精微物质的作用，近年笔者用桂枝汤加味治疗肠易激综合征取得显效，表明桂枝汤证营卫不和与小肠有关。同时，营卫出于中焦小肠，营卫循环和太阳主表的卫外功能均由心经络所主，故仲景把桂枝汤证的病机概括为经络失调，营卫不和，桂枝汤配伍也以温心通经的桂枝为君，顺柔血脉的芍药为臣，姜、枣、甘草补脾调中为佐。太阳病五泻心痞证等以分别清浊障碍、气机痞结所致，由于小肠属心，因而仲景把治疗痞证的主要方剂命名为泻心汤。

（3）心－膀胱阴阳主次的关系：膀胱是太阳经重要器官，太阳卫气经膀胱气化由足太阳经脉输布而出，卫气出于上焦，膀胱水津的气化受上焦卫阳的温煦。足太阳经脉分布于背，背为心所主。膀胱外应腠理皮毛，表为心之部。心与膀胱阴阳主次关系，除指心营血与膀胱卫气外，主要是指脑与足太阳经脉的关系。中医心的概念包括脑的功能在内，膀胱除了是泌尿器官之外，还包括足太阳膀胱经脉在内。膀胱足太阳经脉挟脊与督脉并行身后，脑是督脉的高级中枢，脑与膀胱经脉的关系，以脑为主，膀胱经脉为次。膀胱经脉称巨阳，为诸阳主气，五脏六腑俞穴都排列在此，脑通过膀胱经脉内属脏腑，外络肢节，进而主表统里，实现整体联系。

太阳为开主表，太阳病以表证为主，而太阳开机失调的表证是由心阳不振，引起膀胱寒水之气偏胜，太阳病正治法是发汗，发汗之治在温心，以汗为心液。五苓散主膀胱利水之剂，法以暖水取汗，可见太阳病利水也在温心。

（4）心-肺阴阳主次关系：肺无论是藏象、脏腑、经络均非属于太阳经。太阳主表功能属卫气，《难经》谓"肺者气……气为卫"，因此有认为太阳属肺。实际上，营气和卫气都属于心经络系统，《内经》谓"清者为营，浊者为卫，营在脉中，卫在脉外""浊气归心，淫精于脉"，营卫阴阳共同受心经络控调。肺在卫气生成变化过程中起有重大的作用，但是卫气"温分肉，充皮肤，司开合"的功能，与"昼日行于阳，夜行于阴""一日一夜大会于风府"的周期循环与分布规律，则受心-脑和经络统调。太阳经脏腑属性是太阳经运动的本质，心属火，其性散发，肺属金，其性收降，太阳为开主出，因此太阳经以心统肺。

在病理方面，太阳属肺论点认为麻黄证由风寒外袭，引起肺气失宣，麻黄汤是通过温肺散寒，而达到治病的目的。这种论点没有理清病症的主次关系。实际上，太阳病用麻黄汤主要是治疗心病，仲景把太阳病麻黄证的病因概括为"寒伤营"，其证以心阳不振，寒邪伤营，营行不利的"头痛、身疼、腰痛、骨节痛、脉浮紧"为主症，以肺气失宣的"喘"为兼证，表明麻黄汤证病机以心营血不足为正虚，卫分寒盛为邪实，代表太阳病麻黄汤证的正气是心，不是肺。

（5）太阳经脏腑经络阴阳主次关系与太阳主表：太阳病以表证为主，统一太阳主表的看法，是统一认识太阳病的关键。在太阳经，心、小肠、膀胱、肺虽然都有主表作用，但脏腑阴阳主次地位不同，其生理功能变化也不一致。心部于表，主要是通过经络分布于体表，人体皮部以十二经脉为纲纪。膀胱主表外应寒气与毫毛腠理，是因为州都之官内藏津液，卫气经膀胱气化由太阳经脉输布于体表，温腠理，司开合。肺合皮毛，是由于卫气出上焦。《难经》谓"肺者气……气为卫"；《内经》谓"上焦开发，宣五谷味，熏肤充身泽毛，若雾露之溉，是谓气"；"卫气者，出其悍气之慓疾，而先行于四末分肉皮肤之间"。凡都表明，肺合皮毛主卫，是指肺呼吸功能对水谷悍气的控制调节。膀胱与肺的主表功能，都在心经络统调下发生。

在病理方面，太阳病表证由太阳经脏腑经络阴阳失调邪正相争引起，也有主次之分。桂枝汤证发热、恶风、汗出、脉浮，以风寒犯表，心气不足，正虚为主，麻黄汤证发热恶寒、无汗、脉浮紧，以风寒袭肺，膀胱寒水偏胜，邪实为主。由于代表太阳经气（正气）是心，不是膀胱，所以太阳病正治法——发汗是振奋心阳，驱散膀胱寒邪，桂枝汤主扶正以祛邪，麻黄汤主祛邪以扶正，总以固护心气为主。虽然疾病过程邪正相争可以互相转化，交换地位，但在整个过程中，心气属于主导方面，对太阳病的病机转变起决定性作用。

总之，六经争论唯太阳篇最为剧烈，而太阳经脏腑经络是各家论点的共同基础，太阳经脏腑经络是由心、脑、小肠、膀胱、肺、营卫阴阳之脏组成，太阳病属心、脑、小肠、膀胱、肺、营卫阴阳互相失调的表现，属膀胱、肺的论点说明了卫气病的一面，属心、小肠的论点说明了营血病的一面，合之则为太阳经脏腑经络的病变。只有按太阳经藏象系统的内在联系，将各家论点综合起来，看成是太阳病的矛盾统一体，并按太阳经脏腑经络主次地位的规定，承认心是太阳经的主导器官，才能使关于太阳病的不同论点得到统一。

二、阳明经脏腑经络基本规律与阳明经主导器官的不同论点

阳明经是按藏象过程标本中气三极阴阳规律组成，历代医家对阳明经主导器官的看法多倾向胃肠，这也是一种片面的认识。笔者从藏象论点提出阳明经脏腑经络，除大肠、胃手足阳明外，更有肺手太阴，而且阳明经主导器官是肺。现就阳明经脏腑经络对各家不同论点探讨如下。

1. 各家不同论点

（1）阳明属胃肠说：喻嘉言说："以胃家实揭正阳阳明之总纲，见邪到本经，遂入胃而成胃实之证也，不然，阳明病其胃不实者多矣。"

章虚谷说："胃家者，统阳明经腑而言也，实者，受邪之谓。"

刘渡舟说："阳明指足阳明胃和手阳明大肠，两阳合明谓之阳明，说明阳明经之阳气最盛。阳明为多血多气之经，邪客阳明，气血壅而容易化热，故阳明病属于外感热病中邪正相争有力，热邪亢盛期阶段。"

（2）阳明属肺说：阳明属肺说源于《内经》和《伤寒论》。《素问·痿论》："肺热叶焦，发为痿躄……治痿者，独取阳明。"《素问·五脏生成》"咳嗽上气，厥在胸中，其过在手阳明太阴。"《素问·咳论》："五脏六腑皆令人咳，非独肺也……此皆聚于胃关于肺。"《伤寒论》阳明病虽以胃家实为主，但肺的病证较他经为多。张仲景指出，"阳明病，但头眩，不恶寒，能食而咳，其人咽必痛"，表明胃肠正常的肺系病变属阳明病。非但如此，同一风寒外感麻黄证，在太阳篇以心病经络营行郁滞的"头痛、身痛、腰痛、骨节痛"为主，在阳明篇以肺病气逆的"脉浮，胸满而喘"为主。太阳病麻黄证兼见"胸满而喘"，谓"太阳阳

明合病"。太阳病中风、伤寒、温病四大提纲无一提到肺病治法。上述表明肺与阳明病密切相关，后世医家也提出阳明属肺的论证，如张隐庵谓"阳明分部于胸"，柯琴谓"自心胸至胃肠属阳明"，以上是肺属阳明的一些论述。

2. 阳明经脉脏腑经络与不同论点的统一

阳明属肠胃论点为大多数医家所通晓，其理论根据主要有三点：一是胃与大肠都是属阳明经脉，二是《伤寒论》阳明病的提纲是"胃家实"，三是阳明篇病证多半是胃肠疾病。

阳明属胃肠论点对阐明阳明病的病机证治很有意义。阳明为合主里，阳明之为病胃家实也以里证为提纲，阳明病以三承气汤证腹满、不大便为主，腹满、不大便是胃肠通降障碍、糟粕积聚的表现。胃肠为水谷之海，外合肌肉，其经多血多气，阳明外证不恶寒，反恶热，脉洪大，是胃肠阳明气血昌盛的见证，为外感病热邪亢盛阶段的病理基础。然而，仅仅从阳明属胃能全面解释阳明病么？除了上述阳明篇肺系病证不能解释外，胃肠腑经病证也不能说明阳明本质。胃肠属土主湿，为什么阳明病属金、燥证为主呢？为什么阳明病的主方白虎汤、承气汤都是从肺命名呢？为什么《内经》谓西方白虎、阳明燥金呢？这一切都不是单持胃肠论点所能解释的。

胃和大肠，多数注家都从解剖学上同一管道和经脉上同一名称的角度，看成是同一性器官，两者都是多血多气之经，在病理上都表现为实热证。其实胃和大肠也有区别，按解剖学部位，胃居上应是手经，大肠居下应是足经，但古代医家却把大肠划为手经，胃划为足经，认为手经属阳，足经属阴，胃为脾府属土主湿，大肠为肺府属金主燥。在病理上胃多表现为寒湿证，大肠多表现为燥热证，《伤寒论》阳明病基本证既有大肠为病的三承气汤实热证，也有胃病的吴茱萸汤虚寒证，这就是阳明病既有实热证，也有虚寒证的病理基础。

阳明属肺论点也能从"人体以五脏为中心"的视角解释阳明病的基本证治，除了阳明篇咳嗽、咽痛、胸满而喘的阳明病之外，阳明胃肠病的实热证也可从肺得到解释。如肺主收降，阳明为合就是肺主收降之气；肺属燥金，阳明病以燥证为主；肺主治节，制亢阳，阳明病实热证为肺治节失令，亢阳失制所致；肺属金主清，阳明病热证为肺金失令，邪热失其清肃的见证；肺主降，阳明病实证为肺失肃降，糟粕积聚的表现；肺主气，阳明病也以气分病为主，白虎汤证为气分热证，承气汤证为气分实证，白虎汤和承气汤是从肺的属性而命名。如此，主肺论就能全面解释阳明病的基本证吗？当然还不能，如承气汤证邪在胃肠，白虎汤证热在肌肉，肌肉内合胃肠，离开阳明胃肠，怎能使阳明病得到确切的解释呢？

上述属肺或属胃论点，都是从不同侧面解释阳明病的证治，肺－胃是阳明经对立面统一体。肺为脏属阴，大肠－胃为腑属阳，两者在生理上互相依赖，互相制约。胃为五脏六腑之本，水谷之海，胃土资生肺金，使肺发生治节之权，肺主治节制亢阳，使胃有生化之机。肺－大肠脏腑经络相联，肺为清肃之脏，大肠为降浊之腑，肺得大肠而行肃降之令，大肠得肺而行传导之职。胃－大肠手足经脉相联，大肠属金主燥，胃属土主湿，燥湿相互调节，保持阴阳平衡。

在病理方面，阳明病证候是阳明经脏腑经络肺胃阴阳互相失调的表现，胃阳偏盛，肺气治节失令，热邪弛张，则发生热证；肺气肃降失常，大肠传导障碍，糟粕积聚则表现为腑实证；手经肺－大肠阳气偏盛，燥化太过，足经阴气偏虚，湿气不足，不能上济则表现为实热证。肺－胃阴阳互根，胃阳亢盛中存在肺阴不足，肺阴不足中存在着胃阳亢盛，大肠腑实证中存在着肺气阴亏虚、肃降失职，肺气阴不足、肃降失职中伴着大肠腑实、糟粕积聚证，肺大肠燥化太过常伴胃阴不足，胃中虚冷多伴肺大肠阳气不足。可见，只有把阳明经脏腑经络对立器官看成是统一整体，才能全面解释阳明病的基本证候。

3. 肺是阳明经主导器官与不同论点的统一

在肺－胃－大肠标本关系中，肺处于主导地位，阳明经在肺控制下表现为对立统一。《素问·太阴阳明论》谓"阳者，天气也"，《素问·五脏别论》谓"胃、大肠、小肠、三焦、膀胱，此五者为天气所生"，表明胃－大肠等不是天气而是天气所生。《灵枢·九针论》谓"五脏之应天者肺"。胃家能传化物而不藏，其气象天，这种传导化物功能的产生与肺有关。肺为阴脏居阳位，其气肃降，胃家得肺气推动乃行通降之职。在阳明阳极转阴过程中，主导器官只能以肺为主，才能从阳向阴转化，引阳收降。

因此，阳明经的主导器官之争，只有按阳明经脏腑经络标本主次地位的规定，承认以肺为主，以胃肠为次，才符合客观规律，认识分歧才能得到统一。

从《伤寒论》研究资料来看，六经本质不明关键在太阳、阳明二经，而太阳属心、阳明属肺的机理贯穿于《伤寒论》六经体系中。同是麻黄汤证，以心营失利"头痛……身疼腰痛、骨节痛"为主的证候属太阳病（35），以肺气不宣"无汗而喘"为主的证候则属阳明病（235）；同是承气汤证，以心经络郁滞之"头痛"为主的证候属太阳病（56），以"不大便……腹满痛"为主的证候则属阳明病（241）；同是一个桂枝汤证，以心经络失调、营卫不和的"头痛、发热、汗出、恶风"为主的证候属太阳病（13），以肺气失收引起"脉迟、汗出多、微恶寒"的证候则属阳明病（234）；同是柴胡证，以心气失调、营卫不和的"往来寒热"为主的证候属太阳病（97），以肺气失宣、上焦不通、津液不下、胃气不和而致"不大便而呕"为主的证候则为阳明病（230）；同为栀子豉汤证，以心神郁抑引起"虚烦不得眠"为主的证候属太阳病（76），以胃气空虚、客气动膈、肺胃不和的"脉浮而紧，咽燥口苦，腹满而喘"为主的证候则属阳明病

（221）。可见，太阳属心、心主营为血，阳明属肺、肺主卫为气，彰显分明，不可彼此相混。

三、少阳、少阴、厥阴经脏腑经络标本主次关系与各家不同论点

历代医家对少阳、太阴、少阴、厥阴四经的认识观点，除太阴属脾有统一认识外，其余三经大多数医家都根据经络学说，认为少阳经即足少阳胆、手少阳三焦，少阴经即足少阴肾、手少阴心，厥阴经即足厥阴肝、手厥阴心包。这些论点的是与非已经在上述经络论点中做了讨论。目前还存在的问题主要是，脏腑标本主次统属不分，产生不同看法。兹就这三经脏腑经络标本主次统属关系，对各家不同论点探讨如下。

1. 少阳经脏腑经络标本主次统属关系与少阳经主导器官的不同论点

（1）属胆说：朱肱谓："足少阳胆之经，起于目外眦，络于耳，遂分为四道，下缺盆，循于胁，并正别脉六道上下，主经营百节，流气三部。故病人胸胁痛而耳聋，或口苦咽干，或往来寒热而呕，其脉尺寸俱弦者，知少阳经受病也。"

（2）属三焦说：唐容川谓："三焦，肾系命门之中，水中之木，责在腠理，如户枢当出入之界也，从此而下，责在胸膈，亦如户枢当出入之界也。凡此皆手少阳三焦膜中道路，脏腑内外，周身之关键。"

2. 少阳经脏腑经络标本主次统属关系与不同论点的统一

（1）胆－三焦标本主次统属关系：胆－三焦都是属少阳经脉，胆属足少阳经，三焦属手少阳经，少阳经脉到底是以胆为主、还是以三焦为主呢？两者关系究竟如何？唐容川说："少阳之初，水木之阳也，少阳之终，水火之阳也，人禀此气，于是生三焦、胆。三焦根于肾，禀水中之阳，达于气海，上合肝胆，为水生木。"说明胆与三焦虽然同为少阳经，但有水火之分，三焦为水道，胆为相火，在胆与三焦的关系中，胆起主导作用。胆为中正之官，内藏相火，其经脉贯于身之两侧，为十一脏所取决；少阳为初生之稚阳，一阳处于二阴之中，得胆相火的温化，从阴破阳奋决而出，向阳转化，所以少阳经藏象过程的运动是三焦从胆，不是胆从三焦。华佗《中藏经》谓三焦"总统五脏六腑，营卫经络，左右上下之气"，是因为三焦水道得胆相火的温煦，产生气化，为元气之别，为十一脏所取决，因此胆－三焦同属少阳经脉，而胆是处在主导地位。

（2）胆－心包标本主次统属关系：《内经》有谓少阳相火，又谓"君火以明，相火以位"，张介宾释为"君之能神者，以其明也，相之能力者，以其用也，明于上者，化育之元主，位于下者，为神明之洪基……无明，则神用无由；盖位者则神之本，无位，则光焰从何而生？"人身相火之脏，包含多个器官。戴亦人谓"胆与三焦寻火治，肝与包络都无异"，说明肝、胆、心包、三焦都属相

火。心包为心之外卫，居于膈上，辅助心经络调和营卫，主宰十二官。心包所输运的相火源于肝，用在胆，少阴阴尽阳始，升发之气，其本在下，因此在少阳经胆－心包运动过程中，胆处在主导地位。

上述胆－三焦－心包的主次关系，主要表现在功能联系方面，胆主相火生气，三焦主水，心包助心主血，在少阳经阴尽阳始，阳逆阴从的过程中，气处于主导地位，水血的运动都有赖于气的推动，气行则血水通，气滞则血瘀水停。在病理方面，少阳偏半表寒证，是由胆之相火不及，引起三焦水津积聚，半里偏热证是因胆之相火太过，引起三焦水津不足，主要病机皆在胆之相火。因此，在少阳经胆与三焦、心包的关系中，胆处在主导地位。

3. 少阴经脏腑经络标本主次关系与少阴经主导器官的不同论点

（1）属肾说：朱肱谓："足少阴之经，其脉起于小指之下，贯肾络膀胱……直行者，从肾上贯肝膈，入肺中，络舌。伤寒邪气入脏，流于手少阴之经，少阴主肾，肾恶燥，故渴而引饮入经。发汗吐下后，脏腑空虚，津液枯竭，肾有余热亦渴，故病人口燥舌干而渴，其脉尺寸俱沉者，知少阴受病也。"

（2）属心说：章炳麟谓："少阴病，心病也。心藏神，脉微细，血行懈，不能排泄病邪，陷为厥冷，亦所谓心虚者，热极于内。"

4. 少阴经脏腑经络标本主次统属关系与不同论点的统一

上述朱氏从水亏说明少阴病为肾病，章氏从火衰说明少阴病为心病，实际上，少阴病是肾心水火阴阳互相失制的表现，必须探明的是，少阴病究竟以肾为主，还是以心为主。

《内经》谓"水火者，阴阳之征兆"，人身之水火为心肾，心属太阳，肾属少阴，心肾标本阴阳相合，阴中有阳，阳中有阴，故太阳少阴同为水火之经。太阳之水火为心－小肠－膀胱；少阴之水火为肾－膀胱－心，两经的区别关键在主次地位的规定。太阳以阳为主，阴为次，主导器官在心，其气开发；少阴以阴为主，阳为次，主导器官在肾，其气闭藏。少阴水火之经以肾为主，以肾中命门真水真火为人身阴阳的根本。张景岳谓："命门者，为水火之府，为阴阳之宅，为精血之海，为死生之窦。若命门亏，则五脏六腑皆失其所持，而阴阳之变无所不至。其为故也，正以天地发生之道始终在下，万物盛衰之理盈亏在根。"少阴以肾为主，心为次，少阴经藏象过程受肾的控制调节。心主血藏神，肾主水藏精，肾之精髓是心神的根本，心主血，血的来源赖肾精髓的化生，心属火，心火不及有赖肾阳温煦，心火太过有赖肾水滋济。肾精虚则心血少而心神衰，肾阳虚则心神疲而心力弱，肾阴虚则心火盛而心神亢。少阴病脉微细、但欲寐、烦躁下利、四逆，其标在心，其本在肾。少阴病的治法也以肾为主，如真武汤、附子汤、四逆汤温肾扶阳，麻黄附子细辛汤、麻黄附子甘草汤温肾发表，黄连阿胶汤、猪肤汤滋肾泻火。《伤寒论·少阴篇》的一切证治都以肾病为主，因此，少阴虽属心肾，而肾是少阴经主导器官。

5. 厥阴经脏腑经络标本主次关系与厥阴经主导器官的不同论点

厥阴经脏腑经络是由肝－胆－心包和厥阴－少阳经脉互相联结组成。历代医家对厥阴经主导器官看法不一致，有认为以肝为主，有认为以心包为主。现就厥阴经脏腑经络标本主次关系中，对厥阴经主导器官的不同论点探讨如下。

（1）寒厥说：成无己谓："《伤寒论》伤寒始者邪在皮肤，当太阳阳明受邪之时，则一身手足尽热；当少阳太阴受邪之时，则手足自温，是表邪渐缓而欲传里；邪传少阴为里证已深，虽未至厥，而手足又加之不温，是四逆也；若至厥阴，手足厥冷矣。"

（2）热厥说：陆九芝谓："厥阴之上，风气主之，中见少阳火化，故有热，人身元阳至此亦化热邪，退伏于内，不能充达于外，故有厥。此其热固有热，而其厥更是热，非为其时则发热，而当厥时即为寒也……厥者何？热是也。先厥者，后必热，厥深者，热亦深，厥微者，热也微。"

6. 厥阴经脏腑经络标本主次关系与不同论点的统一

关于《伤寒论》厥阴病的争论主要在寒厥和热厥，而肝－心包手足厥阴经脉阴阳失调是寒厥、热厥的病理基础。心包是心的外卫，属手厥阴经脉，助心主经脉运行气血，调和营卫，交通上下表里。在厥阴为合的升发运动过程，心包在输运气血方面虽起重要作用，但心包所输运的血气化生于肝。肝是相火寄藏的主要部位，厥阴经升发过程所需用的血气，主要依赖肝的生化。

肝－心包手足厥阴经脉阴阳失调，是寒厥和热厥的基本病机。唐容川说："厥阴之厥冷是肝木挟肾水侮脾土而利不止，厥阴之热是包络挟心火伤血脉而便脓血。"肝－心包虽然同属厥阴脉，但有阴阳之分，足厥阴属阴，手厥阴属阳。由于手足厥阴经脉阴阳互根，阴中有阳，阳中有阴，阴阳主次不同，形成足厥阴以阴为主，以阳为次，阴量多于阳量，手厥阴以阳为主，以阴为次，阳量多于阴量，因此肝足厥阴多见寒邪伤阳，表现为寒厥，手厥阴多见热邪伤阴，表现为热厥。肝为阴中之阳，一阳处于二阴之中，肝阳不足则脾肾二阴不能转阴为阳，寒厥证多见脾肾虚寒的证候。心包为心的外卫，温邪逆传心包，多见神志昏迷的证候。故凡寒厥论点都以肝为主，热厥论点都以心包为主。方药中教授说："研究六经实质离不开脏腑经络的生理病理，研究厥阴病的实质应联系到手厥阴心包、足厥阴肝的生理病理……厥阴病的本质是热厥。"刘渡舟教授说："厥阴之脉，上贯膈布胁肋，循喉咙之后上入顽颡，连目系，上出与督脉会于巅……寒邪循经上犯，则巅顶头痛，寒邪犯中，则干呕涎沫……这就是吴茱萸汤证。肝主藏血，营血不足，寒邪又客于厥阴经脉，就发生脉微细、手足厥寒的当归四逆证和当归四逆汤加吴茱萸生姜证。"方氏主张厥阴经以心包手厥阴经为主，因为他认定厥阴病本质是热厥，刘氏却从肝解释寒厥。不过，肝－心包是厥阴经对立统一的两方面，寒厥以肝为主，离不开心包，有肝血不足，也有心包血运障碍；热厥以心包为主，离不开肝，有邪伤心包，血运障碍，也有肝血供应不足。

厥阴病寒厥以肝为主，热厥以心包为主，那么厥阴经的主导器官属肝，还是属心包呢？到底哪一脏气能代表经气呢？要确切了解厥阴经肝－心包的统属关系，只有从厥阴经脏腑经络邪正相争的病机中研究，因为脏气即经气，代表人体某一生命过程的正气。寒厥和热厥两种不同证候，反映着厥阴经脏腑经络邪正相争病机的主次关系，热厥以邪实为主，邪热之证不能反映厥阴经气的本质，热厥之白虎汤和承气汤，不是厥阴病的主方，而是阳明病的主方。《内经》谓："阳明何谓也……两阳合明也……厥阴何也……两阴交尽也"，"两阴交尽故曰幽，两阳合明故曰明，幽明之配，寒暑之异也。"表明厥阴和阳明是一对阴阳，由于厥阴和阳明的配合产生了寒暑气候，人体厥阴阳明也是一对，厥阴为阴合，主升发，阳明为阳合，主收降，厥阴阳明升降相因，表现两种不同现象。在病理上，厥阴和阳明也互相影响，厥阴病有肝主体性病证和整体性病证。厥阴病白虎、承气的热厥证，为肺胃阳明肃降失常，实热内郁，抑制了肝厥阴经气的升发，用白虎承气是清阳明之邪，复厥阴之正，属于厥阴病阳明证。而厥阴经寒厥病机以正虚为主，厥阴病正虚是厥阴经气本质外露，寒厥之治以扶正为主，厥阴经正气即厥阴经气，扶正即增强或调整厥阴经正气，寒厥证主方当归四逆汤、吴茱萸汤都是厥阴病主方，主要作用是温肝通经散寒。因此，厥阴经的主导器官是肝，也只有肝脏脏气才能代表厥阴经经气，而反映厥阴经的本质。

四、小结

对六经所属脏腑，大多数医家都从经络论点，认为《伤寒论》六经即手足同名的六经，如太阳经即足太阳膀胱、手太阳小肠等。但是经络论点概念的内涵不能解释六经本质，概念的外延不能包括六经病证范畴，故沿袭至今不能解决六经问题。藏象论点建立在以五脏为主的统一整体基础上，脏腑经络三阴三阳对立统一联系是藏象内部的基本规律，历代医家的不同论点恰是对六经藏象脏腑经络不同层面或不同侧面的认识，因此运用六经藏象脏腑经络就能使不同论点统一起来，丰富六经的内容，使六经病证得到全面确切的解释。

太阳经脏腑经络由心－小肠－膀胱和太阳－少阴经脉互相联结组成，太阳病是心－小肠－膀胱营卫气血、水火寒热、阴阳失调的表现。心火不足，膀胱寒水之气偏胜，发生卫分寒水为病的证候，心火复气太过，膀胱寒水不足，发生营血火热为病的证候。其属心－小肠的论点解释了太阳病属营血、火热一面的证候；

属膀胱的论点解释了太阳病属卫气、水寒一面的证候，太阳病的不同论点因此得到了统一。

阳明经脏腑经络由肺－大肠－胃和太阴－阳明经脉相互联结组成，阳明病是肺－胃燥湿阴阳互相失调的表现。胃家实，胃肠化物积聚，阳气偏盛，肺气治节失令，胃阳亢而无制，燥热内壅，发生实热证；胃阳虚，胃中谷气不足，水湿积聚，表现为虚寒证；胃阳盛，肺收降复气太过，燥热内郁，表现为温热证。属肺论点阐释了阳明病与肺气治节无权，收敛肃降失令的关系；属胃肠论点解释了阳明病与胃家传导障碍，化物积聚，亢阳失制的关系，阳明病之属的不同论点可在阳明藏象理论上得到统一。

少阳经脏腑经络由胆－三焦－心包和少阳－厥阴经脉互相联结组成，少阳病是胆－三焦水火阴阳失调的表现，胆相火不足、三焦水气偏盛，则发生偏半表寒证，相火复气太过、火邪与胃肠糟粕互结，则发生偏半里热证。属胆论点认为少阳病是胆相火为病，属三焦论点认为少阳病是三焦水气为病，少阳病之属的不同论点可在少阳藏象理论上得到统一。

少阴经脏腑经络由肾－膀胱－心和少阴－太阳经脉互相联结组成，少阴病是肾－心精神水火阴阳失调的表现，肾水不足、心火偏盛则发生虚热证，肾阳衰微、肾水偏盛或心火衰微则发生虚寒证。属肾论点认为少阴病是肾水为病，属心论点认为少阴病是心火为病，少阴病之属的不同论点可在少阴藏象理论上得到统一。

厥阴经脏腑经络由肝－胆－心包和厥阴－少阳经脉互相联结组成，厥阴病是肝－心包风火阴阳失调的表现。肝阳虚、脾肾二阴偏盛与心包相火偏亢互相失调则发生寒热错杂证，肝阳虚、心包相火衰微则发生寒厥证，肝阳复气太过、相火内生或邪热内陷心包则发生热厥证。属肝论点认为厥阴病以肝阳虚、相火衰微之寒厥为主，属心包论点认为厥阴病以相火偏盛之热厥为主，厥阴病之属的不同论点可在厥阴藏象理论上得到统一。

第三节　脏腑经络病机与六经辨证的不同论点

历代医家对《伤寒论》六经病证的认识争论百出，归纳起来可分两大派别：一方认为六经病证是脏腑经络的反映，一方认为六经病证是仲景临床辨证论治所归纳的症候群，其实两者不能截然分开，因为脏腑经络是十二经的共同规律。《灵枢·卫气》谓："能别阴阳十二经者，知病之所生，候虚实之所在者，能得病之高下。"《灵枢·经脉》谓："经脉者，所以能决死生，处百病，调虚实，不可不通。"可见"阴阳十二经脉"是阴阳辨证规律的实质，"知病之所生""候虚实之所在""决死生、处百病、调虚实"就是辨证论治。张景岳又指出："经脉者，脏腑之枝叶，脏腑者，经脉之根本，知十二经脉之道，则阴阳寒热表里悉、气血分、虚实见。"表明医者只要认识脏腑经络的联系规律，对人体疾病阴阳寒热虚实表里气血的病证，就能进行分辨。因此，我们可以认为六经脏腑经络是辨病辨证论治的根本，辨病辨证论治是脏腑经络规律在疾病诊治中的体现。

一、六经脏腑经络与六经提纲的不同论点

《伤寒论》六经的主要内容是"辨××病脉证并治"，尤以辨证论治最为突出。六经标本是六经脏腑经络的辩证关系，六经病证是六经脏腑经络标本阴阳失调的表现，六经提纲则是六经脏腑经络标本病机证候的概括，对揭示六经发病机理，综合六经病证有重要意义。后世医家对六经提纲的认识多趋于片面表面，甚至有把它看作是研究《伤寒论》的桎梏，这里仅就标本辨证规律对六经提纲的不同论点作初步探讨。

1. 症候群主症

《浙江中医》曾载《六经辨证研究》一文，指出"六经证候，《伤寒论》所论述如太阳之为病、阳明之为病、少阳之为病等，后世医家认为是首揭提纲纲领，说是六经基本证候……如'太阳之为病，脉浮，头项强痛而恶寒'，'阳明之为病，胃家实是也'，是六经辨证的主证，其余都是附加证。但基本证和附加证必须互相结合，特别是基本证候中的一个证候不可缺，否则就不能成为某经的基本证候"。

症候群论点认为《伤寒论》六经证候是有规律性的类型。同时探讨了六经类证方法和《伤寒论》六经病证的性质，否定以前认为六经病证是以脏腑经络为基础的认识，把六经病证看成是虚实寒热表里阴阳的分类。日本人喜多村说："本经无六经字面，所谓三阴三阳不过假以虚实寒热之义，固非脏腑经络之谓也。"

持这种论点者还认为，六经提纲病证是仲景根据虚实寒热表里阴阳八纲原则，将疾病发展过程各种不同证候的性质综合分析，归纳成为以六经提纲证为主的六个不同症候群，将以"脉浮，头项强痛而恶寒"的表证为主的证候类型划入太阳经，将以"胃家实"为主的里实证候类型划入阳明经，将以"口苦、咽干、目眩"为主的半表半里、寒热不和的证候类型划入少阳经，将以"腹满吐利"为主的脾胃虚寒证候类型划入太阴经，将以"脉微细，但欲寐"为主的肾心虚寒、虚热证候类型划入少阴经，将以"消渴，气上冲心，厥利"为主的寒热错杂证候类型划入厥阴经。

上述认为六经病证是以六经提纲证候为主的六个不同症候群的观点，是一个

值得商榷的问题。假如六经提纲证候就是六经基本症，其余都是附加症，那么太阳病提纲就不仅仅是"脉浮，头项强痛而恶寒"，而应该加上发热，因为恶寒是六经共同症，只有发热、恶寒才是太阳经特殊症。阳明病之"胃家实"更不全面，因为阳明篇虚实、寒热、表里、阴阳诸证具备，绝非"胃家实"一证所能概括。少阳病主症以胸胁苦满，往来寒热为主，而提纲只提及"口苦、咽干、目眩"。太阴篇中有脾阳虚证，也有脾家实证，太阴病提纲只有虚证，没有实证。少阴病提纲只有"脉微细，但欲寐"，过于简略，应该还有四逆、下利、烦躁等症。厥阴病提纲更应以厥逆、下利为主。因此，把提纲证候看成是症候群的基本症，这实在是凭着主观臆断的空中楼阁。

2. 脏腑经络主症

柯琴说："仲景六经各有提纲一条，犹大将建旗鼓，使人知所向，故必择本经至当脉证而标之，学者只从其提纲，以审其脉证之所在。然提纲只有正面，读者又须看出底版，细玩其四旁，参透其隐曲，乃良法美意始得了然。如太阳提纲'脉浮，头项强痛而恶寒'八字，是太阳病正面，读者要知三阳之脉俱浮，三阳俱有头痛证，'六经病各有恶寒，惟头项强痛是太阳所独也，盖太阳为诸阳主气，头为诸阳之会，项为太阳之会也'。"

截至目前，脏腑经络主证论点主要是指手足三阴三阳六条经脉而言。如"太阳病，脉浮，头项强痛而恶寒"，指膀胱足太阳经络病变而言，"阳明之为病，胃家实"，指胃足阳明经脉病变而言，等等。《医宗金鉴》说："太阳主表，表统营卫，风邪中卫，寒邪伤营，均表病也。脉浮，表病脉也。头项强痛恶寒，表病证也。太阳经脉，上额交巅，入络脑，还出别下项，连风府，故邪客其经，必令头项强痛也。恶寒者，因风寒所伤，故恶之也。"首揭此条为太阳病之总纲，"凡称太阳病者，皆指此脉证而言"。但是，《伤寒论》六经就是十二经脉手足同名六经这一观点，终究有违客观事实。脏腑经络主证在经络论点基础上又加六经提纲主症论点，束缚了人们对六经的深入研究和全面解释。如李梴说："太阳经证头痛，身热，脊强，此太阳正病也，以后凡言太阳证即头痛、身热、脊强也，凡言表证者，亦即太阳病也，余经仿此。"这种论点与临床所见颇不相符。从《伤寒论》六经证治来看，除了太阳病伤寒、中风的葛根证和痉病外，就是桂枝证、麻黄证、青龙证，也很少见到"头项强痛"，其余如栀子豉证、泻心证等根本见不到这一证候。假如真像柯氏所说，六经提纲是为万病而设，那么提纲所列病证真能作为万病的代表性证候吗？可见，脏腑经络主证论点也是偏执一端，有其局限性。

为何上述两种不同论点均不能概括六经病证、揭示六经病证本质呢？这是因为《伤寒论》六经辨证论治是建立在以五脏为主的统一整体基础上，其病证十分复杂，有本经自发，有他经相传，有主体性病证，有整体性病证。主体性病证有脏腑手足经脉阴阳表里虚实寒热之殊，整体性病证有肝心脾肺肾五脏经络之异，这样，又岂为一脏一腑的个别证候所能概括？

由此可见，六经提纲岂不是研究《伤寒论》的桎梏，束缚人们对《伤寒论》六经病证的全面认识和正确理解吗？

（1）六经之为病与六经脏腑经络病机：提纲中的病证既不是六经脏腑经络和症候群的主症，那到底是什么呢？要确切了解六经提纲病证的性质，须先看六经标题，因六经提纲是列在六经标题之下，六经的标题是"辨××病脉证并治"，表明提纲中的病属于辨病的病，也就是"阴胜则阳病，阳胜则阴病"的病。从文字看，六经提纲都是某经之为病，某经之为病与某经病不同，这是揭示某经之所以发生病变的机理，属于六经病的内涵，提示六经脏腑经络病机，揭示六经本质。而言六经病，则是阐述六经病证外延，主要是陈述证候，说明六经病证所属的范围。柯琴谓阳明病提纲是，"胃家实不是阳明病，而是阳明病悉从胃家实得来"，正是表明这个意思。

《伤寒论》以脏腑经络病机作为六经提纲，主要是提示六经标本阴阳失调的发病机理，而不是作为六经辨病辨证的主证。病证虽然千变万化，六经脏腑经络标本阴阳病机则是病证发生的根源和变化的父母。太阳之为病"脉浮，头项强痛而恶寒"，表明头项强痛而恶寒是太阳病发生过程的病机证候而不是所有太阳病的主症，病证是处于不断变化的状态中，岂有以一个固定不移的病症来作为某经辨病的主症呢？仲景立六经提纲，是提示人们从六经提纲证候中掌握六经脏腑经络的病理规律去分析六经病证，不是排列几个主症作为认证施治的标准。

（2）六经之为病与六经病的关系：六经之为病的证候是本经发病过程脏腑经络标本阴阳失调所表现的正面证候，六经病则包括六经虚实寒热表里阴阳各方面，和各经脏气失调引起的某经发生发展全过程中正反面的证候。例如"太阳之为病，脉浮，头项强痛而恶寒"；但是"发热而渴不恶寒"也属太阳病，太阳病主证是桂枝证、麻黄证，而阳明白虎证，少阳柴胡证，太阴四逆、理中证，少阴真武证等，也都出现于太阳病的演变过程。六经病证虽然复杂，其病机不外脏腑经络阴阳失调，其整体性病证虽与各经脏气失调有关，而各经脏气只有引起某经所属脏腑经络阴阳失调，才称为某经病。

二、藏象与气化论点

张子和说："以六经言之，厥阴为初之气，少阴为二之气，太阴为三之气，少阳为四之气，阳明为五之气，太阳为六之气，此为顺也。逆而言之，与此相反，伤而逆之，而非顺也。"

陆九芝说："六经提纲皆主气化，六经为标，六气为本，太阳为病，寒水之为病也，寒为病，故宜温散，水为病，故宜利水，篇中言太阳病者，皆寒水之病也。"

唐容川说："《内经》所言，某经之上，某气治之，'之上'者云，盖谓脏腑为本，经脉为末，是脏腑居经脉之上，故称焉。由于脏腑本气，循经脉下行，其中络者，中之见也，中见之下，其经脉外走手足，以成六经。"

气化指阴气阳气的变化，是两种对立物质相结合所产生一种阴阳双向调节的适应性功能，由于这种适应性功能是随着周围环境而变化，故称气化。阴阳和调则气化正常，万物生长有序，阴阳失调则气化失常，万物异变消亡。六经气化是以六经经络阴阳联系为基础，脏腑经络阴阳和调则六经气化正常，脏腑经络阴阳失调则六经气化失常发生病变。阴阳气化离开脏腑经络的联系，就失去物质基础，脏腑经络离开了阴阳气化，就不能反映出功能活动。因此，六经脏腑经络与六经气化密切相关，须将两者联系起来，才能解释六经病证。

六经气化论点，是以六气气象变化规律来解释六经病证的变化规律。六气气象发生变化是因为六气每一气象都是由标本阴阳规律组成，如寒与热、燥与湿、风与火阴阳互根、互相对立，发生六气阴阳互相消长、互相转化的变化，正常为六气，异变为六淫或六邪。

《伤寒论》六经次序是按《内经》厥阴（一阴）风木、少阴（二阴）君火、太阴（三阴）湿土、少阳（一阳）相火、阳明（二阳）燥金、太阳（三阳）寒水的次序排列的。唐容川说："无病之人由阴而阳，由一而三，始于厥阴，止于太阳，周而复止，莫知其然，病则由阳而阴，由三而一，始于太阳，而终于厥阴。"

《伤寒论》六经主要是论述外感病的辨证论治，外感病以辨六气异变的六淫辨证为主。陆九芝所谓"太阳之为病，寒水之为病也，寒为病，宜温散，水为病，宜于利水"，确是太阳病辨证论治的要点。其余如燥属阳明，湿属太阴，火属少阳，热属少阴，风属厥阴，对六经辨证都有指导意义。刘渡舟教授指出："六经之气化说，源于《内经》，用于注解《伤寒论》则以清代张隐庵为代表，他用六经的经气特点，即太阳之气为寒，阳明之气为燥，少阳之气为火，太阴之气为湿，少阴之气为热，厥阴之气为风，来说明六经为病，或寒或热或燥或湿和从本从标不同的病证，具有一定的指导意义。"潘澄濂教授根据《内经》三阴三阳六气气化结合临床经验，指出太阳病多为寒邪所致，阳明则多从燥化，少阳则易动相火，太阴有湿浊之患，少阴易化热伤阴，厥阴则风动成厥。理解这些意义，对审证求因及辨别病情属性，区别寒热虚寒颇有助益。

然而，人体的六经就是六气气化吗？上述"气化"论点能全面确切解释六经问题吗？假如按陆氏观点，太阳病就是寒水为病，阳明病是燥气为病，少阳病是火气为病，太阴病是湿气为病，少阴病是热气为病，厥阴病是风气为病，为什么太阳病有中风、温病、风湿呢？为什么《伤寒论》发热（麻桂诸证）、烦躁（白虎证等）、虚烦不得眠（栀子豉证）、痞证（五泻心证）、蓄血（抵当、桃仁承气证）等火热为病也属太阳病呢？假如阳明病就是燥气为病，为什么身黄、小便不利、发热的湿热证也属阳明病呢？六经中诸如此类的病证不胜枚举。

为什么传统的气化论点不能全面解释六经病证呢？这是因为现有气化论点没有全面掌握其标本阴阳规律。《内经》气化学说本来是以人体六经按六气标本规律组成，六经生理是由六经脏腑经络标本阴阳互相调节以保持动态平衡，六经之为病是六经脏腑经络标本阴阳互根失调的表现。太阳病有膀胱寒水为病，也有心火为病，阳明病有肺－大肠燥气为病，也有胃湿气为病，六经都是如此。而上述气化论点片面强调本的一面，割离标的一面，因此只能解释六经脏腑经络一个侧面的现象，不能全面揭示六经本质。如太阳经是由心－小肠－膀胱寒热标本脏腑经络组成，太阳经气化由心－小肠－膀胱标本之气互相作用而产生。太阳病是太阳脏腑经络失调，心火与膀胱寒水气化失常的表现，有心火不足，膀胱寒水偏胜之寒证（麻、桂、葛根、青龙等证）；有心火偏胜，膀胱寒水不足之热证（栀子豉、泻心证）；有心火不足，膀胱经脉蓄血证（抵当、桃仁承气证）；有心阳不振，膀胱气化不宣蓄水证（五苓散证）；有寒热互结痞证（五泻心证）；有水热互结结胸证（结胸证）。只有把心火与膀胱寒水联系起来，才能说明太阳经气化为病的本质，割离任何一面都不能使太阳经病得到全面解释。

上述气化论点不但是片面的，同时也是表面的，因为人体六气阴阳是在六经脏腑经络阴阳二气的控制调节下表现为正常气化，六经气化异变为病是六经脏腑经络阴阳失调的表现。在病理过程中，六气表现为邪，六经脏腑经络为正，在邪正相争关系中，六经正气属于矛盾的主要方面，六淫邪气属于次要方面，治疗原则主要是调动正气以排除邪气。而气化论点却颠倒六经与六气主次关系，以六经为标，六气为本，片面强调六气的主要作用，认为六经之为病就是六气为病，使六经发病机理和六淫辨证得不到确切的表述。

可见上述气化论点只能反映外界气候对人体的影响，说明人体六经与外界六气的标本特定联系，不能全面反映六经病证的本质，以说明六经生理病理变化的根本原因。而六经藏象学说是阐述人体生命现象规律及其外联外界气候变化规律的一门系统理论，既以脏腑经络标本阴阳的内部联系说明人体生理病理变化规律，指导脏腑辨证，又以六经脏腑经络与六气之间的标本特定联系说明外界气候变化对六经的影响，指导六淫辨证，所以《伤寒论》六经只有运用六经藏象理论体系才能得到全面解释。

三、藏象与八纲类证论点

八纲论点和症候群论点，这两种论点存在着密切关系，八纲的阴阳、寒热、虚实、表里是病证的性质和部位，症候群是根据八纲病证病位分类归纳的类型，因此八纲和症候群是同一观念。兹将两种观点统称为八纲类证论点进行讨论。

《伤寒论新编》谓："《伤寒论》根据外感病，在发展过程中所出现的各种症状，并综合其病证（病理）病势、病情、病机，以及病人体质分析归纳为六个症候群，为辨证论治而施治的准则，归纳的标准以阴阳两个病理变化来决定，如正气充实、属表、属实、属热的为阳，属里、属虚、属寒的为阴，由此可见，既有它的同一性，又有它的灵活性，因此对六经应该随证而定。"

陈瑞春说："《伤寒论》中的阴阳学说源于《内经》，仲景据《内经》阴阳学说的基本原理，认为疾病都有对立（即阴、阳两方面），从阴阳再可分表里、寒热、虚实，将机体抗病力的强弱，生理病理机制的情况，病势的进退缓急等多方面分析综合，找出规律，概括成六个证候类型。六经病中的三阳（太阳、阳明、少阳），三阴（太阴、少阴、厥阴），即以此为据。三阴三阳以邪正盛衰而定，邪盛正盛的整个病理处于一个兴奋亢进的局面属三阳，三阳多属阳证、表证、热证、实证。三阴则与之相反，整个病的趋势是邪盛正衰机体处于功能低下的局面，故三阴病属阴证、寒证、虚证。"

张志民说："《伤寒论》原书篇名均为'辨××病脉症并治'，'病'字，主要指《伤寒论》的六病，即按热病过程的发展全程分为六种不同证候阶段和类型，从而揭示了病位病机和病的属性，如三阳病都属表，三阴病都属里，进一步具体划分，则太阳病属表，阳明病属里，少阳属半表半里，太阴病属表，少阴病属里，厥阴病属半表半里，热、实证多发生在三阳阶段，寒证、虚证多发生在三阴阶段。"

八纲类证论点从《伤寒论》认识论发展史来看，是一飞跃发展阶段，标志着从脏腑经络辨病到阴阳虚实寒热表里辨证的发展。《伤寒杂病论》是一部临床诊断治疗学，主要讲述疾病的诊断和治疗技术，八纲的阴阳、虚实、寒热、表里从客观来讲是疾病的性质和部位，从主观来讲是疾病定性、定位的鉴别诊断方法，这是之前脏腑经络气化各种论点所没有的内容。它把《伤寒论》六经主要病证作了定性、定位的诊断，如桂枝证定为表虚证，麻黄证定为表实证，承气证定为里实证等。也指出六经辨证和八纲辨证的确存在着密切关系，如三阳经病证以表证、热证、实证为主，三阴经病证以里证、虚证、寒证为主。这虽然有可取的一面，但是也不尽切合实际，若果真如此，为什么五苓散、苓桂术甘汤、十枣汤、陷胸汤等里证也归属于太阳病？桂枝、麻黄等表证也归属于阳明病，三急下之大实证又归属于少阴病呢？诸如此类，不能尽述。

众所周知，八纲证候的病性病位是辨证的依据，脏腑经络是辨证论治的基础。《伤寒论》六经在病理上有病和证的区别，六经病是指五脏系统器官形态功能的失常，包括六经一切病证，六经证是特指六经脏腑经络等阴阳失调的表里虚实、寒热燥湿风火、营卫气血等各种表现，包括主体证和整体证。仲景归纳病证以六经为经，以八纲等方证为纬（如桂枝属表虚证等）。一病有多证，如太阳病有桂枝表虚证，有麻黄表实证，有麻杏石甘表热证，有五苓、苓桂术甘、苓桂甘枣里寒证，有泻心寒热错杂证，有陷胸、十枣水热互结证，有桃仁承气、抵当汤瘀血、蓄血里实证，此外还有柴胡少阳证，承气、白虎阳明证，四逆、理中太阴证，真武、通脉四逆少阴证，肝气乘脾、营卫不和厥阴证，凡此等等，岂是单以八纲表里、虚实、寒热所能分类归纳的呢？

八纲类证论点认为六经证是八纲分证，主要是因为没有搞清六经病证的双重概念，颠倒六经与八纲病证的主次关系，片面认为六经病证是八纲证候的归类，错误地把八纲看成是纲，六经看成是目。在病理概念中割离了它们互相依联的辩证关系，失去了六经辨证的真正意义。

人体六经是藏象系统的功能单位，藏象系统是按六经脏腑经络基本规律组成，六经的脏腑经络都有脏经－腑经－手经－足经，和内联脏腑、外络躯体的共同规律，《伤寒论》六经辨证是人体六经藏象标本阴阳规律的反映。在病理上，脏腑经络失调的阴阳虚实寒热表里是六经病证的辩证关系，也是人体病理的普遍联系。在六经病证中，三阳经以表证、热证、实证为主，三阴经以里证、寒证、虚证为主，这是基于三阴经与三阳经标本阴阳主次关系阴中有阳，阳中有阴，标本主次地位不一的现实。

八纲辨证的主要特点是根据虚实寒热的属性作为诊断依据，而寒热虚实的属性与五脏脏腑经络的属性密切相关。如心属火为阳，肾属水为阴，阳胜则热，阴胜则寒，心病多表现热证，肾病多表现寒证。脏腑经络阴阳属性为贮藏精气和排泄化物所规定，腑经排泄化物障碍多表现实证、热证，脏经藏精不足多表现虚证、寒证。没有五脏脏腑经络属性的病理基础，哪里还有什么八纲辨证的属性呢？八纲的寒热虚实的属性是藏象脏腑经络属性的表现，惟有藏象论点既以八纲分辨六经证候，又以脏腑经络的内在联系说明六经病证的本质，从而使六经病证得到比较全面、确切的解释。

四、藏象与六病论点

刘绍武说："《伤寒论》原著中的'经'不是六经辨证之'经'，考六经之说创于朱肱，其在《活人书》中明确指出：'六经之足太阳膀胱经、足阳明胃经、足少阳胆经、足太阴脾经、足少阴心经、足厥阴肝经……'张景岳、汪琥等从而和之，并推广至手足十二经。但无论古代近代，也有很多不同意这种看法，如方有执、柯韵伯、恽铁樵等是。"

"《伤寒论》太阳阳明等是六经还是六病的问题，还得从《伤寒论》原书上作一番研究，在现行之赵开美本的 398 条，约略统计言太阳病者 55 条，言阳明病者 36 条，言少阳病者 1 条，言太阴病者 2 条，言少阴病者 41 条，言厥阴病者 2 条，共计 132 条，而单言'太阳''阳明''少阳''太阴''少阴''厥阴'未统计在内，涉及经字只有 41 条，其中 143、144、145 为经水之经，与六经之经无关，当除外。余仅 10 条，现对比 10 条中经的含义，讨论如次：67、124、234、160、105、217、8、384、114。"

"从以上分析可知，在《伤寒论》原著中找不到六经立论的有力依据，相反地 132 条在谈'病'，这些明白地指出为太阳病、阳明病""……况且各篇之标题就是称'病'，而不称作'经'的，依照原著称作'六病'，在学习中反觉得明白畅晓，应用上简单方便，这是我们认为'六经'当为'六病'的一个理由。"

"在'六病'的概念中，概括了病性（阴阳）、病势（寒热）、病位（表里、半表半里）、病体（虚实）的内容，在经络的概念中则无此种含义。"

"总之，'经'与'病'的概念有本质的区别，六经是生理的，其循行有固定的路线，虽无病，其存在依然如故。《伤寒论》的六病是病理的，是人为的划分证候类型的方法，无病则六经不复存在。经络无论外在体表或内在藏储，均为线段的，至其病象亦只出现于循经部位及所属经络之脏腑，而'六病'之表现常为全身性的。经络之阴阳是用以说明人体组织结构，由脏腑之不同及经络循行体表部位的区别所决定，而'六病'的阴阳是用以说明疾病的属性的病势、病位、病体所决定，包括了表里寒热虚实的内容，'经'与'病'是本质不同的两种概念，所以我们认为对《伤寒论》辨证之六经当为六病。"

《伤寒论》"六经"当为"六病"的论点（以下简称为六病论点），是在否定《伤寒论》六经是经络手足同名六经的基础上发展起来的，这一论点古今中外不乏其人。如恽铁樵说："六经就人体著之病为之说者，是故病然后有六经可言，无病则无其物。"阎德润《伤寒论评释》引日本人山田氏说："按先贤之说，皆为太阳膀胱之经，然仲景所立六经之名，非经而言也，假以配表里之脉证耳。故除五苓散之证及胃实之外，少阳及三阴病并未有之其脏腑也。若必以经脉言之，则其云脏腑何唯太阳、阳明，而不涉及三阴病，则非以经脉言也明矣。"日本人喜多村在《伤寒论疏义》序文里说："本经无六经字面，所谓三阴三阳不过假以表里寒热之义，固非脏腑经络相配之谓也。"

　　"六病"论点否定六经以脏腑经络为基础，其论点跳出了"经络"范围，指出"经络"的病理变化是人体病理变化的一部分，而营卫气血、津液、皮毛、筋骨、肌肉皆可参与，何以只说经络，不涉其余？在否认六经经络的基础上，六病概念认为六病概括病机（阴阳）、病势（寒热）、病位（表里、半表半里）、病体（虚实）的内容。

　　"六病"论点对《伤寒论》六经病证有其独特见解，但也存在着不少问题，兹提出下列几点看法：

1.《伤寒论》太阳、阳明、少阳、太阴、少阴、厥阴能否称为六经，它和经络之间有何种关系

　　"六病"论点指出 103 条"太阳病，过经十余日"，123 条"太阳病，过经十余日"，105 条"伤寒十三日，过经，谵语者"，此三条之"过经"均指太阳病已罢，而对其余五病不复见此语，故"过经"一语或为太阳病已罢的专用语。从文字看，此经字只能作为经界范围来解释，柯琴所谓"仲景之六经是经界之经，而非经络之经"，大概即指此而言。

　　实际上，即使"过经"专指"太阳病已罢"而言，也表明仲景对太阳病和太阳经病的看法并无二致。《伤寒论》三阴三阳代表藏象，自然包括经络在内。这也可以从 292 条"少阴病……灸少阴七壮"，343 条"伤寒六七日……灸厥阴"，284 条"少阴病……以强责少阴汗也"等得到证实。假如仅仅因为《伤寒论》三阴三阳后面无"经"字不能称为六经病，只能称为"六病"，试问上文明示十二经脉的少阴 292 条、厥阴 343 条，文中也无一"经"字，能不能借代以指称其经呢？《伤寒论》三阴三阳是藏象的别称，其三阴三阳后没有"经"字，是仲景欲藉三阳三阳统括天人一体的藏象六经，也借以避免后人将藏象六经与经脉六经相混淆。藏象三阴三阳的六气六经，虽非仅指经脉，但已包括经脉在内，绝不是与经脉无关。

　　"六病"论点认同"过经"一语或为太阳病已罢的专用语，这样，太阳病即可称为太阳经病，既然太阳经病能"过"他"经"，那么阳明、少阳、太阴、少阴、厥阴何以不能称经呢？"过经"只用于太阳病，是因为外感属太阳经，各经外感病证大都由太阳经传变，而非太阳病是经病，阳明、少阳、太阴、少阴、厥阴不是经病。因此，无论《伤寒论》三阴三阳的实质是什么，称其为经还是符合《内经》和《伤寒论》的经旨和客观实际的。

　　仲景把《伤寒论》的太阳、阳明等看成是六经，是否意味着《伤寒论》六经就是经脉的六经呢？当然不是。《伤寒论》六经指代藏象，藏象与十二经脉存在着密切关系，藏象六经是藏象系统功能单位名称，十二经脉是六经的内在联系，两者虽然所指不同，但是不能彼此分开。传经（过经）等"经"字多指藏象，而在辨证论治方面"经"字又常指经络。如 30 条"虚则两胫挛……因加附子参其间……附子温经，亡阳故也"；67 条"发汗则动经，身为振振摇者"；160 条"经脉动惕者，久而成痿"；124 条"太阳病六七日，表证仍在，脉微而沉……以太阳随经瘀热在里故也，抵当汤主之"。不难看出，仲景此处的"经"就是明指经络。在针刺方面，《伤寒论》的太阳、阳明等也与同名经络相同，如8 条"太阳病，头痛至七日以上自愈者，以行其经尽故也，若欲再作经者，针足阳明，使经不传则愈"；24 条"太阳病，初服桂枝汤，反烦不解者，先刺风池、风府"等，都表明《伤寒论》太阳、阳明等与所属同名经脉相一致。

2. 六病与六经的本质区别

（1）五脏脏腑经络与《伤寒论》三阴三阳的关系："六病"论点认为，"人禀五常，以有五脏，经络府俞，阴阳会通"，这是举五脏经络府俞以概括人体所有组织，"阴阳会通"说明各组织是有机联系的统一整体，其奥秘深微道理是变化无穷的，并没有提及作为辨证纲领或分证方法的意义。倒是读内容先识标题，各篇名称只作"辨××病脉证并治"，而不作"辨××经脉证并治"，正是《伤寒论》辨证依"病"不依"经"的明显所在。

其实，《素问》三阴三阳就包含了六气六经藏象的脏腑经络，仲景自序中五脏经络府俞求诸《内经》旨训，《伤寒论》三阴三阳的实质就是五脏脏腑经络，六经藏象是五脏脏腑经络的抽象标志。离开五脏脏腑经络的物质基础，所谓太阳、阳明等六病辨证岂不成纸上空淡？

（2）脏腑经络属性和疾病属性的关系："六病"论点认为，经络的阴阳是用以说明人体组织结构的属性，由脏腑的不同及经络循行部位的区别所决定，而六病的阴阳是用以说明疾病的属性，由病性病位病体所决定，包括表里寒热虚实的内容。其实，脏腑经络阴阳是中医生理学的核心部分，病性、病热、病位、病体（阴阳、虚实、表里、寒热）是中医病理学的核心部分，病理生理学是不可分割的两方面，人体疾病是各器官系统生理失常的表现，只有依从正常人体生理变化规律，才能使疾病本质得到阐明。

"六病"论点指出，脏腑的属性是由"藏精气而不泻"和"传化物而不藏"所决定。实际上，六病所包括的病性、病势、病位、病体——虚实、寒热、表里、阴阳，也是脏腑藏精排泄、阴阳失调的表现。如心主血属阳，多表现为热证，热证也属阳；肾主水属阴，多表现寒证，寒证也属阴。脾为脏属阴，藏精不足，多表现虚证，虚证也属阴；胃属腑属阳，排泄化物障碍，多表现实证，实证也属阳。躯体居表属阳，表证也属阳；脏腑居里属阴，里证也属阴。没有脏腑经络的属性，哪里凭空出现病证的属性呢？

（3）病证传变过程邪正相争与经络的关系："六病"论点认为"六病"传变

取决于邪正相争和治疗的正误,并非一定要循着经络传于其所属表里关系的经络或脏腑,经络可能是病邪传变的途径,但是不追究它的具体传变途径并不影响对证候的认识。若认为太阳的病邪在膀胱经,要传到胃经,它们之间并没有表里关系,则不知通过哪种关系和什么顺序,若按流注中间要经过肾、心包、三焦、肠、肝、肺、大肠七经,中间这些为什么不表现出症状,或另有途径就不得而知等等。

实际上,疾病传变的确取决于邪正相争和治疗的正误,只是邪正相争与经络功能密切相关。心统领经络,心藏神为一身主宰,经气代表正气,外邪入侵,经气必起而响应。病证传变是经气抗邪过程所发生的演变。经气抗邪也体现在心神,《伤寒论》所谓"伤寒一日,太阳受之,脉若静者,为不传,颇欲吐,若躁烦,脉数急者,为传也",说明病证的传变与心神、经络的调节功能密切相关。离开经络,邪正如何相争、疾病如何传变呢?

经络与病证的关系极其密切。如发热与恶寒是一对普遍的病理现象,而恶寒发热的发生、演变与经络失调、营卫不和密切相关(参见《素问·调经论》《伤寒论·太阳篇》)。从近年对"证"本质的研究资料来看,虚实、寒热、表里、阴阳诸证和经络(包括神经 - 体液 - 免疫网络)存在着密切关系。至于"经络是病证传变途径",这可能是后人对经络学说的误解,中医典籍只指出经络为气血通道。《内经》谓:"夫邪之客于形也,必先舍于皮毛,留而不去,入舍于孙脉,留而不去,入舍于络脉,留而不去,入舍于经脉,内连五脏,散于肠胃。"这表明经络调控失职,病邪随经气衰减而从表向里发展,绝非等同于经络为病邪传变的惟一途径;"入舍于经脉,内连五脏",这是传变的关键。在三阴三阳脏腑经络的人体关系大网络中,标本中见三极阴阳起主导作用,最虚之处,便是容邪之地。

(4)六经辨证辨病论治与脏腑经络生理病理变化规律的关系:"六病"论点认为经和病的概念有本质的区别,六经是生理的,其循环有固定的路线,虽无病其存在依然如故,六病是病理的,是人为划分证候类型的方法。

我们可以明确的是,《伤寒论》六经辨病论治法则是符合客观规律的。成都中医药大学郭子光教授说:"日人和田正系说得好,汉方医学的经典著作为《内经》《伤寒论》《金匮要略》等,但其最有价值者《伤寒论》也……是项著作虽系古代文献,但是数千年间医疗实践之真实记录……真实的记录意味着对疾病本来面目的认识,而不附加任何主观成分,因此能正确反映疾病自然特性和药物配伍的规律性,而不带一点神秘因素。试观《伤寒论》392 条、112 方无一不与客观现实紧密联系在一起。"因此,我们不能因为《伤寒论》六病是人为的,就认为与六经脏腑经络无关。

　　另一方面，"六病"论点认为经络线段与六病全身性不同，也有其片面性。因为经络的分布规律是线段性，功能却是全身性的。如《灵枢·经脉》谓："肺手太阴之脉，起于中焦，下络大肠……出大指之端；其支者，从腕后直出次指内廉出其端……是动则病肺胀满，膨膨而喘咳，缺盆中痛"，"手太阴气绝，则皮毛焦，太阴者，行气温于皮毛者也，故气不荣，则皮毛焦……爪枯毛折。"前者说明手太阴经脉分布为线段性，病变也是线段性，后者说明手太阴经脉功能为全身性，其病证也呈现全身性。可见，"六病"论点将经络的线段性与六病的全身性区分为互不关涉的两种概念，显然不够妥当。

　　从上述四点看来，六经和六病的概念存在着共同的本质联系，脏腑经络、阴阳失调是六病属性的基础，六病属性是六经脏腑经络阴阳的表现，经络防御功能与病邪相争是邪正相争、病证传变的本质，邪正相争、病证传变是经络抗病功能相应表现。六经脏腑经络的客观辨证是人为"六病"辨证的基础，人为"六病"辨证是六经脏腑经络客观辨证的抽象概括，六经与六病在本质上存在着不可分割的联系，而绝非风马牛不相及的两种概念。

　　（5）是六病还是六证？从《伤寒论》的多数条文冠以"太阳病"、"阳明病"等文字来看，刘老把《伤寒论》六经病证概括为"六病"，似乎是迎合了仲景的本意，但从"六病"概念包括病性（阴阳）、病势（寒热）、病位（表里）、病体（虚实）等方面来看，所谓"六病"实际上就是八纲辨证，也即六证。中医的"证"是根据病性、病位综合分析而形成，上述"六病"的实质就是目前中医所谓的"证"。《伤寒论》六经标题"辨××病脉证并治"，表明《伤寒论》六经是辨病辨证的综合性体系。病和证有不同的概念，中医关于病的认识忽略其特殊性（如中风、伤寒、温病、虚劳等），只是把握其共性——病机。《素问·至真要大论》："帝曰：愿闻病机何如？岐伯曰：诸风掉眩，皆属于肝……谨守病机，各司所属……必先五脏。"说明病机就是五脏疾病共性机制的概括，以使诸病归属于五脏。《伤寒论》用六经来概括诸病，从诸病特性中概括出一般规律，使万病不离其宗。《伤寒论》六经也以五脏辨证为主，病证体系以五脏的脏腑为中心，辨证分析脏腑经络病机的证候。中国中医科学院方药中教授说："分析病机的方法，首先根据患者为病有关的各种表现，进行脏腑定位……"如果《伤寒论》的太阳、阳明、少阳等与脏腑经络没有关系，那又如何定位辨病呢？若不分析脏腑经络形态功能失常的具体病情，如心病经络失常、营卫不和，肺病呼吸失常、咳嗽气喘等，以阴证阳证、寒证热证、虚证实证、表证里证为病，证又是何物呢？病和证是《伤寒论》的主要内容，病主要是指五脏结构性器官形态功能失常而言，证指藏象系统病变的属性诸如寒热、虚实、表里、阴阳偏倾而言。因此，把六经当六病，其重点虽欲否认六经以脏腑经络生理病理为中心，认定只是人为归纳的六病，而实质上其所谓六病只是六证，只是脏腑经络表里阴阳寒热正邪失调的六类证候表现。

五、藏象与六经开合枢论点

六经开合枢是藏象的系统功能。《素问·阴阳离合论》谓："太阳为开，阳明为合，少阳为枢，三经者，不得相失也，搏而勿浮，命曰一阳……太阴为开，厥阴为合，少阴为枢，三经者，不得相失也，搏而勿沉，名曰一阴。阴阳𩆜𩆜，积传为一周，气里形表，而为相成也。"提示人体在生理上有赖六经开合枢互相调节，才能保持动态平衡。《灵枢·根结》谓："太阳为开，阳明为合，少阳为枢。故开折则肉节渎而暴病起矣……合折则气无所止息而痿疾起矣……枢折则骨繇而不安于地……太阴为开，厥阴为合，少阴为枢……故开折则仓廪无所输膈洞……合折即气绝而喜悲……枢折则脉有所结而不通。"指出开合枢运动功能障碍所发生的病证。唐容川说："太阳为开，阳明为合，少阳为枢，太阴为开，厥阴为合，少阴为枢，此为审证施治的大关键。"说明开合枢为辨证论治的纲领。由于开合枢贯穿于六经生理病理辨证施治的各方面，因此有人认为开合枢是仲景创立六经辨病辨证治疗的依据。如福建郑遂牟说："《伤寒论》的主要依据是仲景用《内经》开合枢道理写成的，也可以说它的灵魂寄寓在这里。"开合枢的确是六经重要的环节，其生理病理辨证治疗在各经均作论述，现就各家对六经开合枢的不同论点做初步探讨。

1. 六经开合枢的基本概念

王冰注《重广补注黄帝内经素问》说："开合枢者，言阴阳之气，多少不一，其动用殊也。开者所以司动静之基，合者所以执禁固之权，枢者所以主转动之微，由斯殊气之用，故此三变之也。"

马莳说："太阳者三阳也，为阳之表，其义曰开；阳明者二阳也，为阳之中，其义曰合；少阳者一阳也，为阳之里，其义曰枢。非枢则无所立，非合则无所入，非开则无所出……太阴者三阴也，为阴之外，其义为开；厥阴者一阴也，为阴之尽，其义为合；少阴者二阴也，为阴之中，其义为枢；非枢则无所主，非合则无所入，非开则无所出。"

六经开合枢自《内经》创说至今历时2000余年，其实质到底是什么呢？王冰所谓"开合枢者，言阴阳之气，多少不一，其动用殊也"，说明开合枢是由阴阳之气多少的差异而产生运动，表现为不同的功能。又谓"开者，所以司动静之机，合者，所以执禁固之权，枢者，所以主转动之微"，表明开合枢有不同的运动形式和功能作用。如开主出，向外界排泄化物，是司动静的根本，有阳开和阴开之分，阳开主散发清阳为动，阴开主通降浊阴为静。合主入，有限制阳气阴液不使外泄的作用，有阳合阴合之异，阳明为阳合，主阳气从阳入阴，限制阳气阴液上越外泄，厥阴为阴合，主阴气从阴入阳，限制阳气阴液内入下泄，所以合有执固禁之权。枢主开合之出入运动，有阴枢阳枢之别，少阳为阳枢，主调控太阳阳明表里之出入，少阴为阴枢，主调控太阴厥阴升降之出入，由于枢机有控制开合，其运动形式寓于开合之中，所以说枢者主转动之微。上述三种不同运动功能的作用，就是六经开合枢的根本意义。

这里须要提出商榷的是，多数医家把三阳经的开合枢和三阴经的开合枢混为一谈，认为太阳为开主出主表，太阴为开也是主出主表，阳明为合主入主里，厥阴为合也是主入主里，把阴阳混为同性一气。仅仅看到六经开合枢有表里出入运动，没有看到六经开合枢也有上下升降运动。实际上，三阳经的运动是以表里出入为主，三阴经的运动是以上下升降为主，否则，就不符合临床实际。《伤寒论》三阳病是以表里出入运动障碍为主，三阴病是以上下升降障碍为主。太阳病脉浮发热恶寒是太阳开机欲出而不得出，阳明不恶寒反恶热为阳明合机欲入而不得入，少阳病往来寒热为少阳枢机转动失常不得出入；而太阴病腹满吐利为太阴开机升清降浊失常，厥阴病消渴气上冲心为厥阴合机升发失常，少阴病脉微细但欲寐是少阴神机枢转失常。

2. 认识六经脏腑经络与六经开合枢的不同论点

六经开合枢不能孤立地出现，它以脏腑经络内在联系为基础。《素问·阴阳离合论》曾经提示经络上下根结离合联系，同时说明六经开合枢运动调节功能，有称阳经为阴中之阳，有称阴经为阳中之阴，表明脏腑经络标本阴阳是六经开合枢的内在联系，六经开合枢是脏腑经络标本阴阳的运动调节功能，与外界万物万象一同发生升降出入运动，经历生长化收藏各过程的变化，假若六经开合枢升降出入运动失常则发生病变。

（1）太阳经脏腑经络与太阳开机的不同论点：张景岳说："太阳为开，谓气发于外，为三阳之表也。"

张志聪说："太阳者，巨阳也，为盛阳之气，故主开。"

柯琴说："太阳为开，故仲景以之主表，而以脉浮恶寒头颈强痛为提纲，立言与热论颇同，而立意自别。"

"仲景以心为太阳，故得外统一身之气血，内行五脏六腑之经隧，若膀胱为州都之官，所藏津液必待上焦之气化，而后能出，何得外司营卫，而为诸阳主气哉？"

"太阳主表，为心之藩篱，犹京师之有边关也。风寒初感，先入太阳之界，惟以得汗为急务，自汗而解，犹边关之有备也，必为汗而解。是君主之令行也，若为汗而汗不出，与发汗而仍不解，是君主之令不行也。夫汗为心之液，本水之气，在伤寒为天时寒水之气，在人身为皮肤寒湿之气，在发汗为君主阳和之气，君主之阳内发，寒水之邪外散矣，故治太阳伤寒，以发汗为第一义。"

以上各家论点从不同角度说明太阳经的内在联系。实际上太阳经脏腑经络是由心－小肠－膀胱多个脏器组成，太阴开机就是心－小肠－膀胱等互相作用的表现，心主经脉而统营卫，卫气寓于营血而丽着心火，营卫阴阳互根，心火下交膀胱，使寒水发生气化。心火以膀胱寒水为体，借水液的蒸发来发散阳气，膀胱寒水以心火为用，所贮藏津液得心火温煦而发生气化，随太阳经脉散布于体表，阴阳资生而使卫气温分肉、司开合，构成太阳开机标本阴阳逆从的内在联系，表现为开象。在病理上，心火与膀胱寒水同时存在，心火不足为正方，膀胱寒水有余为邪方。在治疗上，太阳病正治法发汗温振心阳，发散寒水之邪，是促进开机排泄病邪。

（2）阳明经脏腑经络与阳明合机的不同论点：张景岳说："阳明为合，谓阳气蓄于内，为二阳在里也。"

张志聪说："阳明者，合于二阳之间，故主合，合主内入。"

马莳说："阳明者，二阳也，其义曰合，非合则无所入。"

柯琴说："阳明为合，故阳明必以合病为主，不大便固是合也，不小便亦为合也，不能食难用饱、初欲食反不能食，皆合也，自汗盗汗表开而里合，反无汗内外皆合也。"

上述论点对阳明为合主入的看法基本一致。为什么阳明为合主入呢？大多数注家都认为阳明为两阳合明，其气数为二阳，介于少阳太阳之间。只是阳明胃肠为水谷之海，其经多气多血，其病邪热亢盛甚于五经，而其气数为什么列为二阳，比太阳还少，诸家都避而不谈。实际上胃肠功能是阳明经属阳的一面，它属阴的一面为肺，阳明为阳气盛极阶段，之所以列为二阳、其气为合主入，是受其中见肺气的控制调节。其证邪热亢盛甚于五经，是由其中见肺治节失令，胃家亢阳失制所致。合机是阳明经运动调节功能，阳明病不大便、不小便、不能食、自汗盗汗是阳明合机失调的表现。阳明为合主里、从阳入阴，包括从表入里、由上达下两方面，不大便、不小便、不能食是由上达下通降障碍的表现，自汗盗汗是从表入里收降障碍的表现。阳明病为什么会出现"合"的证候？《内经》谓"阳明……合折，则气无所止息，而痿疾起矣""肺主气""诸痿喘呕，皆属于肺"，均提示阳明合机为病与肺气失调有关。阳明合机的收降运动是肺胃阴阳互相作用的表现，阳明病机胃家实只有在肺气收降治节失司情况下才会发生。不大便、不小便、不能食为肺气肃降失常，胃家传导障碍，化物积聚所致；自汗盗汗为胃家里热外蒸，肺气收敛失调，阳气津液外泄所致。在肺胃标本阴阳关系中，肺处在主导地位，控制胃肠的运动。在病机方面，胃家实代表邪方，而代表正方的仍是肺。观阳明病主方，三承气汤泻肺气以泻胃家实，白虎汤清肺气以清胃经热。

（3）少阳经脏腑经络与少阳枢机的不同论点：张景岳说："少阳为枢，谓阳气在表里之间，可出可入，如枢机也。"

张志聪说："少阳者，初出之气，故主枢。"

杨上善说："枢，主转动者也，胆足少阳之脉主筋，纲维诸骨，令其转动，故为枢也。"

程效倩说："少阳在六经中，典开合之枢机……出则阳，入则阴，凡客邪侵到其界，里气辄从而中起，故云半表半里之邪，半表者，指经中所到之风寒而言，所云往来寒热、胸胁苦满等是也，半里者，指胆腑而言，所云口苦、咽干、目眩是也。"

唐容川说："《内经》少阳为枢，正言其从阴出阳，责在腠理，如户枢，当内外之界也。从下而上责在胸膈，亦如户枢，当出入之界也。凡此皆是少阳三焦膜中道路，为脏腑周身内外之关键。故伤寒六经皆有少阳之证，而仲景不列入少阳，使各从其类也。"

张景岳、张志聪对少阳枢机的认识，偏重于气数部位和功能。杨上善从胆少阳主骨，说明少阳枢机有控制运动功能的作用。程郊倩认为少阳枢机属胆，主半表半里，能出阳入阴，风寒入侵，半表证见胸胁苦满、往来寒热，半里证见口苦、咽干、目眩。唐容川认为少阳枢机属三焦，其脂膜内联胸膈，外合腠理，少阳枢机从阴出阳责在腠理，从下而上责在胸膈；又指出《内经》"枢"字是比喻，少阳三焦如户枢之居间，非别有枢机之谓也。

上述不同论点对少阳枢机的生理病理各有发明。实际上，少阳经脏腑经络是少阳枢机的内在联系，少阳枢机的病态除胆、三焦外，还有心包。心包助心行血，调控营卫，而营卫之出入赖三焦元真之气的转动。三焦为决渎之官，决定水液流动周身表里上下的动向，而三焦枢机的转动为胆所控制。胆相火借三焦水道干运周身，主持诸气；三焦水道赖胆相火的温煦而产生气化，随周围环境的变化发生升降出入运动，决定经络营卫的运行，为十一脏升降出入所取决。因此只有掌握少阳经脏腑经络的基本规律，才能使少阳枢机得到全面的解释。

（4）太阴经脏腑经络与太阴为开的不同论点：张景岳说："太阴为开属阴，属阴之表也，开者主出。"

张志聪说："太阴者，三阴也，为阴之盛，故主开，开者外出。"

柯琴说："太阴为开，又阴道虚，太阴主脾所生病……下利而腹满时痛，为虚寒，属太阴，寒湿为太阴本病。湿热又伤寒所致之变证也，其机关在小便，小便不利，则湿热外见而身黄，小便自利，非暴烦下利而自愈，则大便硬而不便，所以然者，脾胃相联，此脾家实，腐秽自去，而成太阴之开。"

二张从部位、气数、功能角度认为太阴为阴气太盛、为开主表，颇见勉强。太阳为阳气太盛（三阳），其气为开主表，太阴为阴气太盛（三阴），如何其开也主表呢？太阴病以脾升降失常的腹满吐利为主，怎么与太阳病以心开主表失常的脉浮头项强痛而恶寒混同一论呢？柯氏谓"太阴为开，又阴道虚……此脾家实，腐秽自去，而成太阴之开"，将太阴为开主出看成是通降浊阴的功能，此与太阳开机主出主表相区别，所见实在高人一筹。只是柯氏在此并未阐明太阴从本、以脾为主、阴阳升降两司之理，犹是智者千虑之一失。

太阴为阳极阴生的中间过程，标肺本脾，其化从本，以脾为主，位处上下阴阳之中枢，其气能升能降，本脾主升，标肺主降，脾肺标本阴阳相联，升降相因。肺气下降必赖脾窍下通地气，脾气上升须借肺窍上通天气。太阴从本为开主出，脾胃居中升降相因，上下阴阳两通，与少阴为阴尽阳生中间过程，位处表里阴阳正中，其化从本，其气为枢，能出能入之象相类。只是太阴为开，以升清为主，倘若太阴脾家健运失职，不能转输上肺，则致降浊失职，腐秽不去。

（5）少阴经脏腑经络与少阴枢机的不同论点：张景岳说："少阴为枢，居阴分之中也……主出入之间。"

张志聪说："少阴为一阴之初生，故主枢。"

唐容川说："枢转出入四字，用解少阴之病不确实也。少阴之为枢，《内经》用此一字取譬少阴阴阳相生，循环如枢而已，非言其出入旋转也。须知此气血，血属心所生，而血流行于脉中，心病则阴血少而脉细；气属肾所生，而发出则为卫阳，卫阳出则醒，所以有昼夜也。今肾气病，则困于内，而卫阳不出，故但欲寐，只用此四字，将心肾水血之理全盘托出。"

姜达岐说："少阴为枢，应作少阴为合，少阴包括心肾，心主藏神，肾主藏精，均宜内藏而不为泄，因称为合。少阴证除'脉微细但欲寐'外，还有烦躁面赤、手足厥冷等，系少阴真阳外越，精神焕发之象，乃'合'之病证。少阴之预后重点，视精神而定，所谓邪热虽盛，少阴根底未动，尚属可治，外感内伤均是如此，这也是'少阴主合'的最好注脚。因此少阴为半表半里之说，似乎于理欠详。"

上述医家拘于开主表，合主里，枢主半表半里之说，错误地把阴枢以上下升降为主，等同于阳枢以表里出入为主，认为少阴枢机亦主转动表里出入，脱离了实际，引起历代医家对少阴枢机的怀疑。唐容川谓"枢转出入四字，用解少阴之病不确实也"，其把枢转出入改为枢转上下，认为少阴枢机的实质为肾心水火上下交通的抽象，可谓确有见地。姜达岐谓"少阴为枢，应作为阴为合"，把少阴为枢改为少阴为合，把少阴病真阳外越之烦躁、面赤、身热汗出、手足厥冷解释为少阴合病，是因为没有认识到少阴枢机的实质。实际上肾心水火升降是少阴枢机的实质，少阴枢机是恒定在以肾为主的肾心水火阴阳平衡机制上。肾为封藏之本，真阳外越之烦躁面赤、身热汗出、手足逆冷乃肾少阴枢机失调，水火阴阳不交的见症。其本质为肾中真阳衰微，不能鼓舞肾阴上升外出，吸引真阳下潜阴中。其证除虚阳外越表现之外，还有四肢厥冷、下利清谷等阴寒内盛的见证。虚阳外越是假象，肾阳衰微、阴寒内盛、水火不交是本质，"少阴为合"只能说明真阳外越的现象，少阴为枢才能说明真阳外越的本质。至于所谓"少阴根底未动，尚属可治"，正是少阴枢机未绝的征兆。《内经》谓："阴平阳秘，精神乃治，阴阳离决，精气乃绝。"肾心水火阴阳相交乃生命之根本，肾心水火不交是生命将绝的表现，这是少阴枢机死证的原因。在少阴枢机肾心的关系中，肾水处在主导地位，支配着心火的运动。少阴病虽肾心阴阳失调，而肾阴肾阳属于主要方面，少阴病治法也以温肾为主，因此只有掌握以肾为主的少阴枢机的内在规律，才能使少阴病得到全面确切的解释。

（6）厥阴经脏腑经络与厥阴合机的不同论点：马莳说："厥阴者，一阴也，为阴之尽，其义为合"。

张志聪说："厥阴为两阴交尽，故主合，合主内入。"

柯琴说："太阴为开，本自下利而下之，则开折，胸下结硬者，则开折而反合也，厥阴为合气上冲，逆而下之，则合折利不止者，合折反开也。"

姜达岐说："厥阴为合，应作厥阴为枢，厥阴病提纲'消渴，气上撞心，心中疼热，饥不能食，食则吐蛔，下之利不止'，一般都解释为上热下寒，寒热错杂，与少阳之往来寒热有相似之处。如何秀山说'厥阴与少阳相表里，厥阴厥热胜复，犹少阳寒热往来'，厥热胜复是厥阴为枢的表现。"

对厥阴为合的机理，马、张根据《内经》"两阴之交尽"，随文演义，以厥阴为合主入，后世医家也大都从入从里，与阳明为合主入主里同义，致厥阴为合之理晦而不明。唯柯琴独以太阴厥阴正反两面表明厥阴为合之理，说明厥阴为合主升与太阴为开主降相反，盖厥阴为阴合，与阳明为阳合相反，阳合从阳入阴、由表入里；阴合从阴出阳、由下而上。厥阴属肝，肝为阳脏居阴位，主转阴入阳，肝主升发，厥阴为阴合也主升发。阴合为病，肝脏相火冲逆，则消渴、气上冲心、心中疼热；相火衰微，阴寒不能升转出阳，向下开泄，则见下利；阳气不能从里达表，则见厥逆。厥阴多寒热错杂、寒厥热厥诸证，其中肝寒是主要本质。厥阴病主方乌梅丸、当归四逆汤、吴茱萸汤等，主要作用就是温肝通经散寒，转阴为阳。

（7）小结：综上所述，六经开合枢是五脏升降出入的运动调节功能，脏腑经络的三阴三阳是六经开合枢功能形态的内在联系，藏象系统通过脏腑经络内在联系，发生六经开合枢升降出入的矛盾运动。肝厥阴为阴合主升，脾太阴为阴开主升降，肾少阴为阴枢主调控上下升降，心太阳为阳开主出，肺阳明为阳合主入，胆少阳为阳枢主调节出入。六经藏象系统通过六经开合枢升降出入运动，保持生命过程整体上下表里运动与平衡的统一。

六、藏象与阶段论点

欧阳琦说："《伤寒论》以各种症状之发展情况与表现不同，从中找出一定的规律以辨别疾病，将各种症状按其性质的特点分为六个类型，亦可称为六个阶段。太阳主外代表一切热性病的初期，即疾病的前驱阶段；阳明主里代表肠燥结引起高热自汗等证候，即疾病增进另一个阶段；由于疾病继续进行，少阳主半表半里，代表机体病理调节功能不足，逐渐转入衰退阶段。太阴代表消化功能衰弱；少阴代表心脏与全身功能衰弱；厥阴代表机体抵抗力与疾病最后挣扎，发生寒热错杂。"

胡友梅说："《伤寒论》六经为病理划分标志，又曰按病程发生，其过程普通分为潜伏、前驱、增进、极进、稽留、减退、恢复各期。《伤寒论》六个时期，前三时期叫太阳、阳明、少阳，与前驱、增进、极进期为近，后三期叫太阴、少阴、厥阴，与稽留、减退、恢复稍同。"

六经代表病证的阶段性，是根据疾病表现的时间阶段的规律性病理现象所得的结论。病证的发生与发展怎样表现于五脏器官系统的空间部位，也怎样表现于其时间阶段。实践证明，中医辨证必须从病证各阶段去辨证，根据疾病各阶段邪正相争、阴阳失调的具体情况进行辨证分析。同一种疾病，病程阶段不同，所表现证候也不一致，治法也有差异。三阳经阶段多表现以邪实为主的证候，如表证、热证、实证，三阴经阶段多表现以正虚为主的证候，如虚证、寒证、寒热错杂证。在治疗方面，三阳病证以祛邪为主，如发表清热、攻下、和解，三阴经病证以扶正为主，如温阳、养阴、补益等。

阶段论点认为，六经是划分病理阶段的标志，即一切病证的发展都从太阳按阶段传变而来，同一种疾病因为阶段不同，便分为太阳证、阳明证、少阳证、太阴证、少阴证、厥阴证。实际上，这种论点与临床实践不甚切合，与《伤寒论》六经病证的演变逻辑也相抵触。如张仲景曾称"一身手足尽热""二三日咽痛""始得之反发热""二三日以上烦躁不得眠"等外感初期功能亢进的证候为少阴病，又把"心动悸，脉结代"，末期心脏衰弱的病证列入太阳病，把中寒不能食、胃肠虚冷的病证称为阳明病。又如阶段论点认为厥阴病是热性病衰竭期病证，为何厥阴的主要方证如乌梅证吐蛔久痢、当归四逆证手足厥寒、吴茱萸证干呕吐涎沫头痛、茯苓甘草证心下悸、瓜蒂证手足厥寒、白头翁证泄利下重、干姜芩连证下利吐逆等，也见于常见病的初期呢？

由于阶段论点把六经病证看成是热性病阶段的六个证候类型，因此只能把病证轻重作为衡量六经病证的标准。《伤寒论》六经病证按轻重较量，三阳的表证热证实证，阳明病比太阳病重，少阳病介于太阳病和阳明病之间，三阴的里证虚证寒证，少阴病比太阴病重，厥阴病介于太阴病和少阴病之间。由于《伤寒论》六经证候轻重次序与《伤寒论》六经阴阳排列次序不相一致，因而引起许多医家对《伤寒论》六经病证轻重次序的质疑。

为什么《伤寒论》六经病证轻重次序和《伤寒论》六经阴阳排列次序不相符合呢？这是因为《伤寒论》六经不是病证过程轻重的抽象标志，而是生命过程藏象的抽象标志，病证只是六经藏象过程邪正相争、阴阳失调的表现。病证在发生发展变化过程中，必然表现出六经阶段性病证，其病证传变规律不由太阳、少阳、阳明直线上升，也不从太阴、厥阴、少阴直线下降，而是相互消长，阳病阶段由太阳上升至阳明，由阳明下降至少阳，阳病入阴也由太阴下降到少阴，再由少阴上升到厥阴。

有人认为病证发展到少阴，亡阴亡阳已到极点，再发展就是死亡，虽有阴尽阳生之事，但要在一定的条件下发生。其实外因通过内因而起作用，在人体生命过程中，阴尽蕴藏着生阳之气，阳极倚伏着阴杀之气。少阴属肾主水主冬，厥阴属肝主木主春，冬尽春来，万象更新。厥阴列在少阴之后，其病证否极泰来，少阴传至厥阴出现转机，有何不可呢？

六经经气代表病证六个不同阶段的脏气，而六经脏气主要是通过开合枢升降相因，出入互用，阴阳相生，正邪相胜。三阳经化气排泄障碍，表现邪盛期证候，心经络营卫失调，太阳开机运动失常，病邪闭郁在表，表现初期表证。进而邪不外泄，入侵于里，机体调动气血昌盛的阳明经与之相应，肺胃阴阳失调，合机运动障碍，清肃失令，病理产物积聚，功能亢进，正邪俱盛，则表现极期之里实热证。邪正相争继续进行，正气由强变弱，病邪从阳入阴，机体调动处于阴阳正中的少阳经与之搏击，病邪稽留于半表半里，则表现正虚邪恋期的正虚邪实等证。由于机体主要由三阴经贮藏精气以增强机体抵抗力，修复病理过程的损伤，故若三阴经开合枢藏精不足，正气衰退，脾胃居中土，病证内传，中气先伤，太阴开机失常，脾阴下泄，升清不足，则表现为纳减、形衰、肢乏等初衰期证候。后天不能充养先天，肾气失禀，少阴枢机失调，藏精不足，则表现衰弱期心肾和全身功能减退的证候。病证继续发展，正气衰微，机体调动肝脏罢极之本与病邪斗争，于是出现厥阴经厥热胜复、寒热错杂的证候。

阶段论点能够解释疾病各期病理的特殊性，但不能全面解释六经病证的本质。六经病证是脏腑经络阴阳失调、邪正相争所形成静止与变动、自发与继发的统一。在病证发生发展变化过程中，六经开合枢的不断运动变化是病证互相转化的内因。六经病证既随时间阶段而发展，又在身体空间中演变，既有本经自发，又有他经转属。临床辨证不但要从疾病时间辨阶段，还要从身体空间辨部位，既要有整体上的把握，又要有局部的审视。阶段论点只能说明病理过程各个时期的属性，不能阐述人体各部位器官病变的实质。它认为六经病证除太阳病是自发外，其余五经都是继发的，即都是太阳病按顺序转化而来。这种论点只能解释继发性病变，不能解释自发性病变。如乌梅丸证从病机看属厥阴病，从症状来说属蛔厥，乌梅丸证的厥是肝热胃寒，气血逆乱，引起阴阳气不相顺接，而非正气与寒邪相争最后关头阴阳衰竭的表现。

七、小结

《伤寒论》是辨证论治之书，六经辨证具有丰富的内容。通过历代医家的探讨，除了六经所属的藏象脏腑经络是辨证的实质外，还产生提纲辨证、气化辨证、八纲症候群辨证、六病辨证、开合枢辨证、阶段辨证等，而这些辨证和藏象脏腑经络生理病理密切相关。提纲辨证提示脏腑经络病机，说明六经病证是六经脏腑经络阴阳失调的表现。气化辨证是从六经脏腑经络标本关系和六经与六气之间的标本关系，说明六经生理病理变化规律，以分辨六淫证候。八纲症候群辨证、六病辨证从六经脏腑经络病机过程标本关系分析虚实、寒热、表里、阴阳偏倾，为六经病证进行定性、定位诊断。开合枢辨证从六经的运动趋势分辨六经病变的主要部位。阶段辨证从藏象病理变化过程分辨各阶段的证候。只有把上述各种辨证综合起来，看成是六经脏腑经络辨证的统一体，才能全面了解六经辨证内容。

《伤寒论》六经辨证论治的体系，是在《内经》藏象病理生理学基础上发展起来的。藏象是由多种器官系统组成的综合性体系，因此《伤寒论》六经病证证治内容，也是错综复杂的。历代医家从不同角度对六经进行探讨，产生各种不同论点，分别从不同侧面和层面阐述了藏象系统这一复杂有序体系：既有六经共同规律和各经特定联系，又有六经脏腑经络基本规律和六经整体功能联系；六经内在联系产生了六经调节功能，有脏腑经络适应性调节功能，有开合枢运动调节功能，又有适应外界气候功能等多器官系统和多功能体系。六经多器官系统和多功能体系的病证是六经不同论点的基础，经络论点说明了藏象系统共同病机的内在联系，脏腑论点说明了藏象系统的生理病理、藏精排泄等新陈代谢联系规律，部位论点说明了藏象系统的脏腑体窍不同层次的形态结构，经界论点在上述基础上说明六经开合枢功能活动部位。各种论点虽然都带有一定的片面性、表面性和主观性，但从整体观念来看，也都从不同视角阐述了六经藏象系统的综合性辨证论治体系。因此，只有六经藏象系统理论才能使各家论点得到有机统一，也只有综合各家论点才能使六经生理病理和辨证论治体系得到全面、深入和崭新的表述。

第十五章　藏象与病证的本质和治法

《伤寒论》六经标题"辨××病脉证并治",表明六经是辨病辨证论治的纲领。仲景用六经作为辨病辨证论治纲领,是因为六经是藏象系统的功能单位,藏象的病理病机是六经病证的本质,藏象是综合性功能系统,六经脏腑经络是藏象系统各器官的共同规律,辨病辨证论治主要通过调整六经脏腑经络,平衡藏象系统器官形态与功能的统一,从而达到愈病的目的。

第一节　藏象与病证的概念

一、藏象的独特体系与病证的特征

六经病证有主体性病证、整体性病证。藏象生理功能恒定在以五脏为主的统一整体基础上,主体性病证就是五脏主体器官(脏腑体窍)结构功能失常,本经脏腑经络阴阳失调的表现。整体性病证是本经脏腑经络阴阳失调,引起他经五脏主体器官形态功能失常,或他经脏腑经络阴阳失调,引起本经五脏主体器官形态功能失常的表现。无论是主体性或整体性病证,都表现为虚证与实证,寒证与热证,燥证与湿证,风证与火证,气证与血证等六经脏腑经络阴阳失调的相对性病证。六经脏腑经络由表里脏腑经络和上下手足经脉互相联结组成,脏腑经络阴阳失调多表现为气与血、营与卫、表与里的阴阳相对证,手足经脉阴阳失调多表现为寒与热、燥与湿、风与火的阴阳相对证。

二、藏象的系统功能联系与病证的系统性

人体病证的内容虽然繁杂,但概括起来也不外阴阳、寒热、虚实的病性和表里、上下、气血的病位,而病性和病位都是六经功能联系失常的表现。六经开合枢系统功能是六经脏腑经络的表现形式,六经脏腑经络是六经开合枢的功能联系。六经开合枢的运动障碍表现为气血、表里、上下等不同病位,六经脏腑经络阴阳失调表现为阴阳、寒热、虚实等不同病性。

六经开合枢及其脏腑经络失调的病位、病性的有机联系,是中医基础理论、辨病辨证论治之间的重要环节。由于藏象系统是集合机构,其六经开合枢升降出

入运动调节功能不是某个实质器官的功能，而是脏腑经络联系规律的表现，因此六经病位和病性不能分开，六经开合枢、升降出入运动障碍是六经脏腑经络失调、虚实寒热阴阳偏倾的枢纽。

目前中医的藏象脏腑经络、六经开合枢、升降出入、阴阳寒热虚实表里，各种体系之间存在难以逾越的鸿沟。只有通过六经功能这一中间环节的联系才能融会贯通，形成系统性藏象病机证治体系。如太阳经是心藏象的功能系统，太阳开机主出，太阳经脏腑经络是其内在联系，其证表里虚实寒热阴阳俱备，而以太阳开机运动障碍之表证为主。太阳经生理功能除本经脏腑经络阴阳互相调节外，还依赖整体各经脏气的调节，太阳经脏腑经络失调表现为太阳病主体证，整体各经脏气失调表现为太阳病整体证。这样，心藏象的心、太阳、开、出、脏腑经络等生理学内容和表里上下、阴阳寒热虚实，以及整体各经脏气阴阳失调的病理学内容才能结合起来，从而形成完整的太阳经藏象系统生理病理学理论体系。

三、藏象的结构功能联系规律与病证的病理、症状、病机与证候

人体各经系统不但有独特的结构功能，还有脏腑经络气血水火阴阳共性物质，六经系统器官的特殊形态功能是现象，六经脏腑经络气血水火阴阳是本质。六经藏象经络既以脏腑经络的气血（卫气营血）的藏精、排泄调节各器官形态与功能的统一，又以手足经脉的水火互相调节、保持阴阳平衡。气血水火各有本源，运动各有所司，气血出于脾胃，水火出于心肾，气血水火运动为心肺所统制，六经脏腑经络调节功能正常，脾胃气血、心肾水火、心肺营卫阴阳和调，则人体病证无由发生。

病理：各经藏象系统病变不但表现为各器官形态功能失常个性的病，也表现为脏腑经络阴阳失调、气血水火不和共性的证，共性的证表现在个性的病之中。病理就是五脏系统器官脏腑经络气血水火的病理形态，可从病理形态学中发现，如重庆医学院用病理解剖学技术对八纲证候进行系统观察，发现了八纲证候的病理形态学基础。

症状：是病理形态反映于人体的自觉表现，是藏象结构性器官形态功能异常变化所引起的主观上的异常感觉。如心病经络营卫失常的恶寒发热，肺病呼吸器官形态功能失常的咳嗽、哮喘等。与脏腑经络阴阳失调表现为证候，反映疾病的本质有所不同，症状属于病的范畴，只能反映疾病和现象。

病机：是病理、证候的内在规律，对病证的发展变化起决定性作用。六经脏腑经络病机有脏腑经络精神气血营卫阴阳失调、手足经脉寒热燥湿风火阴阳失调的不同。其中，脏腑经络气血阴阳失调表现为虚实证，脾胃阴阳失调是虚实证的病理基础。手足经脉寒热（水火）阴阳失调有脏经和腑经之分，脏经手足经脉

阴阳失调表现为阴虚证、阳虚证，腑经手足经脉阴阳失调表现为寒证、热证，心肾水火（精神）阴阳失调是阴虚证、阳虚证、寒证、热证的共同病机。脏腑经络营卫阴阳失调表现为表证、里证，心肺阴阳失调是表证、里证的病理基础。

证候：是个性器官形态功能失常的特殊表现和共性脏腑经络失调、气血水火阴阳不和的综合反映。个性的疾病演变着共性证候的不同特征，共性的证候反映于各种疾病的不同部位和属性。证候表征阴阳寒热虚实表里的共同属性，也表现为特殊性器官功能失常的症状。如脾阳虚证候是腹胀纳少、大便溏稀、四肢乏力、肢末清冷等，这些证候不但是脾胃系统器官形态功能失常的特殊表现，也反映脾胃阳虚、火衰湿盛的共同属性。

第二节　脏腑经络病机与虚实证

《素问·通评虚实论》谓"精气夺则虚，邪气盛则实"，说明虚证的实质是精气不足，实证的实质是邪气有余，精气不足和邪气有余都与脏腑经络失调有关。《素问·调经论》谓："帝曰：实者何道从来？虚者何道从去？虚实之要，愿闻其故。岐伯曰：夫阴与阳（脏经与腑经）皆有俞会，阳注于阴，阴满之外，阴阳均平，以充其形，九候若一，命曰平人。夫邪之生也，或生于阴，或生于阳。其生于阳者，得之风雨寒暑；其生于阴者，得之饮食居处，阴阳喜怒……五脏者故得六腑与为表里，经络肢节各生虚实。"说明虚实证是从脏腑经络阴阳失调而来。脏腑经络阴阳互调，阳经（腑经）输注阳气于阴经（脏经）以贮存精气，阴经（脏经）输布阴精充满阳经（腑经）供生命活动利用，经络府俞阴阳会通，维持机体阴阳平衡。若脏腑经络阴阳失调，五脏藏精不足为精气夺，则发生虚证，六腑化物积聚为邪气盛，则发生实证。由于五脏各得六腑与为表里，内属脏腑，外络肢节，普遍联系于周身，所以脏腑经络失调的虚实证不独表现于内脏脏腑器官为主体性病证，也表现于经络肢节成为全身的整体性病证。

六经脏腑经络六气为正，六淫为邪，人体正气恒定在六经脏腑经络和六气阴阳气血的平衡机制上。当六经脏腑经络气血阴阳六气失调，便出现六淫证候。在治疗上，通过调整脏腑经络阴阳，资助不及之六气，抑制太过之六淫，以达到扶正祛邪的目的。

一、虚证

1. 证候

虚证的主要表现是身体虚弱，饮食少进，形体消瘦，少气乏力，精神萎靡，视力听觉减退，舌淡无苔，脉细无力。

2. 病理

虚证的证候是以脏腑体窍结构性器官功能减退，组织变性萎缩为基础。《素问》"脉细，皮寒，气少，泄利前后，饮食不入，此谓五虚"，都是五脏结构性器官病变功能减退的表现。匡调元《中医病理研究》指出，近年虚证研究资料表明，虚证的正气不足为"功能减退"，"身体抵抗力低下"，"内分泌变性萎缩"，"细胞萎缩"或"变性坏死"，"慢性炎症，器官组织纤维性变化"，"瘢痕组织形成的功能不全"，"网状内皮系统吞噬功能低下"，"神经系统退化性病变"等。

3. 脏腑经络病机

（1）脏腑经络阴阳失调：《内经》谓"邪之所凑，其气必虚""正气存内，邪不可干"，说明发生虚证的机理主要是正气虚。正气是人体正常生理功能和抗病功能，也就是经气，就是藏象系统功能，包括脏腑、躯体、五官等结构性功能和经络、气血、营卫等调节性功能。又有特指五脏经气藏精功能的脏气，它是藏象系统的主要属性，对系统器官结构性功能起决定性作用。因此，正气虚的具体意义是指藏象系统的经络营卫功能减退，气血不足，脏腑、躯体、五官功能低下而言。从现代医学角度来看，与神经－内分泌－免疫功能减退，营养物质缺乏，代谢水平下降，内脏、躯体、五官运动感觉功能减退等有关。

虚证的病机十分繁复，脏腑经络阴阳失调，脏经藏精不足所致"精气夺"是各种虚证的共同本质。人体之精为脏经所贮藏，肾命门是十二经藏精之根本，除了贮藏生殖之精以外，还受五脏六腑之精而藏之，肾虚则五脏藏精功能减退，精不足则各器官组织失其濡养，就发生虚证。肾的实质与下丘脑－垂体－内分泌有关。重庆医学院曾对24例虚损患者进行了观察，发现垂体前叶、肾上腺皮质、甲状腺、睾丸或卵巢呈现不同程度的退化性变化，使虚证的病机得到较确切的证明。

脏腑经络的藏精与排泄是互相调节维持平衡的。虚证除了脏经藏精不足外，腑经排泄太过也是重要因素，临床上误吐、误下、误汗导致腑经排泄太过，造成"精气夺"的虚证屡见不鲜。《伤寒论》常用"吐下汗后"的笔法，说明虚证发生变化的机理，如太阳与少阴脏腑经络阴阳相联，少阴病肾阳衰微真武证的厥逆、筋惕、肉𥆧，是由太阳病误用大青龙汤发汗亡阳引起等。

（2）脾胃阴阳失调：六经脏腑经络通过运行气血维持人体生命活动，而脾胃为后天之本，气血生化之源。脾胃属太阴之地气，位居中土，灌溉四旁，脾气散精，上归于肺，四脏皆禀其气，致令不虚。在病理上，脾失健运，水谷之精摄入不足，四脏无所禀其精气，则发生虚证。因此各经虽然都有虚证，脾胃虚弱为各经虚证之本，即如李杲所谓"肾之脾胃虚""肺之脾胃虚"，进而也可发生心之脾胃虚、肝之脾胃虚等。

脾胃的生理病理与虚实的邪正相争密切相关。张仲景认为"脾旺不受邪"；李杲谓"元气之充足，皆由脾胃无所伤，而后能滋养元气，若胃气本弱，饮食自倍，则脾胃之气既伤，而元气亦不能充，而诸病之所由生也"。可见脾胃虚是发生正气虚的根本原因，脾胃虚弱不能化生气血，温养元气，内不能维持生命活力，外不能防御病邪，则内伤外感诸虚证丛生。

4. 治法

（1）补脏与扶正：扶正是针对虚证的治法。虚证的实质是脏经藏精不足引起精气夺，故扶正治法主要是补益五脏，包括调整藏象系统功能，增强经络营卫气血的功能，增强内脏、躯体、五官功能。通过调补脏气，促进脏经藏精，使虚证从本质上得到改善。

从中药药理研究资料看，中医补脏治法与提高合成代谢，增进营养物质有关。人参黄芪是补气药，实验证明人参、黄芪对各器官系统功能都有兴奋、调整、增强、改善的作用，而人参、黄芪的作用，主要是通过促进蛋白质合成代谢来实现。近年日本学者证实，人参的提取物能刺激各种蛋白质和核酸代谢的主要作用部位关键在于细胞。有实验证明，人参及其提取物能促进荷癌宿主的核酸、蛋白质、脂肪合成，而不增加肿瘤组织的核酸、蛋白质、脂质的合成，表明中医补脏扶正的积极意义。

（2）补脾与扶正：脾胃虚弱为各经虚证之本，虚证注重补脾是不言而喻的。补脾能扶正祛邪，机理与促进免疫功能有关。有研究证明，脾虚可出现白细胞偏低、慢性腹泻、营养不良，经用健脾方药后，白细胞恢复正常，吞噬能力增强，血浆中特殊抗体凝集素增加。慢性支气管炎、重症肌无力等都有免疫功能低下现象，经用补脾法调治，病情好转，免疫功能得到恢复。近年对脾胃学说的临床应用已有新的进展，补脾法在对各器官系统疾病虚证的治疗中都收到明显的效果。

二、实证

1. 证候

实证主要表现为腹满拒按，小便不利，大便秘结，烦躁不安，气粗声高，恶寒无汗，或壮热不寒，舌苔厚，脉象有力。

2. 病理

实验资料证明，实证的"邪气有余"，在病理过程中常表现为各种亢奋的反应，与各器官系统代谢产物积聚、功能亢进、反应增强有关。如肺实的痰壅气喘，心实的瘀血胸痛，肝实的胁痛肝积，脾实的腹胀便秘，肾实的腰痛蓄水，多见于急性炎变期的充血、渗出、增生反应等。

3. 脏腑经络病机

（1）脏腑经络阴阳失调：实证的实质是"邪气实"，病机与脏腑经络失调密切相关。人体六经藏象通过脏腑经络的联系调节功能与自然界六气相应，六经脏腑经络失调，六淫入侵，腑经卫阳外应，病理反应增强，排泄障碍，病理产物积聚，则为邪实。所谓"邪"，除了外因六淫、疠气（相当于现代的细菌、病毒等微生物）之外，还包括瘀血、蓄水、痰液、宿食、燥屎等病理产物。六淫、疠气属于外因，但是侵入人体后，通过邪正相争，即转变为病理产物，为腑经所排泄。实证的邪气实虽与各器官系统反应亢进有关，但是腑经排泄障碍、化物积聚是各种实证的共同本质，也是各器官系统疾病发生实证的共同原因。

脏腑经络藏精排泄、阴阳互调不能分开，实证的病机除了腑经排泄障碍、化物积聚外，脏经藏精偏亢，也是重要因素。如癥积病的气血瘀滞属于脏经血分证，癥积的实证也是脏经藏精异常亢进引起。

（2）脾胃阴阳失调：脾胃脏腑经络阴阳相联，脾属太阴主湿，胃属阳明主燥，互相调节，维持升降功能。太阴湿气不及，阳明燥气太过，脾气闭约则转属阳明病。《伤寒论》谓"阳明居中土也，万物所归，无所复传"，说明在生理过程中，胃家是降浊器官，各经代谢产物均汇聚于此而排出体外，不能复传他经。而在病理过程中，胃家降浊障碍，代谢产物积聚向他经传变，则引起各经实证。从通腑法的临床运用看，各器官系统疾病的实证与胃实均有密切关系。如神经系统的脑积水，循环系统的高血压，呼吸系统的肺实变，消化器官的肝胆炎症、肠梗阻等，都可以出现胃家实证候。

4. 治法

（1）通腑与祛邪：祛邪是针对实证的治法。实证的邪气常由腑经排泄障碍引起，所以祛邪治法主要是攻下通腑，中药大黄是通腑主药，也是泻实主药。《神农本草经》谓大黄有"推陈致新"的作用。《伤寒论》把实证归纳为胃家实，由腑经排泄障碍引起，大黄是胃家实三承气汤证的主药，以促进腑经代谢产物排泄为主要作用。腑经排泄不单指大肠、小肠、胃、三焦、膀胱、胆等六个具有排泄功能的器官，它们通过经络联系，进而控制全身各器官组织细胞的降解排泄。因此，指导中医应用大黄的观念与西医显然不同，西医仅用大黄治疗便秘，而中医却用它治疗由实证引起的各种病变，如肺炎、脑炎、高血压、肝病、肾病、闭经、子宫出血、各种脓肿，乃至腹泻等，只要出现胃家实证候，就可使用大黄。

通腑法既能促进分解排泄，抑制细胞代谢的合成，也能抑制细菌、病毒、肿瘤细胞的生长。实验表明，大黄能较强的抑制细菌、病毒、癌细胞的代谢。中药的通腑作用除通泻六腑之外，还包括通利经脉、活血行瘀、行气破结等。近年药理研究表明，活血化瘀药有不同程度的增强纤溶酶作用，降低纤维蛋白稳定性，抗凝及纤溶，减少血小板聚集，改善血液流变性和微循环等。有人认为活血化瘀药能防止或破坏肿瘤周围及其病灶内纤维蛋白的凝集，改善癌灶周围组织微循环和结缔组织代谢，使抗癌药深入病灶，从而抑制肿瘤细胞的生长。

（2）泻胃与实证：胃家排泄障碍、化物积聚能引起各经病变发生实证，泻胃法也不局限于阳明病。《伤寒论》六经证治中，泻胃法除应用于阳明病胃家实之外，还用于治疗由此引起的各经病症，如太阳病头痛、太阴病脾家实、少阴病目中不了了、厥阴病下利谵语等。近年泻胃法还用于治疗各器官系统疾病的实证，如消化系统的急腹症、肝炎、腹水，呼吸系统的肺炎、胸腔积液，循环系统的高血压，神经系统的癫痫、脑水肿，生殖系统的子宫出血等，凡胃实证候应用泻胃法都可获得一定的疗效。

三、虚实错杂证

1. 证候

虚实错杂是虚证与实证同时出现的证候。如腹满而痛，拒按，大便不通，小便不利，肌肉消瘦，少气乏力，精神萎靡，舌淡苔浊，脉微细无力。

2. 病理

虚实错杂的病理即虚证与实证互相影响，同时存在，其病理基础详见虚证和实证。

3. 脏腑经络病机

脏腑经络阴阳失调，脏经藏精不足和腑经排泄障碍、化物积聚同时存在，互相影响，则表现为虚实错杂证。

4. 治法

虚实错杂证的治法是扶正与祛邪兼用，这种治法及其方剂组成是以脏腑经络阴阳双方互相失调的病机为基础。《灵枢·卫气》谓："能知六经标本者，可以无惑于天下。"运用脏腑经络阴阳失调先后主次标本病机而组合方药，对治疗虚实错杂证有重要的临床意义。

四、真虚假实与真实假虚证

1. 证候

真虚假实和真实假虚是根据受病脏腑的特殊性，表现为不同证候。

如脾病真虚假实证：先发生饮食少进，肌肉消瘦，四肢乏力，精神倦怠，脉微舌淡，继而出现腹满喜按，时痛时止，二便不通，便后不爽。

又如脾病真实假虚证：先发生腹满拒按，不大便，痛无休止，便后得舒，继而出现饮食少进，肌肉消瘦，四肢乏力，苔浊，脉实。

2. 病理

真虚假实、真实假虚与虚实错杂，证候相近，病性却不同。真虚假实或真实假虚，只有真虚或真实的一种性质，其假实假虚是真实真虚的假象，而虚实错杂却有两种性质。真虚假实与虚证，真实假虚与实证，虽然性质相同，但是程度轻重却有差异。虚证是脏腑经络调节功能低于正常，真虚假实则是脏腑经络调节功能衰竭的代偿，呈虚性亢奋。实证是脏腑经络调节功能的超常表现，真实假虚则是脏腑经络调节功能亢盛的假性反转。

3. 脏腑经络病机

脏腑经络阴阳互相转化，在生理上的表现是，藏精排泄标本主次互相转化交换地位，使生命现象得到互相调节。在病理上的表现是，脏腑阴阳代谢功能严重障碍，影响对方代谢功能，从而出现与疾病性质相反的病症，这被称之为真虚假实证和真实假虚证。

腑经的阳气是以脏经的阴精为基础，脏经藏精不足，不能以足够的阴精向腑经阳气转化，就出现腑经排泄化气障碍、化物积聚的证候，为真虚假实证，即所谓"至虚有盛候"。

脏经的阴精依赖腑经的阳气以化生，腑经化气障碍，不能以足够的阳气向脏经阴精转化，便出现脏经藏精相对不足，这是真实假虚证，即所谓"大实有赢状"。

4. 治法

中医扶正祛邪的从治法，是根据脏腑经络标本阴阳互相转化的病机制定的。真虚假实证用补法主要是补益精气，使脏经有足够的阴精向腑经转化为阳气，促进化物的排泄，达到纳新吐故的目的。真实假虚证用泻法主要是推动化物的排泄，使腑经有足够的阳气向脏经转化，以化生精血，促进精气的贮存，提高器官组织的功能，达到吐故纳新的目的。

第三节　六经手足经脉阴阳失调与
阴虚、阳虚、寒证、热证

六经手足经脉是由阴脏与阳脏、阳腑与阴腑互相联结组合而成。手足经脉阴阳失调其证有脏经腑经之分，脏经手足经脉阴阳失调表现为阴虚阳虚，腑经手足经脉阴阳失调表现为寒证（阴盛）、热证（阳盛）。因此，六经的虚证除气虚、血虚外，还有阴虚和阳虚，六经的实证除气实和血实外，还分寒实和热实。从正虚而言，太阳病有心阴虚、心阳虚，阳明病有肺阴虚、肺阳虚，太阴病有脾阴虚、脾阳虚，少阴病有肾阳虚、肾阴虚，厥阴病有肝阳虚、肝阴虚。从邪实来看，太阳病、少阴病有寒证和热证，阳明病、太阴病有燥证和湿证，厥阴病、少阳病有风证和火证。

一、阴虚阳虚证

1. 证候

（1）阴虚证：欣快不能持久，易激动，失眠烦躁，两颧红赤，头晕耳鸣，口燥咽干，身热喜冷，手足心热，大便干燥，舌质薄红，无苔，脉细数。

（2）阳虚证：精神萎顿，嗜卧，身寒喜温，语声低微，面色暗晦，四肢厥冷，大便溏薄，舌淡，苔白，脉微细。

2. 脏腑经络病机

（1）手足经脉阴阳失调：人体各器官形态功能及其相互联系，都是按阴阳规律组成，六经手足经脉对调控人体阴阳平衡有重要意义。心手少阴主血、属火，温化肾水，肾足少阴主水，滋养心火，心肾手足经脉互相调节，保持水火阴阳平衡。手少阴心火偏盛，损伤肾水；足少阴肾水不足，不能滋制心火，则发生阴虚火旺证；足少阴肾水偏盛，抑制心火，手少阴心火衰微，不能鼓舞肾水，则发生心肾阳虚证。肺手太阴主气，输布津液以润燥，脾足太阴运化水谷以化湿，脾肺手足太阴经脉互相调节，保持燥湿阴阳的平衡。肺手太阴输布津液不足，脾足太阴运化水湿太过，则发生脾肺阴虚证；肺手太阴输布津液有余，脾足太阴运化水湿不及，则表现为脾肺阳虚证。心包手厥阴主血属相火寄寓于肝，肝足厥阴主化生气血属风木，足厥阴肝风木化生相火、温养心血，手厥阴心包运行血气、司布相火，手足厥阴经脉互相调节，保持风火阴阳平衡。足厥阴肝血不足，手厥阴心包相火偏盛，则发生肝心阴虚火旺证；足厥阴肝血偏盛，手厥阴心包相火偏衰，则发生阳虚火衰证。

（2）心肾阴阳失调：《内经》称水火为"阴阳之征兆"。如果水火阴阳失和则表现阴阳偏倾的证候。六经各有阴阳，心肾为人体阴阳的根本，人身水火之脏为心肾。心肾标本相联，心火寓于肾水之中，肾之命门为元阴元阳之所藏，对各经阴阳起统调作用。陈士择认为"五脏六腑之阴都由肾水来滋养，五脏六腑之阳都由命门来温煦。"张景岳进一步指出："命门之火谓之元气，命门之水谓之元精，五液充则形体赖以强壮，五气治则营卫赖以调和，此命门之水火则十二脏之化源，故心赖之则君主以明，肺赖之则治节以行，脾赖之济仓廪之富，肝胆赖之资谋虑之本，膀胱赖之则三焦气化，大小肠赖之则传导自分。"充分说明，人体各器官生理功能都依赖心肾阴阳的控制调节。心肾阴阳失调，则发生心肾不交，或阴虚火旺，或心肾阳虚，甚至亡阴、亡阳证候。

3. 治法

（1）调整手足经脉：阳虚、阴虚主要是三阴经手足经脉阴阳失调的表现。调整手足少阴经脉是治疗阴虚证、阳虚证的根本法则，其基本方则根据手足经脉阴阳失调的病机组成。肾阴虚的病机是肾水不足，心火偏盛。《伤寒论》黄连阿胶汤主治阴虚火旺，其主要机理是滋肾水，济心火，纠正心肾水火阴阳之偏倾。方以生地、阿胶滋补肾水，黄连、黄芩清泻心火，白芍平肝，以制肝木生火，鸡子黄交通心肾，以调水火之不和。肾水充，心火平，肝火不生，心肾水火和调，则肾阴自复，所谓"泻南补北"之法。金匮肾气丸是治阳虚之主方，其方主旨在调补心肾，抑阴扶阳。肾藏精主水，心主血通脉，故方以地黄、山药、山萸肉补精养阴，牡丹皮泻火，茯苓、泽泻利水抑阴，桂枝、附子温肾补阳。阴水衡平，阳火潜秘，则肾气自生，所谓"益火之源，以消阴翳"。

脾阳虚的病机是手足太阴经脉阴阳失调，脾胃火衰，肺气不布，水津积聚，温煦脾阳之附子理中汤，即据此病机组成。方以人参、白术、甘草补益脾气，附子温中补火，干姜温散脾肺之水津。补火生土，中气健运，肺气宣布，水津消散，则脾阳自旺。肝阳虚病机为肝心包相火衰微，心阳不振，营血不运，水津不化。治疗肝阳虚的主方，也是根据手足厥阴经脉阴阳失调病机化裁而成。如当归四逆汤以当归、大枣补肝养血生火，桂枝、白芍、大枣、甘草温心通利经脉，细辛、木通通阳泄水。肝血充，肝火旺，心阳振奋，经脉通利，营血外布，水津消散，则肝阳自复。

（2）调补心肾阴阳：心肾标本阴阳相联，心火寓于肾水之中，肾阴、肾阳通过经络的输布，普遍寄存于各脏腑经络中，控调各经阴阳相对平衡。调补心肾阴阳之法主要在调补肾阴肾阳。张景岳谓"五脏的阴气非此不能滋，五脏的阳气非此不能发"，调补肾阴肾阳能使全身阴阳得到滋养温煦。附子、鹿茸、菟丝子、巴戟天、淫羊藿是补肾阳的主药，也能通补各经之阳。只是肾受五脏六腑精气而藏之，各经脏气属性不同，各种温阳滋阴药禀性也有所偏颇。如人参、肉桂善补心阳，黄芪善补肺阳，白术、干姜善补脾阳；枣仁、柏子仁、天冬善补心阴，北沙参、麦冬、百合善补肺阴，山药、黄精、甘草善补脾阴，白芍、枸杞、山萸肉善补肝阴。这样，既调补肾阴、肾阳，又酌情兼补各经之阴阳。

二、寒热证

《内经》谓"阴胜则阳病，阳胜则阴病，阳胜则热，阴胜则寒""阳虚则外寒，阴虚则内热"。寒热为水火之气，水火为寒热之形，人身水火之脏为肾心，寒热是心肾水火阴阳失调之征。王冰谓："心盛则生热，肾盛则生寒，肾虚寒动于中，心虚热收于内……热之不久，责之心虚，寒之不久，责之肾少。"说明心肾阴阳失调是寒热证的病理基础。

寒热是六气的根本，又是六气阴阳的主要矛盾，在六气运动中寒热往来，则四气相随。在病因方面，八纲辨证只取寒热作为纲领，以概括六淫。因此，寒热证实质上包括六淫诸证。

1. 寒证

（1）证候：形寒怕冷，手足不温，面色㿠白，气冷息微，小便清长，大便溏薄，口不渴，喜热饮，舌淡胖润，有齿痕，脉迟。

（2）病理：寒证大都肾水偏盛，心火不足。近年的八纲研究资料认为，寒证的病理主要是生理功能衰退，或对有害动因的适应性反应性能力低下，能量代谢降低，机体产热不足。也有认为寒证的病理形态可见于慢性炎症，呈慢性迁延状态，此时血管充血不十分明显，渗出以淋巴细胞和大单核细胞为主，纤维结缔组织有不同程度的增生，血液循环障碍，从而出现瘀血、缺血、水肿等一系列病变。

（3）脏腑经络病机：手足经脉阴阳失调：寒证为六经手足经脉阴阳失调，化气排泄障碍，寒气水液积聚所表现的证候，包括寒、湿、风三证。手太阳小肠为火府生热化寒，足太阳膀胱为水府生寒制热，互相调节，保持寒热阴阳平衡；膀胱水液偏盛，寒气太过，小肠火府生热不足，则产生寒证。足阳明胃属湿以润燥，手阳明大肠属燥以化湿，燥湿互相调节维系平衡；足阳明湿气偏胜，手阳明大肠燥化不足，则发生湿证。足少阳相火生气化水，手少阳三焦津液制火，水火互相调节，保持阴阳平衡；足少阳胆相火不足，手少阳三焦水津有余，则发生寒证。

心肾阴阳失调：六经各有寒证，心肾水火阴阳失调是各经寒证的根本，而心肾水火阴阳和调依赖太阳少阴手足经脉的互相调节。寒证是足少阴太阳寒水之气偏盛，手少阴太阳火热偏衰的表现，有外寒、内寒之分，外寒多由手足太阳经脉阴阳失调引起，内寒多由手足少阴经脉阴阳失调所致。

外寒为机体感受外寒，心阳不振，开机不布，肾少阴经脉收藏之气偏盛，引起身疼腰痛，骨节病，脉浮紧等表寒证。《素问·至真要大论》所谓"诸寒收引，皆属于肾"。其主要病机为邪气实，机体对寒邪的反应能力尚未低下，病理产物为腑经手足太阳经脉阴阳失调，化气排泄障碍所致，所以《伤寒论》的表寒证属太阳病。

内寒是指肾之命门相火衰微，机体产热不足，水液偏盛而言。《素问·至真要大论》"诸病水液，澄彻清冷，皆属于寒"，说明排泄液（唾液、痰液、尿液）色清而冷属寒证。王冰谓："大寒而甚，热之不热，是无火也……"所谓无火，总是元阳衰微所致。心肾手足经脉相联，心火寓于肾水之中，这里的元阳衰微是指肾命门相火衰微，机体产热不足，水液寒气偏胜而言。

太阳少阴手足经脉阴阳失调，心火不及，肾水太过，这是各经寒证的共同本质。而各经手足经脉阴阳失调，器官形态功能失常是各经寒证的特殊性，因而同一寒证，各经证候表现不同。心寒经脉不通，心痛，骨节痛；肾寒骨痹，腰痛，骨节痛；肺寒兼燥，肺气冷沮，吐浊唾涎沫，气壅喘逆；脾寒兼湿，运化失职，腹痛，泄泻；肝寒兼风，气血郁滞，胸胁疼痛，筋脉拘急。

（4）治法：大法为温煦心肾，驱除寒邪。其中表寒证治法主要是振奋心阳，温通经脉，开布阳气，以驱散寒邪，主方是桂枝汤、麻黄汤，主药是桂枝、麻黄。现代药理研究表明桂枝能强心，扩张血管，刺激汗腺的分泌。麻黄有肾上腺素样作用，主要功用也在强心。里寒证的病机为肾阳虚损，寒自内生，治疗里寒证的主方四逆汤、真武汤，作用也是以温肾扶阳为主，两方主药附子是温肾扶阳的主药。现代药理研究表明，附子有兴奋垂体、肾上腺、甲状腺功能，提高能量代谢，促进产热的作用。

温煦心肾是寒证的根本治法，也能通治各经寒证。由于各经脏气属性不同，寒证性质也同中有异，在治疗上必须结合异病异治。中医用药经验，心寒经脉闭阻多用桂枝，肺寒气闭不通用麻黄、细辛，脾寒运化失职用干姜、川椒，肝寒气血郁滞用吴茱萸等。

2. 热证

（1）证候：发热，烦躁，渴饮，气粗，面赤，唇红干裂，小便短赤，大便秘结，舌苔糙干黄，脉数洪大有力。

（2）病理：热证的主要病理基础是心血管功能亢进，血液循环旺盛，动脉充血，组织缺水，产热过剩，生理功能亢进。八纲研究资料表明，热证的病理主要是指"患者对有害动因的适应性反应能力旺盛""热量过剩""人体生理功能兴旺，能量代谢增高，对致病因子反应能力亢进"。

（3）脏腑经络病机：六腑手足经脉阴阳失调：热证包含燥火二证，其发病机理主要为六腑手足经脉失调，阳气偏胜，阴气偏衰，化气排泄障碍，热燥火壅聚所致。人身六气，热燥火三气属阳，风寒湿三气属阴，六气阴阳协调有赖六腑手足经脉调节。小肠手太阳火气偏胜，热气有余，膀胱足太阳水液生寒不足，热气失制，则发生热证。大肠手阳明燥气内生，胃足阳明水湿不足，燥气失制，则发生燥证。胆足少阳相火偏胜，三焦手少阳水津不足，相火失制，则发生火证。

心肾水火阴阳失调：热证包括表热证、里热证，有外感引起，有内伤所致。外感病主要是手足经脉阴阳失调，心经络营卫不和，引起产热过剩，水液不足所致。《素问·调经论》："阳盛生外热奈何？岐伯曰：上焦不通利，则皮肤致密，腠理闭塞，玄府不通，卫气不得泄越，故外热。"心为阳中之阳，居上焦，主经络，统营卫。外邪入侵，皮部经脉收缩，毛孔闭塞，卫气不得外泄，阳热蓄积，则形成发热。由于产热过剩，水液消耗增多，继而体温持续上升，功能亢进，肌肤血管由收缩变为扩张，表现为热证诸候。

手足太阳少阴经脉失调，心火偏盛，肾水不足，是各经热证的共同本质。然而心肾水火阴阳偏倾，引起各经阴阳失调，又发生各经不同的热证。《素问·刺热》："肝热病者，小便先黄，腹痛多卧，身热……心热病者，先不乐，数日乃热……脾热病者，先头痛，颊痛，烦心，颜青，欲呕，身热……肺热病者，先淅然厥起毫毛，恶风寒，舌上黄，身热……肾热病者，先腰痛骱酸，苦渴数饮，身热。"由于各经气化不同，其热证性质也不一致，如肺病多表现燥热，脾病多表现湿热，肝病多表现风热，心肾病多表现寒热。

（4）治法：清心滋肾是热证的主要治法，清心在于清热解毒，药如黄连、黄芩、栀子；滋肾重在滋养阴液，药如生地、玄参、麦冬。

此外，还根据各经的特殊性，进行辨证论治。如肺热多兼燥，用石膏、知母清热生津润燥；脾热多兼湿，用苍术、黄柏清热化湿；肝热多兼风，用柴胡、龙胆草，清肝疏风。

三、寒热错杂证

1. 证候

寒证与热证同时出现，常有上热下寒、下寒上热、表寒里热三种情况。

（1）上热下寒：表现为心烦，目赤，头胀痛，口疮，咽喉痛，鼻衄，便溏，溲清，足寒，舌根中部淡白或淡红。

（2）上寒下热：表现为口淡多涎，吐酸，呕嗳，心下痞满，大便秘，尿赤，舌淡，脉沉弦。

（3）表寒里热：表现为恶寒，头痛，身痛，骨节痛，高热，烦躁，口渴，便秘，尿赤，舌红，苔黄，脉浮紧数。

2. 病理

上热下寒的病理主要为上部组织充血，热量分布过多，功能偏亢，下部组织水液潴留，热量分布不足，功能低下。上寒下热的病理与之相反。

表寒里热证的病理，与体表小动脉挛缩，血流量减少，皮肤温度降低，内部组织充血，热量增多，水分减少等有密切关系。

3. 脏腑经络病机

上热下寒，主要是由少阴太阳手足经脉阴阳失和，心火上炎，肾水下盛，水火阴阳不能相济所致。其次，也有肾水下盛，肝火上炎所致。上寒下热，主要是阳明手足经脉阴阳失和，胃家寒盛，大肠燥热引起。表寒里热多由心肺阴阳不和，心为太阳主表，属火恶寒，肺为阳明主里，属金恶热，心火不布于表，太阳失开，寒邪外犯，肺津不输于里，阳明失合，里热内生，从而发生表寒里热证。

4. 治法

上热下寒主要用清心温肾，调和水火阴阳；上寒下热主要用温胃润肠，调和燥湿阴阳；表寒里热主要用温心清肺，调和寒热阴阳。

四、真热假寒、真寒假热证

在生理上，心肾标本阴阳互相转化的主要表现是寒热的现象与本质互相转变地位，以调节阴阳平衡。当疾病发展到严重阶段，标方失其自调能力，须依赖本方调节以代偿，而本方又不能以足够热量或体液向标方转化，就表现为真热假寒或真寒假热的证候。

1. 真热假寒证

（1）证候：四肢厥冷，恶寒，烦躁，口渴，舌质焦红，脉细数或沉滑。

（2）病理：常见周围血管挛缩，缺血，水肿，温度降低，内脏可见充血、缺水，热量增高。病理现象虽然错杂寒热两性，实质上只有心火真热一性，假寒则由肾水所代偿。

（3）脏腑经络病机：热证属太阳心病，太阳病标方热极伤津，由本方少阴肾水代偿。然而肾阴亏虚，不能以足够的水液向太阳转化，就以闭藏的本性进行代偿，体表经脉发生挛缩反应，太阳阳气随之内伏，由标象变为本质，太阳经心肾标本主次地位因之发生交换。热证为太阳心病，太阳标热为主、本寒为次，其气为开，体表血脉以扩张为主，内脏血脉相对收缩。标本主次地位交换后，本寒枢机外露，标热开机反折，体表经脉挛缩，血液内流，阳气闭遏，表现为真热假寒的证候。

（4）治疗：从治法则，清心滋肾。《素问》有"寒因寒用""甚者从之"的治则，说明寒证用寒药的从治法则是热性病发展到极期阶段的措施。治病须分邪正，治邪用逆为正治，治正须从为反治。寒证用寒性药是因为这种寒证是假寒，不是邪气而是正气——本质的外露，只能从其性而扶助，不能逆其性而祛除。因此真热假寒证，治以清心滋肾，清热养阴，扶正祛邪。邪热偏盛以白虎汤清泄热邪，阴液偏虚用复脉汤滋补阴液。

2. 真寒假热证

（1）证候：发热汗出，烦躁，口渴喜热饮，舌淡胖嫩，舌苔腻黑，脉数虚洪或微弱。

（2）病理：周围血管松弛扩张，组织肿胀，热量增高，内脏器官组织可见水液潴留，缺血，温度降低。证候虽有寒热两种性质，实质上只有寒证一性，其热属假热，是心火热气代偿性反应的表现。

（3）脏腑经络病机：少阴原以标寒为主，本热为次，其象蛰藏，体表肌肤血管以收缩为主，腠理致密，阳气内潜。少阴寒证属少阴肾病，也当以表寒为主。但因寒极伤阳，肾阳不能内温，反由太阳心火化热以代偿。由于心阳衰微，不能以足够的阳气热能向少阴转化，而成为少阴阳气的本质，因此周围血管发生代偿性扩张反应，血液外流，热能外散，形成上部外部组织充血、缺水、热量增加，功能亢进，内脏少血多水、热量减少的病理变化，于是少阴标本主次因之交换地位，表现为真寒假热的证候。

（4）治法：从治法则，温肾扶阳。《素问》有"热因热用""甚者从之"的治则，说明热证用热药的从治法则是寒性病发展到极致阶段的措施。热证用热药，是因为这种热证是假热，本质是正热，不是邪热，只能从其性以扶助，不能逆其性以祛除。因此，真寒假热的热既不能散，又不能清，只有以温药增进阳热，肾阳系人身阳热发源地，故予真武汤、四逆汤一类方剂来治疗。

第四节 表里证

六经各有表里脏腑器官，而六经表里器官都归于经络，为心肺所统调，六经表里组织结构虽然不同，但是脏腑经络气血水火是共同本质，心肺通过脏腑经络气血水火的联系，控制调节表里器官阴阳的平衡。

一、表证

1. 证候

恶寒或恶风，发热，头痛，身痛，骨节痛，无汗或有汗，脉浮，舌苔薄白，以恶寒、脉浮为特征。

2. 病理

侯灿曾指出："表证是机体对致病动因作用的一种，以体表小动脉防御性挛缩，而不伴有机体功能或能量代谢比较严重障碍的典型反应状态。"重庆医学院对八纲病理解剖基础进行研究，认为表证除体表动脉收缩，表现为一过性苍白、缺血外，还包括一部分呼吸道眼耳鼻咽喉的炎症反应，肌肉的水肿或轻重炎症反应，中枢神经系统充血或缺血，说明表证与心经络皮部病变有密切关系。

3. 脏腑经络病机

（1）脏腑经络阴阳失调：六经各有表里器官，太阳经有心－小肠－膀胱之里

和脉 – 舌之表，阳明经有肺 – 大肠 – 胃之里和肌 – 皮 – 鼻之表，少阳经有胆 – 心包 – 三焦之里和腠理 – 咽之表，太阴经有脾 – 肺 – 胃之里和肌肉 – 口之表，少阴经有肾 – 心 – 膀胱之里和骨 – 耳之表，厥阴经有肝 – 胆 – 心包之里和筋 – 目之表。六经表里器官互相协调依赖脏腑经络的互相调节。《内经》"阴者藏精而起亟，阳者卫外而为固"，说明脏腑经络是以藏精起亟、化气卫外的功能调控表里器官阴阳的平衡。六经脏腑经络阴阳失调，腑经化气失常，卫外不固，外邪入侵，则发生表证。如太阳经脏腑经络阴阳失调，手少阴脏经藏精不足，太阳腑经化气失常，风寒外感，经络失调，营卫不和，则发生太阳病表证，表现为恶寒发热，头项强痛等。

（2）心肺阴阳失调：《伤寒论》六经各有表证，太阳病表证为六经表证之本。心肺阴阳失调，经络营卫不和的表证，就是太阳病表证，也称太阳病太阳证。太阳表证主要是指太阳经气对致病因子侵入人体所发生的防御性反应。其主要证候是头项强痛，脉浮，恶寒，身疼痛等，与温病卫分证候相类。

心主血为营，肺主气为卫，人体表里出入运动为心肺营卫开合矛盾运动所控制。表证属心，心太阳经开机恒定在以营为主、以卫为次的阴阳相对平衡的机制上，脉浮、恶寒是心经络系统——体表经脉发生防御性痉挛，引起体表部位营气相对缺乏，温度降低，使太阳表部以营为主、以卫为次的生理机制，变成"卫强营弱"的病理机制，形成一系列表证的病理基础。

六经各有表证，各经表证既有心肺阴阳失调、经络营卫不和共性，又有各经脏腑经络阴阳失调、形态功能失常的个性。六经表证各有中风、伤寒，太阳多兼寒热，阳明多兼燥热，少阳多兼风火，太阴多兼寒湿、湿热，少阴兼多虚寒、虚热，厥阴多兼风寒、风热。六经证候也不一致，太阳病表证主要表现为恶寒发热、头项强痛、脉浮，阳明病表证多见肌肉酸痛、前额痛，少阳病表证主要表现为往来寒热、胸胁苦满。太阴病表证主要表现为恶风身重、肢节烦痛，少阴病表证主要表现为无热恶寒、骨节疼痛、脉沉紧微细，厥阴病表证主要表现为筋肉疼痛、胁痛、肢厥、脉微细，或呕而发热。

4. 治法

温心通脉，调和营卫，促进太阳开机排泄病邪，并视寒热虚实分经调治。表寒用麻黄、桂枝、葛根汤之属，表虚选桂枝汤，表实选麻黄汤，表热选麻杏石甘汤。阳明病表证宜清宣肺胃，解肌透表，与葛根汤。少阳表证以舒胆解郁，调和阴阳为主，与小柴胡汤。太阴表证以温脾解表为主，宜桂枝人参汤。少阴表证以温肾扶阳解表为主，宜麻黄附子细辛汤。厥阴表证以温肝通脉舒筋为主，宜当归四逆汤。

二、里证

里证泛指内在脏腑的病证，除了表证、半表里证就是里证，包括虚实寒热诸证。这里试述伤寒热病的里实热证，因实热是里的特殊证，与上述表证专指外感初期病证相对而言，里实热证则是指外感极期病证。

1. 证候

腹满痛，大便秘结，小便黄赤，发热不恶寒，口渴喜饮，舌苔黄燥，脉沉数或滑大。

2. 病理

有人把里证的病理概括为"机体在致病动因作用下，产生各器官系统功能或能量代谢比较严重障碍的一种表现"。包括六腑管道代谢产物积聚，内脏器官动脉充血，热量增多，水液相对缺乏，功能亢进。

里实热证多属阳明病，阳明为多血多气之经，其经内连胃肠，外合肌皮，范围涉及呼吸、消化、肌肉多个器官系统，是人体阳气最盛的一经。

3. 脏腑经络病机

（1）脏腑经络表里阴阳失调：里实热证的病机是脏腑经络阴阳失调，腑经阳气偏胜，脏经阴气不足，亢阳失制，传化失职，化物积聚。又根据各经的特殊性而有差异。太阳经脏腑经络阴阳失调，腑经小肠太阳阳气偏胜，脏经心少阴阴气不足，寒热乖逆，泌别失职，清浊水热互结于胃肠，则发生太阳病里实证，如结胸、痞证等。阳明经脏腑经络阴阳失调，腑经大肠阳明阳气偏胜，脏经肺太阴阴气不足，亢阳失制，燥热结聚，则发生阳明病里证，表现为腹胀满不大便，不恶寒，反恶热。少阳经脏腑经络阴阳失调，腑经胆少阳阳气偏胜，脏经肝厥阴阴气不足，少阳相火与胃肠糟粕互结，则发生少阳病里证，表现为心下痞满，胸胁疼。太阴经脏腑经络阴阳失调，脏经脾太阴升清不足，腑经胃阳明降浊障碍，脾家糟粕秽浊湿热积聚，则发生太阴病里证，表现为腹满疼，不大便。少阴经脏腑经络阴阳失调，腑经膀胱太阳阳气偏胜，脏经肾少阴阴气不足，阳失阴制，湿热蕴滞下焦，则发生少阴病里证，表现为小便不利，溲血。厥阴经脏腑经络阴阳失调，腑经胆少阳阳气偏胜，脏经肝厥阴阴气不足，相火与胃肠糟粕互结，则发生厥阴病里证，表现为厥热下利，口渴，咽痛，尿黄。

（2）肺胃阴阳失调：肺胃阴阳失调之里证就是阳明病里证，其病机与太阳表证相反。是热性病发展到极端阶段，邪热灼伤津液，引起病机矛盾主次的转化，使阴寒外束，阳气外张与寒邪相争的太阳开机运动障碍，变成里热外张，阴气内入与邪热相争的阳明合机运动障碍，肺气不能通调水道下济胃肠，清肃化物，致肠胃糟粕积聚，邪热蓄积，发生阳明里证。

肺胃失调的阳明里证是各经里证的共同病理基础。《伤寒论》所谓"阳明主土居中，无所复传"，说明阳明经有排泄各经代谢产物的作用，如果胃家传化失常，化物积聚，或向他经传变，则发生各经实证，表现为各经不同证候。

4. 治法

里证主要是清里通腑泄热，增强肺气肃降，促进阳明合机运动，促使气血下降，激发胃肠功能，推动胃肠蠕动，因势利导，推陈致新。

里热证也要分经辨证论治。太阳为水火之经，其里证多寒热互结，根据"苦入心"，"辛开苦降"的理论，其清热药多选用黄芩、黄连之属（如五泻心）。阳明肺胃为清肃之脏，其里证多属燥热，根据"辛入肺、甘化阴"，"寒胜热"的理论，常选用石膏、知母甘寒清热生津，或大黄、芒硝通腑泄热。余如少阳里热证多兼郁热，太阴里热证多兼湿热，少阴里热证多兼伤阴，厥阴里证多兼内火内风，其证不同，其治亦异。

第五节　藏象与同病异治和异病同治

同病异治、异病同治关键在证。藏象的病理生理是证的本质，脏腑经络阴阳失调所表现的虚实寒热是各种不同器官疾病的共同证，又是每一种疾病的特殊证，因此藏象既是同病异治的基础，又是异病同治的基础。

一、藏象是同病异治的基础

同一种疾病会表现出不同的证，而采用不同的治法。其机理主要有二，一是六经脏腑经络和各经阴阳失调是同病异治的基础，二是六经开合枢是疾病阶段性的本质。

1. 脏腑经络阴阳失调是同病异治的基础

同病异治是因为病同而证异，它必须通过辨证，找出疾病的特殊本质，得出五脏虚证或实证、寒证或热证的结论，尔后才能论治。中医对同病异治重视体质学说。《医宗金鉴》谓"人受邪气虽一，因其脏形不同，或从寒化，或从热化，或从虚化，或从实化，故多端而不齐也"，指明同一疾病由于体质偏倾不同，而有虚实寒热不同证候的变化。体质阴阳平衡有赖于六经脏腑经络和各经脏象阴阳的调节，六经脏腑经络和各经藏象阴阳失调则发生疾病而表现为不同证候，这些同病而不同证就是同病异治的基础。虚则补之，实则泻之，寒则温之，热则清之，五脏阴阳偏倾各以方法调治。以《伤寒论》"烦躁"的同病异治为例，烦躁属太阳心病，烦躁的病机证候关系到太阳经脏腑经络和整体各经藏气的失调。因于风寒束表，膀胱寒水之气偏胜，心阳内郁化热，用大青龙汤温心散寒发汗；表邪已去，热留胸膈，搅扰心神，用栀子豉汤解郁清热。因于手少阴阳气偏虚，心神失制而烦，用桂枝甘草龙骨牡蛎汤、桂枝去芍药加蜀漆牡蛎龙骨救逆汤温心镇神；胃浊乘心，以承气汤攻下泻实；胆经相火郁抑，扰犯心神，用柴胡龙骨牡蛎汤舒胆解郁，重镇安神；肾阴亏损，心火上亢，用黄连阿胶汤滋肾泻心；肾阳衰微，阴盛格阳，用干姜附子汤温煦肾阳；肾阳衰微，阴寒内盛，心肾不交用茯苓四逆汤温阳消阴，交通心肾；肝木相火不藏，气上冲心，上热下寒，用乌梅丸清上温下等。

2. 六经开合枢阴阳失调是阶段性病证的本质

六经脏腑经络阴阳失调，表现为本经虚实寒热主体性基本证，六经开合枢互相调节失调，表现其他各经虚实寒热的阶段性整体证。中医辨证，在辨本经虚实寒热主体性基本证之外，还应从疾病的不同过程辨别阶段性整体证，根据当时的病机证候找出疾病殊途同归的本质，然后采用不同方法进行治疗。

病证随着阶段性的邪正相争，互相胜负，大体上分为邪盛期和正虚期，两者又各分为三阶段，三阳经病证多属邪盛期阶段，三阴经病证多属正虚期阶段。三阳经的太阳病多表现表证，阳明病多表现里实热证，少阳病多表现正虚邪恋证；三阴经的太阴病多表现脾胃虚弱证，少阴病多表现心肾衰弱证，厥阴病多表现衰竭极变证。

六经代表阶段性病证的重要意义，在于各阶段病证是六经开合枢阴阳失调的表现。六经开合枢运动形式改变，病证的性质也随之而变。例如太阳病脉浮、头项强痛而恶寒的表证是太阳开机外出与病邪斗争的表现，由于病证继续发展，表寒外束，里热内郁，热炽津伤，引起病机性质的转化，变为正阳内闭、里热外张的阳明合机运动障碍，表现不恶寒、反恶热、汗出潮热的阳明证。

六经脏气的强弱决定着病机的进退，经气虚则病证进展，经气盛则病证消退，传与不传并非固定顺从太阳到厥阴传变，而是取决于各经经气的盛衰，其中少阳生生之气也起有重要作用，故谓"凡十一脏，取决于胆也"。

阶段性证候既是六经开合枢运动功能失调的表现，治法就必须因循六经开合枢运动趋势，所谓"因势利导"主要指此而言。例如发热是三阳经病的主症，若因于寒邪外束，阳气外张，用麻、桂发汗退热，是因循太阳开机运动趋势而利导；邪热里炽，阳气不得内合，用白虎、承气清热攻下，是因循阳明合机运动趋势而利导；邪恋半表半里之间，用柴胡汤和解退热，是因循少阳枢机运动趋势而利导。

六经开合枢不同阶段的证候只能因势利导，不能违背逆乱，否则易生他患。仲景曾反复总结当时的治疗经验，常以汗吐下违反六经运动趋势来说明病证的变化规律，以告诫后人。如"病发于阳，而反下之，热入因作结胸；病发于阴，而反下之，因作痞""结胸证，其脉浮大者，不可下，下之则死""本太阳，初得病时，发其汗，汗先出不彻，因转属阳明也""伤寒呕多，虽有阳明证，不可攻之""少阳中风，两耳无所闻，目赤，胸中满而烦者，不可吐下，吐下则悸而惊""伤寒，脉弦细，头痛发热者，属少阳，少阳不可发汗，发汗则谵语"。这些都是违反六经开合枢运动趋势，妄施治法所发生的变证。实践证明，因表邪未罢误用清下，抑制太阳开机，使病邪内陷，甚则邪陷心包，并不少见。

二、藏象是异病同治的基础

六经脏腑经络阴阳失调，气血水火不和，可引起各种不同器官发生疾病，虚实寒热是各种疾病的共性，异病同治就是不同疾病出现共同证候时所采用的相同治法。中医经验表明，补法通治各种疾病的虚证，泻法通治各种疾病的实证，温法通治各种疾病的寒证，清法通治各种疾病的热证，均可收到一定的疗效，表明藏象辨证规律共性的客观存在。

太阳属心，主经络行血气而营阴阳，控制调节各器官的动态平衡，心神失调，经络气血阴阳失和，可引起各经各器官发生病变。如肺失其调节，则营卫不和，治节失令，六淫入侵，十二官失制；脾失其调节，则运化失常，气血不通，升降不利；肝失其调节，则血气不生，气机郁抑；肾失其调节，则精血不藏，水流不通。各种疾病均可通过调理气血而达到治疗疾病的目的。

经络通行气血，内属脏腑，外络躯体五官，是各器官组织的共同本质，经络闭塞，气血瘀滞，是各种疾病的共同病理基础，因此，活血化瘀法适用于各种疾病的瘀血证。近年对瘀血证和活血化瘀的研究表明，各种瘀血证都有血液流变学异常和微循环障碍的共同病理变化。国内临床报告表明，用活血化瘀药治疗冠心病、脉管炎、高血压、肺心病、肝脾肿大、肾炎水肿、闭经、子宫出血、肿瘤等各种不同疾病，都取得一定的疗效。

阳明属肺，肺主呼吸，其气肃降，主治节，调百脉，统一身之气，控制调节各器官系统功能的正常。在病理方面，如心失其调节，则血脉失调，气血瘀滞，营卫不和；肝失其调节，则肝阳上亢，肝风内动；脾失其调节，则运化失常，清阳不升，浊阴不降；肾失其调节，则阴精失藏，水液积聚。全身各器官皆可因肺气失调而发生病变，表现为异病同证。中医根据"肺主一身之气"，肺气失调则十二官气化失常的异病同证，用宣痹汤宣肺通下，治疗呃逆、便秘（膈肌痉挛、肠梗阻）；用四七汤、四磨饮宣肺解郁，治疗七情气郁（神经官能证）；用排气汤宣肺逐瘀治疗肝积（肝脾肿大）；承气汤治疗便秘、腹痛、黄疸、水肿、头痛（肠梗阻、胆结石、肝炎、肾炎、脑积水）等，都积累有丰富的临床经验。

少阳属胆，胆为中正之官，胆－心包－三焦脏腑经络相联输运气血于周身，主持诸气，其枢机出入为十一脏所取决，对辅助心主统调整体起主要作用。胆少阳枢机失调可引起各经病变，如心失其调节，则经络失调，营卫不和，表现为往来寒热；肺失其调节，气失肃降，上焦不通，津液不下，胃气不和，表现为潮热、不大便；肝失其调节，则气机郁抑，胸胁苦满；脾失其调节，则升降失常，腹中急痛，大便溏；肾失其调节，则水道不通，水液积聚。根据异病同治的原理，用少阳病主方小柴胡汤治疗感冒、胃十二指肠溃疡、痢疾、阑尾炎、肾炎、子宫附件炎等不同疾病，都取得了较好的疗效。

太阴属脾，主运化水谷，化生营卫，输运周身，濡养五脏六腑、四肢百骸。脾胃虚弱，各经失其所养，即表现脾胃虚弱的共同证候。李东垣将脾虚引起各经病证概括为"肺之脾胃虚""肾之脾胃虚"等。脾本质研究表明，脾虚证与消化不良、溃疡病、支气管炎、植物神经紊乱、肝炎、肾炎、冠心病、功能性子宫出血等密切相关，运用脾胃学说治疗各系统疾病也取得良好疗效。

少阴属肾，主水藏精，化生精血，有调节全身各器官的作用。肾气衰微，少阴枢机失调，各经脏气均可出现肾虚证候，肾的实质与内分泌、生殖、泌尿系统相关。国内对肾藏象研究表明，功能性子宫出血、神经衰弱、红斑性狼疮、硬皮病、妊娠中毒、哮喘等不同疾病，一旦出现肾阳虚，都有下丘脑－垂体－肾上腺轴功能低下的特点，用补肾法治疗能使肾虚症状明显好转，下丘脑－垂体－肾上腺轴激素水平也得以改善。

厥阴属肝，肝主化生血气，疏泄气机，参与调节全身器官结构功能。肝气失调，能引起各经器官发生病变。如心失其调节，则经络失调，气血循环不利，营卫不和；肺失其调节，则气化失常，气机郁滞；脾失其调节，则运化失职，清阳不升；肾失调节，则枢机不利，水火升降失和。在治疗上都可采用调补肝气，疏肝舒郁以施治。大量的临床报道表明，用疏肝理气法治疗肝脾肿大、消化道溃疡、支气管炎、功能性胃肠病、肾盂肾炎、痛经、月经不规则等不同疾病，均可取得一定的疗效。

第十六章 藏象与中医学的统一

统一中医学是中西医结合、中医现代化的前提，以往此项工作多从寒温合一辨证论治探索。其实，真正要达到中医学的统一，除了在各个基本理论上发生有机联系，形成系统理论外，绝无捷径。藏象学说是中医基本理论体系，在此基础上将中医学各个不同内容和各家学说有机结合起来，可形成新的中医系统医学。兹分述如下。

第一节 六经藏象与中医理论的统一

一、藏象系统与中医基本理论的统一

1. 六经藏象系统与中医基本理论体系的统一

《内经》在 2000 年前就以六经来概括藏象系统，论述藏象系统器官生理病理的变化。《素问·热论》又用六经论述温热病变化规律和治疗法则。《伤寒论》在《素问》基础上，进一步用六经论述伤寒、温病、杂病，并作为诸病辨证论治体系。后世不少医家认为《伤寒论》六经是中医综合的体系。如唐容川说："是书虽论伤寒，而百病皆在其中，内而脏腑，外而形身，以及气血之生始，经俞之会通，神机之出入，阴阳之变易，五运之生制，上下之交合，水火之相济，寒热虚实，温清补泻，无患不备，且疾病千端，治法万变，统于六经之中。"表明《伤寒论》六经是统一中医脏腑、经络、气血、五行、六气、辨证、治则等各种不同内容的系统医学。后人将藏象与六经分为两物，使六经失其藏象实质器官，藏象失其六经联系规律，致中医理论体系各自为政，令人无所适从。

以六经藏象功能系统为单位，按其内部联系规律，将中医基本理论进行归纳，就能够形成系统理论。如太阳经是心藏象系统功能单位，心是太阳经的主导器官，经脉为心之体，舌为心之窍，血为心之液，火热为太阳系统的共同属性，心－小肠－膀胱脏腑经络为太阳经藏象系统的联系规律，卫气营血为太阳经脏腑经络联系调节功能的物质基础，太阳为开、主出是太阳经系统功能的运动形式，这样把心藏象的基本理论内容以太阳经藏象功能系统进行归纳，就产生系统化的统一理论。其余各经也均按此逻辑，以其所属藏象功能系统为单位，进行类比、

归纳，而达到系统化的集合。

2. 六经藏象系统与器官功能的统一

藏象系统是脏腑、躯体、五官的不同器官由经络联系组成的综合机构。藏象系统的不同器官、功能通过经络的联系，它除了心主血、肺主气等结构性器官功能外，还有结构性器官功能与经络互相作用的综合性运动调节功能。如六经开合枢、升降出入的运动调节功能，与周围环境一同经历生长化收藏各过程的变化。因此藏象系统功能远超过藏象系统器官功能相加的总和，六经功能系统使藏象系统的各种器官和复杂功能得到辩证的统一。

目前中医基础学由于缺乏六经藏象功能系统理论，藏象器官的五脏、五腑－五体－五官相互割离，五脏的肝、心、脾、肺、肾列成一系，六腑的小肠、大肠、胆、三焦、膀胱列成一系。从辩证法来看，这种共性分系实在是杂乱无章的堆积。虽然近年有人依据系统论将五脏五腑五体五官列为一系，但因未触及六经藏象功能系统及其功能联系，只用五脏个体器官代替五个系统，如心系统、脾系统等。这样的系统，既不能用其外延概括各个藏象系统的器官功能，又不能用其内涵阐述藏象系统的内在联系。以脾为例，脾虽是太阴经主导器官，对太阴经藏象系统器官起推动作用，古人用它来代表太阴经藏象系统，以说明太阴经藏象系统形态功能。但它只是个体器官，不是功能系统，无论是运化水谷、主四肢肌肉、主升降、主湿等，都是太阴经多器官系统的综合性功能，如单用脾来概括，就有以偏概全之嫌。尤其是脾阴脾阳的双向调节功能，其关键在于经络的控制调节，单用脾脏概括更不适合。脾藏象系统器官脾－胃－小肠－大肠－肌肉－口腔等是按太阴经的功能联系规律和脏腑经络组成，既能概括脏经（脾）－腑经（胃）－手经（大肠）－足经（脾胃）－肌肉－口腔等多种器官功能，和阴阳气血营卫调节功能，又能概括多器官系统互相作用的功能。并可通过经络联系，概括各经脏气互相调节功能，既可用它的外延包括脾藏象系统多器官功能的范畴，又可用它的内涵揭示脾藏象系统的本质，因此脾藏象系统器官功能只有太阴经才能够整合统一。

二、藏象系统与病证的统一

病是藏象系统器官形态功能失常的表现，证是脏腑经络阴阳失调的表现。《伤寒论》用六经作为归纳病证系统和辨病辨证论治纲领，使人"见病知源"，是因为六经是藏象系统，藏象系统是病证的共同基础。由于藏象与六经理论体系长期分裂，使病和证历来得不到合理的归类。在藏象系统功能基础上统一病证名目，这是统一中医学的重要环节。

1. 藏象系统与病证统一归经

《伤寒论》有太阳病、阳明病……少阳证、少阴证等记载，说明六经是归纳病证的系统。在临床上，一病可表现为多证，一证又见于多病。一病多证，是因为藏象系统器官病变能引起脏腑经络失调，发生多种阴阳偏倾，表现为不同类型的证候。如感冒是太阳经病，感冒的证候因气候、方土、年龄、体质的差异，引起太阳经脏腑经络失调、气血营卫阴阳偏倾的不同，因而有表寒证、表热证、夹湿证、夹暑证、表虚证、表实证等差异。一证多病，是因为一经脏腑经络失调的阴阳偏倾，能引起各经多种系统器官形态功能失常。如少阳枢机失调的柴胡证，太阳心气失其调节，则经络失调、营卫不和，表现为寒热往来、心烦喜呕等太阳病；阳明肺胃失其调节，上焦不通，津液不下，胃气不和，表现为不大便、潮热等阳明病；少阴肾气失其调节，水津不布，阳气内郁，表现为四肢厥冷、心悸、咳嗽、小便不利等少阴病；厥阴肝气失其调节，肝气郁抑，表现为呕而发热等厥阴病。《伤寒论》六经病证是一病多证、一证多病的统一。

人体病证虽然复杂，但只要抓住系统器官作为归纳病的主体，以阴阳气血作为归纳证的纲领，将经、脏、病、证结合起来，就能从复杂的病证中理出头绪，成为有机的体系。根据各经所属器官形态结构的病理（器质性疾病）和功能失常的症状（功能性疾病），分别归入六经藏象系统范围。如太阳经是以心为主的经络藏象系统，凡属心经络藏象系统的疾病，无论是脏病、腑病、经络病、器质性疾病、功能性疾病，都是属于太阳病，其他各经归属也都准此法则。

以五脏系统器官归纳疾病，对辨病治病有着非常重要意义。每经藏象系统都可发生多种疾病，每种疾病的病因、病理、预后都有质的区别，治病离不开调整失常的藏象系统器官形态与功能。如肺痈和肺痿都是肺脏疾病，二者病因病机虽然不同，但治疗都是以调整肺阴肺阳为根本。又如痹证属心，哮喘属肺，治疗痹证以温心通经、祛风散寒化湿为主，治疗哮喘以宣肺化痰为主，这是藏象系统类病在辨病治疗方面的意义。类证以六经脏腑经络阴阳气血为纲领，就是根据六经开合枢运动调节功能障碍所表现的病位，和脏腑经络失调所表现虚实寒热的病性，分别归属各经。如太阳开机运动障碍的表证，和太阳经脏腑经络失调所表现的虚实寒热证候，都属于太阳证。这样就能把临床辨证和脏腑经络的基础理论结合起来，既能以脏腑经络病机分析证候，又能以临床辨证论治研究基础理论。

2. 藏象系统与病证主次关系

藏象的病证系统到底是以病为主，还是以证为主呢？由藏象系统器官形态功能失常引起脏腑经络阴阳失调，是病为主，证为次；以脏腑经络失调引起藏象系统器官形态功能失常，是以证为主，病为次。病证主次关系根据病证先后因果而定。

（1）病为主、证为次的体系：《伤寒论》六经各立"××之为病"提纲一条，又以"辨××病脉证并治"为标题，将辨病冠于辨证之上，说明《伤寒论》理论内容虽然复杂，但不外病证两类，病以经概括，如太阳病、阳明病、少阳病等；证以方为名，如桂枝证、白虎证、柴胡证等。在病证关系中，以经病为经，方证为纬，以经类病，以病类证，以方治证。以经类病是因为六经是藏象系统功能单位，藏象系统器官形态功能失常则病症丛生，此则前人所谓在"六经上求根本，不在诸病上寻枝叶"。六经能概括万病，与现代医学将各种疾病归入循环、呼吸、消化等器官系统相类似。以病类证，是因为病是证的主体。徐灵胎说："凡证之总者谓之病，而一病必有数证，如太阳伤风是病也，其恶风、身热、自汗、头痛是证也。"说明一病包括多证。太阳伤风相当于现代的感冒，恶风、身热、自汗、头痛是感冒表虚证，感冒除表虚证外，还可因人、因地、因时、因邪之差异而有不同的见证。有的一个过程表现完结，有的多个过程才能完结。如阴虚体质患感冒，初期只表现一般证候，中期多表现风寒化热证候，后期则表现邪热伤阴证候，而感冒包括其病理过程证的总和。这种以病为主，以证为次的体系，就是同病异证异治的范围。

（2）证为主、病为次的体系：辨证论治是中医精华，以证为主，以病为次也是一个独立的体系。《伤寒论》以六经论病，立六经提纲各一条，先说明六经脏腑经络的病机证候，然后在提纲下再分各病。如太阳病先以其脏腑经络病机证候"脉浮，头项强痛而恶寒"为提纲，然后在提纲之下分论中风、伤寒、温病、风温等各种不同的病。六经脏腑经络病机是证的本质，仲景以其分论各病，说明《伤寒论》六经又是以证为主、以病为次的体系。这种体系属于同证异病同治的范围。

（3）病证主次矛盾的统一：六经病证虽然是一病多证和一证多病的综合，但总的体系是以病为纲，以证为目，五脏藏象系统器官形态功能失常是六经病的外延，脏腑经络失调，阴阳寒热虚实表里偏倾是六经病的内涵。《伤寒论》六经病证体系以五脏病为纲，将各经方证列在六经主体性病证之下，构成以五脏为主的整体性病证体系。《伤寒论》六经疑难不解的重要原因之一，就是病证内容复杂。清代经方派徐灵胎因为六经阳经中多阴经治法，阴经中多阳经治法，参差不一，乃探求三十余年，终于得出结论：《伤寒论》非以经立方之书，乃救误之书；《伤寒杂病论》一书将桂枝证等列入太阳经，承气证等列入阳明经，使六经之旨尽废。这是因为徐氏不知六经病证的主次关系，只知六经主体性病证（基本证）属于六经范围，而不知整体性病证也属于六经范围。六经病证以五脏藏象系统为中心，凡属《伤寒论·太阳篇》中所记载的内容，不拘是伤寒、温病、杂病、坏病、虚证、实证、表证、里证、阳明证、少阳证、太阴证、少阴证、厥阴证都是属于太阳病，《伤寒论·太阳篇》中有的条文虽然没有"太阳病"三个字，但因标题是"辨太阳病脉证并治"，说明所有内容都是属于太阳病，太阳经如此，其他各经也是如此。

三、藏象系统辨证规律与辨证论治的统一

中医辨证内容有五脏、脏腑经络、卫气营血、十二经脉、六经、六气、标本、八纲等，这些辨证内容有什么共同基础，如何按其内部联系进行统一，还在探索过程中。

1. 藏象与具体辨证、抽象辨证

藏象是按脏腑经络标本阴阳规律组成，藏象系统是中医各种辨证的共同基础。五行属性、脏腑经络、卫气营血、六气是辨证的具体内容，六经、十二经脉、标本是辨证的抽象内容。具体的辨证体系以五脏属性为纲，脏腑经络为目，五行阴阳是五脏属性的辩证关系，卫气营血是脏腑经络的辩证关系，八纲是脏腑经络病机证候的辩证关系。抽象的辨证体系以六经为纲，十二经脉为目，标本是六经和十二经脉的辩证关系。

人体藏象、脏腑经络的生理病理现象都通过标本阴阳规律而演绎变化，五脏标本阴阳通过其五行阴阳属性辩证关系互相消长、转化。如心肾通过心肾的水火阴阳辩证关系互相消长、转化；脏腑经络通过卫气营血辩证关系消长、转化；脏腑经络病机证候通过八纲的阴阳寒热虚实表里辩证关系消长、转化。

2. 五脏五行阴阳辨证实质与六经标本阴阳法则

中医辨证以五脏为纲，五脏是伤寒、温病、杂病及针灸的共同辨证纲领。仲景创立六经作为辨证论治的体系，而自序则以五脏为开宗，说明《伤寒论》六经辨证是以五脏为纲领，六经之为病的提纲，提示了五脏脏腑经络辨证的证候。《金匮要略》是杂病的专辑，书卷首立脏腑经络先后病，以五脏生理病理变化规律作为辨证施治的规范。温病学家叶天士所倡导的卫气营血辨证也是属五脏辨证范围，《外感温热篇》谓"温邪上受，首先犯肺，逆传心包，肺主气属卫，心主血属营"，说明卫气营血辨证是以心肺为主。吴鞠通《温病条辨》所谓以三焦为纲，上焦心肺，中焦脾胃，下焦肝肾，实质上也是以五脏为纲。针灸辨证以十二经为准则，而"十二经脉的经隧皆出于五脏"，说明中医各种辨证都以五脏为纲领。

五脏辨证主要分辨五脏的五行阴阳属性的特异性，六经开合枢是五脏属性的抽象概念，用以分辨五脏属性的运动变化规律。唐容川谓："太阳为开，阳明为合，少阴为枢，太阴为开，厥阴为合，少阴为枢，是辨证论治的大关键。"这一关键在于运用六经标本阴阳法则，来分析五脏的五行阴阳辩证关系。例如烦躁是心病的一个病症，心肾水火阴阳是其标本法则，太阳少阴是心肾水火阴阳的抽

象，太阳少阴的标本是其辩证关系，太阳少阴以标为主，太阳的标为心火，少阴的标为肾水。太阳开机运动障碍，心火热气不足，肾水寒气有余，为太阳病；少阴枢机运动障碍，肾水寒气不足，心火热气有余，为少阴病。治疗太阳病烦躁，以温心火、发散寒水，促进太阳开机为主；治疗少阴病烦躁，以滋养肾水、清泻心火，调整少阴枢机为主。

3. 脏腑经络、卫气营血、六气、八纲辨证实质与十二经脉、标本阴阳法则

脏腑经络、卫气营血、六气、八纲是藏象系统生理病理变化过程的矛盾统一体，脏腑经络的功能主要是控制调节卫气营血、六气的生成运动变化规律，脏经藏精生血，腑经排泄化气，手经主火，足经主水。脏腑经络失调、卫气营血水火阴阳偏倾，则表现为八纲的阴与阳、寒与热、虚与实、表与里的病理证候。脏经藏精不足，营血虚亏，表现为虚证、里证，手脏经火气不足，表现为阳虚，足脏经水气不足，表现为阴虚。腑经排泄障碍，化物积聚，卫气有余，表现为实证、表证，手腑经火气偏盛，表现为热证，足腑经水气偏盛，表现为寒证。

第二节　藏象系统与伤寒、温病、杂病的统一

张仲景在藏象学说基础上著《伤寒杂病论》，创立六经辨证论治体系，将外感（伤寒及温病）内伤（杂病及妇人病）统归六经，统一了中医学对疾病的不同认识。因原书散佚不全，后人将原书分为《伤寒论》和《金匮要略》两部分，认为《伤寒论》六经为伤寒包括一切外感病的辨证论治纲领，《金匮要略》脏腑经络为所有杂病的辨证论治纲领。又因为《伤寒论》治寒救阳的理法方药偏多，治温救阴的理法方药偏少，叶天士又在六经基础上倡用卫气营血为温病辨证论治法则，吴鞠通更用三焦作为论述温病的体系。此后中医学便形成伤寒、温病、杂病三纲鼎立，治伤寒宗六经，治温病宗卫气营血、三焦，治杂病宗脏腑经络。实际上，脏腑经络、卫气营血及三焦都是属于六经藏象系统内容，六经藏象系统是脏腑经络、卫气营血及三焦的统一体，兹阐述如下。

一、藏象系统与伤寒、温病的统一

伤寒和温病是前人主观上把每种外感病按病因病机裂解为两个不同学科的结果。譬如同一种流行性感冒，寒邪伤人、阳气受伤为伤寒病，温邪伤人、阴气受损为温热病，伤寒表现寒证，温病表现热证，伤寒以祛寒扶阳为主，温病以清温救阴为主。尤其是温病三焦理论创始人吴鞠通说："《伤寒论》六经由表入里，由浅及深，须横看。本论论三焦由上及下，亦由浅入深，须竖看。与《伤寒论》为对待文字，有一纵一横之妙。"由此嬗变成伤寒与温病互相对峙。实质上，温

病三焦只是六腑之一的延伸，其实质也属于以部位解说热病。所谓伤寒与温病两种不同性质的病证，其实是人体六经脏腑经络双向调节功能失调的表现，虽然寒温两种不同的外因在外感病发生变化过程中起有一定的作用，但是寒温外邪只是诱发伤寒、温病内在依据的外部条件，伤寒、温病的不同治法只是促进或改善六经脏腑经络阴阳双向调节功能，使各器官系统形态与功能得到相对的平衡。因此，只要全面认识六经脏腑经络系统辨证规律，就可以将寒温辨治统一起来。

1. 脏腑经络是六经与三焦的共同本质

《伤寒论》六经与温病学三焦，都是以脏腑为中心。六经的太阳属心，心与肺同居膈上，统领一身的经络气血营卫，太阳病就是心肺经络气血营卫病。《伤寒论》太阳病以心肺为主，《温病条辨》上焦病也以心肺为主。太阳病多见外感初期卫气营血病证，上焦病也见外感病卫气营血病证。虽然太阳经卫气营血病证多属风寒为病，温病上焦卫气营血病证多属温热为病，两者寒温迥异，然而也都是脏腑经络卫气营血失调的表现。上焦篇的辨证治法补充了太阳病的内容，特别是温邪侵入营血逆传心包的清营汤、清宫汤、犀角地黄汤、牛黄丸、紫雪丹、至宝丹诸方，显然充实了太阳经心病辨治的不足。

六经的太阳主表，与六气相应，太阳经外感病除了中风、伤寒、温病外，还有中暍（中暑）、湿、燥等病的不同。《伤寒论》太阳病有太阳中风的证治，而风温则有证无方。《温病条辨》上焦风温证治，补充了太阳病风温证治的不足。上焦的暑温与太阳中暍相同，其清暑益气汤、香薷饮等发展了太阳中暍证治的内容。太阳篇的湿病、风湿与上焦篇的湿温、寒湿同是湿的变证，其证治大体一致。因此《伤寒论·太阳篇》与《温病条辨·上焦篇》的脏腑经络病机证候治法的理论体系基本统一。

六经的阳明属肺，阳明为肺胃组成之经，与燥气相应。《伤寒论》认为不呕能食、咳而咽痛等肺胃燥热证属阳明病。《温病条辨》谓燥伤本脏，即燥伤肺胃，设立桑杏汤、沙参麦门冬汤、清燥救肺汤，补充了阳明病燥伤肺胃证治的不足。《伤寒论》阳明胃家实证与《温病条辨》阳明病实证基本一致，但《伤寒论》证多方少，不能切合临床证治要求，《温病条辨》阳明温病新加黄龙汤、宣白承气汤、导赤承气汤、增液承气汤等在三承气汤基础上发展起来，丰富了阳明胃家实的证治内容。《伤寒论》阳明气分热证只有白虎证、栀子豉证，《温病条辨》阳明气分热证还有三石汤等证治，充实了阳明病证证治内容。《伤寒论》阳明蓄血证与《温病条辨》阳明病热入营分、血分证的方药虽然不同，但也同属阳明病营血证治的内容。

六经的少阳属胆，《伤寒论》少阳病主方小柴胡汤的主要作用是疏肝舒胆，《温病条辨》的少阳病也是用小柴胡汤疏肝舒胆。所不同的是《伤寒论》只用诸柴胡方施治，而《温病条辨》还有青蒿鳖甲汤。柴胡诸方升阳疏肝舒胆，青蒿鳖甲滋阴疏肝舒胆，这是两种不同治法互相调整少阳枢机。《伤寒论》和《温病条辨》少阳病证治是辩证的统一。

六经的太阴属脾，《伤寒论》太阴病为脾家病，《温病条辨》足太阴病也属脾病。《伤寒论》太阴病主证是脾阳不振，寒湿停滞，《温病条辨》足太阴寒湿也是脾病，只是方证更为完备。《伤寒论》太阴病证内容虽少，而虚实、寒热、表里诸证具备，有"胃气弱"的虚证，有脾家实的实证，有"脏有寒"的寒证，有发黄的湿热证，有脉浮四肢烦痛的表证，更不乏腹满而吐、自利、食不下等里证。《温病条辨》足太阴脾病证治在《伤寒论》基础上有较大的发展，但都表明两者的太阴病都以脾病为中心，其藏象经络的内核是一致的。

六经的少阴属肾，《伤寒论》少阴病证治以肾为主，肾阴虚以黄连阿胶证治为主，肾阳虚以四逆汤、真武汤证治为主。《温病条辨·下焦篇》的少阴病也属肾病，只是肾阳虚又有鹿附汤、安肾汤、术附汤、双补汤、扶阳汤等证治。两者的脏腑经络基本一致。

六经的厥阴属肝，《伤寒论·厥阴篇》为肝病证治，肝为阴尽阳始之脏，阴阳交错，其证虚实寒热错杂，以乌梅丸证治为主。《温病条辨·下焦篇》厥阴病是在《伤寒论》厥阴病基础上发展起来，虽有乌梅丸、椒梅丸、减味乌梅丸等虚实寒热错杂证，更多的是三甲复脉汤、定风珠等温邪伤阴、风火相扇、阴竭阳亢、肝风内动的证治。尽管如此，《伤寒论》厥阴病和《温病条辨》下焦厥阴病都是属于肝病。

2. 弃三焦之名取脏腑经络之实与伤寒温病的归经

《温病条辨》的精髓在于脏腑经络辨证论治，其三焦辨证是中医理论体系的赘生物，必须扬弃。

（1）温病三焦只有空洞的名称：三焦是六腑之一，称决渎之官，是孤府，有厚薄的外观形态结构，有发散阳气，温煦诸脏，决定水流，主持诸气的功能，它与心包络、胆互相联结组成少阳经藏象系统，有脏腑经络的联系规律，有少阳为枢的独特系统功能。在病理上，有胆相火三焦水液阴阳失调的病机。在辨病方面，有口苦、咽干、目眩、胸胁痞满、往来寒热的症候群。在治疗上，有按胆－三焦－心包的病机组成的诸柴胡方。其病虽然关系到整体各器官系统，但主要病机是胆－三焦－心包功能失调，其整体各器官病变不过是受其影响的并病而已。温病学三焦在生理上无独特的系统功能，无特殊的生理组织结构，无独特的病理症候群。在治疗上，并非通过调理三焦形态功能以治病，上焦不过是调燮心肺，中焦无非是调理脾胃，下焦仍旧是调治肝肾。一切生理、病理、病机、论治均与三焦孤府无关。因此扬弃温病三焦，不但没有否认中医学三焦的实质和温病学说的精华，还澄清了中医学三焦的概念，使中医热病学的成就更为纯粹。

（2）温病三焦不是藏象脏腑经络的抽象标志：中医学抽象概括出来的功能标志应以内在联系规律和它的综合性功能为基础，以阐明病证的本质，概括病证的内容，更重要的是运用它的系统调节功能及其联系规律，去调整人体器官功能以治疗疾病。如太阳经是心藏象系统的功能标志，既有心－小肠－膀胱太阳脏腑经络的联系规律，又有太阳为开的综合性调节功能，其系统功能又不是任何个体器官所能取代的。既可用它的内在规律揭示太阳病的本质，概括太阳病的内容，又可运用太阳开机及联系规律，去调整太阳经系统器官以治疗太阳病，太阳病调和营卫发汗治法就是按照太阳开机联系规律制定的。而温病条辨的三焦在生理上既无内在的联系规律（温病学的上中下三焦割离了脏腑经络上下表里的联系），又无独特的综合性调节功能，在病理上只有心肺、脾胃、肝肾病变，而无三焦病变。所谓温病三焦，只是空洞无物的名称，吴鞠通在温病学上的成就是在心肺、脾胃、肝肾藏象基础上发展起来的，与三焦实质毫无关涉。

（3）温病三焦不是中医基础理论的发展：凡是认真研读过《温病条辨》的人都知道，温病三焦仅是吴鞠通对传统三焦名称作无谓的延伸，其中根本没有关于三焦的新发现和新见解，没有中医基础理论的内核为依据。

三焦是个体器官，不是功能单位。藏象脏腑经络是中医基础理论的核心部分，是五脏六腑形态功能和三阴三阳联系规律的统一。三阴三阳是藏象脏腑经络本质的抽象，对揭示人体生命奥秘和生理病理变化规律有重要意义。三焦又称为"决渎之官""孤府""外府""气府"，表明三焦是个体器官，不是抽象概括的功能单位名称。三焦"发散阳气""决定水流""主持诸气""泌糟粕，蒸津液，化其精微"等也是个体器官的功能。吴氏把个体器官的三焦肢解为上焦、中焦、下焦三部分，作为心肺、脾胃、肝肾系统的标志，混淆了集合与个体、抽象与具体的概念，对于中医基础理论的发展貌似标新立异，实则画蛇添足。

三焦水火之府非独属于温病体系。吴鞠通说："温病由口鼻而入，自上而下，鼻通于肺，始手太阴，太阴金也。温者火之气，风者火之母，火未有不克金者，故病始于此，必从河间三焦定论。再寒为阴邪，虽《伤寒论》中亦言中风，此风从西北方来，乃冹发之寒风也，最善收引，阴盛必伤阳，故首郁遏太阳经中之阳气，而为头痛身热等证。太阳阳腑也，伤寒阴邪也，阴盛伤人之阳也。温为阳邪，此论中亦言伤风，此风从东方来，乃解冻之温风也，最善发泄，阳盛必伤阴，故首郁遏太阴经中之阴气，而为咳嗽，自汗口渴，头痛，身热尺热等证。太阴阴脏也，温热阳邪也，阳盛伤人之阴也。阴阳两大法门之辨，可了然于心目间矣。"吴氏认为六经是寒邪伤阳的体系，三焦是温邪伤阴的体系，寒为阴邪伤人阳腑，从足太阳膀胱起，温为阳邪伤人阴脏，从上焦手太阴肺起。

《内经》谓"三焦膀胱者，腠理毫毛其应"，说明三焦膀胱都有主表的功能。膀胱主水的功能属肾，气化主表的功能受气于上焦，所谓"三焦出气，以温分肉"，"阳受气于上焦，以温皮肤分肉之间"，说明三焦是"水中之火府"，它与胆、心包组成少阳经藏象系统，使先天肾命之相火，寄藏于肝，主持于胆，守位于包络，游行于三焦。《伤寒论》少阳病多由外感风寒，相火郁抑，水津不布引起，故以小柴胡汤畅布相火，疏散风寒。温病大师叶天士视柴胡如鸩毒，也表明柴胡激发三焦相火，有助火伤津之弊，用于温病大不适宜。而吴鞠通反将水府膀胱说成阳府，以解寒邪伤阳之论；而把三焦决渎之官归属温病体系，以演温邪伤阴之义，实在臆论遑遑，既背《内》《难》《伤寒》之经旨，也没有实践的依据。

（4）温病三焦是机械的辨证体系：《内经》三焦是六腑之一，上中下三焦有统一的属性。温病学三焦将它割分为三个系统，非但不能说明温病的一般传变规律，也割离了脏腑经络的上下表里联系。如太阳经的心－小肠－膀胱，少阴经的肾－心－膀胱都是按脏腑经络基本规律组成。在病理方面，通常心病会出现小肠、膀胱的证候，肾病会出现心、膀胱的证候，而心在上焦，小肠在中焦，肾、膀胱在下焦，温病三焦把心－小肠－膀胱、肾－心－膀胱脏腑经络手足经脉割离，使基本过程的生理病理现象得不到完整的解释。再如肝解剖位置在中焦，其病变部位也在中焦，而温病三焦说却把肝列在下焦，既不符合中医肝的解剖位置，也不符合辨证论治的规律。

吴鞠通倡用三焦论温病，主要是区分上、中、下三焦部位的症候群，用以说明温病由上而下直行的传变规律。有人把三焦与卫气营血结合起来，认为病在心肺为上焦证，多为温热初期阶段，包括卫分逆传心包；病在脾胃为中焦证，多为温热病中期阶段，包括气分证候；病在肝肾为下焦证，多为温热末期阶段，包括血分证候。所谓温病从上向下传变，确有见地，这一观点也在一定程度上符合客观实际，因为人体上为阳，下为阴，温邪伤阴从上而下传变也是必然的过程。但是吴氏认为伤寒六经由表入里，温病三焦由上而下，把伤寒、温病截然分为两种不同体系，其传化沿不同途径演变，这是一种机械的辨证体系，也是对六经病证的片面认识。

其实，温病从上而下也是遵循六经的传变规律。六经的实质是藏象，藏象按六经脏腑经络的标本规律组成，六经脏腑经络表里、上下相联，是病理基本过程的必然联系。六经脏腑经络表里上下联系和六经整体表里上下联系，互相联结，构成人体病证传变规律，控制疾病既从表传里，从里出表，又由上而下，由下向上传变。伤寒从太阳至阳明是由表入里，从上而下。温病从卫分至气分也是从表入里，从上而下。仲景谓"少阴病八九日，一身手足尽热者，以热在膀胱，必便血也"，就是从里向表的传变途径。叶天士谓"若其邪始终在气分流连者，可冀战汗透邪，法宜益胃，令邪与汗并，热达凑开，邪从汗解"，为温病从里出表的途径。掌握六经藏象系统理论可以全面解释伤寒、温病的传变规律，既能说明各经基本过程的邪正相争、阴阳失调、表里上下传变，又能阐明病证各阶段在整体空间上中下三部的传变。

3. 藏象与伤寒、温病的统一

伤寒温病的统一，究竟是伤寒归入温病卫气营血三焦，还是温病纳入伤寒六经呢？

要解决这个问题，须先了解《素问·热论》六经和《伤寒论》六经是否一致。《伤寒论》六经的实质是藏象，《素问·热论》的六经是经络，藏象六经通过经络六经（十二经脉）联系组成，经络六经是藏象六经的联系规律，两者都以六经所属的脏腑经络病证为主体。《素问·热论》专论温热病热邪伤阴，以足经、阴经病为主。《伤寒论》六经病证除了热性病和六经所属脏腑经络虚实寒热诸证之外，还有寒性病和杂病，还包括整体各经病证。

太阳经的足太阳膀胱经脉挟脊络项，《素问·热论》太阳病主症"项强、腰脊强"，是足太阳膀胱经病变；《伤寒论》太阳病主症"头项强痛"也是足太阳膀胱经病变。阳明经的足阳明胃经挟鼻络目、外主肌肉，《素问·热论》阳明病主症"身热、头痛而鼻干、不得卧"，是胃足阳明经脉病变；《伤寒论》阳明病"胃家实"，也是手足阳明胃大肠的病变。少阳经的足少阳胆经循胁络耳、外合腠理，《素问·热论》少阳病主症"胸胁满而聋"，是足少阳经病变；《伤寒论》少阳病主症"口苦、咽干、目眩""往来寒热""胸胁痛而耳聋"，也是足少阳胆经和手少阳三焦经的病变。太阴经的足太阴脾经"布胃络膈"，《素问·热论》太阴病主症"腹满而嗌干"，是足太阴脾经病；《伤寒论》太阴病主症"腹满、吐利、不渴"也是足太阴脾家病。少阴经的足少阴肾经属肾络膀胱、挟舌本络心，《素问·热论》少阴病主症"口燥舌干而渴"是手足少阴心肾两经的病证；《伤寒论》少阴病主症"脉微细、但欲寐""心烦、自利而渴"也是手足少阴心肾两经的病证。厥阴经足厥阴肝经属肝别贯膈、循股阴，《素问·热论》厥阴主症"烦满而囊缩"是手足厥阴经脉病证；《伤寒论》厥阴病主症"消渴、气上冲心、心中热痛、饥而不欲食、食则吐蛔"，也是手厥阴心包和足厥阴肝的病证。

根据上述对比，结合原著全部内容来看，《素问·热论》和《伤寒论》的共同点是两者所属的脏腑经络相一致，其不同点除了一指藏象一指经脉外，还有著者选择病种对象的不同。《素问》以六经专论热病（包括温病），《伤寒论》以六经论述伤寒杂病（包括温病），这充分表明六经是伤寒和温病的共同体系。以六经体系统一伤寒和温病，是古人已做的事，只是古人的寒温统一仅以辨病辨证论治为基础，真正在基础医学上统一伤寒和温病，还是新的开端。我们应该在前人的基础上，进一步用六经藏象系统的生理病理作为伤寒温病的共同基础，使两者由此发生有机联系，产生质的突破。

4. 六经脏腑经络与伤寒温病的病因病机

伤寒感受寒邪，温病感受温邪，伤寒先发于足经，温病先发于手经，伤寒伤人阳气，温病伤人阴液，此为伤寒、温病争论焦点。这种争论主要是对六经手足经脉片面认识引起的，只要认识了六经手足经脉的统一性，就可以将两者不同的观点整合统一。

（1）六经手足经脉相对性与伤寒温病病机的争论：中医学对外感病因的认识，长期停留在六淫的基础上，认为外感病发生是由六淫侵入皮毛，内伤脏腑所致。如《素问·缪刺》："夫邪之客于形也，必先舍于皮毛，留而不去，入舍于孙脉，留而不去，入舍于络脉，留而不去，入舍于经脉，内连五脏，散于肠胃，阴阳俱感，五脏乃伤。"

直至清代温病学的发展，才进一步认识到病邪由口鼻传入的途径，由此产生了伤寒与温病的争论，并逐渐形成两种相互排斥的理论体系。高丁汾说："伤寒从表入里，自太阳膀胱始，当从六经传变；温邪自口鼻入，当从三焦论轻重。寒邪必伤阳，膀胱足太阳腑也，寒邪郁遏阳气，而为头痛、恶寒之伤寒……温邪必伤阴，肺手太阴脏也，温邪伤阴气，而为咳嗽、自汗、口渴、身热之温病也。故伤寒从太阳肌肤由表入里，温病从手太阴肺上焦始由上而下，一寒一热之病情彰矣。"说明人体伤寒、温病的区别是在手经和足经。认为手经属阳，足经属阴，手经阳多阴少则温邪伤阴而发生温病，足经阴多阳少则寒邪伤阳而发生伤寒，因而有伤寒传足不传手，温病传手不传足之说。

这种以手足经脉的阴阳属性将伤寒温病划分成两种不同的体系，直至今日尚未统一。如南京中医药大学《温病学》："伤寒与温病是祖国医学外感病的两种不同概念……感受风寒引起伤寒与感受风温引起的温病，虽同属外感病，初期均见表证，但其病因性质截然不同，证候表现亦有差异，治疗方法判然有别，临床应予以区分。在病因方面，温病是感受风热病邪引起，伤寒是风寒病邪外袭所致。在病机方面，伤寒初起寒邪留恋在表，然后化热入里，演变较慢，温病初起属邪热为病，表证短暂，传变迅速。此外，由于寒为阴凝之邪，易伤阳气，温为阳邪，易伤阳液。"表明伤寒温病的统一还有一定的距离。然而，广东中医药大学何志雄指出："外感发病的寒证和热证，其分别不在所感受的外邪（除瘟疫外），而在体质的不同。"此虽过于忽略外因，而其重视内因犹有可取。人身体质阴阳偏倾主要在心肾手足太阳少阴经脉阴阳失调，伤寒温病在病因方面虽有寒温之殊，而寒温之邪必然触动太阳经气引起手足经脉阴阳失调，才能发生伤寒温病两种性质不同的证候。

（2）六经手足经脉统一性与伤寒温病病因病机的共识：手足经脉阴阳互根，

手经属阳，阳中有阴，足经属阴，阴中有阳。正常人体阴阳处于相对平衡状态，手经以阳为主，阴为次，阳常有余，阴常不足，足经以阴为主，阳为次，阴常有余，阳常不足。病理过程邪正相争，阴阳主次无定，寒热偏倾无常，手足经脉阴阳失调，寒温淫邪随机乘虚为病，何得温邪伤手经而不伤足经，寒邪伤足经而不伤手经之理？"温邪上受，首先犯肺"是事实，风寒上受，首先犯肺也是事实，伤寒和温病都是人体对周围环境适应性功能失调引起的外感病。人体以经络营卫功能与周围环境相应，而经络营卫为心肺所主，伤寒"营卫不和"，其病机以心肺为主，温病"温邪上受，首先犯肺，逆传心包，肺主气属卫，心主血属营"，其病机也以心肺为主。所不同者，伤寒是心肺阳气不振，寒邪由足太阳膀胱经脉伤犯卫阳，温病心肺气阴不足，温邪从手太阴经气侵犯卫阴，所谓伤寒与温病不过是太阳经营卫阴阳失调所表现寒温两种不同性质的证。寒温热病包括一切外感病，如伤寒、中风、风温、春温、暑温、湿温、秋燥、伏暑、冬温、瘟毒等。实践证明这些疾病既没有一种纯寒，也没有一种纯热，把外感病划分为伤寒和温病，认为伤寒属于足经，温病属于手经，就等于把六经脏腑经络阴阳双调功能和各种外感病肢解为两半。这种把同一疾病不同的证分解为两种不同学科，实在是违背科学的精神。唯有按人体六经藏象本来的面目，把伤寒温病统一起来，看成是六经脏腑经络阴阳失调所表现不同类型的证，才能将两者在基础理论上溶为一体。

5. 六经卫气营血与伤寒温病辨证

六经气血常数处在相对平衡状态，如太阳多血少气，少阴多气少血，六经藏象经络通过调节气血平衡，进而调控各器官系统形态功能。六经脏腑经络失调、气血营卫不和是伤寒温病的共同辨证基础，叶天士所谓辨卫气营血与伤寒同，即基于这个原理。

虽然叶氏谓辨卫气营血与伤寒同，而所论卫气营血辨治侧重于温病，故被后人认为卫气营血是温病的辨证纲领，与伤寒六经相对峙。实际上，六经脏腑经络失调、卫气营血不和反映在辨证论治方面，不但适用于温病，也适用于伤寒。《伤寒论》有"营弱卫强""卫气不共营气谐和"等论述，后人还将太阳病表证分为风伤卫，寒伤营，风寒两伤营卫，这都说明《伤寒论》已经把卫气营血辨证运用于伤寒。温热学说在《伤寒论》六经卫气营血辨证基础上再加以发展，两者既相师承，又相媲美，因此决不可盲目地将温病卫气营血辨证与《伤寒论》六经辨证对立起来。

必须指出的是，伤寒温病至中期或极期阶段，不是表邪内陷，寒热共处一体，表现为心中懊侬，虚烦不得眠，心下痞满，舌淡红苔白，脉象浮数等寒热错杂证，就是由表入里，殊途同归，伤寒由表寒证转变为里热证，温病由表热证变为里热证。在外感病的末期，寒温互相转化。温病的热证转化为寒证，多由温热病耗伤气液，或过用寒凉抑遏阳气所致。伤寒的寒证转为热证，多由寒邪化热，或过用温热损耗阴津所致。伤寒温病病因虽然不同，其寒温性质则因人体阴阳消长转化，伤寒寒证可转化热证，温病热证可转化为寒证。伤寒温病在六经卫气营血水火阴阳互根对立中表现为寒温共性，互相异化，并无绝对明显界限，不能视为两个体系。

6. 六经卫气营血阴阳的统一性与伤寒温病治法的异同

伤寒温病既是六经阴阳卫气营血失调的表现，治法也以调整六经阴阳卫气营血为依归，使受病系统器官形态功能得到调节，因此伤寒温病治法既有相异，又有相同。

（1）六经卫气营血阴阳的相对性与伤寒温病治法的差异：叶天士指出：温病"辨卫气营血与伤寒同，若论治法则与伤寒大异也"。高丁汾又指出："伤寒必困其阳，当辛温散其阴，得汗而阴散，温病必伤其阴，得汗而阳亦散。"说明伤寒与温病治法大异，是异在救阴与救阳、调节营卫气血水火的方法。伤寒邪在卫分表寒证，用麻桂辛温发汗，是温养心营，散透卫分之寒，以扶卫阳；温病邪在卫分表热证，用麻杏石甘、桑菊、银翘辛凉解表，是宣肺透卫，清热护阴。温病气分里热证，用白虎加人参汤等清热生津，以益气阴；伤寒气分里寒证，用理中、四逆温中散寒，以复阳气。温病热伤营阴，用清营汤清热解毒，扶营养阴；伤寒寒邪伤营，用建中汤温中补虚，和营养血。温邪灼伤阴血，用犀角地黄汤清热凉血解毒，以救阴中之阴；伤寒寒邪伤血，用当归四逆汤温经散寒活血，以救阴中之阳。这都表明卫气营血阴阳双相失调的证候，有阴阳双调的治法。

（2）六经卫气营血阴阳的统一性与伤寒温病治法的共性：章虚谷说："温病初起治法与伤寒迥异，伤寒传里，变为热邪，则治法与温病大同。"表明伤寒与温病的治法是始异终同。实际上，伤寒温病初起迥异也是相对的异、异中存同。治疗伤寒表寒的主方桂枝汤在辛温药中用白芍，阳旦汤用桂枝汤加黄芩，是辛温散寒药与清热养阴药合用；而温病表热证的主方麻杏石甘汤用麻黄、银翘散用荆芥、豆豉，是清热药与辛温药合用。表明温病伤寒初起是寒温兼治，所不同者伤寒以散寒为主，温病以清热为主。伤寒温病中期治法基本相同，伤寒表热化热传里用清热攻下法，温病表热传里也用清热攻下法。至于伤寒表寒传里与里热互结，温病表热传里与里寒互结的寒热错杂证，常用的栀子豉汤、泻心汤诸方也是寒温同治。伤寒温病后期，寒温之邪多随人身阴阳偏倾不同而转化，治法更是错综复杂，不能截然分开，伤寒温病治法自始至终存在着对立统一的关系。

二、六经与伤寒杂病的统一

1. 六经提纲是伤寒杂病共同纲领

《伤寒论》六经标题"辨××病脉证并治"，不是辨六经伤寒，六经提纲

"××之为病"，也不是六经伤寒之为病。六经提纲是伤寒与杂病的共同纲领，提纲中所举病证也是以五脏病机证治为依据，其证有属伤寒，有属杂病，有共同病变。太阳病机提纲"脉浮，头项强痛而恶寒"，属外感病。阳明病有太阳阳明、正阳阳明、少阳阳明，太阳阳明脾约、少阳阳明大便难是从外感病传变而来，而正阳阳明"胃家实"有从外感而来，有从内伤宿食而来（243）。余如少阳"口苦，咽干，目眩"，太阴"腹满吐利"，少阴"脉微细，但欲寐"，厥阴"消渴，气上撞心，心中疼热"，都是六经脏腑经络的一般病证，是六经伤寒与杂病的共同证。六经所有病证也不仅仅是伤寒，如太阳病的心悸、蓄水、痞证，阳明病的宿食、胃中虚冷、食谷欲呕，太阴病的腹满吐利，少阴病的欲寐不得眠，厥阴病的蛔厥，也属于杂病范围。

太阳属心，心病以心悸、烦躁、怔忡为主；心主经络营卫，太阳中风、伤寒营卫不和的发热、恶寒也属心病。阳明属肺，肺病以气喘、咳嗽为主；阳明病"胃家实"主要病变在大肠，大肠为肺府，外感病邪化热入里，表现大肠腑实也属肺病范畴。少阳属胆，胆主决断，烦惊、忧郁是胆病；胆与三焦手足经脉相连，外合筋膜腠理，少阳伤寒、中风的往来寒热、胸胁苦满也属胆病。太阴属脾，脾病则食少肌瘦、四肢乏力；太阴病腹满吐利、四肢烦疼也属脾病。少阴属肾，肾主水藏精，腰痛、遗精、失眠、水肿是肾病；少阴病外感传经或直中，肾阴肾阳衰微，脉微细、但欲寐、烦躁、四逆、下利也是肾病。厥阴属肝，肝主疏泄，胁痛、眩晕、头痛是肝病；肝藏血，内寓相火，厥阴病肝血不足，相火衰微，血气不相顺接于四肢，津液下泄，厥逆、下利也属肝病。

伤寒和杂病虽然不同，但两者都属六经系统病变范围。张仲景以六经论伤寒，将杂病分别论证，是借伤寒揭示六经辨证规律，以概括诸病，为杂病辨证纲领，非谓杂病在六经之外。程应旄《伤寒论后条辨》指出："《伤寒论》之有六经，非伤寒之六经也，乃因伤寒而设六经辨以勘辖之。凡一部书谆谆辨脉辨证，无非从伤寒角立处定局，从伤寒疑似处设防，处处是伤寒，处处非伤寒也。"

2. 六经病理是伤寒杂病的共同基础

六经的实质是藏象，藏象系统是伤寒与杂病的共同基础。《伤寒论》书名的伤寒是广义伤寒，即所谓"今夫热病者，皆伤寒之类也"。《素问·刺热》："肝热病者，小便先黄，腹痛多卧，身热；热争则狂言及惊，胁满痛，手足躁，不得安卧……心热病者，先不乐，数日乃热；热争则卒心痛，烦闷善呕，头痛面赤，无汗……脾热病者，先头重，颊痛，烦心，颜青，欲呕，身热；热争则腰痛，不可用俯仰，腹满泄，两颌痛……肺热病者，先淅然厥起毫毛，恶风寒，舌上黄身热；热争则喘咳，痛走胸膺背，不得大息，头痛不堪，汗出而寒……肾热病者，先腰痛骱酸，苦渴数饮身热；热争则项痛而强，骱寒且酸，足下热，不欲言；其逆则项痛，员员淡淡然。"

上述表明，藏象系统是伤寒与热病的共同基础。杂病主要指内伤而言，五损是杂病的主要内容。《难经·十四难》："一损损于皮毛，皮聚而毛落；二损损于血脉，血脉虚少，不能荣于五脏六腑；三损损于肌肉，肌肉消瘦，饮食不能为肌肤；四损损于筋，筋缓不能自收持；五损损于骨，骨痿不能起于床……损其肺者，益其气；损其心者，调其荣卫；损其脾者，调其饮食，适其寒温；损其肝者，缓其中；损其肾者，益其精。此治损之法也。"由此可见，藏象系统也是杂病的病理基础。

3. 六经与伤寒杂病归经的统一

伤寒与杂病既然同属六经病变，那么，《金匮要略》杂病当属何经呢？仲景勤求古训，法宗《素问》《九卷》《八十一难》。《素问》"病机十九条"归纳病证的方法分邪正两方面，正归五脏，邪归六气。"诸风眩掉，皆属于肝""诸痛痒疮，皆属于心""诸湿胀满，皆属于脾""诸气膹郁，皆属于肺""诸寒收引，皆属于肾"，此从正归入五脏。"诸热瞀瘛，皆属于火""诸呕吐酸，暴注下迫，皆属于热""诸暴强直，皆属于风""诸痉项强，皆属于湿""诸病水液，澄彻清冷，皆属于寒"，此从邪归入六气。病证变化虽然万端，其发病机理不外邪正相争，故病机归类不外五脏、六气两方面。

六经能归纳外感伤寒和内伤杂病，是因为六经藏象系统的生理病理是两者的共同基础，虽然每一器官系统的内伤杂病和外感伤寒都存在着一定的特殊性，但它仍是同一器官系统形态功能失常的表现。例如风温（肺炎）是属于外感病，肺痨（肺结核）是属于杂病，两者病因病理性质和预后各不相同，但它们之间存在一个根本的共性，就是同属一个肺脏的病变，因此肺痨和风温都属于阳明经藏象系统器官疾病的范围。同时，六经藏象系统内属脏腑、外络体窍，与五行六气相应，其病则邪正皆统其中。以六淫内侵、六腑排泄障碍为主，多属外感伤寒，以五脏藏精不足、脏气阴阳失调为主，多属内伤杂病，伤寒杂病都各从其类归入六经。

4. 六经与伤寒杂病病因病机的统一

有人认为外感伤寒由六淫风寒暑湿燥火和疠气侵犯机体引起，内伤杂病由五志饮食失常脏气不和引起，病因不同，所以天人相应的三阴三阳（六经六气）是外感热病的纲领，脏腑经络是内伤杂病的纲领。实际上，六经是脏腑经络的功能系统，内因主要指正气，外因主要指病邪，邪正相争是病理过程互相联结不可分割的两方面。正虚能引起邪实，邪实能引起正虚。六淫就是六气太过，不但存在于自然界，也存在于人身，也指脏腑经络的病机证候。外感是外六淫，脏腑经络的病机证候是内六淫。外感六淫表现六淫证候，内伤五志饮食也表现为六淫证候，六经脏腑经络病机是外感与内伤的共同基础。

中医的伤寒温病包括现代医学的传染病，其发病与细菌、病毒的侵袭、神经体液失调及免疫功能异常相关。中医的内伤杂病如肺痨、哮喘、胸痹、癥瘕等属于现代医学的肺结核、气管炎、冠心病、肿瘤等范围，业已证明，这些疾病的发生也与微生物侵袭、神经体液失调及免疫功能紊乱密切相关。外感热病与内伤杂病的病因病机并无绝对明显的界限，企图将外感与内伤的病机病理划分成两种不同体系，并不符合医学科学的客观规律，在六经藏象系统生理病理基础上都能够得到辩证的统一。

5. 六经与伤寒杂病辨证论治的统一

伤寒和杂病既存在着特殊性，又存在着普遍性。伤寒以邪实为主，邪正相争发展到机体抵抗力减弱时，就表现为正气虚、脏气阴阳失调的证候。在治疗方面，扶正可以驱邪，驱邪可以扶正，外感伤寒的辨证论治法则可用于内伤杂病，内伤杂病辨证论治法则也可用于外感伤寒。

自《伤寒》《金匮》分为两书后，大多数医家都认为六经的辨证论治只能用于伤寒，不能用于杂病，使六经辨证论治失去普遍的运用价值。柯琴曾经批评了这一错误倾向，谓："原夫仲景之六经，为百病立法，不专为伤寒一科。伤寒、杂病治无二理，咸归六经之节制。六经中各有伤寒，非伤寒中独有六经也。治伤寒者，但拘伤寒，不究其中有杂病之理；治杂病者，以《伤寒论》为无关于杂病，而置之不问。将参赞化育之书，悉归狐疑之域。"

六经的脏腑经络是辨证论治的基础，既能从脏经贮存精气方面分辨其虚，又能在腑经排泄方面以辨其实。在治疗方面，既能调整脏经贮存精气，扶助正气，又能促进腑经排泄化物，祛除病邪，使扶正祛邪在六经上得到互相结合。因此，六经能作为伤寒与杂病辨证论治的共同法则。

同时，六经的经方按六经脏腑经络病机组合而成，既可扶正治疗杂病，又可祛邪治疗伤寒。三阳经主方虽以祛邪治疗外感病为主，也用于治疗杂病。太阳病主方桂枝汤能治疗恶风自汗、脉浮缓的中风，也能治疗自汗、奔豚等杂病。阳明病主方三承气汤既能治疗伤寒、温病从表入里的外感病，也能治疗腹痛、便秘等杂病。少阳病方主方柴胡汤能治疗营卫不和往来寒热的外感病，又能治疗脏气不和的胁痛、郁证、月经病。三阴经主方虽以扶正为主，也离不开祛邪。太阴病主方理中汤既能治疗腹痛、泄泻等杂病，也能温阳解表，治疗阳虚外感病。少阴病主方黄连阿胶汤既能调理心肾，治疗失眠、眩晕等杂病，也能治疗外感伤寒、温邪入里的病证。厥阴病主方乌梅丸能治蛔厥等杂病，也能治疗寒热错杂等伤寒病。总之，六经病证赅括伤寒杂病，六经主方兼治伤寒杂病。

第十七章　藏象与中西医结合、中医现代化

西医以结构性器官系统为主，局部微观辨病治疗是其所长；中医以脏腑经络辨证规律为主，整体宏观辨证论治是其所长。因此，必须坚持认识发展观，在藏象系统基础上集中西医理论实践的精华，运用现代科学方法揭示六经脏腑经络的奥秘，使中医六经藏象系统理论发生质的飞跃，构建新的医学体系。

第一节　藏象与中西医结合

我国自清代中西汇通至今已历百年，但是中西医理论依然各成体系。目前中医理论虽然以藏象为中心，但是还没有发现到藏象是功能系统单位，各器官生理病理、病因病机、辨病辨证论治得不到系统归纳。中医的脏腑经络、卫气营血、阴阳五行，与西医的器官系统形态解剖、生理病理等格格不入，形成不可逾越的鸿沟。

藏象由结构性器官按脏腑经络辩证规律组成，是中西医理论体系的共同基础。它既能以脏腑经络阴阳五行辩证法则的整体观念，说明人体生理病理宏观变化规律，又能以器官系统的解剖生理病理生化等现代理论，阐明人体微观变化现象，既可以结合西医辨病治疗，又适用于中医辨证论治。

世界医学之所以出现中医西医两种不同的体系，是因为人体有两种不同功能系统客观存在，一是藏象系统，一是器官系统。人体一方面产生消化、呼吸、循环、泌尿等生理功能，组成各器官系统；另一方面发生生长化收藏生命过程的升降出入运动调节功能，按脏腑经络辨证规律组成太阳、阳明、太阴、少阴等藏象系统。

一、藏象是中西医不同理论体系互相结合的共同基础

侯灿在《浅论中西医结合、中医现代化与创立统一的世界新医学》一文中指出："在目前的时代条件下寻找中西医的统一性原理，可先从寻找两者的共同语言和共同的科学基础做起，可再从相应结果中勾画出一个统一医学理论体系的轮廓……最终有可能达到这种具有统一性的原理。"

清·唐容川曾指出，《内经》"所谓气化多著实，二张（张隐庵、张令韶）

力求精深，于理颇详，而于形迹不悉。近出西医所论形体至详，惟西医又略于气化，互相论证，即印证愈明"。唐氏所谓"形迹"即局部器官形态结构，"气化"即脏腑经络阴阳变化。他主张扬中医阴阳气化之理，取西医形态结构之长，互相论证，阐明医理，实有卓见。藏象系统是由局部器官按脏腑经络标本阴阳规律组成，是中西医理论体系的共同基础，只有在藏象系统基础上，中西医学才有可能结合联成一体。

阴阳气化为中医之所长，脏腑经络联系规律有脏经与腑经，手经与足经，脏腑与躯体五官，以及脏腑经络阴阳气化所产生的六经开合枢等。中医主要运用这些规律作为辨证论治法则，显示它的优越性。西医认为肺是呼吸器官，大肠、胃是消化器官，而中医认为肺－大肠－胃脏腑经络相联，是阳明经藏象系统基本规律的必然联系，以藏精成形、化气排泄、燥湿互调保持动态平衡。如果阳明经脏腑经络阴阳失调，藏精排泄阴阳生化失常，则发生阴阳虚实燥湿证。又如西医把心看成是循环器官，把肾、膀胱看成是泌尿器官，而中医认为肾－心－膀胱手足经脉相联，是少阴经藏象系统基本规律的必然联系，以心肾水火阴阳互调保持机体阴阳平衡。如果心肾手足少阴经脉阴阳失调，则发生阴虚火旺、阳虚阴盛证。再如西医把内脏器官和躯体运动感觉器官割离开来，中医却把它们看成是按脏腑经络标本阴阳规律组成的集合体系，以藏精排泄、化气成形互相作用、互相调节，保持生命过程运动与平衡的统一。如果脏腑经络阴阳失调，脏腑与躯体、五官藏精排泄、化气成形的阴阳平衡机制破坏，则发生虚实寒热证候。

从藏象系统的结构规律来看，西医的器官系统按功能形态结构的特点可分为三类：一为全身性的联系调节功能系统，如神经、循环、血液系统等；二为内脏器官系统，如消化、呼吸系统等；三为运动感觉器官系统，如肌肉、骨骼系统等。中医的脏腑相当于西医的内脏器官系统，中医的五体五官相当于西医的运动感觉器官系统，中医经络的行气、行血、行水功能与西医的神经、循环、血液的联系调节功能相一致，藏象系统就是内脏器官系统、运动感觉器官系统和联系调节功能系统的集合体系。内脏器官和运动感觉器官按脏腑经络联系规律组成，其形态功能受脏腑经络控制调节，脏腑经络联系规律体现并凭借局部器官的互相作用，发挥统调整合的功能，脏腑经络与局部器官互相联结组成集合体系，发挥更高层次的综合性功能。

如太阳藏象系统是由心、小肠、膀胱、脉、舌，按心－小肠－膀胱脏腑经络辨证规律组成，太阳经脏腑经络又是神经、循环、血液三个系统的共同规律，三者互相联系调节，既以神经系统发动全身各器官组织的功能，又以血液、循环系统输运养料和废物调节全身各器官组织的新陈代谢，从而实现控制统调各器官形态与功能的统一。太阳经是人体总系统，其余五经是支系统，支系统在总系统统调下，按其内部联系互相协作完成生命过程的新陈代谢。如肺合皮毛与呼吸器官吸氧产热，皮肤散热耗氧；脾合肌肉与消化器官对蛋白质、糖的消化吸收与肌肉对肌蛋白、糖原的贮存与利用；肝合筋与肝脏参与物质能量代谢和肌腱筋膜等运动器官对物质能量的消耗；肾合骨与肾脏、内分泌对钙磷的吸收调节和骨骼对钙的贮存与利用等，都是器官系统按藏象经络规律联系互相结合所产生的综合性功能。这些综合性功能的内部联系与控制论"黑箱"的输入－输出、控制－反馈－负反馈调节相一致的原理，不是西医器官系统和脏腑经络的原有理论知识，而是按藏象系统内部规律结合中西医两种不同理论体系所获得的新理论学说，随着器官系统和脏腑经络联系规律的结合，辨病论治和辨证论治相结合也随之得以升华。

二、藏象系统是辨病治疗和辨证治疗互相结合的共同基础

匡调元教授说："我们认为辨病与辨证相结合是可喜的初级阶段，同时要看到病和证的交点存在着一个大缺口，如果能设法把这个缺口从理论认识上和物质基础上填补起来，建立一个新的体系，则有可能将病和证完全统一起来，或许还能找到一些新规律。科学史告诉我们，有些新兴科学就是在填补'缺口'中发展起来的，在医学中建立的人体新体系将是一门新的边缘科学，应是一个很大的改建与创新的过程。"匡氏所论确有见地，只是还没有发现用来填补这一"缺口"的东西是什么。

辨病和辨证是以病和证为基础，西医所谓的病是从结构性器官病变为主，由致病因子侵袭机体，引起器官系统局部组织形态改变和功能失常。中医所谓的证是脏腑经络基本规律和整体联系规律阴阳失调的表现，如各经脏腑经络阴阳失调所表现虚实寒热的基本证和整体五脏阴阳失调所表现五脏阴阳偏倾的整体证。藏象的病理病机，是病和证的共同基础。在病变过程中，局部器官形态功能失常的病和脏腑经络整体联系调节功能失常的证，既互相联系，又互相影响，一病表现多证，一证表现多病，因此辨病治疗和辨证治疗只有在藏象系统基础上，才能发生内部的联系，有机地结合在一起。

由于目前中医还未真正认识到藏象是病和证的共同基础，加上辨病治疗落后于西医，因此目前中西医结合只能以西医的病为主，将中医辨证方药纳入西医疾病体系，其目的是为西医的病寻觅有效的方药，增加西医辨病治疗新内容。按照这样的方法去做，虽使一病多证、同病异治得到发展，但却丢了一证多病、异病同治的内容，使证的本质得不到阐明，其结果使中医只剩下方药，失去藏象经络理论体系，实质上这是废医存药的滥觞。因此必须强调，唯有在藏象经络－病证

的共同基础上，运用六经藏象系统理论，才能使辨病治疗和辨证论治得到有机的结合。

1. 藏象是结合辨病治疗的基础

辨病首先在于定位，进而分辨其性质、原因和机理。辨病治疗要从各个系统去辨，中医先要辨心病、肺病等五脏系统病变，西医先要辨消化、呼吸、循环等器官系统病变。中医对病的认识多停留在结构性器官功能失常的表现上，对各系统器官实质性病变的认识较为粗浅，而不同性质的疾病无论在病因、病理、治疗、预后转归等方面都有特别的意义。因此中西医辨病应当在藏象基础上进行取舍，吸取西医先进的理论学说和科技成就，才能将中医辨病治疗体系，推向前进。

2. 藏象是结合辨证论治的基础

辨证首要在于定性，最终落实到藏象脏腑经络。辨证论治就是运用阴阳对立统一法则，分析病机，治疗疾病。中医对立统一辨证论治认识的广度，从高级中枢大脑皮层精神活动的喜伤心、恐胜喜等到周围经络的脏腑手足经脉阴阳联系，从局部的器官组织到统一整体的开合枢运动，从宏观的脏腑体窍到微观的卫气营血，从脏腑经络卫气营血八纲辨证到六经标本辨证，从人体五脏六腑的经气到周围环境的五行六气，都充满着对立统一的辨证内容。因此在藏象系统辨证规律基础上，吸取中医辨证论治对立统一法则，是中西医结合辨证论治的重要途径。

三、藏象是中西医辨病辨证治疗相结合的共同基础

藏象的五脏结构性器官和六经脏腑经络是辨证的统一，结构性器官系统形态功能失常谓之病，六经脏腑经络阴阳失调谓之证。西医的症状鉴别诊断是辨病不是辨证，个别的症状只能说明器官结构功能失常的疾病状态，不能说明脏腑经络阴阳失调的证候性质，也不能为辨证论治提供标准。证的阴阳寒热虚实表里是六经脏腑经络及其开合枢失调的表现，也是中医治疗的标准。辨证必须辨到六经脏腑经络失调、阴阳寒热虚实偏倾的病性，和开合枢运动功能失调的六经病位，才能对症下药。

第二节 藏象与中医现代化

中医阴阳互根对立消长转化的生化过程，在相当程度上与物质代谢、能量代谢、信息代谢相类似。六经开合枢升降出入的藏象系统功能，相当于代谢性运动调节功能，而与同化作用和异化作用相关。

一、代谢性集合体系的联系规律

藏象系统的复杂结构能组成有序体系，主要是依赖经络的联系调节。经络是由行气、行血、行水三种不同的功能结构组成，经络通过三极结构联系发生阴阳双向调节功能。阴脉、阳脉互相联结，犹如神经、血管互相联系，阳脉主气，与神经发动全身功能有关，阴脉主血，与血管输运营养物质相关，阴脉阳脉通行气血、营运阴阳，与神经、血管控制全身新陈代谢、调节形态功能相对平衡相关。十二经脉脏腑经络藏精与化气相结合，类似于新陈代谢的基本规律。脏经藏精，腑经化气，与新陈代谢同化作用、异化作用相近，手经热燥火和足经寒湿风标本互化，与能量和体液代谢相互调节有关。脏腑与经络的从属关系，与物质代谢对功能活动的控制；脏腑与躯体的联合关系，与物质能量的相互转化；五脏与五官的开窍相合，与物质能量代谢和信息代谢的关联等，都有一定的内部规律。

二、代谢性集合体系的系统功能

人体生命过程是自然现象过程的一部分，生命科学把人体生命过程归结为同化与异化、遗传和变异的统一。中医远在 2000 年前，把人体生命运动归结为六经藏象升降出入的生长化收藏和生长壮老已的过程。六经脏腑经络标本阴阳互相作用，表现为六经开合枢统一的运动形式，与新陈代谢同化异化过程密切相关。如心太阳为开主出，与神经内分泌控制能量代谢，促进血液循环向体表散热；肺阳明为合主入，与神经内分泌调节肺代谢功能，灭活舒血管物质，激活缩血管物质，促进热能体液向内运动；胆少阳为枢主出入，与肝胆参与中间代谢，调节新陈代谢的同化和异化；太阴为开主升清降浊，与消化器官消化食物、吸收营养、排泄糟粕；少阴为枢主调控升降，与内分泌参与调节能量体液代谢，控制调节各器官分子水平的内部运动；厥阴为合主升，与肝脏参与能量代谢，作为机体运动的能源等等。

三、代谢性集合体系的物质基础

藏象系统主要是通过控制调节卫气营血的生命物质，保持功能的阴阳动态平衡。中医对物质的认识注重属性关系，而忽略其结构的特异性，认为阴阳属性是物质运动的本质。《素问·阴阳应象大论》："阳为气，阴为味，味归形，形归气，气归精，精归化，精食气，形食味，化生精，气生形。"明确指出人体摄入营养物质在体内转化的过程及其辩证关系，与新陈代谢密切相关，说明生命物质在体内变化以物质（味）能量（气）代谢互相作用来完成。在同化过程中组成形体（味归形），在异化过程中化为能量（形归气），能量可转化为营养物质

（气归精），营养物质或组成形体或化为能量由同化、异化作用所控制（精归化），营养物质合成需吸收能量（精食气），形体重构需吸取营养物质（形食味），营养物质由同化异化所化生（化生精），能量化生成形体（气生形），营养物质转化成能量（精化气）。

阴阳气化过程所生成的生命物质，最具有实践意义的是卫气营血，其生成变化与新陈代谢密切相关。气相当于动能，血包括血液及其中的营养物质。"气为血之帅"，与血液流变学与血流动力学有一定的关系，"血为气之母"，表明血液及其中的营养物质是动能的物质基础。"营行脉中""营气出中焦"，与血液循环从消化系统吸收营养物质有关。"卫行脉外""卫气出上焦""温分肉，充皮肤，肥腠理，司开合"，与营养物质氧化过程生成能量，以及能量代谢释放热能有关。营卫阴阳互根，与同化作用合成营养物质是异化作用生成能量的来源，同化合成营养物质的同时吸收异化所释放的能量有密切关系。

中医对疾病的认识重视证候变化，证候虚实寒热与生命物质代谢紊乱、物质能量体液代谢失常相关。虚证关系到合成代谢低下、营养物质缺乏、功能减退，实证关系到分解代谢亢盛、代谢废物积累、功能亢进；寒证与能量低下、产热减少、体液过剩有关，热证与能量代谢亢进、产热增多、体液不足有关。中医治法主要是温清补泻，而温清补泻主要在于调整生命物质代谢的紊乱，补法与增进合成代谢、补充营养物质，泻法与促进分解代谢、降解代谢产物，温法与促进血液循环、增加氧供和养分、提高能量代谢；清法与抑制能量代谢、清除热源等，都有一定的关系。

四、代谢性集合体系总系统

太阳经是人体总系统，太阳属心，主经络、行血气，与神经、循环、血液全身性综合性功能有关。神经－内分泌是人体复杂调节的两个密切相关的组成部分，两者既矛盾又统一。血管是血液循环的通道，内分泌激素大多数是与血浆中特殊蛋白质互相结合，构成激素在血液中的贮存池，神经－体液调节通过控制新陈代谢，进而控制调节全身形态与功能。

脏腑经络阴阳气血互根对立、消长转化的自动调节功能，与人体物质、能量、体液代谢规律相一致。在物质代谢过程中，脂肪、蛋白质可以通过异生合成肝糖原，后者的异化可提供能量，这表明同化可转化为异化；糖在异化过程中产生酮戊二酸可合成氨基酸，进而合成蛋白质，这表明异化可转化为同化。

手足经脉调节阴阳平衡，主要是心肾水火的互相作用，水中有火、火中有水，互相递济则阴阳平衡。健康人的体液与能量互相结合，是生命存在的必然联系，体液－能量的互相调节取决于体液离子和能源物质的度量。体液离子主要是钾-钠，钾主要参与能量代谢，钠主要参与体液代谢。体液中高钾低钠高能源，就促进物质能量代谢增进分解，抑制合成；体液中低钾高钠低能源，就抑制物质能量分解代谢，促进合成，两者相互调节，保持新陈代谢的正常。

上述水火阴阳调节功能的实质，可以从针麻研究资料得到证明。上海中医药大学正常人体教研组等四个单位共撰的《关于针麻的中医辨证分型及针刺对体液成分影响研究》表明，阳虚组的唾液是高钠低钾，钾/钠比值小，唾液量较多，蛋白质含量较低，阴虚组的唾液是低钠高钾，钾/钠比值大，唾液量较少，而蛋白质含量较多，阳虚组血液中乳酸含量增高。其中，阳虚者血液乳酸增高，与心功能不全，周围毛细血管收缩，血液供氧不足，引起外周围组织中糖的无氧酵解增加、乳酸增高等有关。

太阳经以心为主的水火阴阳平衡机制，与血管、淋巴管和血浆胶质渗透压、淋巴液晶体渗透压互相调节，保持体液、体温的稳定有关。人体的能源物质经一系列的氧化，产生能源，水液是能源的载体，而细胞膜水泵吸水则须 ATP 供应能量。国外有人对 99 名受试者进行了多种项目的检查，结果发现直肠温度、血清钠、氯浓度和血浆渗透压的变动性较小，胆固醇、酮体、碱性磷酸酶等项目的变动性较大，并且认为体温和血浆胶体渗透压是保持机体内环境稳定的两个重点等。

五、代谢性集合体系支系统

太阳经是代谢性总系统，其余五经即属于生命过程代谢性的支系统。藏象是五脏与六经的统一，五脏五腑五体五官是生命过程阴阳生化的集合体系，即生命过程同化异化的综合体。春夏以异化为主，秋冬以同化为主，六经脏腑经络是新陈代谢规律，发生六经开合枢升降出入运动，调控生命过程同化异化的正常。

恩格斯说："一个伟大的基本思想，即认为世界不是一成不变的事物的集合体，而是过程的集合体。其中各个似乎稳定的事物以及它们在我们头脑中的思想映象即概念，都处在生成和灭亡的不断变化中。"中医学远在 2000 年前就把人体生命过程看成是"在天为风，在地为木，在体为筋，在脏为肝……"的五脏藏象和五行六气现象对立统一的集合过程，并以阴阳五行生制辩证法则，揭示生命过程的本质，为藏象系统理论奠定了坚实的基础。

藏象系统是脏腑、躯体、五官三极要素由经络标本阴阳联系组成，脏腑是人体与外界进行物质交换的器官，以物质代谢为主，躯体是运动器官，以能量代谢为主，五官是感觉器官，以信息代谢为主，经络行气血，与物质、能量代谢及信息传递有关。中国科学院生物研究所贝时璋说："什么叫做活呢？根据生物物理学观点，无非是三个量综合的表现，即在整个生命过程中共串了物质、能量和信息三者的变化、协调和统一。这三个量有组织有秩序的运动是生命的基础，无生命的物质就不是这样。"

实验研究资料表明，中医阴阳的物质基础与分子生物学所发现的蛋白质核酸核苷酸有关。在细胞或分子水平上，新陈代谢是五脏系统器官的共同本质，人体每个器官的细胞都有细胞核，核内都有 DNA 和 RNA，都能贮存一系列遗传信息复制自身控制蛋白质代谢，任何细胞的细胞质都有线粒体、内质网、溶体酶等，分别完成各种代谢如蛋白质的合成与分解、能源的贮备与利用、水盐代谢、气体交换等。一切细胞膜都有核苷酸（cAMP/cGMP），控制调节各种代谢。人体这种规律性的联系，是在神经－体液－免疫网络控制调节下进行的。神经介质和内分泌激素作用于靶细胞的受体，通过细胞内膜环状核苷酸引起酶的构型改变，进而控制各种代谢，实现结构功能与代谢的统一。

六、综合性代谢系统的控制调节功能与机体的统一性

综合性代谢系统是代谢性的器官结构，以新陈代谢规律性的联系，发生综合性的代谢功能。它通过控制调节生命物质的新陈代谢，进而调控人身各器官形态结构与功能，实现运动与平衡、机体与环境、功能与形态、局部与整体、宏观与微观的统一。

六经开合枢的升降出入与新陈代谢密切相关，清阳发腠理、浊阴走五脏的出入运动，与同化过程营养物质的吸收、贮藏、组合，和异化过程组织的分解、废物的排泄、能量的释放、热能的扩散等矛盾运动有关。

六经运动与平衡的论点，可以从现代科学得到证明，热力学第二定律表明：生物体与周围非平衡的开放系统，其组织朝向有序，熵值减少，反之，绝对不平衡的孤立系统中，实际发出的过程必然使它的熵值增加。因此，只有远离热力平衡的开放系统，才可能出现有序结构耗散结构，"远离热力学平衡的开放系统，就是不断地与外环境进行物质能量交换的系统，因此耗散结构就是依靠不断地从环境中获得物质能量，并在物质和能量的消耗中得以维持有序结构"。中医的藏象系统是由脏腑经络躯体五官组成，与外界进行物质与能量交换，才能同自身不断产生的混乱作斗争，维持有序的体系。有序生命不平衡的绝对性、普遍性，并不否定相对平衡稳定性的客观存在，因为相对平衡也属非平衡范围。如体温、体液、血压、血糖的稳定性不是固定不变的，却是人体在相互联系的运动过程中所构成的动态平衡。如人体正常体温恒定在 $36.5℃ \sim 37.2℃$ 之间，是通过产热和散热不断运动斗争来实现的。其他如代谢的同化与异化，神经的兴奋和抑制，肌肉的收缩与舒张，血流的动力和阻力，血液的凝固与抗凝等生命现象，无不体现运动与平衡的统一。

六经开合枢都归于太阳经代谢总系统，从晴明穴汇通于脑，由脑统调，与神经内分泌通过新陈代谢统一控制调节机体运动有关。因为支配眼的神经位于丘脑附近，下丘脑是代谢的中枢，它通过影响垂体－肾上腺内分泌激素的释放，进而控制全身代谢，实现机体运动与平衡的统一。

七、结语

六经藏象系统是人体发生生长化收藏生命过程的功能单位，它虽渊源于古老的中医，但却存在着最新的科学内核。它属于生命科学的综合性代谢功能系统，通过中西医结合和中医现代化的科学方法进行研究，必将形成未来崭新的医学体系。